高等职业教育"十四五"药品类专业系列教材

药理学

王雁群　欧阳慧英　巩海涛　主编

刘永俊　主审

化学工业出版社

·北京·

内容简介

本书主要介绍了药理学的基本理论、基本知识和基本技能,各类药物的药理作用、临床应用及用药指导等,涵盖我国现阶段临床常用药物以及上市的新药。全书分上下两篇,上篇共15章,系统地讲述药理学总论、传出神经系统药物、中枢神经系统药物、心血管系统药物、泌尿系统药物、抗过敏药物、呼吸系统药物、消化系统药物、血液及造血系统药物、内分泌系统药物、抗病原微生物药物、抗寄生虫药物、抗恶性肿瘤药物、影响免疫功能药物、麻醉药物等理论知识;下篇为实践技能篇,主要包括新药研究与给药方案设计优化、药品分类陈列与管理、处方审核与合理用药指导、药理实验技能四部分。本书配套有PPT课件、微课等数字资源,使教学资源更丰富和多样化、立体化,便于开展线上线下混合式教学。

本书可作为药学类、药品与医疗器械类等医药相关专业教材,亦可作为医药行业从业人员继续教育和培训教材。

图书在版编目(CIP)数据

药理学/王雁群,欧阳慧英,巩海涛主编.—北京:化学工业出版社,2023.12(2025.6重印)
高等职业教育"十四五"药品类专业系列教材
ISBN 978-7-122-44245-1

Ⅰ.①药⋯ Ⅱ.①王⋯②欧⋯③巩⋯ Ⅲ.①药理学-高等职业教育-教材 Ⅳ.①R96

中国国家版本馆CIP数据核字(2023)第187658号

责任编辑:王 芳 蔡洪伟　　文字编辑:李 瑾
责任校对:刘 一　　　　　　　装帧设计:关 飞

出版发行:化学工业出版社
　　　　(北京市东城区青年湖南街13号 邮政编码100011)
印　　装:三河市君旺印务有限公司
787mm×1092mm 1/16 印张25¼ 字数707千字
2025年6月北京第1版第2次印刷

购书咨询:010-64518888　　　　售后服务:010-64518899
网　　址:http://www.cip.com.cn
凡购买本书,如有缺损质量问题,本社销售中心负责调换。

定　　价:59.80元　　　　　　　　版权所有　违者必究

编写人员名单

主　　编　王雁群　欧阳慧英　巩海涛
副 主 编　张　君　王胜红　王　梅　王　裕
主　　审　刘永俊
编　　者（以姓氏笔画为序）

　　　　　　王　梅　山东药品食品职业学院
　　　　　　王　裕　潍坊职业学院
　　　　　　王玉姝　天津现代职业技术学院
　　　　　　王龙梓　淄博职业学院
　　　　　　王胜红　长江职业学院
　　　　　　王雁群　山东药品食品职业学院
　　　　　　王耀霞　青岛大学附属医院
　　　　　　巩海涛　山东药品食品职业学院
　　　　　　刘　燕　湖南化工职业技术学院
　　　　　　杨　雪　山东药品食品职业学院
　　　　　　张　君　湖南科技职业学院
　　　　　　陈　博　山东医药技师学院
　　　　　　欧阳慧英　黑龙江职业学院
　　　　　　周碧兰　长沙卫生职业学院
　　　　　　赵立斐　黑龙江农业经济职业学院
　　　　　　彭　艳　长沙卫生职业学院

出版说明

为了更好地贯彻《国家职业教育改革实施方案》，落实教育部《"十四五"职业教育规划教材建设实施方案》（教职成厅〔2021〕3号），做好职业教育药品类、药学类专业教材建设，化学工业出版社组织召开了职业教育药品类、药学类专业"十四五"教材建设工作会议，共有来自全国各地120所高职院校的380余名一线专业教师参加，围绕职业教育的教学改革需求、加强药品和药学类专业"三教"改革、建设高质量精品教材开展深入研讨，形成系列教材建设工作方案。在此基础上，成立了由全国药品行业职业教育教学指导委员会副主任委员姚文兵教授担任专家顾问，全国石油和化工职业教育教学指导委员会副主任委员张炳烛教授担任主任的教材建设委员会。教材建设委员会的成员由来自河北化工医药职业技术学院、江苏食品药品职业技术学院、广东食品药品职业学院、山东药品食品职业学院、常州工程职业技术学院、湖南化工职业技术学院、江苏卫生健康职业学院、苏州卫生职业技术学院等全国30多所职业院校的专家教授组成。教材建设委员会对药品与药学类系列教材的组织建设、编者遴选、内容审核和质量评价等全过程进行指导和管理。

本系列教材立足全面贯彻党的教育方针，落实立德树人根本任务，主动适应职业教育药品类、药学类专业对技术技能型人才的培养需求，建立起学校骨干教师、行业专家、企业专家共同参与的教材开发模式，形成深度对接企业标准、行业标准、专业标准、课程标准的教材编写机制。为了培育精品，出版符合新时期职业教育改革发展要求、反映专业建设和教学创新成果的优质教材，教材建设委员会对本系列教材的编写提出了以下指导原则。

(1) 校企合作开发。本系列教材需以真实的生产项目和典型的工作任务为载体组织教学单元，吸收企业工作人员深度参与教材开发，保障教材内容与企业生产实践相结合，实现教学与工作岗位无缝衔接。

(2) 配套丰富的信息化资源。以化学工业出版社自有版权的数字资源为基础，结合编者自己开发的数字化资源，在书中以二维码链接的形式或与在线课程、在线题库等教学平台关联建设，配套微课、视频、动画、PPT、习题等信息化资源，形成可听、可视、可练、可互动、线上线下一体化的纸数融合新形态教材。

(3) 创新教材的呈现形式。内容组成丰富多彩，包括基本理论、实验实训、来自生产实践和服务一线的案例素材、延伸阅读材料等；表现形式活泼多样，图文并茂，适应学生的接受心理，激发学习兴趣。实践性强的教材开发成活页式、工作手册式教材，把工作任务单、学习评价表、实践练习等以活页的形式加以呈现，方便师生互动。

(4) 发挥课程思政育人功能。教材结合专业领域、结合教材具体内容有机融入课程思政元素，深入推进习近平新时代中国特色社会主义思想进教材、进课堂、进学生头脑。在学生学习专业知识的同时，润物无声，涵养道德情操，培养爱国精神。

(5) 落实教材"凡编必审"工作要求。每本教材均聘请高水平专家对图书内容的思想性、科学性、先进性进行审核把关，保证教材的内容导向和质量。

本系列教材在体系设计上，涉及职业教育药品与药学类的药品生产技术、生物制药技术、药物制剂技术、化学制药技术、药品质量与安全、制药设备应用技术、药品经营与管理、食品药品监督管理、药学、制药工程技术、药品质量管理、药事服务与管理专业；在课程类型上，包括专业基础课程、专业核心课程和专业拓展课程；在教育层次上，覆盖高等职业教育专科和高等职业教育本科。

本系列教材由化学工业出版社组织出版。化学工业出版社从 2003 年起就开始进行职业教育药品类、药学类专业教材的体系化建设工作，出版的多部教材入选国家级规划教材，在药品类、药学类等专业教材出版领域积累了丰富的经验，具有良好的工作基础。本系列教材的建设和出版，不仅是对化学工业出版社已有的药品和药学类教材在体系结构上的完善和品种数量上的补充，在体现新时代职业教育发展理念、"三教"改革成效及教育数字化建设成果方面，更是一次全面的升级，将更好地适应不同类型、不同层次的药品与药学类专业职业教育的多元化需求。

本系列教材在编写、审核和使用过程中，希望得到更多专业院校、更多一线教师、更多行业企业专家的关注和支持，在大家的共同努力下，反复锤炼，持续改进，培育出一批高质量的优秀教材，为职业教育的发展做出贡献。

本系列教材建设委员会

前言

药理学是药学类、药品与医疗器械类等医药专业的核心课程。在《中华人民共和国职业教育法》修订颁布之际，本教材作为化学工业出版社高等职业教育"十四五"药品类专业系列教材编写出版，可作为药品经营与管理、药学类等医药相关专业的教材，也可作为医药行业员工继续教育和培训教材。

本教材紧扣高职药学、药品类专业人才培养目标和职业岗位工作需要，参照《中华人民共和国临床用药须知》《中华人民共和国药典》，与国家执业药师资格考试大纲、医药商品购销员等职业资格紧密对接，吸纳医疗机构临床药师和医药企业专家的建议，遵循适用、科学、先进、够用的原则，以国家基本药物目录为基准，对教材内容进行取舍，分成上下两篇。上篇理论篇，主要是药理学的基本理论和合理用药原则，各类药物的药理作用、临床应用、不良反应及注意事项等，包括新型抗血小板药物、调血脂药、胰岛素类似物及新型降糖药物、新型抗抑郁药物、抗肿瘤靶向药等内容，涵盖我国现阶段临床常用药物以及上市的新药。下篇为实践技能篇，包括合理用药实践和药理实验技能等。

教材编写体现了高职教育特点，以培养满足岗位需要、社会需求的高素质技能人才为宗旨，对接职业资格要求，注重药理学的基础定位和药学从业人员的职业素养培养。每章设置课前导语、学习要求、知识导图、衔接证书，方便师生了解本章的总体框架、基本要求和职业资格证书考试内容。每节按照学习引导、学习目标、学做结合、点滴积累、学习评价的体例编写，既传承经典又注重创新，增加了学做结合、合理用药的实践项目，单独设立了实践技能篇。还梳理了社会主义核心价值观、职业道德、行业规范、人文精神、敬佑生命、救死扶伤、大爱无疆、医者仁心等思政元素，融入每章的拓展链接中，潜移默化，强化思想道德教育和职业精神培养，具有药物对接临床、技能对接岗位、思政润物无声的特点。

本教材配套开发了PPT课件、微课、学做结合解析、学习评价解析等数字资源，可扫码使用，使教学资源更丰富和多样化、立体化，便于开展线上线下混合式教学。

编写团队成员在多年的教学和临床实践中积累了丰富的经验，并将其转化到本教材中，尽职尽责，精益求精。全书由刘永俊研究员主审。编写分工为：王雁群第1章第1～2节及教材统稿，巩海涛第1章3～4节，王耀霞负责教材中涉及的案例和用药指导，欧阳慧英第2章，刘燕第3章，王裕第4章，张君第5～6章，王龙梓第7章，杨雪第8～9章及排版，赵立斐第10章，王胜红第11章1～3节，陈博第11章4～6节，彭艳第12章，王梅第13～15章，周碧兰实践技能篇。王玉姝负责全书习题答案制作以及电子课件的审改。

本教材编写以及数字资源的制作，得到了许多专家的指导及编者所在单位的大力支持，在此表示诚挚的感谢。教材虽经反复审核，但疏漏之处在所难免，恳请广大师生批评指正。

编 者

2023年6月

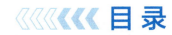

电子课件

目录

上篇　理论篇 / 001

第一章　药理学总论　002

第一节　药理学概述　004
　一、药理学的研究内容和任务　005
　二、药理学的形成和发展　005
　三、新药开发与研究　007
第二节　药物效应动力学　008
　一、药物的基本作用　009
　二、药物作用的两重性　010
　三、药物的构效关系和量效关系　011
　四、药物作用强度与安全性评价　012
　五、药物作用机制　015
第三节　药物代谢动力学　018
　一、药物的跨膜转运　019
　二、药物的体内过程及影响因素　020
　三、药动学基本原理及常用参数　024
　四、药时曲线与给药方案的设计和优化　027
第四节　影响药物作用的因素　029
　一、药物方面的因素　030
　二、机体方面的因素　033
　三、合理用药的基本原则　035

第二章　传出神经系统药物　038

第一节　传出神经系统药理概论　039
　一、传出神经系统的分类　040
　二、传出神经系统的递质　041
　三、传出神经系统的受体　042
　四、传出神经系统的生理效应　044
　五、传出神经系统药的作用方式和分类　044
第二节　拟胆碱药　045
　一、胆碱受体激动药　046
　二、胆碱酯酶抑制药　048
　三、胆碱酯酶复活药　050
第三节　胆碱受体阻断药　051
　一、M胆碱受体阻断药　052
　二、N胆碱受体阻断药　054
第四节　肾上腺素受体激动药　056
　一、α，β受体激动药　057
　二、α受体激动药　060
　三、β受体激动药　061
第五节　肾上腺素受体阻断药　062
　一、α受体阻断药　063
　二、β受体阻断药　064

第三章　中枢神经系统药物　067

第一节　镇静催眠药　069
　一、苯二氮䓬类　070
　二、非苯二氮䓬类　073
第二节　抗癫痫药及抗惊厥药　074
　一、抗癫痫药　076
　二、抗惊厥药　080
第三节　抗精神失常药　081
　一、抗精神病药　082
　二、抗抑郁药　084
　三、抗躁狂症药　086
第四节　抗帕金森病药　087
　一、改善多巴胺神经功能的药物　089
　二、中枢抗胆碱药　091
第五节　镇痛药　092
　一、阿片生物碱类镇痛药　093
　二、人工合成的阿片类镇痛药　095
　三、阿片受体拮抗剂　097
第六节　解热镇痛抗炎药与抗痛风药　098
　一、解热镇痛抗炎药　098
　二、抗痛风药　102
第七节　中枢兴奋药与脑功能改善药　104
　一、中枢兴奋药　105
　二、脑功能改善药　106

第四章　心血管系统药物　110

第一节　抗高血压药　112
　一、利尿药　113
　二、钙通道阻滞药　114
　三、肾素-血管紧张素系统抑制药　116
　四、交感神经抑制药　119
　五、血管扩张药　122
第二节　抗心绞痛药　125
　一、硝酸酯类　126
　二、β 受体阻断药　129
　三、钙通道阻滞药　129
第三节　调血脂药　131
　一、胆汁酸螯合剂　132
　二、羟甲基戊二酰辅酶 A（HMG-CoA）
　　还原酶抑制剂（他汀类药物）　132
　三、烟酸类　133
　四、苯氧酸类（贝特类）　134
第四节　抗心力衰竭药　136
　一、正性肌力药　137
　二、肾素-血管紧张素-醛固酮系统（RAAS）
　　抑制药　141
　三、减轻心脏负荷药　143
　四、β 受体阻断药　143
第五节　抗心律失常药　145
　一、Ⅰ类 钠通道阻滞药　147
　二、Ⅱ类 β 受体阻断药　150
　三、Ⅲ类 延长动作电位时程药　151
　四、Ⅳ类 钙通道阻滞药　152

第五章　泌尿系统药物　156

第一节　利尿药　157
　一、利尿药作用的生理学基础　158
　二、利尿药的分类　159
　三、高效能利尿药　159
　四、中效能利尿药　160
　五、低效能利尿药　162
第二节　脱水药　163
第三节　治疗良性前列腺增生药　165
　一、α_1 受体阻断药　166
　二、5α-还原酶抑制药　166

第六章　抗过敏药物　169

第一节　抗组胺药　170
　一、组胺的生理作用　170
　二、H_1 受体阻断药　171
　三、H_2 受体阻断药　173
第二节　白三烯受体拮抗剂　173
　一、白三烯的生理作用　174
　二、抗白三烯药物　174
第三节　肥大细胞膜稳定剂　176

第七章　呼吸系统药物　179

第一节　平喘药　180
　一、β_2 受体激动药　181
　二、茶碱类药　183
　三、M 受体阻断药　184
　四、过敏介质释放抑制药　184
　五、白三烯受体阻断药　185
　六、糖皮质激素类药　185
第二节　镇咳药　187
　一、中枢性镇咳药　188
　二、外周性镇咳药　189
第三节　祛痰药　189
　一、痰液稀释药　190
　二、痰液溶解药　190

第八章　消化系统药物　193

第一节　抗消化性溃疡药　194
　一、抗酸药　195
　二、胃酸分泌抑制药　195
　三、胃黏膜保护药　198
　四、抗幽门螺杆菌药　199
第二节　助消化药　199
第三节　止吐药及胃肠动力药　200
第四节　泻药和止泻药　203
　一、泻药　203
　二、止泻药　205
第五节　肝胆疾病用药　207
　一、利胆药与胆石溶解药　207
　二、抗肝性脑病药　207

第九章　血液及造血系统药物　210

第一节　止血药　211
　一、促进凝血因子生成药　212
　二、抗纤维蛋白溶解药　213

三、作用于血管的止血药　　213
　　四、凝血因子制剂　　213
　第二节　抗凝血药及抗血栓药　　214
　　一、抗凝血药　　215
　　二、抗血栓药　　217
　第三节　抗贫血药　　219
　第四节　促白细胞生成药　　222
　　一、基因重组类　　223
　　二、其他药物　　223
　第五节　血容量扩充药　　224

第十章　内分泌系统药物　　227

　第一节　肾上腺皮质激素类药物　　228
　　一、糖皮质激素　　229
　　二、盐皮质激素　　236
　　三、促皮质素及皮质激素抑制药　　236
　第二节　甲状腺激素与抗甲状腺药　　237
　　一、甲状腺激素　　238
　　二、抗甲状腺药　　240
　第三节　胰岛素与口服降血糖药　　244
　　一、胰岛素　　246
　　二、口服降血糖药　　249
　第四节　骨代谢调节药及抗骨质疏松药　　253
　　一、抑制骨吸收药物　　255
　　二、促进骨矿化药物　　258
　　三、促进骨形成药物　　260

第十一章　抗病原微生物药物　　263

　第一节　抗菌药物概述　　264
　　一、抗菌药物的常用术语　　266
　　二、抗菌药物的作用机制　　266
　　三、细菌耐药性及其产生机制　　267
　　四、抗菌药物的合理应用　　268
　第二节　抗生素　　270
　　一、β-内酰胺类抗生素　　271
　　二、大环内酯类抗生素　　280
　　三、氨基糖苷类抗生素　　283
　　四、四环素类与氯霉素类抗生素　　287
　　五、其他类抗生素　　289
　第三节　人工合成抗菌药　　292
　　一、喹诺酮类药物　　293
　　二、磺胺类药物与甲氧苄啶　　295
　　三、其他人工合成抗菌药物　　297

　第四节　抗结核病药　　299
　　一、一线抗结核病药　　300
　　二、二线抗结核病药　　304
　　三、抗结核病药的用药原则　　304
　第五节　抗真菌药　　305
　　一、抗生素类抗真菌药　　306
　　二、唑类抗真菌药　　307
　　三、丙烯胺类抗真菌药　　307
　　四、嘧啶类抗真菌药　　307
　第六节　抗病毒药　　308
　　一、广谱抗病毒药　　309
　　二、抗人类免疫缺陷病毒（HIV）药　　310
　　三、抗疱疹病毒药　　312
　　四、抗流感病毒药　　312
　　五、抗肝炎病毒药　　313

第十二章　抗寄生虫药物　　316

　第一节　抗疟药　　317
　　一、疟原虫生活史及常用抗疟疾药物分类　　318
　　二、常用抗疟疾药物　　319
　第二节　抗阿米巴病药和抗滴虫病药　　322
　　一、抗阿米巴病药　　323
　　二、抗滴虫病药　　324
　第三节　抗血吸虫病药　　325
　第四节　抗丝虫病药　　326
　第五节　抗肠蠕虫病药　　328

第十三章　抗恶性肿瘤药物　　331

　第一节　抗恶性肿瘤药物概述　　332
　　一、细胞增殖动力学　　333
　　二、抗恶性肿瘤药物的分类　　333
　　三、抗恶性肿瘤药物常见的不良反应　　334
　第二节　常用抗恶性肿瘤药物　　335
　　一、影响核酸生物合成的药物　　336
　　二、破坏DNA结构和功能的药物　　338
　　三、抑制蛋白质合成的药物　　340
　　四、干扰转录过程和阻止RNA合成的药物　　341
　　五、调节体内激素平衡的药物　　341
　　六、抗肿瘤抗体和靶向制剂　　342
　　七、其他　　342

第十四章　影响免疫功能药物　　346

　第一节　免疫抑制药　　347

第二节 免疫增强药	351	一、吸入麻醉药	357
		二、静脉麻醉药	358
第十五章　麻醉药物	356	第二节　局部麻醉药	360
		一、局部麻醉药物的作用机制和特点	361
第一节　全身麻醉药	357	二、常用的局部麻醉药物	361

下篇　实践技能篇 / 364

模块一　新药研究与给药方案设计优化 366

模块二　药品分类陈列与管理 367

模块三　处方审核与合理用药指导 369

模块四　药理实验技能 371

实验一　动物实验基本操作　371
实验二　药物的配伍禁忌　376
实验三　不同给药剂量对药物作用影响　378
实验四　不同给药途径对药物作用影响　379
实验五　药物戊巴比妥钠半数有效量
　　　　（ED_{50}）的测定　380

实验六　传出神经系统药物对家兔动脉血压
　　　　的影响　381
实验七　药物的抗惊厥作用　383
实验八　药物的镇痛作用　384
实验九　不同利尿药对家兔尿量的影响　385
实验十　胰岛素的降糖作用及低血糖反应
　　　　的解救　386
实验十一　硫酸镁的导泻作用　388
实验十二　局麻药的毒性比较　389
实验十三　链霉素的毒性反应及解救　389
实验十四　有机磷酸酯类中毒及解救　390

参考文献 392

上篇　理论篇

本篇内容主要包括药理学总论和临床各类药物，共十五章。药理学总论重点介绍了药理学概述、药物效应动力学、药物代谢动力学、影响药物作用的因素。临床各类药物重点介绍了传出神经系统药物、中枢神经系统药物、心血管系统药物、泌尿系统药物、抗过敏药物、呼吸系统药物、消化系统药物、血液及造血系统药物、内分泌系统药物、抗病原微生物药物、抗寄生虫药物、抗恶性肿瘤药物、影响免疫功能药物、麻醉药物。

通过本篇内容的学习，能够使同学们掌握药理学的基本概念和基本原理以及药理学的研究内容和方法；掌握各类代表药物的药理作用、临床应用及不良反应；熟悉一般药物的作用特点及临床应用；具备药品分类识别能力，能解读处方，为患者提供药学服务；逐步养成"敬佑生命、救死扶伤、甘于奉献、大爱无疆"的医者仁心精神和对症介绍、科学用药、严谨求实的职业素养；具有深厚的爱国情感和民族自豪感，初步具备安全合理用药理念，为后续课程的学习打下良好的基础。

第一章　药理学总论

课前导语

药物来源于人类的生产活动,早期的药物来自自然界,是人类为了生存和健康,在与疾病的斗争中发现的。随着医药工业的发展和药品监管制度的健全,药物研发有了新的技术手段和管理要求,来保障其安全性和有效性。什么是药物?药物的作用有哪些?药物怎样发挥作用?学习药理学对于后续专业课程的学习和未来职业生涯有什么帮助?这些都是药理学总论要解决的问题。本章通过药效学、药动学及影响药物作用的因素等内容,阐明药物的体内过程、药物作用的规律及原理,为合理用药、新药开发、药物利用研究等提供科学方法和依据。

学习要求

1. **掌握**　药物、药理学、药物效应动力学和药物代谢动力学的概念;药物作用与药效应,药物作用机制;药品不良反应及其类型;受体及其相关概念;药动学基本参数及其意义。
2. **熟悉**　药理学的研究对象、研究内容和任务;影响药物作用的因素;临床合理用药原则。
3. **了解**　新药的研发过程;药物相互作用;与药理学相关的岗位工作。

知识导图

【衔接 1+X 证书】

中级	高级
1. 能介绍常用药的作用机理及体内过程特点。	1. 能审核处方用药的合理性。
2. 能介绍新药的特点并进行同类药品的比较。	2. 能根据用药史和病症正确处理不良反应。
3. 能根据常见疾病症状提供药学咨询和用药指导。	3. 能介绍常见复方制剂的配伍原理。
4. 能从疾病、药理等专业角度介绍药物的特点。	4. 能解释处方中联合用药的目的。
	5. 能判断处方中起协同、拮抗作用的药品。

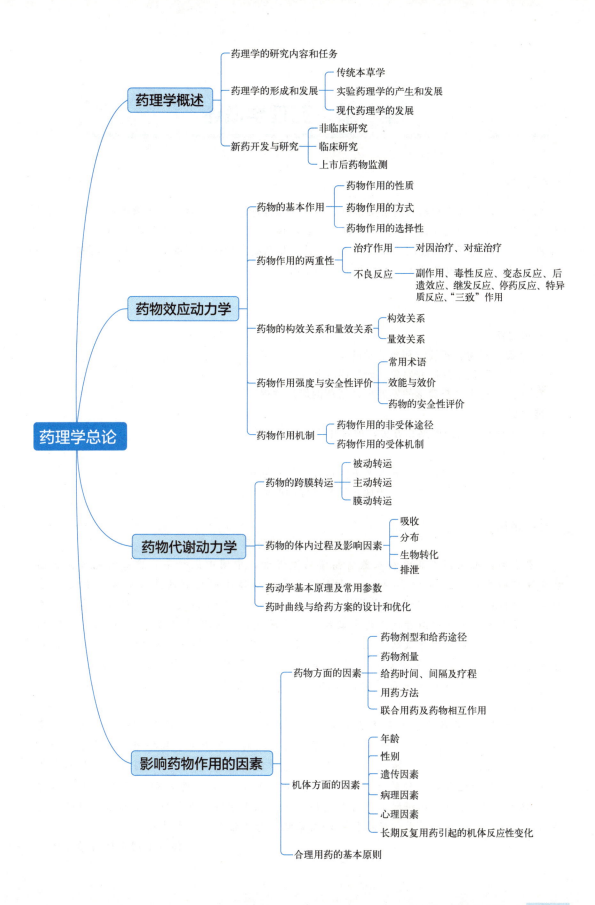

第一节　药理学概述

 学习引导

　　药理学是联系医学和药学的桥梁学科,也是临床合理用药的基础。在药物研发、生产、流通和使用等药品生命周期的每一个环节,都会用到药理学知识,药理学研究保障了药物的有效性和安全性,也是药物开发和使用的前提。那么,什么是药物?什么是药理学?药理学是怎样产生和发展的?怎样才能学好药理学?下面我们开始学习。

 学习目标

知识目标
1. 掌握　药物、药效学和药动学的概念。
2. 熟悉　药理学的研究对象、研究内容和任务。
3. 了解　药物与药理学的发展史;新药的研发过程。

能力目标
能分析新药研发的思路和方法,理解并执行给药方案。

素质目标
1. 具有药物安全意识,具有人文关怀精神,具有创新精神。
2. 遵守新药研发的相关法律法规,具有良好的职业素养。

 拓展链接

青蒿济世　科研报国

　　屠呦呦,抗疟药青蒿素和双氢青蒿素的发现者,中国中医科学院终身研究员、青蒿素研究中心主任。20世纪60年代,面对全球疟疾疫情难以控制的严峻形势,年仅39岁的屠呦呦接受了国家"523"抗疟药物研究的艰巨任务,直到1972年,经过十几年的艰辛研发,屠呦呦团队从中国古代医药文献入手,用现代科技筛选出青蒿素,为了验证疗效,屠呦呦及其团队甚至以身试药。2001年,青蒿素类药物被世界卫生组织作为治疗疟疾的首选方案,对人类的生命健康作出突出贡献。2011年屠呦呦荣获拉斯克临床医学奖,2015年荣获诺贝尔生理学或医学奖,2016年荣获国家最高科学技术奖,2019年被授予共和国勋章。

　　屠呦呦60多年致力于中医药研究实践,仍在带领其团队继续科研创新,扩展青蒿素的临床应用、开发青蒿素衍生物、延长青蒿素类药物的使用周期。据报道,青蒿素治疗红斑狼疮已经获得临床批件。她说"青蒿素是古老中药的真正馈赠""中国医药将帮助我们战胜危害世界各地人们生命的疾病"。尽管收获了很多荣誉,屠呦呦仍不止一次表示过"荣誉属于集体"。新时代科研工作者要胸怀祖国、敢于担当,秉承科学家的家国情怀,坚持国家利益和人民利益至上,始终把"以国家需求为己任"作为人生追求。

摘自中国中医科学院网站

一、药理学的研究内容和任务

药物（drug）是用于预防、治疗、诊断疾病，调节机体生理、生化功能的化学物质。理论上，凡能影响机体器官生理功能及（或）细胞代谢活动的化学物质都属于药物范畴，从来源分为天然药物、合成药物和生物药物。

药理学的研究内容和任务

药理学（pharmacology）是研究药物与机体（包括病原体）相互作用的规律及原理的科学。药理学是联系医学和药学的桥梁学科，是为临床防治疾病提供基本理论和实践的医药学基础学科，药理学的主要研究对象是机体（包括病原体）和药物。药理学的主要内容包括药物效应动力学、药物代谢动力学、毒理学等。药物效应动力学（pharmacodynamics，PD），简称药效学，主要研究药物对机体的作用及作用机制，阐明药物作用的规律。药物代谢动力学（pharmacokinetics，PC），简称药动学，主要研究机体对药物的作用，即药物在体内的吸收、分布、生物转化和排泄的动态变化过程以及血药浓度随时间而变化的规律。药效学和药动学在体内是同时进行并相互影响的。

药理学以生理学、生物化学、病理学等为基础，基础药理学的学科任务是为阐明药物作用机制、改善药物质量、提高药物疗效、开发新药、发现药物新用途并为探索细胞生理生化及病理过程提供实验资料。基础药理学的方法是实验性的，即在严格控制的条件下观察药物对机体或其组成部分的作用规律并分析其客观作用原理。近年来逐渐发展的临床药理学是以临床病人为研究和服务对象的应用科学，是基础药理学的后继部分。其任务是将药理学基本理论转化为临床用药技术，即以临床病人为中心，研究药物作用于人体的药效学和药动学过程，并开展毒理研究、治疗药物检测，以及合理用药的研究与实践。

药理学的学科任务，一是要掌握药物的作用、作用机制及如何充分发挥药效，减少不良反应，为临床合理用药提供理论依据；二是阐明疾病发生发展的规律，为疾病治疗提供依据；三是为开发新药、发现药物新用途提供实验资料；四是揭示生命的奥秘，了解机体生理生化过程的本质。

二、药理学的形成和发展

（一）传统本草学

古人类在和疾病作斗争的长期实践中，认识了许多能治疗疾病的天然植物、动物或矿物质，如大黄导泻、麻黄止喘等，并积累了大量的经验，形成了一些文明古国最早的药物学著作，如：公元前1500年古埃及的《埃伯斯纸草文》（Ebers papyrus），收录药物700多种，处方700个，是已知最古老的医学著作之一。古印度草医学也记载了疾病和金、石、草、木之类的药物。古罗马的迪奥斯科里德斯（Diosscrides，约公元40—90年）写出了《药物论》，记载了近千种药物，有些至今仍在使用。古罗马的普林尼写的《博物志》（Historia Naturalis），第20~32卷专门讲药物学，包括动物、植物、矿物。

我国在公元前2700年，就有草药方剂治病的记载。中医典籍《黄帝内经》，以及约成书于战国时期的《五十二病方》（1973年出土）等医方著作，都有药物和方剂的记载。大约公元一世纪前后，汉代编撰的《神农本草经》，是我国现存最早的药物学著作，收载药物365种，分为上、中、下三品，总结了我国古代劳动人民所积累的药物学知识。南朝陶弘景为《神农本草经》做注，并补充编定《本草经集注》共七卷，把药物的品种数目增加至730多种。公元657—659年，唐朝苏敬主持编撰的《新修本草》，也称《唐本草》，是第一部由政府颁布的药典性质的本草，也是世界上最早的药典，载药844种。宋朝有唐慎微的《经史证类备急本草》、马志等的《开宝详定本草》等著作。明朝李时珍编撰的《本草纲目》，历时27年，至1578年完成，1596年刊印，是我国古代药物发展史上的集大成者。全书约192万字，分52卷，收载1892

种药物，附图1000多种，附方11000多首。采用了"析族区类，振纲分目"的科学分类方法，总结了16世纪前我国的药物学成就，纠正了过去本草学中的一些错误，书中对药物效用的论述今已证实大多是正确的。本草纲目被誉为"东方药物巨典"，也是一部具有世界影响的博物学著作，被译成多国文字，对人类近代科学和医学影响巨大。

> **【学做结合】1-1**
> 世界上最早的药典是（　　）。
> A.《新修本草》　　B.《本草纲目》　　C.《神农本草经》　　D.《五十二病方》

（二）实验药理学的产生和发展

14世纪开始，随着欧洲文艺复兴，人们开始接受和建立解剖学，实验药理学也开始发展。16世纪初，瑞士医生帕拉塞尔苏斯（1493—1541年）认为药物由其有效活性成分发挥作用，并应用酊剂提取物（鸦片酊）。1616年，英国解剖学家威廉·哈维（1578—1657年）发现了血液循环，开创实验药理学的新纪元。意大利的约翰·雅各布·卫普菲（1620—1695年）首次用动物实验研究药物的药理、毒理作用，被誉为"药理学之父"。

药理学发展成为一门独立的科学，与现代科技的发展密不可分。18世纪后期英国工业革命带动了自然科学的发展。其中有机化学的发展为药理学提供了物质基础，从植物药中得到了纯度较高活性成分的药物，如依米丁、奎宁、士的宁、可卡因等。意大利生理学家F.Fontana（1720—1805年）通过动物毒性测试，得出了天然药物选择作用于机体某个部位而引起典型反应的客观结论。1806年德国泽尔蒂纳（1783—1841年）从罂粟中分离出吗啡，并用犬证明了其镇痛作用，也验证了F.Fontana的结论。1819年，法国生理学家马让迪（1783—1855年）用青蛙实验，发现士的宁具有致惊厥作用，并证明其作用部位在脊髓。纯化合物的出现使重复定量给药成为可能，从而产生科学药理学。法国生理学家克劳德·伯纳德（1813—1878年）证实箭毒作用于神经-肌肉接头，是药物作用机制的最早研究。

德国布赫海姆（1820—1879年）认为药物作用为细胞和药物相互作用所致，是"受体"理论的前驱，1846年布赫海姆建立第一个药理学实验室，写出第一本药理学教科书，是德国第一位药理学教授，使药理学成为一门独立的学科，为实验药理学奠定了基础。

1878年英国生理学家约翰·兰利（1852—1925年）在研究阿托品与毛果芸香碱的作用时，发现这些药物不是直接作用于神经或腺体，而是通过作用于体内某些"接受物质"而起效，1909年德国微生物学家欧立希（1854—1915年）首次提出"受体"的概念，为受体学说的产生奠定了基础，推动了药物作用机制研究的发展，促使药理学飞跃发展。

（三）现代药理学的发展

现代药理学大约从20世纪开始，布赫海姆的学生、德国药理学家施米德贝格（1838—1921年），从植物洋地黄中提纯了有效的强心成分强心苷，开创了实验药理学，开始研究药物的作用部位，被称为器官药理学，施米德贝格成为现代药理学创始人，并提出一系列药理学概念——构效关系、药物受体、选择性、毒性等。随着人工合成化合物及天然有效成分改造，人工合成新药等相继出现，如1910年德国微生物学家P.Ehrlich筛选出治疗梅毒和锥虫病的新胂凡纳明，开启了化学医疗时代。

20世纪30~60年代，新药研发进入鼎盛时期，出现了许多药理新领域及新药。1921年班廷和贝斯特、麦克劳德发现胰岛素，用于治疗糖尿病并实现注射剂的工业化生产。1928年英国细菌学家弗莱明（1881—1955年）发现青霉素，1941年钱恩和弗洛里分离和提纯了青霉素，证实其抗菌作用显著，并开始工业化生产。1935年德国细菌学家多马克（1895—1964）发现了百浪多息对多种细菌感染有效，开创了磺胺类合成抗菌药使用的先河。随着青霉素和百浪多息的发现，其后多种抗生素和化学合成药物如磺胺类药物、异烟肼相继发现和合成，为人类治疗细菌感染性疾病作出了巨大贡献，在药理学发展史上具有里程碑意义，促进了化学医疗的发展。其后抗生素、抗癌药、镇痛药、抗精神病药、抗高血压药、抗组胺药、抗肾上腺素药、维生素类等一大批新药相继问世，如1943年俄裔美国微生物学家瓦克斯曼（1888—1973年）发现链霉素，1950年多马克发明了治疗结核病的异烟肼（雷米封），1964年英国药理学家布莱克（1924—2010年）研制出新一代治疗冠心病的普萘洛尔，1972年中国科学家屠呦呦研制出青蒿素，1987年洛伐他汀的发现等，许多药物至今仍是临床一线药物。

> 【学做结合】1-2
> 1928年英国细菌学家弗莱明发现的药物是（　　）。
> A. 青霉素　　B. 链霉素　　C. 异烟肼　　D. 百浪多息

分子生物学、细胞生物学、生物化学以及高效液相色谱法等现代仪器分析技术的发展，促进了药理学的新发展。近年来药动学的发展使临床用药从单凭经验发展为科学计算，并促进了生物药剂学的发展。药效学方面向微观世界深入，阐明了许多药物作用的分子机制，也促进了分子生物学本身的发展。随着科学研究的深入，也诞生了许多药理学分支学科，如分子药理学、时辰药理学、遗传药理学、受体药理学、免疫药理学、临床药理学、基因药理学等。未来，药理学将针对疾病的根本原因，发展病因特异性药物治疗，基因药理学也随着分子生物学和基因组学的发展解决用药的个体差异。

我国在药品生产、药物研发和理论研究方面都有极大的提升，为祖国医学事业和世界医药作出了贡献，例如酒石酸锑钾抗血吸虫、麻黄碱的拟交感作用、吗啡镇痛机理的研究等，特别是传统药的现代化研究，如青蒿素的抗疟、黄芪甲苷的强心、罗通定的镇痛、长春新碱的抗癌等，近年来在新型冠状病毒（COVID-19）疫苗、单克隆抗体等生物药物的研发方面也有新的成果。

三、新药开发与研究

新药是指未曾在境内外上市销售的药品，包括创新药和改良型新药。新药来源包括从天然物质中提取、分离（天然产物）；对已知化合物进行结构修饰或合成新型结构的药物（化学药物）；应用生物技术和基因重组方法制备（生物制品）等。

人类疾病谱的变化和对于生命质量要求的提高，对新药研发提出了更高的要求，药物科学的发展为新药开发提供了理论基础和技术条件，医药市场的激烈竞争也促进了新药快速发展。

新药可以依靠实践经验而发现，也可以根据有效药物的植物分类学找寻近亲品种进行筛选，或根据构效关系定向合成系列产品，然后进行药理筛选。新药开发是一个非常严格而复杂的过程，在申请药品上市注册前，应当完成药学、药理毒理学和药物临床试验等相关研究工作。新药研究过程大致可分为三步，即非临床研究、临床研究和上市后药物监测。

1. 非临床研究

非临床研究要完成药学、药理毒理学等研究。药学研究包含药物的筛选、合成和制剂工艺研究、质量控制研究，药理毒理包含药效学、药动学、毒理学研究等。药物非临床安全性评价研究应当在经过药物非临床研究质量管理规范认证的机构开展，并遵守《药物非临床研究质量管理规范》（GLP）。药理毒理学研究以实验动物为研究对象，评价药物的有效性和安全性，由于存在种属差异，不能把动物实验的结果直接用在人身上，还要进行以人为实验对象的临床研究，才能准确评价药物的安全性和有效性。

2. 临床研究

药物临床试验应当经批准，药物临床试验应当在符合相关规定的药物临床试验机构开展，并遵守《药物临床试验质量管理规范》（GCP）。

药物临床试验分为Ⅰ期临床试验、Ⅱ期临床试验、Ⅲ期临床试验、Ⅳ期临床试验以及生物等效性试验。根据药物特点和研究目的，研究内容包括临床药理学研究、探索性临床试验、确证性临床试验和上市后研究。临床研究要遵循《药物临床试验质量管理规范》。药物临床试验期间，发现存在安全性问题或者其他风险的，申办者应当及时调整临床试验方案、暂停或者终止临床试验，并向药品审评中心报告。

前三期在经过药监部门批准的临床研究基地进行，并由此制定适应证、禁忌证、剂量、疗程及说明可能发生的不良反应后，再经过国家药品监督管理部门审批，获得新药证书和药品注册证书，才能生产上市。Ⅳ期临床试验是在新药投产后进行的，为上市后的临床试验，目的是对已在临床广泛应用的新药进行社会性考察，重点是不良反应监测。

3. 上市后药物监测

上市后药物监测（PMS）又称药品再评价，是指药品上市后进行的社会性考查与评价，在药品的广泛推广应用中，重点了解长期使用后出现的不良反应和远期疗效（包括无效病例），并形成上市药品定期安全性更新报告。此项工作与Ⅳ期临床试验并不相同，但两者均为上市后药品的有效性和安全性研究，故所得结果可相互借鉴、参考。

药理学研究是新药研究的主要内容，涵盖新药研发的药理毒理研究阶段和临床研究阶段，为寻找和发现新药提供线索，为药物的有效性和安全性提供依据。

 点滴积累

> 1. 药理学是研究药物与机体（包括病原体）相互作用的规律及原理的科学，其内容包括药物效应动力学、药物代谢动力学、毒理学等。
> 2. 新药是指未曾在境内外上市销售的药品，包括创新药和改良型新药。新药研究过程大致可分为三步，即非临床研究、临床研究和上市后药物监测。

第二节　药物效应动力学

 学习引导

药物效应动力学（PD），简称药效学，是研究药物对机体的作用及作用机制，以及药物剂量和效应之间关系的科学。药效学是临床合理用药的依据，也是药物作用的理论基础。学习药效学基本原理，有助于了解药物的作用机制，发挥药物的治疗作用，减少或规避不良反应的发生，保障用药安全，也有利于了解新药研发的药效学以及毒理学实验。

那么，什么是药物作用？药物作用为什么具有两重性？药物的作用机制有哪些？药物作用的受体理论是怎样的？怎样评价药物的安全性？下面我们来学习。

学习目标

知识目标

1. 掌握　药物的作用；量效关系；不良反应及其类型；受体理论；治疗指数和安全范围。

2. 熟悉　构效关系；药物作用机制；不同给药方法对药物效应的影响。
3. 了解　药物的安全性评价；受体的类型；受体调节。

能力目标

能根据药效学基本原理分析评价药物的安全性和有效性，能完成药效学实验。

素质目标

1. 具有用药安全意识，具有人文关怀精神。
2. 养成良好的职业素养和严谨的工作作风。

 拓展链接

加强药品研发管理，保障药品安全

沙利度胺由德国格兰泰公司研发用于孕妇止吐，1957年首次被用作处方药，因此又被叫作"反应停"。但是，截至1963年，在世界各地如德国、荷兰和日本等国，诞生了12000多名"海豹儿"，包括四肢、眼睛、耳朵、心脏和生殖器官等方面缺陷或畸形，该药被禁止用于孕妇。反应停事件成为人类在药品研发和用药安全领域最惨痛的教训。2012年，格兰泰公司首席执行官哈拉尔德·斯托克发表讲话，50年来首次就沙利度胺致新生儿先天畸形道歉。

此后，各国加强了药品研发和新药审批管理，我国在药品研发方面的法律法规有《药品注册管理办法》、GLP和GCP等，以加强管理，防止严重不良反应和药害事件发生，维护药品安全。

一、药物的基本作用

1. 药物作用的性质

药物作用（drug action）是指药物与机体靶位细胞间的初始作用，是分子反应机制，有其特异性。药理效应（pharmacological effect）是指继发于药物作用之后所引起机体器官原有功能的变化，是药物作用的结果。功能的提高称为兴奋（excitation），如肾上腺素引起血管收缩、心率加快以及血压升高。功能的减弱称为抑制（inhibition），如氯丙嗪的镇静、安定作用。兴奋和抑制也是药物作用的两种基本类型，过度兴奋转入衰竭，是另外一种性质的抑制。药物作用和药理效应，意义相近，通常可以通用，但是在二者并用时，应体现先后顺序，先有作用，后有效应。

2. 药物作用的方式

药物作用分为局部作用和全身作用。局部作用指药物在用药部位发挥作用，例如氟轻松软膏。全身作用指药物吸收入血，分布到机体有关部位产生的作用，亦称吸收作用，例如阿司匹林肠溶片。药物作用也分为直接作用和间接作用。

3. 药物作用的选择性

药物作用的选择性是药物分类的基础。药物仅对机体的某一器官或组织作用明显，而对其他器官或组织无明显作用，称作药物作用的选择性。选择性高的药物与组织亲和力大，组织细胞对其反应性高，如地高辛对心脏有较高选择性。药物作用特异性强的药物不一定引起选择性高的药理效应，例如，阿托品特异性阻断M受体，虽然其对心脏、血管、平滑肌、腺体等的M受体都有阻断作用，作用广泛，但是不良反应也多。

特异性强及选择性高的药物，应用时针对性强；反之，作用广泛的药物应用时一般副作用较多。临床用药一般用选择性高的药物，但效应广泛的药物在病因复杂和诊断不明确时可以使用，例如广谱抗菌药、广谱抗心律失常药等。

二、药物作用的两重性

药物作用的两重性是指治疗作用和不良反应，即药物在发挥防病治病作用的同时，也会有不良反应。合理用药的理想目标是尽可能发挥药物的治疗作用，实现有效性，同时规避或减轻不良反应，确保安全性。

（一）治疗作用

药物的治疗作用是指符合用药目的，能达到防治疾病效果的作用。治疗作用分为对因治疗和对症治疗。

对因治疗是指用药后消除了原发致病因子，彻底治愈疾病，又称治本，例如抗菌药物杀灭体内病原微生物。

对症治疗是指用药后改善了疾病的症状，又称治标，例如解热镇痛药降低高热患者的体温。对症治疗未能根除病因，但对于诊断未明或暂时无法根治的疾病却是必不可少的。在某些急危重症如休克、惊厥、心力衰竭、高热、剧痛时，对症治疗可以维持生命体征，赢得治疗时间。"急则治标，缓则治本，标本兼治"是临床实践遵循的原则。

（二）不良反应

不良反应是指不符合用药目的并给患者带来痛苦或不适的反应，简称 ADR。不良反应是为了预防、诊断、治疗人类疾病或改善生理功能，在正常用量下出现的有害且非预期的反应，包括副作用、毒性反应、变态反应等。多数不良反应是药物固有效应的延伸，有些是可以预知的，但不一定能避免；少数不良反应是无法预知的；有些较严重或者较难恢复的，称为药源性疾病。

1. 副作用

副作用是指治疗量时出现的与治疗目的无关的作用。由于药物的选择性低、作用广泛，当发挥某一治疗作用时，其他就成为副作用。例如阿托品用于解除胃肠痉挛时，引起口干、心悸、便秘等副作用；用于麻醉前给药，抑制腺体分泌以减少呼吸道腺体分泌阻塞气道及吸入性肺炎成为治疗作用，而术后的腹部胀气、尿潴留成为副作用。治疗作用和副作用依治疗目的不同，可以相互转变。副作用是在常用剂量下发生的，一般比较轻微，多数在停药后可以恢复。

2. 毒性反应

毒性反应是指用药剂量过大或时间过长体内蓄积过多时发生的机体损害性反应。用药剂量过大所导致的称为急性毒性，多损害循环、呼吸及神经系统功能；用药时间过长体内蓄积导致的称为慢性毒性，多损害肝、肾、骨髓、内分泌等功能。临床上通过增加剂量或延长疗程以达到治疗目的时，应考虑到用药过量而中毒的风险，要注意掌握用药剂量和时间间隔，做到个体化用药。

3. 变态反应

变态反应是指机体受药物刺激后所发生的病理性免疫反应，可引起机体生理功能障碍或组织损伤，又称过敏反应。主要表现为皮炎、皮疹、药物热、血管神经性水肿、哮喘、过敏性休克、血清病、溶血性贫血等。致敏物质可以是药物本身或其代谢物，也可能是药物中的杂质。过敏反应与剂量无关或关系甚小，与药物固有的药理作用无关，用药理拮抗药解救无效。对易致过敏的药物或过敏体质者，临床用药前常做皮肤过敏试验，阳性反应者禁用或脱敏后使用。

4. 后遗效应

后遗效应是指停药后血药浓度已降至阈浓度以下时残存的药理效应。如服用巴比妥类药物后次晨仍有乏力、困倦等"宿醉"现象。少数药物可以导致永久性器质性损害，如氨基糖苷类药物导致的听力下降甚至耳聋等。

5. 继发反应

继发反应是指药物治疗作用引起的不良后果。如长期应用广谱抗菌药物导致二重感染；噻嗪类利尿药引起的低血钾，可导致患者对强心药地高辛的敏感化等。

6. 停药反应

停药反应是指长期用药后突然停药，原有疾病加剧的现象，又称反跳现象，例如长期服用可乐定降血压，停药次日血压回升。临床在长期使用普萘洛尔、糖皮质激素等有明显反跳现象的药物时，在停药时要逐渐减量，以免发生危险。

7. 特异质反应

特异质反应是指某些药物可使少数特异体质病人出现特异性的不良反应。特异质反应大多是由于机体生化机制的异常，使药物在体内代谢受阻所致，是遗传性生化缺陷，与药理作用无关。例如，葡萄糖-6-磷酸脱氢酶（G-6-PD）缺乏的患者，服用伯氨喹、磺胺、呋喃妥因等药物可引起溶血性贫血等。

8. "三致"作用

"三致"作用是指致癌、致畸、致突变，属于慢性毒性中的特殊毒性。药物作用使得机体抑癌基因失活或者原癌基因激活，称为致癌。药物损伤DNA或干扰DNA复制，引起基因突变或染色体变异，称为致突变。基因突变发生于胚胎生长细胞，可致畸。新药上市前必须做"三致"试验。

药物种类繁多，用药途径不同，病人体质因人而异，因此，药物不良反应发生的原因是复杂的。药物方面的原因有药理作用、剂量、剂型、药物的杂质、药物的污染、药物的质量等。机体方面的原因有种族、性别、年龄、个体差异、营养状态、病理状态、血型等。此外，给药方法也会导致不良反应发生或者病情加重，如误用或滥用、给药途径、给药时间、药物相互作用、减药或停药等。临床用药要知晓不良反应，规避或减轻不良反应带来的损伤，防止药源性疾病。

三、药物的构效关系和量效关系

1. 构效关系

药物的结构和效应之间的关系，称为构效关系。结构决定了药理效应，化学结构相似的药物，可通过同一机制，产生相同或相反的效应。例如，拟肾上腺素类和抗肾上腺素类药物，有相似的结构，表现为对受体的激动或拮抗。

药物的基本骨架、侧链长短、光学异构等结构的改变，可影响药物的理化性质，进而影响体内过程、药效和毒性，表现出量或质的差异。例如奎宁和奎尼丁是光学异构，奎宁是抗疟药，奎尼丁是抗心律失常药；而沙利度胺在体内转化生成的光学异构体具有致畸作用。

2. 量效关系

量效关系是指剂量和效应之间的关系。在治疗量的范围内，随着剂量增加，药理效应增强，例如，苯二氮䓬类镇静催眠药随着剂量的增加，依次产生镇静、催眠、抗惊厥、抗癫痫作用，剂量再大，甚至会导致中毒或者死亡。量效关系常用量效曲线表示。以药物浓度（c）或剂量（D）为横坐标，效应强度（E）为纵坐标，得直方双曲线，将药物浓度改用对数值（$\lg c$），则呈典型的对称的"S"形曲线，这就是通常所讲的量效曲线，见图1-1。

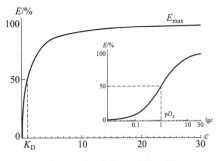

图1-1 量反应的量效曲线

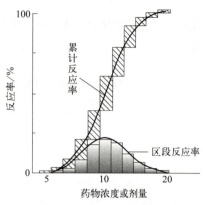

图 1-2 质反应的量效曲线

量效曲线的中段较陡，曲线的斜率大，提示药量的微小变化即可引起效应的明显变化。曲线较平坦，斜率小，提示药效较温和。曲线斜率大小在一定程度上反映了临床用药剂量的安全性。

药理效应分为量反应和质反应。药理效应的强弱呈连续性的量变，可用具体数量或最大反应的百分率表示，称为量反应。量反应的量效曲线见图1-1。例如血压的升降、平滑肌舒缩等，研究对象为单一的生物个体。有些药物的药理效应，不是随着药物剂量或浓度的增减呈现连续性的量变，而是质的变化，只能用全或无、阳性或阴性表示，称为质反应。如死亡与生存、抽搐与不抽搐等，要用多个动物或多个实验标本以阳性率表示，用累加阳性率和对数剂量（或浓度）作图，也呈对称"S"形曲线，见图1-2。

四、药物作用强度与安全性评价

（一）常用术语

剂量（dose）是指用药的分量。按剂量和作用的关系，关于剂量，有以下术语。见图1-3。

最小有效量（ED_{min}）：能够使机体产生药物效应的最小给药剂量，也称阈剂量。

极量（ED_{max}）：药品标准规定的药物临床使用的最大量，即药物产生最大效应的给药剂量，又称最大有效量。

最小中毒量（TD_{min}）：能够使机体中毒的最小给药剂量。

治疗量：是指药物治疗的常用量范围。一般来说，药物治疗的常用量大于最小有效量而小于最小中毒量，最好不超过极量。治疗量适合大多数人，但是存在个体差异。

半数有效量（ED_{50}）：是指呈现50%阳性反应（质反应）或50%最大效应的给药剂量。

半数致死量（LD_{50}）：是指引起50%死亡的给药剂量。

半数中毒量（TD_{50}）：是指引起50%中毒的给药剂量。

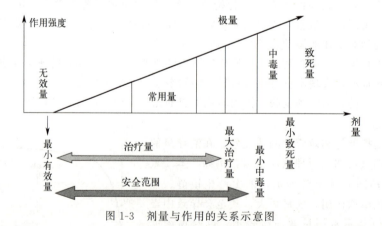

图 1-3 剂量与作用的关系示意图

（二）效能与效价

药物作用的强度用效能表示，效能是指药物产生最大效应的能力。在治疗量范围内，增加药物剂量，其效应随之增加，效能反映了药物的内在活性，最大效能（E_{max}）为100%。药物效能大，说明药物本身的药理作用强。例如，吗啡镇痛作用强大，其他镇痛药的镇痛作用强弱，通过与吗啡比较来评价。哌替啶的镇痛作用为吗啡的 1/10～1/8，芬太尼的镇痛作用强度为吗啡的 60～80 倍，说明它们的效能不同。效能直接影响疗效，是选择用药的主要依据。

效价是指引起同等效应的相对剂量，又称效应强度、效价强度，用于作用性质相同的药物之间等效剂量的比较，一般用引起 50% 最大效应的给药量，即半数有效量（ED_{50}）表示，给药量越小，说明达到同等效应所需的剂量越小，效价越高。

药物的效能与效价常用于评价同效应的两种或两种以上药物的作用强弱和特点，效能大的药物效价并不一定大，故应从效能和效价两项指标综合考虑。例如利尿药，以每日排钠量为效应指标，呋塞米的效能最强，是强效利尿药。而氢氯噻嗪增加剂量也达不到呋塞米的利尿效果，反而使不良反应增多，因此用作中效利尿药。环戊噻嗪、氯噻嗪和氢氯噻嗪的效能相同，但是环戊噻嗪效价高，见图 1-4。

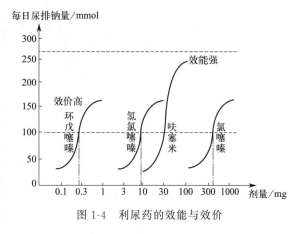

图 1-4　利尿药的效能与效价

▶ 【学做结合】1-3

根据下列量效曲线图，分析四种药物的效能和效价。

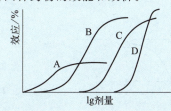

（三）药物的安全性评价

量效曲线还可以用来评价药物的安全性。常用指标有治疗指数、安全范围、安全指数、安全界限等。

1. 治疗指数

临床常用治疗指数来评价药物的安全性。半数致死量与半数有效量的比值，称作治疗指数（TI），即 $TI=LD_{50}/ED_{50}$，此数值越大越安全。但是，治疗指数相同的药物，其安全性不一定完全相同，还要考虑药物在最大有效量时是否会中毒。对于量效曲线斜率不同的药物而言，虽然治疗指数较大，但是量效曲线与毒性曲线的首尾可能重叠，即 ED_{95} 可能大于 LD_5，说明在最大治疗量时，已经有少数病人致死，因此不能单凭治疗指数评价药物的安全性，还要考察药物的安全范围，见图 1-5。

2. 安全范围

药物的安全性与药物剂量（或浓度）有关，药物的最大治疗量与最小中毒量相差越大，其安全性越高。药物的 ED_{95}～TD_5 之间的距离，称为安全范围，其值越大越安全。如果将量效曲线与毒性曲线同时画出并加以比较则更加清楚，从治疗指数看 A 药＞B 药，A 药＝C 药；但从安全范围看 A 药 ED_{95} 和 TD_5 之间有距离无重叠，更安全，而 B 药和 C 药的量效曲线与毒性曲线的首尾重叠，安全范围小。见图 1-6。

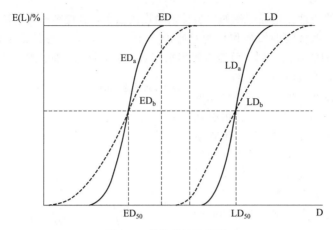

图 1-5　药物的治疗指数

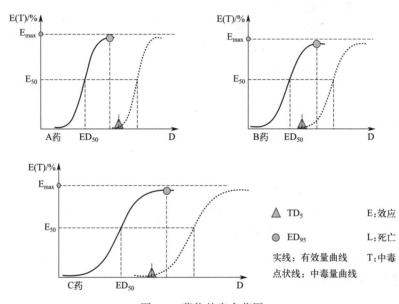

图 1-6　药物的安全范围

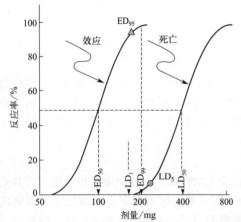

图 1-7　药物的安全指数和安全界限

3. 安全指数

安全指数能更精确地评价药物的安全性。安全指数 $SI=LD_5/ED_{95}$，其值越大，说明药物的治疗量和致死量相差较远，药物越安全。见图 1-7。

4. 安全界限

安全界限 $=(LD_1-ED_{99})/ED_{99}$，其值为正值，且数值越大，说明药物的效应达到 99% 或以上时，不会导致实验动物死亡，药物越安全。如果其值为负值，说明药物达到最大效应时已经有实验动物死亡，治疗量和致死量接近或者重合，药物安全性低。临床给药要防止中毒。见图 1-7。

> 【学做结合】1-4
> 用于评价药物安全性的指标有（　　）。
> A. 安全范围　　B. 治疗指数　　C. 半数有效量　　D. 半数致死量

五、药物作用机制

药物作用机制是研究药物为什么产生作用和怎样产生作用的，又称药物的作用机理。药物种类繁多，化学结构和理化性质各异，其作用机制主要有非受体途径和受体途径两个方面。

（一）药物作用的非受体途径

1. 非特异性作用

有些药物并无特异性作用机制，主要与理化性质有关。例如消毒防腐药对蛋白质的变性作用，用于体外杀菌或防腐；碳酸氢钠、氯化铵等利用自身酸碱性，产生中和反应或调节酸碱平衡；微量元素、维生素等，补充体内缺乏的物质；还有些药物用于补充生命代谢物质，如补充铁剂治疗贫血等。

2. 对酶的影响

酶的品种多、分布广，有些药物以体内的酶为靶点，对酶产生激活、诱导、抑制或复活作用。许多药物能抑制酶的活性，如新斯的明竞争性抑制胆碱酯酶，奥美拉唑不可逆性抑制胃黏膜H^+-K^+ ATP酶，卡托普利抑制血管紧张素转化酶，解热镇痛药抑制环氧酶。尿激酶激活血浆溶纤酶原，解磷定能使遭受有机磷酸酯抑制的胆碱酯酶复活，而有些药本身就是酶，如胃蛋白酶、胰蛋白酶。

3. 影响核酸代谢

核酸是控制蛋白质合成及细胞分裂的生命物质。许多抗癌药是通过干扰肿瘤细胞 DNA 或 RNA 代谢过程而发挥疗效的。如氟尿嘧啶，结构与尿嘧啶相似，通过干扰蛋白质合成而发挥抗癌作用。许多抗菌药、抗病毒药也是通过抑制核酸代谢而发挥作用。

4. 影响生理物质转运

很多无机离子、代谢物、神经递质、激素在体内主动转运需要载体参与，药物在体内干扰这一环节可以产生明显的药理效应。例如噻嗪类利尿药抑制肾小管 Na^+-Cl^- 的主动转运体，发挥排钠利尿作用；丙磺舒抑制肾小管对弱酸性药物的转运载体而抑制尿酸的重吸收，促进尿酸排泄，治疗痛风。

5. 影响细胞膜的离子通道

Na^+、Ca^{2+}、K^+、Cl^- 等离子通过细胞膜上的离子通道跨膜转运，药物可以直接影响离子通道，影响细胞膜内外离子数量及膜两侧的电位差，进而影响细胞功能。如局麻药利多卡因，抑制 Na^+ 通道，阻断神经冲动的传导；钙拮抗药硝苯地平阻滞 Ca^{2+} 通道，降低细胞内 Ca^{2+} 浓度，产生血管扩张、降压等作用。

6. 影响免疫功能

免疫调节药可以通过影响免疫功能，发挥不同的作用。免疫增强剂（如左旋咪唑）用于免疫缺陷性疾病的治疗，免疫抑制剂（如环孢素）用于器官移植的排异反应。还有些免疫调节药物如干扰素等，具有抗肿瘤、抗病毒作用。

（二）药物作用的受体机制

100 多年前，受体理论开始出现，相继出现占领学说、速率学说、二态学说等。随着生物化学、分子生物学等学科的发展，大量受体被分离、提纯、克隆，许多药物的作用机制被阐明，许多选择性高的激动药和拮抗药成功用于临床，受体学说已成为公认的药理学基本理论之一。受体学说认为大多数药物作用于受体发挥作用，药物与受体结合，形成药物受体复合物，激动受体从而产生效应，如肾上腺素激动 α 和 β 受体。

1. **受体的概念和特性**

受体（receptor）是存在于细胞膜、细胞质或细胞核内的大分子物质，可特异地与某些药物或体内生物物质结合，产生生理效应。

能与受体特异性结合的物质称为配体（ligand），受体均有其特定的配体。内源性配体，是指体内存在的能与受体结合的神经递质、激素、自体活性物质等。外源性配体是指能与受体特异性结合的药物等外来物质。

受体分子在细胞中含量极微，1mg 组织一般只含 10fmol 左右。受体可由一个或数个亚单位组成，受体结构上的某些立体构型具有高度特异性，能准确识别并与相应的配体结合。有些受体又分为若干亚型，如肾上腺素受体又分为 $α_1$、$α_2$、$β_1$ 和 $β_2$ 等亚型，其分布及功能都有区别。受体具有以下特性。

（1）高灵敏度　受体与配体有高度亲和力，受体能够识别环境中的微量配体，多数配体在 1pmol/L～1nmol/L 的低浓度时即可产生显著效应。

（2）特异性　受体对其配体具有高度识别能力，特定的受体只能识别并结合与其结构吻合的特定配体，产生特定的生理效应。

（3）饱和性　受体数量有限，能结合的配体数量也有限，因此，具有饱和性。当药物达到一定浓度后，占领了全部受体，达到最大效应，其效应不再随着浓度增加而增加。

（4）可逆性　配体与受体的结合是可逆的，两种药物可能竞争相同的受体，发生置换。

（5）多样性　同一受体可分布于不同组织或同一组织的不同区域，产生不同的效应。受体多样性是受体亚型分类的基础。

拓展链接

受体的类型

（1）G-蛋白偶联受体　药物与激动剂结合后，经过 G-蛋白的转导，需要细胞内第二信使将信息增强、分化、整合并传递给效应机制，将信号转导至效应器，从而产生效应。现已发现多种神经递质或激素受体，需要 G-蛋白介导其细胞作用，例如肾上腺素、多巴胺、5-羟色胺、M 乙酰胆碱、阿片类、嘌呤类、前列腺素及一些多肽激素等的受体。最早发现的第二信使有环磷腺苷（cAMP）、环磷鸟苷（cGMP）、肌醇磷脂（IP3、DAG）、钙离子（Ca^{2+}）等，发挥着传递和桥梁作用。

（2）离子通道受体　药物或配体与受体结合后，受体变构，离子通道开放或关闭，膜电位或胞内离子浓度变化，使细胞膜去极化或超极化，引起兴奋或抑制效应。脑中 γ-氨基丁酸（GABA）受体、N 胆碱受体、兴奋性氨基酸（甘氨酸、谷氨酸、天冬氨酸）受体都属于这一类型。

（3）酶活性受体　酪氨酸激酶活性受体位于细胞膜，被激活后直接调节蛋白激酶磷酸化，如胰岛素、胰岛素样生长因子、表皮生长因子、血小板生长因子及某些淋巴因子的受体。非酪氨酸激酶活性受体，有生长激素受体和干扰素受体等。

（4）细胞核受体　甾体激素、维生素 A、维生素 D、甲状腺素等在细胞核上有相应的受体，产生调控基因转录的作用。

2. 药物与受体的相互作用

药物与受体特异性结合后,根据其内在活性以及亲和力,将药物分为激动药、拮抗药和部分激动药。

(1) 激动药 激动药是对受体有亲和力,自身又具有内在活性的药物,又称激动剂,激动药又分为完全激动药和部分激动药。完全激动药有高亲和力和高内在活性,内在活性 α 达 100%,可产生较强的效应。当药物的内在活性相等时,药物的效价强度取决于它们和受体亲和力的大小。激动药的量效曲线,见图 1-8。

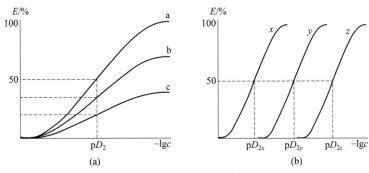

图 1-8 激动药的量效曲线

(a) 亲和力(pD_2)相同,内在活性不同　(b) 亲和力(pD_2)不同,内在活性相同

(2) 拮抗药 药物与受体有较强的亲和力,但缺乏内在活性,$\alpha=0$,本身不能引起效应,却占据受体,阻碍激动药与受体结合。根据拮抗药与受体结合是否可逆,分为竞争性拮抗药和非竞争性拮抗药。竞争性拮抗药能与激动药竞争相同受体,其与受体的结合是可逆的,增加激动药剂量后,激动剂仍能达到最大效应,量效曲线平行右移。非竞争性拮抗药与受体结合非常牢固,分解很慢或不可逆,使能与激动药结合的受体数量减少,使激动药的效应降低,量效曲线下降。竞争性拮抗药和非竞争性拮抗药的量效曲线见图 1-9(a,b)。

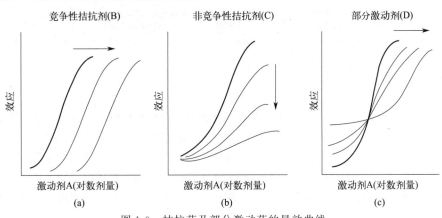

图 1-9 拮抗药及部分激动药的量效曲线

(3) 部分激动药 部分激动药对受体有高亲和力,但内在活性较弱,只引起较弱的效应,即使增加剂量,也不能达到完全激动药的最大效应。若部分激动药与激动药同时存在,小剂量时,其效应与激动药协同,随着剂量增加,超过其最大效应,则因与激动药竞争受体而呈拮抗作用,此时激动药必须增大浓度方可达到其最大效能,如烯丙吗啡,单用为激动药,与吗啡合用为拮抗药。见图 1-9(c)。

3. 受体的调节

受体调节是指受体的数量、亲和力和效应力在生理、病理和药理等因素的影响下发生变化,包括向上调节和向下调节。

（1）向上调节　是指受体数量增多、亲和力加大和效应力增强。向上调节的受体对药物非常敏感，可使药效增强，也称为受体超敏。受体超敏可因长期应用受体拮抗药而引起，如长期使用β-受体拮抗药普萘洛尔，产生向上调节，突然停药会出现反跳现象。

（2）向下调节　是指受体数量减少、亲和力降低和效应力减弱。向下调节表现为受体对药物的敏感性降低，药物效应减弱，此现象也称为受体脱敏。受体脱敏可因长期应用受体激动药引起，是产生耐受性的原因之一，如长期应用β-受体激动药异丙肾上腺素，导致疗效逐渐减弱，为向下调节，产生耐受。

点滴积累

1. 药物作用的两种基本类型是兴奋和抑制。药物作用分为局部作用和全身作用。药物作用的选择性是药物分类的基础。特异性强、选择性高的药物，应用时针对性强；反之，作用广泛的药物应用时一般副作用较多。

2. 药物作用具有两重性，即治疗作用和不良反应。治疗作用分为对因治疗和对症治疗，不良反应包括副作用、毒性反应、变态反应等。

3. 药物的结构是效应的基础。在治疗量的范围内，随着剂量增加，药物的效应增强。评价药物安全性的指标有治疗指数、安全范围等。

4. 药物作用机制主要有非受体途径和受体途径两个方面。作用于受体的药物与受体结合需要有亲和力，根据药物与受体的亲和力和内在活性，作用于受体的药物分为激动药和拮抗药。

第三节　药物代谢动力学

学习引导

药动学研究药物的体内过程及其规律。药物的体内过程，概括为吸收、分布、生物转化和排泄，是动态的连续变化过程。其中，吸收、分布和排泄，是药物的转运，生物转化是发生了化学变化。

药物在体内不一定集中分布于靶器官，但是在达到动态平衡后，药理效应强弱与血药浓度成正比，研究体内药量变化的时间过程，利用药动学参数计算达到一定的血药浓度所需要的给药剂量，以及药效的强弱久暂，可以合理确定给药剂量、给药时间及给药时间间隔，制定最佳给药方案，保证药效，减少不良反应。

药物在体内怎样转运与转化？怎样利用血药浓度及药动学参数来科学设计给药方案、指导合理用药？下面我们来学习。

学习目标

知识目标

1. 掌握　体内过程及影响因素；药时曲线；血药浓度；半衰期及其意义。
2. 熟悉　药物的跨膜转运；药酶诱导；药酶抑制；给药方案设计与优化。

3. 了解　表观分布容积；清除率；药物消除动力学。

能力目标

能根据药物的药动学特点，分析并执行给药方案。

素质目标

1. 具有合理用药意识，具备人文关怀精神。
2. 养成良好的职业素养，遵守行业规范。

> **拓展链接**
>
> 生物等效性试验与仿制药一致性评价
>
> 生物等效性是指在相似的试验条件下单次或多次给予相同剂量的试验药物后，受试制剂中药物的吸收速度和吸收程度与参比制剂的差异在可接受范围内。药动学研究是最普遍、最优先的生物等效性研究方法，对于大多数药物而言，生物等效性研究着重考察药物制剂释放进入体循环的过程，即生物利用度。通常将受试制剂在机体内的暴露情况与参比制剂进行比较，通过测定血药浓度，取得药代动力学参数终点指标 c_{max} 和 AUC，反映药物释放并被吸收进入循环系统的速度和程度。
>
>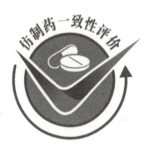
>
> 按照 2016 年 3 月国务院办公厅发布的"国务院办公厅关于开展仿制药质量和疗效一致性评价的意见（国办发〔2016〕8号）"，化学药品新注册分类实施前批准上市的仿制药，凡未按照与原研药品质量和疗效一致原则审批的，均须进行生物等效性试验，开展一致性评价，申请药品补充申请批件。同年 7 月，国家药监局发布"总局关于仿制药质量和疗效一致性评价工作有关事项的公告（2017 年第 100 号）"，规定"同品种药品通过一致性评价的生产企业达到 3 家以上的，在药品集中采购等方面不再选用未通过一致性评价的品种"，并发布了仿制药一致性评价专有标识。
>
> 开展仿制药质量和疗效一致性评价，对提升我国制药行业整体水平，保障药品安全性和有效性，促进医药产业升级和结构调整，增强国际竞争能力，都具有十分重要的意义。

药物代谢动力学，简称药动学，研究机体对药物的作用，即药物的体内过程以及此过程中血药浓度随时间变化的规律。药物要发挥全身作用，必须随着血液循环，到达作用部位，才能显效。多数药物还要随着血液循环，到达肝脏发生生物转化，到达肾脏随着尿液排出体外。药物的体内过程包括吸收（absorption）、分布（distribution）、生物转化（biotransformation）和排泄（excretion），是一个连续变化的过程。其中吸收、分布和排泄是药物的转运过程，是位置的转移，是物理变化过程；而生物转化是药物的结构发生变化，是化学变化过程，生物转化和排泄也称为药物的消除（elimination）。体内过程见图 1-10 所示。

一、药物的跨膜转运

药物要完成吸收、分布、排泄等转运过程，需要多次穿过各种具有类脂性质的生物膜（包括细胞膜和各种细胞器膜），此为药物的跨膜转运。药物的跨膜转运有被动转运、主动转运、膜动转运等方式。

药物的跨膜转运

1. 被动转运

被动转运是药物从高浓度一侧向低浓度一侧的转运。其特点是顺浓度差进行，不消耗能量，包括脂溶扩散、滤过和易化扩散。见图 1-11。

（1）脂溶扩散　又称简单扩散，是多数药物的转运方式。扩散速度取决于膜的性质、面积、

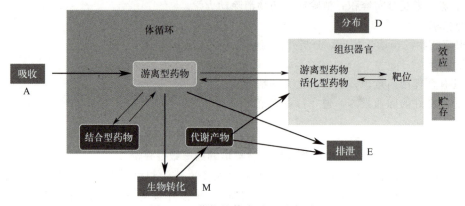

图 1-10　药物的体内过程示意图

膜两侧的浓度差以及药物的理化性质。分子量小、脂溶性大、极性小的药物容易通过。多数药物是有机弱酸或弱碱类，通过脂溶扩散进入体内。分子型或非解离型的药物脂溶性大，容易转运，药物本身的解离常数、环境 pH 值会影响其解离度，从而影响其转运。

（2）滤过　又称水溶扩散，粒径小于膜孔的小分子，如水、乙醇、乳酸、氧、二氧化碳等可通过膜孔扩散。

（3）易化扩散　又称载体转运，借助膜内特殊载体从高浓度一侧向低浓度一侧转运。例如，葡萄糖、氨基酸、核苷酸等借助细胞膜上特定的蛋白质通透酶转运。

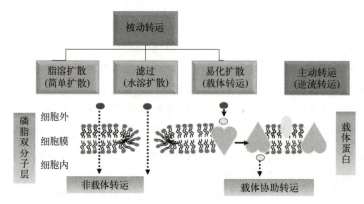

图 1-11　药物跨膜转运示意图

2. 主动转运

主动转运又称逆流转运。药物依赖细胞膜上的特异性载体，从低浓度侧向高浓度侧转运。其特点是逆浓度差、耗能，需要载体协助，有特异性、饱和性、竞争性。这类转运主要存在于神经元、肾小管、肝细胞内，如 5-氟尿嘧啶、甲基多巴等的转运。见图 1-11。

3. 膜动转运

膜动转运，有胞饮和胞吐等方式，是液态蛋白质或大分子物质的转运方式，如垂体后叶素通过胞饮（入胞）进入细胞，神经递质乙酰胆碱、去甲肾上腺素等通过胞吐（出胞）释放。

二、药物的体内过程及影响因素

（一）吸收

药物的吸收是指药物从给药部位进入血液循环的过程。片剂、胶囊剂等固体药物在胃肠道必须先崩解、溶解后才可被吸收。吸收要透过细胞膜,影响跨膜转运的因素会影响吸收,主要有药物因素和机体因素。药物因素有药物的理化性质、剂型、给药途径以及并用药物的性质等,机体因素主要是吸收环境,包括胃肠道 pH 值、胃肠内容物、胃肠蠕动、吸收面积、吸收部位的血流量等。

1. 胃肠道给药

(1) 口服给药　是最常用的给药途径。吸收部位主要在小肠,多数药物按脂溶扩散的方式吸收。弱酸性药物主要在胃及小肠上段吸收,弱碱性药物主要在小肠下段吸收。除脂溶扩散外,还有易化扩散、主动转运、滤过等吸收方式。除胃肠液 pH、吸收面积、局部血流量因素外,药物的崩解度、胃排空的速度、食物等会影响吸收。

药物在胃肠道吸收时,要先通过门静脉进入肝脏。有些药物经过胃肠及肝脏时被代谢灭活,使进入体循环的有效药量减少,药效降低的现象,叫作首关消除,也称作首过效应。例如硝酸甘油、哌替啶、普萘洛尔、氯丙嗪等。克服首关消除的方式是改变给药途径或增加给药剂量。例如硝酸甘油舌下含服或做成透皮贴剂。

多数药物口服虽然方便有效,但其缺点是吸收较慢,吸收不完全。因此,口服不适用于易在胃肠破坏的、对胃刺激大的、有明显首过效应的药物,也不适用于昏迷及婴儿等不能口服的病人和急症患者。

(2) 舌下和直肠给药　舌下给药虽然吸收面积小,但血流丰富,吸收也较迅速,可避免首过效应,例如硝酸甘油、异丙肾上腺素。对少数刺激性大或者不能口服药物的病人,可直肠给药,尤其适合小儿、老人采用,如小儿解热栓等。

2. 注射给药

(1) 静脉注射　可使药物迅速而准确地进入体循环,没有吸收过程,起效快。静脉滴注是一种持续的静脉输注给药,显效快,可维持较高的血药浓度。

(2) 肌内注射及皮下注射　吸收速度取决于注射部位的血流量和药物的剂型,局部热敷或按摩可加速吸收,注射液中加入少量缩血管药则可延缓吸收、延长药物的局部作用,例如普鲁卡因肾上腺素。肌肉组织的血流量明显多于皮下,故肌内注射吸收快而全,皮下注射吸收均匀而慢。水溶液吸收迅速,油剂、混悬剂或者植入片可在注射部位形成小型储库,吸收慢,作用持久。

(3) 皮内注射　是将小量药液注入表皮与真皮之间的方法。用于皮试、预防接种等。

(4) 动脉注射　可将药物输送至该动脉分布的部位发挥局部疗效以减少全身反应。例如,抗肿瘤药的靶向给药。

3. 呼吸道给药

肺泡表面积大,血流丰富,气体及挥发性药物(如全身麻醉药)通过吸入给药可直接进入肺泡,吸收迅速。一般来说,分子大小 1~10μm 的药物均可吸收,但是 2~5μm 直径以下的微粒可重新被呼出,10μm 直径微粒可在小支气管沉积。例如,异丙肾上腺素治疗支气管哮喘。

4. 经皮和黏膜给药

除汗腺外,皮肤不透水,脂溶性药物可以缓慢通透,主要发挥局部作用。如果加入透皮吸收剂如氮酮,经皮给药吸收能力增强,可产生局部或全身作用。如硝酸甘油贴皮剂,用于预防心绞痛发作。要注意许多农药可以经皮吸收中毒,应做好防护。

黏膜的吸收能力远胜于皮肤,口腔黏膜、支气管黏膜、鼻黏膜和阴道黏膜均可吸收药物。

(二) 分布

分布是指药物从血液循环转运到各器官组织的过程。多数药物在体内的分布不均匀,存在明显的选择性,药物分布的部位可以是作用部位,也可以是储存、生物转化、排泄的组织或器官。

影响药物分布的因素有：

1. 药物与血浆蛋白的结合

多数药物进入血液循环后首先与血浆蛋白结合，形成复合物，称作结合型药物。药物与血浆蛋白的结合是可逆性疏松结合，处于动态平衡中。结合型药物分子量增大，不能跨膜转运、代谢和排泄，并暂时失去药理活性，是药物的暂时储存。药物进入血液后，与血浆蛋白结合的药量占血液药物总量的比率，称作血浆蛋白结合率。

$$D+P \rightleftharpoons D\text{-}P$$

血浆蛋白结合率是影响药物分布的重要因素，对药物作用、毒性及药物的相互作用影响大。血浆蛋白结合率受药物浓度、血浆蛋白的质和量及解离常数影响，不同药物的血浆蛋白结合率不同。血浆蛋白结合率高的药物在体内消除慢，作用持续时间较长。结合率低的药物，游离型多，分布到器官组织的量多，显效快，维持时间短。如磺胺嘧啶的血浆蛋白结合率较低，游离型多，进入脑脊液的量较多，是流脑首选药之一。

药物与血浆蛋白结合有饱和性和竞争性。例如华法林，可被保泰松竞争性置换，导致游离型药物增多，抗凝作用过强，甚至引起出血。药物也可能与内源性代谢物竞争血浆蛋白，例如磺胺药竞争性置换胆红素与血浆蛋白的结合，胆红素游离型增多，可能导致新生儿胆红素脑病。药物浓度过高、血浆蛋白过少（如肝硬化）或变质（如尿毒症）时，药物的血浆蛋白结合率下降，也容易导致游离型药物增多，发生毒性反应。

2. 局部器官血流量

药物会优先分布在血流量丰富的器官，肝脏血流最丰富，肾、脑、心次之，而肌肉、皮肤、脂肪和大多数内脏血液灌注量低，药物分布较少。脂肪组织的血流量虽少，但是其面积大，是脂溶性药物的巨大储库。如静脉注射硫喷妥后，先分布到血流量大、含类脂质较高的脑组织发挥全麻作用，然后向脂肪组织转移，全麻作用很快消失，这种现象称为再分布或重分布。

3. 组织亲和力

药物对某些组织有特殊的亲和力，导致药物在该组织浓度明显高于其他组织。例如碘富集在甲状腺、钙沉积在骨骼和牙齿，汞、砷等重金属沉积在肝肾较多等。但是有些药物分布的区域并不是药物发挥作用的部位，如四环素与钙络合，沉积于骨骼及牙齿，会导致儿童骨骼生长抑制、牙齿黄染。

4. 体液 pH 和药物的解离度

药物的解离常数（pK_a）及体液 pH 是决定药物分布的另一因素，细胞内液 pH（约 7.0）略低于细胞外液（约 7.4），弱碱性药物在细胞内浓度略高，弱酸性药物在细胞外液浓度略高。弱酸性药物苯巴比妥中毒时，用碳酸氢钠碱化血液及尿液，可使脑细胞中药物向血浆转移，也使肾小管的重吸收减少，排泄加速，是重要救治措施之一。

5. 体内屏障

药物在血液和器官组织间转运时所受到的阻碍称为体内屏障，如血脑屏障、胎盘屏障、血眼屏障、皮肤屏障等。

血脑屏障有利于维持中枢神经系统内环境的相对稳定，但是，药物要发挥中枢作用，必须透过血脑屏障。药物透过血脑屏障的方式主要是脂溶扩散，分子量小、脂溶性高、蛋白结合率低的药物易通过血脑屏障，例如磺胺嘧啶。部分药物通过载体转运透过血脑屏障，如葡萄糖。血脑屏障的通透性是可变的，青霉素可以透过脑膜炎患者的血脑屏障，在脑脊液中达到有效浓度，治疗流脑，但不易透过健康人的血脑屏障。为了减少中枢神经系统的不良反应，对于生物碱可将其季铵化以增强其极性，降低血脑屏障的通透性，例如将阿托品季铵化变为甲基阿托品后，不能通过血脑屏障，不致发生中枢兴奋。

胎盘屏障是母亲与胎儿间交换营养成分与代谢废物的通道,其通透性与一般毛细血管无显著差别,大多数药物都能穿透胎盘屏障,在妊娠期间应禁用对胎儿发育有影响的药物,也要慎用药物防止胎儿药物中毒。

血眼屏障在结膜囊给药、结膜下注射用药时,可减少吸收,有利于发挥局部作用。

(三) 生物转化

生物转化是药物在机体发生的化学变化,也称药物代谢。生物转化的主要器官是肝脏,其次是肾、肠、肺等组织,也有部分药物在神经组织、血中代谢。

1. 生物转化的意义

生物转化主要是改变药物的生物活性。多数药物经生物转化后失去药理活性,并转化为极性高的水溶性代谢物而利于排出体外,称为灭活。少部分药物由无活性或活性低的物质转化成有活性或活性强的药物,发挥作用,称为活化,如环磷酰胺体内活化后才能发挥抗肿瘤作用。近年来前体药增多,要在体内活化显效,如依那普利、氯吡格雷等。还有少数无毒或毒性小的药物会经过生物转化变成毒性代谢物。

2. 生物转化的方式和步骤

生物转化的方式有氧化、还原、水解、结合等。分两步进行,第一步(Ⅰ相反应)为氧化、还原或水解反应,引入或脱去基团(—OH、—CH_3、—NH_2、—SH)。第二步(Ⅱ相反应)为结合反应,药物或Ⅰ相反应的代谢物与体内的葡萄糖醛酸、硫酸、醋酸、甘氨酸等结合,生成大分子、极性高、水溶性高的代谢产物,利于经肾排出。各药在体内转化过程不同,有的经一步转化,有的经多步转化生成多个代谢产物。有的药物不经过肝脏生物转化,以原型自肾排出。

3. 药物代谢酶

生物转化在酶的催化下进行,这些催化药物的酶统称药酶,分微粒体酶和非微粒体酶。

(1) 微粒体酶 微粒体酶指的是一类混合功能氧化酶,又称肝药酶,细胞色素 P-450 酶系(CYP-450)是主要酶系,现已分离出同工酶100多种,例如 CYP2C9、CYP2C19、CYP3A4等。还有还原型辅酶Ⅱ(NADPH)、黄蛋白(FP)和非血红素铁蛋白(NHIP)等。微粒体内还存在水解酶及葡萄糖醛酸转移酶等。

此酶系统的特点是:①专一性低,可催化多种药物,在药物间容易发生竞争性抑制;②变异性大,种属差异、种族差异、个体差异大;③活性可变,不稳定,易受外界因素诱导或抑制。例如抗血小板聚集药氯吡格雷,经肝药酶 CYP2C19 活化而显效,对于存在基因缺陷的患者,不能够活化,就不能发挥作用。此类药物在使用前应先做基因检测,以防抗凝无效,延误治疗效果。其后开发的替格瑞洛,不需要活化,可直接显效,使用方便,也有较好的疗效。

(2) 非微粒体酶 在线粒体、细胞质、血浆中存在,对水溶性大、脂溶性小及结构与体内正常代谢物相似的物质进行生物转化,例如线粒体中单胺氧化酶、血浆中胆碱酯酶等,其特点是专一性强,只催化一种或一类特定结构的药物,又称专一性酶。

4. 药酶诱导与抑制

(1) 药酶诱导 药物的作用使药酶活性增强或合成增多,称作药酶诱导现象,此类药物称作药酶诱导剂,例如苯巴必妥、苯妥英钠、利福平等。药酶诱导剂使药酶对药物的代谢速度加快,药效减弱或消失,必要时,要增加药物剂量以维持疗效。有些药物能够诱导药酶,使自身的代谢加快,称作自身药酶诱导,例如苯巴必妥、氯氮䓬等,连续使用会产生耐受性。

(2) 药酶抑制 药物的作用使药酶活性减弱或合成减少,称作药酶抑制现象,此类药物称作药酶抑制剂,例如氯霉素、异烟肼、西咪替丁等。药物与抑制剂合用时,会产生蓄积,要减少给药剂量,防止中毒。

（四）排泄

排泄是指药物以原型或代谢产物的形式通过不同途径排出体外的过程。肾脏是主要排泄器官，此外还有胆汁、肠道、肺、皮肤、唾液、乳汁等排泄途径。

1. 肾脏排泄

肾脏排泄依赖于肾小球滤过、肾小管分泌及重吸收。有些药物在近曲小管由载体主动转运入肾小管，排泄较快。肾小管的近曲小管有两个主动分泌通道，一是有机酸转运系统（泌酸机制），另一是有机碱转运系统（泌碱机制），分别由两类载体转运，两种药物通过同一转运系统分泌时，药物间可能有竞争性抑制。例如丙磺舒通过有机酸转运系统优先排出，竞争性抑制了青霉素的主动分泌，使后者排泄减慢，药效延长、作用增强。

脂溶性药物重吸收多，排泄慢，药效延长；药物经过生物转化后形成的大分子、极性高、水溶性代谢物不易被重吸收，排泄快。尿量、尿液 pH 值可影响其重吸收，进而影响排泄速度。弱酸性药物，在碱性尿中重吸收少，排泄较快；弱碱性药物，在酸性尿中重吸收少，排泄较快。临床可通过酸化或碱化尿液，解救药物中毒。

2. 胆汁排泄

药物可自胆汁排泄，原理与肾排泄相似，有酸性、碱性及中性三个主动排泄通道。氨苄西林、头孢哌酮、红霉素、利福平等胆汁排泄多，用于胆道感染。

有些药物经胆汁流入肠腔后，游离药物被重吸收，称为肝肠循环。有明显肝肠循环的药物，排泄减少，易蓄积中毒，例如洋地黄毒苷。

3. 乳汁排泄

乳汁的 pH 略低于血浆，偏酸性，弱碱性和毒性大的吗啡、阿托品、氯霉素可经乳汁排泄，会影响到哺乳期婴幼儿。

4. 其他途径

呼吸道可排泄挥发性药物异氟烷等；唾液、汗腺等也会排泄某些药物，如利福平及某些盐类。

> 【学做结合】1-5
> 某患者，过量使用苯巴比妥中毒，有什么办法可加速脑内药物排至外周，并从尿排出？（　　）
> A. 酸化尿液　　B. 碱化尿液　　C. 碱化胃液　　D. 酸化胃液

三、药动学基本原理及常用参数

药物的体内过程与药物显效快慢、作用强弱、维持时间及毒性密切相关。药物在体内经历吸收、分布、代谢、排泄过程，血药浓度始终处于动态变化过程中，研究血药浓度随时间变化的动态规律，通过药时曲线、生物利用度、半衰期等药动学参数，将药物在体内的变化规律用数学模型表示出来，为科学制定给药方案提供依据，对指导临床合理用药具有重要意义。

（一）药时曲线

以时间为横坐标，血药浓度为纵坐标，血药浓度随时间变化的曲线，称作药时曲线，也称时量曲线。单次用药的药时曲线见图1-12。药物的吸收、分布、代谢和排泄，是一连续的动态变化过程，没有严格的界限。曲线升支主要反映药物的吸收和分布，曲线降支主要反映药物的消除过程。

1. 药时曲线的常用参数

最小有效浓度（MEC）：药物产生药理效应的最低血药浓度。

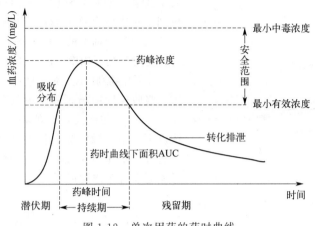

图 1-12 单次用药的药时曲线

最小中毒浓度（MTC）：药物引起毒性反应的最低血药浓度。

药峰浓度（c_{max}）：单次给药后的最高血药浓度，此时吸收和消除达到平衡。

药峰时间（T_{max}）：从给药至峰浓度的时间，多为1～3h。达峰时间反映了药物吸收和显效的快慢。

药时曲线下面积（AUC）：反映进入体循环药物的相对量，其单位为 ng·h/ml。

根据药时曲线，将给药后的时相分为三个时相，潜伏期、持续期和残留期。从用药到开始出现疗效的时间，称作潜伏期，主要反映药物的吸收和显效快慢。持续期是药物浓度在最小有效浓度之上的时期，又称效应持续时间。体内药物浓度降低到有效浓度以下的时期称作残留期，残留期主要反映药物的消除。

2. 给药途径与药时曲线

不同给药途径，药物吸收不同，曲线不同。静注给药无潜伏期，立即显效，维持时间短；肌注给药、皮下给药和口服给药，上升段曲线斜率大则吸收快，不同给药途径单次给药的药时曲线见图1-13。

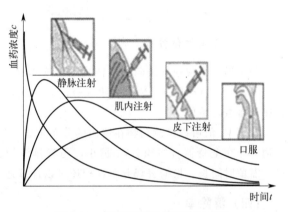

图 1-13 不同给药途径的药时曲线

（二）生物利用度

生物利用度（F）是指药物制剂血管外给药后被机体吸收利用的程度和速度。即一种药物制剂被机体吸收进入体循环的相对数量和速度。生物利用度用来评价制剂的质量和疗效，制剂颗粒、晶型、填充剂的紧密度、赋形剂、生产工艺以及给药途径等因素会影响生物利用度，进而影响疗效。药物制剂的吸收程度可以用给予一定剂量的药物后，吸收的药物制剂的百分数来表示。

$$F = A/D \times 100\%$$

式中，D 为给药量；A 为进入体循环的药物总量，实际工作中常用药时曲线下面积 AUC 表示。见图 1-14。

生物利用度分为绝对生物利用度和相对生物利用度。绝对生物利用度可用来评价同一药物不

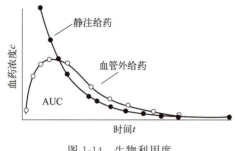

图1-14 生物利用度

同给药途径的吸收程度。相对生物利用度可用来评价剂型对吸收程度的影响，反映不同厂家、不同批号的同一药物剂型的吸收情况。

绝对生物利用度：$F=AUC_{血管外}/AUC_{静注}×100\%$

相对生物利用度：$F=AUC_{受试制剂}/AUC_{标准制剂}×100\%$

吸收速度用药时曲线中的药峰浓度和药峰时间表示，AUC相同或者F值相等时，药峰时间及药峰浓度不一定一致。吸收快的药物，其药峰浓度可能已超过最低中毒浓度；吸收慢的药物，其药峰浓度可能还在有效浓度以下。

▶【学做结合】1-6

同一药物相同剂量的3种制剂，在口服后分别测得3条药时曲线（A、B、C），其药时曲线下面积（AUC）值均相等，3种制剂的疗效哪个最好？为什么？

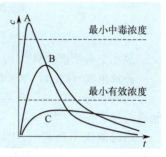

（三）表观分布容积

为了形象直观地推测药物在体内的分布范围，提出了表观分布容积（V_d）的概念，是指体内药物总量（D）和血药浓度之比（c），$V_d=D/c$，表观分布容积不是人体内的生理空间，是一个比例常数，单位为L。

根据V_d值可以推测药物在体内的分布范围，V_d在5L，药物大部分分布在血浆；$V_d>40L$，药物分布在全身器官组织。V_d越小，药物排泄快、滞留时间短；V_d越大，药物分布广、排泄慢、滞留时间长。根据表观分布容积还可以计算达到某一血药浓度的给药量：$D=V_d·c$。

（四）清除率

清除率（CL）是指单位时间内从体内清除的药物表观分布容积数，即单位时间内有多少容积血浆中的药物被消除干净，单位为L/h（或ml/min），或按体重计算L/(kg·h)。$CL=k·V_d$，k为消除速率常数。

清除率是肝、肾等的药物清除率的总和，表示药物从血中清除的速率，并不是被清除药物的具体量。清除率可以反映肝、肾功能，当肝、肾功能不全时，清除率会下降。临床给药时要适当减量。

（五）半衰期

1. 半衰期的概念

半衰期一般指血浆半衰期（$t_{1/2}$），即血浆药物浓度下降一半所需的时间。半衰期反映药物在体内的消除速度。消除快的药物，其半衰期短；消除慢的药物，其半衰期长。大多数药物在体内按照一级动力学消除，其半衰期$t_{1/2}=0.693/K$，是一个常数。

2. 半衰期的意义

（1）确定给药的时间间隔，临床等量多次给药的时间间隔约为1个半衰期。

(2) 确定达到稳态所需时间和停药后药物从体内消除的时间。等量多次用药,需经 4~5 个 $t_{1/2}$ 才能达到稳态,停药后经 4~5 个 $t_{1/2}$ 血药浓度下降约 95% 以上,从体内基本消除。

(3) 药物显效快慢的分类,一般来说,$t_{1/2} \leqslant 1h$,为超短效类;$t_{1/2}$ 在 1~4h 之间,为短效;$t_{1/2}$ 在 4~8h 之间,为中效;$t_{1/2}$ 在 8~12h 之间,为长效;$t_{1/2} \geqslant 24h$,为超长效。

(4) 肝、肾功能异常时,$t_{1/2}$ 会改变,给药剂量和给药时间间隔要做适当调整。

(六) 药物消除的方式

药物的生物转化和排泄合称消除。根据药物的消除速率和药量(浓度)的关系,将药物的消除用数学方程式表达:

$$dc/dt = -K \cdot c^n$$

式中,c 为血药浓度;t 为时间,dc/dt 为消除速率;K 为消除速率常数;当 $n=1$ 时称为一级动力学消除,当 $n=0$ 时称为零级动力学消除。药物的消除方式不同,其半衰期的计算不同。

1. 一级消除动力学

是指单位时间内消除恒定比例的药物,药物消除速率与浓度成正比,又称恒比消除,是多数药物的消除方式,其 $t_{1/2}$ 与浓度无关,为恒定值。公式为:

$$dc/dt = -K \cdot c^1 = -K \cdot c (n=1)$$

$$t_{1/2} = 0.693/K$$

一级动力学消除的药物,单位时间的消除量与初始浓度有关,但消除比例恒定。血药浓度高,单位时间内消除的药量多。等血药浓度低时,消除量下降。停药后经过 5 个 $t_{1/2}$,血中残留药物大约是初始量的 3.13%,体内药物已基本消除干净。与此相似,如果每隔一个 $t_{1/2}$ 给药一次,则体内药量(或血药浓度)逐渐累积,经过 4~5 个 $t_{1/2}$ 后,消除量与吸收量相当,达到稳态。见表 1-1。

表 1-1 一级动力学消除药物的消除与蓄积

$t_{1/2}$ 个数	一次给药后体内残存量	多次给药后药物蓄积量
1	50%	50%
2	25%	75%
3	12.5%	87.5%
4	6.25%	93.8%
5	3.13%	96.9%
6	1.56%	98.4%

2. 零级消除动力学

是指单位时间内消除恒量的药物,单位时间内消除药量不变,消除速率与初始药物浓度无关,其 $t_{1/2}$ 与初始浓度有关。公式为:

$$dc/dt = -Kc^0 = -K (n=0)$$

$$t_{1/2} = 0.5c_0/K$$

在药物过量或中毒时,体内药物过多,先按照零级动力学消除,再按照一级动力学消除。例如饮酒过量时,一般以每小时 10ml 乙醇按照零级动力学消除。当血药浓度下降至最大消除能力以下时,则按一级动力学消除。

四、药时曲线与给药方案的设计和优化

临床治疗常需连续给药以维持有效血药浓度。理想的给药方案应该是使血药浓度在最小有效浓度和小于最小中毒浓度之间,且持续较长时间。

1. 多次用药的药时曲线

按照一级动力学消除的药物，其体内药物总量随着不断给药而逐步增多，直至从体内消除的药物量和进入体内的药物量相等时，体内药物总量不再增加而达到稳定状态，此时的血药浓度称为稳态血药浓度（c_{ss}，坪浓度）。非静注给药为一锯齿形曲线，见图1-15。

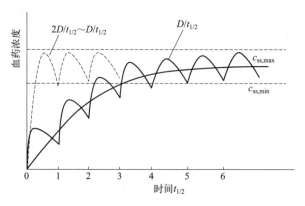

图1-15　多次用药的药时曲线

从药时曲线可以看出：

① 坪浓度的高限和低限的差距与每次药量成正比，每日总量相等时，分服次数越多、每次用量越少，锯齿型曲线波动小，治疗量和中毒量接近的药物，分多次服用较安全。

② 趋坪时间。血药浓度接近95%坪浓度的时间为4~5个 $t_{1/2}$，按照一级动力学消除，经4~5个 $t_{1/2}$ 消除量与给药量相当，坪浓度保持相对稳定。即等量分次用药，经过4~5个 $t_{1/2}$ 达到稳态，药物的治疗作用才能恒定，停药后，经过4~5个 $t_{1/2}$ 体内药物才能基本消除。

③ 坪浓度的高低与每日总量成正比，每日总量加倍，坪浓度加倍；每日总量相等，坪浓度相等。故小儿用药只规定每日总量，分服次数由医生和家长根据情况确定。见图1-16。

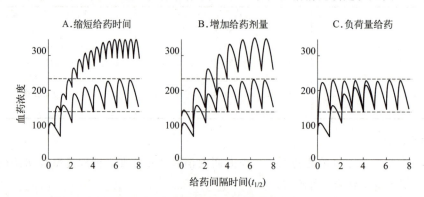

图1-16　不同给药剂量和时间间隔的药时曲线

2. 给药方案的设计和优化

临床用药可根据药动学参数如 V_d、CL、K_e、$t_{1/2}$ 及 AUC 等计算剂量及设计给药方案，以达到并维持有效血药浓度。

（1）维持量给药　等剂量等间隔给药是临床常用的给药方法，一般每间隔一个 $t_{1/2}$ 给药一次，要经过4~5个 $t_{1/2}$ 达到稳态。

（2）负荷量-维持量给药　为了迅速达到疗效，采用负荷量的方法，首次剂量加倍，一个 $t_{1/2}$ 达稳态浓度，然后再给予维持量。静注时，首次给予第一个半衰期滴注量的1.44倍，能较快达稳态。

(3) 间歇疗法与大剂量冲击疗法　给药剂量不变，采用的给药时间间隔大于 $t_{1/2}$，药物的药时曲线呈脉冲式变化，药物的蓄积较少，称作间歇疗法，例如糖皮质激素采用隔日疗法，可减少不良反应。大剂量冲击疗法，可短期用药，迅速控制症状，减少长期用药的蓄积作用。

(4) 个体化治疗　不同的病人存在个体差异，在用药时要根据不同个体的体重、年龄、人种、肝功能、肾功能、患者的并发症和联合用药等情况，确定药物剂量，以保证药效，减少不良反应。

(5) 体内活化的药物　有些药在体内转化为活性产物，则需注意此活性产物的药动学特点，如果活性产物的消除是限速因素，则应按该产物的药动学参数计算剂量及设计给药方案。

> **点滴积累**
>
> 1. 药物代谢动力学研究机体对药物的作用过程，即药物在体内的转运和转化过程，以及此过程中血药浓度随时间变化的规律。
> 2. 药物的体内过程包括吸收、分布、生物转化、排泄。
> 3. 通过药时曲线、半衰期、生物利用度等药动学参数，可以将药物在体内的变化用数学模型表示出来。

第四节　影响药物作用的因素

学习引导

药物在体内产生的效应常常存在明显的个体差异。不同个体给予同一剂量的某一药物，不一定达到相等的药物浓度，达到相等的药物浓度也不一定达到同等的效应。了解影响药物作用因素有利于更好地掌握药物的作用特点和作用规律，充分发挥药物的疗效，同时尽可能避免药物引起的不良反应，有利于临床合理用药和安全用药。

影响药物作用的药物因素和机体因素有哪些？怎样使用才能扬长避短？下面我们来学习。

学习目标

知识目标

1. 掌握　剂量、剂型、给药途径对药物作用的影响；协同作用、拮抗作用。
2. 熟悉　影响药效的机体因素。
3. 了解　合理用药原则。

能力目标

1. 能分析影响药物作用的因素。
2. 能从药物的剂型、剂量、给药途径、合并用药等方面合理用药。

素质目标

1. 具有用药安全意识，具有人文关怀精神。
2. 养成良好的职业素养和严谨的工作作风。

> **拓展链接**
>
> **精准医疗和个性化给药**
>
> 精准医疗将基础医学、临床医学和转化医学有机结合，不仅推动了疾病遗传学研究的快速进展，且为制定个体化疾病诊疗方案和个体化用药奠定了基础。在诊疗过程中，精准医疗充分考虑患者个体在基因、环境、生活方式等方面的差异，做到个体化用药。
>
> 对遗传变异和基因多态性进行基因检测是实现精准医疗的重要方式，在心血管疾病、癌症等疾病的预防和治疗方面表现突出。基因检测不仅可识别高危人群，且能够针对不同分子病理途径制定最佳预防和治疗策略，进而促进精准医学的应用。抗血小板药物氯吡格雷的应用，就是精准医疗和个体化给药的成功实践。氯吡格雷是一种前体药物，口服后经肝脏细胞色素 P450 酶系统代谢为活性代谢产物，临床主要针对 P450 酶系统的 CYP2C19 的两个位点进行基因检测，监测患者属于快代谢型患者，临床应用常规剂量即可，但要警惕药物过量带来的出血风险；中代谢型患者，需增加药物剂量；慢代谢型患者，氯吡格雷无效且风险显著增加，易发生氯吡格雷抵抗事件，临床建议更换为替格瑞洛等其他抗血小板药物。
>
> 药师要关注医疗前沿，根据个体差异，精准用药，为患者带来更好的治疗效果，减少不良反应，节约医疗资源。

药物在不同个体间有很大差异，甚至有质的差异。产生个体差异的原因是药物在体内的作用受到诸多因素的影响，包括药物方面的因素和机体方面的因素。

一、药物方面的因素

（一）药物剂型和给药途径

同一药物可有不同剂型，适用于不同给药途径。剂型不同，给药途径不同，药物的吸收速度和吸收程度不同，一般规律是静脉注射＞（快于）吸入＞肌内注射＞皮下注射＞口服给药＞直肠给药＞经皮给药。

同一药物剂型不同，吸收速度往往不同。口服制剂安全、方便、经济，临床应优先选择，口服时液体制剂比固体制剂吸收快。缓释、控释制剂减少给药次数和剂量，能够维持稳定、缓慢、持久的血药浓度。

有些药物的给药途径不同，作用也不同。如硫酸镁，口服产生导泻、利胆作用，注射产生镇静、抗惊厥和降压作用。

（二）药物剂量

药物剂量与效应密切相关，剂量太小时，血药浓度过低，达不到有效药物浓度，难以产生药理效应；剂量过大，可能导致严重的不良反应，甚至中毒。因此，药物在治疗量范围内，随剂量增加药物的作用增强。如镇静催眠药，小剂量为镇静作用，随剂量增加，依次出现催眠、抗惊厥和抗癫痫作用，过量服用，则产生深度中枢抑制。

不同个体对同一药物的反应性存在差异，例如，由于存在明显的首关消除，不同人群对普萘洛尔的需要量从 40~600mg 不等，应注意做到个体化用药。

同一药物的不同剂型，因吸收程度的差异，给药剂量可能不同，如硝酸甘油舌下含服每次 0.2~0.4mg，口服每次 2.5~5mg，贴皮剂每次 10mg，剂量相差较大。

（三）给药时间、间隔及疗程

选择给药时间要根据药物的性质、对胃肠道的刺激性、病人的耐受力、人体的生物节律等因素。一般饭前用药吸收好、作用快，如促消化药、降血糖药、胃黏膜保护药等宜饭前服用。饭后用药吸收慢，但是可减少药物对胃黏膜的刺激、损伤，如阿司匹林、硫酸亚铁、抗酸药宜饭后服用。催眠药宜在睡前服用，驱虫药宜空腹服用。

机体在昼夜24小时的不同时段，对药物的敏感性有差异。例如硝酸甘油抗心绞痛作用，上午较强而下午弱。肾上腺皮质激素的分泌高峰在上午八点左右，随后逐渐降低，至午夜最低，所以，对于长期服用皮质激素的患者，在上午给药可减弱对肾上腺皮质功能的抑制，不容易导致停药后的肾上腺皮质功能不全症状。研究昼夜节律对药物作用影响的药理学分支学科，也称为时辰药理学。

给药次数和时间间隔应根据药物的消除速率、病情而定。一般间隔一个半衰期给药。半衰期长的药物，给药次数少；半衰期短的药物，给药次数多，间隔时间短。肝肾功能不全时，应适当减少给药次数和给药剂量，以防蓄积中毒。

用药疗程是指为达到一定的治疗目的而连续用药的时间长短，主要取决于患者的病情和病程。一般在症状消失后，即可停药。对于抗菌药等，用药要达到足够的剂量和疗程，以巩固疗效和避免产生耐药性，在症状消失以后需保留一定时间用药。对于消除较慢或毒性大的药物，应规定每日剂量和疗程，以免蓄积中毒。但是连续用药时间过长，也要注意耐受性、耐药性、依赖性的产生。

（四）用药方法

正确的服药有利于药物发挥作用，减少不良反应。口服药宜取上半身立位，多饮水送下，稍事活动后再卧床休息，以防药物滞留食管，导致食管溃疡，尤其是口服抗菌药物、抗肿瘤药物等应注意。大多数的肠溶、缓释、控释制剂不宜嚼碎或破坏制剂后服用，否则达不到治疗效果，甚至产生不良反应。

（五）联合用药及药物相互作用

联合用药，是指为了达到治疗目的，而将两种或两种以上药物同时或先后使用。联合用药可以达到多种治疗目的、增强疗效、减少不良反应、缩短疗程。联合用药可能会发生药物相互作用。

药物相互作用是指同时或先后使用两种或多种药物时，而引起的药物效应或毒副作用的变化。药物相互作用可能使药效加强或不良反应减小，也可能导致药效降低或药物毒性增加，前者为期望的药物相互作用，也是联合用药的目的，后者为不良的药物相互作用，也是联合用药时应注意避免的。药物相互作用按其发生情况，可分为体外相互作用和体内相互作用，体内相互作用又分为药动学相互作用和药效学相互作用。

1. 体外相互作用

体外相互作用是指药物在体外配伍时发生物理或化学性相互作用，如出现沉淀、变色、分解等而影响药物疗效或引起毒性反应，又称为配伍禁忌。在配制静脉用药时尤应注意。例如去甲肾上腺素和肾上腺素，在碱性溶液中易被氧化而失效，只能用葡萄糖溶液溶解；而青霉素在葡萄糖溶液中易水解，其代谢物易引起过敏反应，应选用0.9%的氯化钠溶液配制。在配制药物或配伍用药时，要认真查对药物配伍禁忌表。

2. 药动学相互作用

药动学相互作用是指一种药物的体内过程被另一种药物所改变，使前者的药动学过程发生变化，导致药物的半衰期、血浆蛋白结合率、血药浓度、生物利用度等发生变化。

（1）影响吸收　改变胃肠道pH，可影响弱酸性或弱碱性药物的解离度，从而影响药物吸收，如服用抗酸药可减少弱酸性药物如阿司匹林、氨苄西林等的吸收。有些药物间发生吸附或络合也会影响吸收，如四环素与含Al^{3+}、Fe^{2+}、Ca^{2+}等金属离子的药物或食物会形成络合物，相互影响吸收。服用胃动力药多潘立酮等，能加速胃的排空，加速药物在肠道的吸收，而抑制胃排空的药物阿托品等，可延缓药物的吸收。

（2）影响分布　血浆蛋白结合率高、安全范围窄、消除半衰期长的药物同时使用时，可发生竞争性置换，导致另一药物的游离型浓度增加，作用增强，甚至中毒。如香豆素类抗凝药、口服降糖药等，易被阿司匹林、保泰松等解热镇痛药置换，导致游离型药物浓度增加，产生出血、低血糖反应。新生儿或早产儿服用磺胺类药物或水杨酸，会因竞争与血浆蛋白的结合，导致胆红素增多，不能及时代谢而蓄积，导致脑核黄疸。

（3）影响生物转化　有些药物是药酶诱导剂或抑制剂，可影响肝药酶，而使其他药物在体内的生物转化加快或减慢。如药酶诱导剂苯巴比妥使口服抗凝药代谢加快而失效；利福平导致口服避孕药代谢加速而避孕失败。而药酶抑制药如氯霉素导致双香豆素代谢减慢，抗凝作用过强而引起出血。

（4）影响排泄　影响肾小管对药物的重吸收可影响药物的排泄，如碳酸氢钠、枸橼酸钠等可碱化尿液，减少巴比妥类等弱酸性药物的重吸收，而促进排泄解救其中毒；用氯化铵酸化尿液，可加速碱性药物排泄。影响药物经肾小管分泌也可影响药物排泄，如丙磺舒与青霉素合用，竞争泌酸机制，延缓青霉素排泄，可减少后者的分泌排泄，从而起到增效作用。而水杨酸盐竞争性抑制甲氨蝶呤自肾小管排泄而增加后者的毒性反应。

3. 药效学的相互作用

药效学的相互作用，是指联合用药后，发生药物效应的变化。药效学相互作用的结果有两种，协同作用（synergism）和拮抗作用（antagonism）。临床联合用药的目的是利用药物间的协同作用，以增加疗效，或利用拮抗作用以减少不良反应。不恰当的联合用药，往往由于药物间相互作用而使疗效降低或出现意外的毒性反应。

（1）协同作用　两药同时或先后使用，使原有的药效增强，称为协同作用。包括相加作用、增强作用和增敏作用。

① 相加作用，是指两者合用后的效应是两药之和。如β受体阻断药普萘洛尔与硝酸甘油合用治疗心绞痛，作用于不同环节，发挥协同作用，还可取长补短，还可减少不良反应。

② 增强作用，是指两药合用后的效应大于两药单用效应之和。如复方磺胺甲噁唑，由磺胺甲噁唑和甲氧苄啶组成，抗菌增效，由抑菌变为杀菌，抗菌谱扩大，也延缓了耐药性的产生。

③ 增敏作用，是指药物使组织或受体对另一药物的敏感性增强。如呋塞米引起的低血钾，可使心肌对强心苷类的敏感性增强，易导致心脏毒性。

协同作用有时会增加毒副作用，如链霉素与肌松药合用，会加强和延长肌松药的作用，引起呼吸麻痹；抗凝血药华法林和抗血小板药阿司匹林合用可能导致出血。临床用药时要趋利避害，防止不良反应。

（2）拮抗作用　药物合用后其效应减弱，称为拮抗作用。包括药理性拮抗、生理性拮抗、化学性拮抗、干扰神经递质转运等。

① 药理性拮抗，也称受体水平拮抗，存在于激动药和拮抗药之间，例如，阿托品的M受体阻断作用，用来解救有机磷酸酯类中毒产生的M样作用，纳洛酮竞争性拮抗阿片受体解救吗啡中毒等。

② 生理性拮抗，是指两药不是作用于同一靶点，但是产生的效应相反。如阿托品升高眼内压，减弱乙酰唑胺的降低眼压的作用。再如过敏时，组胺大量释放，激动H_1受体，可引起过敏

性休克，选用肾上腺素，激动α和β受体，可解救休克的症状。两药的作用机理不同，但是药效相反，属于生理性拮抗。

③ 化学性拮抗，是指利用两药的化学性质产生拮抗，使药效减弱或消失。如肝素过量所致出血，选用带有大量正电荷的鱼精蛋白解救。

合理利用拮抗作用，可解救药物的过量中毒，减少不良反应。不合理拮抗，会导致药物治疗失败或导致其他的不良反应产生。

二、机体方面的因素

（一）年龄

1. 儿童

儿童处于生长发育期，组织器官尚未发育成熟，代谢功能尚未完善，若药物使用不当，易发生不良反应，甚至引起发育障碍。特别是新生儿与早产儿，各种生理功能，包括自身调节功能尚未充分发育，与成年人有巨大差别，对药物的反应一般比较敏感。新生儿体液占体重比例较大，水盐转换率较快，水盐调节能力差，用解热镇痛药可能导致虚脱；血浆蛋白总量较少，药物血浆蛋白结合率较低，用磺胺药、阿司匹林易导致黄疸。

儿童肝功能尚未充分发育，药物清除率低，药物蓄积会中毒。例如新生儿肝脏葡萄糖醛酸结合能力尚未发育，应用氯霉素会导致灰婴综合征。儿童肾功能发育不全，一些经肾排泄的药物，如巴比妥类、氨苄西林等排泄慢，宜减量用药。新生儿肾功能只有成人的20%，要禁用能产生肾毒性的药物，如氨基糖苷类药物。

儿童的体力与智力都处于迅速发育阶段，易受药物影响，应引起用药注意，如阿片类的使用易导致呼吸抑制；氨茶碱、尼可刹米等会引起中枢兴奋、惊厥。儿童的骨骼、牙齿处于生长发育期，有些药物可使儿童生长出现异常或障碍。如四环素，影响儿童骨骼和牙齿发育，禁用于儿童及孕妇。同化激素影响长骨发育，氟喹诺酮类药物会影响软骨发育，禁用于18岁以下的患者。

2. 老年人

老年人的生理功能和代偿能力逐渐减退，肝、肾功能随年龄增长而自然衰退，故药物清除率逐年下降，各种药物血浆半衰期都有程度不同的延长，例如，在肝脏灭活的地西泮的 $t_{1/2}$ 可延长4倍，自肾脏排泄的氨基糖苷类抗菌药物的 $t_{1/2}$ 可延长2倍以上。因此老年人用药量应适当减少，一般为成人剂量的3/4左右，而80岁以上老年人用药为成人剂量的1/2。

药效学方面，老年人对许多药物反应特别敏感，对某些神经系统抑制药反应增加，老年人用三环类抗抑郁药，易出现精神错乱；老年人用苯二氮䓬类和氯丙嗪时，中枢抑制增强；老年人用阿托品时，出现兴奋，甚至精神失常。

由于心血管功能的变化，老年人舌下含服硝酸甘油后应采取坐位或卧位，以防血流灌注不足而晕厥；应用利尿剂时，要调整剂量，以防血容量减少和电解质紊乱。

老年人消化功能减弱，胃肠平滑肌张力低，非甾体抗炎药易致胃肠出血，M受体阻断药易致尿潴留、大便秘结及青光眼发作等。

（二）性别

药物反应的性别差异不大，但性别的不同也会影响药效。男性对对乙酰氨基酚及阿司匹林的清除率分别高于妇女40%、60%。口服相同剂量的普萘洛尔，女性的血药浓度明显高于男性。女性还有不同的生理特点，成年女性有月经、妊娠、分娩、哺乳等不同时期，尤其是胎盘屏障的通透性较大，多数药物都能够透过胎盘屏障，所以，妊娠期用药应特别谨慎。

（三）遗传因素

1. 种族差异

遗传异常主要表现在对药物体内转化的异常，许多药物代谢酶的遗传多态性反映在种族之间。乙酰基转移酶为磺胺类、异烟肼、普鲁卡因等的体内代谢酶，在人群中分为快代谢型及慢代谢型。黄种人快代谢型多，药物快速灭活；白种人慢代谢型多，药物灭活较缓慢，半衰期相差较大，因此给药时要做到个体化。不同人种对药物的不良反应也有不同，如服用异烟肼，黄种人易导致肝损伤，白种人易导致多发性神经炎。

2. 特异体质

某些个体存在先天性的遗传缺陷，会出现与常人不同的反应。如先天性葡萄糖-6-磷酸脱氢酶（G-6-PD）缺乏、遗传性血浆胆碱酯酶活性低下、高铁血红蛋白还原酶缺乏等。

3. 个体差异

对药物的反应存在明显的个体差异。机体对药物的敏感性高，较小剂量能产生明显的药理效应，称作高敏性。如小儿对中枢神经系统药物较敏感，用抗组胺药和催眠药要注意掌握剂量。机体对药物的敏感性低，较大剂量也不能产生应有的药理效应，称作耐受性。

4. 种属差异

人类和动物之间在生理、代谢等方面有差异，不能把动物实验的结果直接用于人类。如沙利度胺（反应停）致畸事件。

（四）病理因素

很多药物只对病理状态的机体有效。解热镇痛药对正常人体温无影响，但对发热者有解热作用；强心苷对正常人和心衰者都能够加强心肌收缩力，但对衰竭心脏能够增加心输出量，而不增加甚至降低心肌耗氧量，但是使正常人的心肌耗氧量增加。再如有机磷中毒时能够耐受大剂量的阿托品，而正常人用此剂量会中毒。因此，药物的作用强度是相对于不同的病理状态而表现出来的。

机体同时存在的其他疾病也会影响药物的疗效。如心功能不全时，由于循环不畅会影响药物吸收，使普鲁卡因生物利用度减少50%。心衰、营养不良等导致的低蛋白血症，会导致双香豆素、苯妥英钠、地高辛等的血浆蛋白结合率降低，游离型药物浓度增加，药效增强，易中毒。中枢有炎症时血脑屏障的通透性增强，青霉素进入中枢的量增加，可作为流脑的治疗药物。

肝功能不全时，需要在肝脏代谢活化的可的松、泼尼松等，不能及时活化，导致作用减弱，应直接使用氢化可的松、泼尼松龙；对于慢性肝病患者，生物转化受阻，药物的清除率会降低，容易蓄积，要减量慎用或禁用，如阿托伐他汀等药物更容易发生横纹肌溶解。

肾功能不全时，对于主要经肾脏排泄的药物，半衰期会显著延长，如氨基糖苷类、头孢唑啉等药物应减量，对于有严重肾病的患者，应禁用。

（五）心理因素

患者的精神状态与药物疗效关系密切，患者情绪乐观，对医护人员信任，用药的依从性好，有利于疾病的恢复；反之，将不利于疾病的治疗。安慰剂对于受心理因素控制的自主神经系统功能影响较大，如头痛、心绞痛、术后痛、感冒咳嗽、神经官能症等使用安慰剂常能获得30%～50%的改善。

临床用药时鼓励患者以乐观的态度、积极的心态，正确对待疾病，配合治疗，可以减轻疾病痛苦的主观感受，激发机体自身的抗病能力，有利于治疗疾病，提高生命质量。对于情绪不佳的病人在应用氯丙嗪、肾上腺皮质激素及一些中枢抑制性药物时，可能引发精神异常，出现抑郁，甚至自杀，用药时应慎重。

（六）长期反复用药引起的机体反应性变化

1. 耐受性

连续用药后，机体对药物的敏感性降低，增加剂量才能达到原有效应的现象，称作耐受性。通常停药一段时间后，机体可重新恢复对药物的敏感性。如硝酸甘油用于治疗心绞痛，连用一周后，产生耐受性，停药1~2周后，又可恢复敏感。药物在短期内产生的耐受性，称作快速耐受性，如麻黄碱容易产生快速耐受性，使平喘作用减弱。有时机体对某药产生耐受性后，对另一药物的敏感性也降低，称为交叉耐受性。

2. 耐药性

长期应用化学治疗药物后，病原体及肿瘤细胞等对药物的敏感性降低甚至失效的现象，称为耐药性，也称抗药性。

3. 依赖性

作用于中枢神经系统的药物，连续使用后，机体对药物产生一种生理或心理上的依赖和需求，称作药物依赖。包括躯体依赖性和精神依赖性。

（1）躯体依赖性　又称生理依赖性、成瘾性，是指反复用药所产生的一种依赖状态，中断用药后会产生严重的生理功能紊乱，称作戒断症状，表现为流涕、流泪、哈欠、腹痛、腹泻、周身疼痛、肌肉抽搐等。用药者往往难以忍受戒断症状，会用药成瘾，造成滥用。这类易成瘾的药品，按照麻醉药品管理。例如吗啡、哌替啶等镇痛药，海洛因、可卡因、大麻及其同类药等毒品。麻醉药品的滥用，不仅对用药者危害极大，也有严重社会危害。

（2）精神依赖性　又称心理依赖性、习惯性，是指用药后产生愉快满足感，用药者从精神上渴望周期或连续用药，并有主动觅药行为，以满足渴求。停药后只表现出主观不适感，一般不出现戒断症状。易产生精神依赖性的药物有苯丙胺类、巴比妥类、苯二氮䓬类等，按照精神药品管理。

4. 药物滥用

无疾病根据的长期大量的自我用药，称为药物滥用。药物滥用多见于麻醉药品滥用、精神药品滥用和抗生素滥用等。药物滥用是造成依赖性的主要原因，而依赖性可能进一步导致药物滥用，必须严格按照适应证使用能产生依赖性的药品，并遵循处方限量规定，避免滥用。此外，抗生素滥用是导致耐药性的重要原因之一，也是临床面临的严峻问题。

三、合理用药的基本原则

实现用药的安全、有效、经济，要求充分发挥药物的疗效而避免或减轻不良反应。虽然有临床诊疗规范，但任何疾病都没有绝对统一的治疗方案，临床用药要遵循以下原则：

联合用药，越多越好吗？

（1）明确诊断　选药不仅要针对适应证还要注意患者的过敏史、用药禁忌和配伍禁忌等。

（2）根据药理学特点选药　对症下药，合理地联合用药，减少不良反应和医疗资源浪费。

（3）用药个体化　要根据机体的病情及身体状况，结合药动学和药效学特点，个体化用药，不能单纯程序化。

（4）标本兼治　急则治标，缓则治本，标本兼治。

（5）对病人始终负责　严密观察病情，做好用药反馈，及时调整剂量或更换治疗药物。认真分析，及时总结经验教训，不断提高医疗质量，促进合理用药。

【学做结合】1-7

什么是药物依赖？其分类有哪些？主要危害有哪些？国家对于这类药品是怎样管理的？查一查二类精神药品的处方限量规定？

点滴积累

1. 药物在体内的作用受到诸多因素的影响，包括药物方面的因素和机体方面的因素。
2. 药物方面的因素包括药物剂型和给药途径、药物剂量、给药时间、间隔及疗程、用药方法、联合用药及药物相互作用。
3. 机体方面的因素包括年龄、性别、遗传因素、病理因素、心理因素、长期反复用药引起的机体反应性变化。

学习评价

一、单项选择题

1. 副作用是在下述哪种剂量时产生的不良反应？（   ）
   A. 大剂量　　　　B. 治疗量　　　　C. 无效量　　　　D. 极量
2. ED_{95} 与 TD_5 之间的距离，决定了（   ）。
   A. 药物的半衰期　B. 药物的疗效大小　C. 药物的安全范围　D. 药物的作用时间
3. 以下哪种给药途径可能发生首关消除？（   ）
   A. 口服给药　　　B. 舌下给药　　　　C. 吸入给药　　　　D. 静脉注射
4. 每日尿排钠100mmol时，呋塞米所需的剂量高于氢氯噻嗪，说明（   ）。
   A. 氢氯噻嗪效价高　B. 氢氯噻嗪效能高　C. 呋塞米效价高　D. 呋塞米效能高
5. 肝功能不全时，下面说法正确的是（   ）。
   A. 药物吸收能力下降　B. 药物代谢能力下降　C. 药物转运能力下降　D. 药物代谢能力增强
6. 某心衰患者，采取地高辛（$t_{1/2}$ 为36h）0.25mg/d 口服，达到稳态浓度的时间约为（   ）。
   A. 2天　　　　　B. 3天　　　　　C. 7天　　　　　D. 10天
7. 多数药物进入细胞的方式是（   ）。
   A. 易化扩散　　　B. 主动转运　　　C. 胞饮现象　　　D. 脂溶扩散
8. 治疗指数指的是（   ）。
   A. 治疗量与中毒量之比　　　　　　B. LD_{95} 与 ED_5 之比
   C. ED_{50} 与 LD_{50} 之比　　　　　D. LD_{50} 与 ED_{50} 之比
9. 为维持药物有效血药浓度，临床等量多次给药的时间间隔是（   ）。
   A. 每6小时给药1次　　　　　　　　B. 每8小时给药1次
   C. 每12小时给药1次　　　　　　　 D. 每隔一个半衰期给药1次
10. 某药经肝药酶代谢失活，与氯霉素合用后，该药应（   ）。
    A. 减少给药剂量　B. 增加给药剂量　C. 给药剂量不变　D. 缩短用药间隔时间

二、多项选择题

1. 从机体方面说，影响药物作用的因素包括（   ）。
   A. 药物剂量　　B. 年龄　　C. 给药途径　　D. 心理因素　　E. 病理因素
2. 药物的不良反应包括（   ）。
   A. 毒性反应　　B. 副作用　　C. 变态反应　　D. 后遗反应　　E. 三致反应

3. 药物作用的两重性包括（　　）。
   A. 治疗作用　　　B. 兴奋作用　　　C. 抑制作用　　　D. 不良反应　　　E. 局部作用
4. 影响药物分布的因素包括（　　）。
   A. 血浆蛋白结合率　　　　　　B. 局部器官血流量　　　　　　C. 组织亲和力
   D. 体液 pH 和药物的解离度　　E. 体内屏障
5. 肾功能不良时（　　）。
   A. 经肾排泄的药物血浆蛋白结合率增高　　B. 经肾排泄的药物半衰期延长
   C. 应根据肾脏损害程度调整用药量　　　　D. 应根据肾脏损害程度确定给药间隔时间
   E. 应避免使用损害肾脏的药物
6. 有关药物副作用的说法，正确的是（　　）。
   A. 大剂量时所产生的不良反应　　　　　　B. 因药物作用的选择性低产生的不良反应
   C. 比较轻微的不良反应　　　　　　　　　D. 常难以避免的不良反应
   E. 依治疗目的不同，与治疗作用可以相互转变
7. 以下哪种给药方式可避免首关清除？（　　）
   A. 口服给药　　　B. 舌下给药　　　C. 直肠给药　　　D. 静脉注射　　　E. 肌内注射
8. 有关毒性反应的叙述正确的是（　　）。
   A. 由于用药剂量不当所致　　　　　　　　B. 与用药时间过长有关
   C. 是可以预知并且可以避免的　　　　　　D. 与药物作用的选择性低有关
   E. 一般对机体伤害较小
9. 受体的特性有（　　）。
   A. 高灵敏度　　　B. 特异性　　　C. 饱和性　　　D. 可逆性　　　E. 多样性
10. 有关拮抗药的说法正确的是（　　）。
    A. 与受体有较强的亲和力　　　　　　　　B. 无内在活性　　　　　　　C. 有较强的内在活性
    D. 无亲和力　　　　　　　　　　　　　　E. 有较弱的内在活性

三、问答与用药

1. 简述药理学的研究内容。
2. 简述半衰期的意义。
3. 简述根据药动学特点，临床上有哪些给药方案。

第二章 传出神经系统药物

 课前导语

　　传出神经是传导来自中枢神经的冲动以支配效应器活动的神经，由自主神经和运动神经组成。通过影响传出神经末梢递质水平及其活性，影响组织器官上受体的效应，达到调节心脏、平滑肌、腺体、骨骼肌等效应器生理功能的一系列药物，称为传出神经系统药物。本章主要介绍传出神经系统药理学概论、拟胆碱药、抗胆碱药、拟肾上腺素药及抗肾上腺素药的药理作用及临床应用、不良反应、注意事项及用药指导。

 学习要求

　　1. **掌握** 传出神经的分类、递质、受体及生理效应；作用于传出神经系统药物的作用机制和分类；代表药物的不良反应及注意事项。
　　2. **熟悉** 传出神经系统递质的代谢过程；常用药物的用药指导。
　　3. **了解** 传出神经系统药物的制剂及用法；了解药物相互作用。

 知识导图

【衔接 1+X 证书】

中级	高级
1. 能熟识常用传出神经系统药物的商品名、英文名。 2. 能介绍常用传出神经系统药物的作用机理及体内过程特点。 3. 能介绍新药的特点并进行同类药品的比较。 4. 能根据支气管哮喘、高血压、消化性溃疡、胃肠绞痛、青光眼、虹膜炎等常见疾病症状提供药学咨询和用药安全指导。	1. 能介绍常见复方制剂的配伍原理。 2. 能解释处方中联合用药的目的。 3. 能判断处方中起协同作用的药品。 4. 能判断处方中起拮抗作用的药品。 5. 能对老人、小儿、孕妇、哺乳期妇女及其他特殊群体进行用药指导。

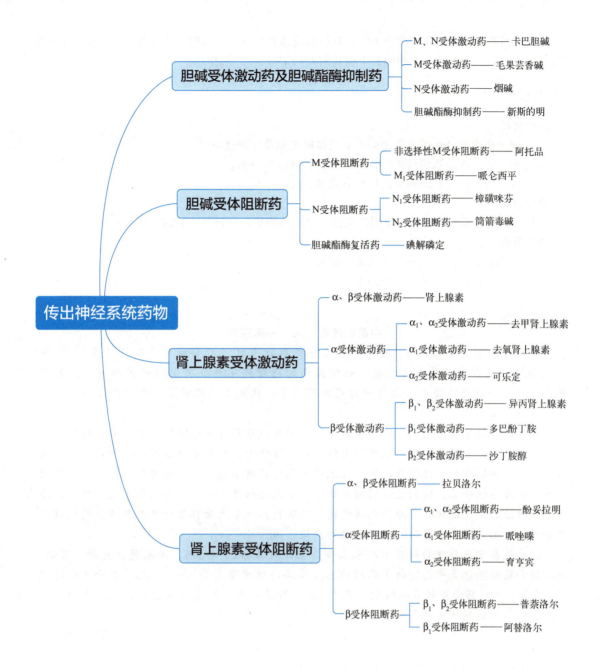

第一节 传出神经系统药理概论

📚 学习引导

传出神经和传入神经构成了人体的周围神经系统，传出神经系统包括自主神经和运动神经，其通过影响递质和受体，支配着内脏各器官和骨骼肌的功能活动。其生理功能出现异常，会影响到心脏、血管、腺体、平滑肌及骨骼肌等的功能，出现青光眼、心动过速或者心力衰竭、重症肌无力等疾病。在学习传出神经系统药物之前，应该掌握传出神经系统的生理功能及药理基础。那

第二章 传出神经系统药物

么，传出神经系统按照递质怎样分类？其对应的受体有哪些？受体后效应是怎样的？作用于传出神经系统的药物又是怎样分类的呢？下面我们开始学习。

 学习目标

知识目标

1. 掌握　传出神经系统递质的分类、受体的类型及生理效应。
2. 熟悉　传出神经系统递质的合成、储存、释放与消除。
3. 了解　传出神经系统药物的作用方式和分类。

能力目标

能根据传出神经系统药物所作用的受体或影响的递质，分析其主要的作用与应用。

素质目标

1. 具有用药安全意识，具有人文关怀精神。
2. 养成良好的职业素质和严谨的工作作风。

拓展链接

中国药理第一人——陈克恢

我国科学家屠呦呦因为从中药青蒿当中提取出有效治疗疟疾的青蒿素，在2015年10月获得诺贝尔生理学或医学奖，让中医药的药理研究再一次受到世界的关注。其实早在近一百年前就已经有人在做中药药理研究了，他就是药理学家陈克恢教授（1898—1988年）。

陈克恢与同事共同发现，将麻黄碱静脉注射可使颈动脉压长时间升高，心肌收缩力增强，血管收缩，支气管舒张，也可使离体子宫加速收缩，对中枢神经有兴奋作用；滴入眼内，可引起瞳孔扩大。这些作用都和肾上腺素相同，所不同的是，麻黄碱口服有效，作用时间长，且毒性较低。他们还证明麻黄碱可以治疗过敏性疾病、枯草热和支气管哮喘，还可用于防治腰麻所致血压下降。此项研究，从现代药理学上验证了传统中药麻黄的发汗平喘等功效，也促进了麻黄碱、伪麻黄碱的广泛使用。

陈克恢在中药药理的研究上从未止步，他还对汉防己、元胡、吴茱萸、贝母、百部、夹竹桃和蟾酥等许多中药进行了药理研究。从事药理学事业50余年，他发表论文和综述350多篇，对新药开发的贡献极大，是20世纪国际药理学界的一代宗师，也是中国药理学界引以为荣的现代中药药理学研究的创始人。

——摘自《文汇网》

一、传出神经系统的分类

1. 解剖学分类

传出神经系统包括自主神经系统和运动神经系统。自主神经包括交感神经和副交感神经，主要支配心肌、平滑肌、腺体等效应器；运动神经主要支配骨骼肌。自主神经自中枢神经系统发出后，绝大多数要在神经节更换神经元，再到达效应器。因此，自主神经包括节前纤维和节后纤维。运动神经自中枢神经系统发出后，中途不更换神经元，直接到达骨骼肌，无节前纤维和节后纤维之分，如图2-1。

2. 按递质分类

按神经末梢释放的递质不同，传出神经可分为胆碱能神经和去甲肾上腺素能神经，见图2-2。

（1）胆碱能神经　兴奋时神经末梢释放乙酰胆碱（acetylcholine，ACh）的神经，称作胆碱

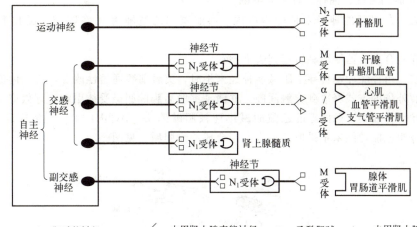

图 2-1 传出神经系统的解剖学分类

能神经，包括：副交感神经的节前、节后纤维；运动神经；交感神经的节前纤维；极少数交感神经的节后纤维。

(2) 去甲肾上腺素能神经 兴奋时神经末梢释放去甲肾上腺素（noradrenaline，NA）的神经，称作去甲肾上腺素能神经，包括大部分的交感神经的节后纤维。

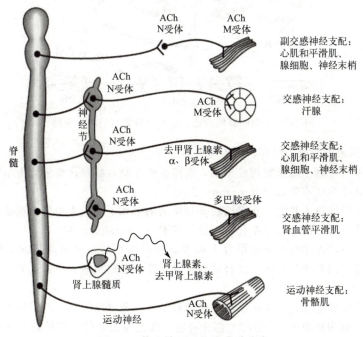

图 2-2 传出神经系统按递质分类

二、传出神经系统的递质

递质是指从神经末梢释放的传递神经冲动的化学物质。传出神经系统的递质主要有乙酰胆碱和去甲肾上腺素，递质的合成、储存、释放与消除，与传出神经的功能密切相关。

1. 乙酰胆碱的合成、储存、释放与消除

（1）合成　在胆碱能神经末梢的胞质内，由胆碱和乙酰辅酶A在胆碱乙酰化酶的催化下合成。

（2）储存　合成的乙酰胆碱转运到囊泡储存。

（3）释放　当神经冲动传导至胆碱能神经末梢时，突触前膜通透性改变，Ca^{2+}内流，囊泡乙酰胆碱以胞裂外排的方式释放到突触间隙，并激动突触后膜的胆碱受体引起生理效应。

（4）消除　释放到突触间隙的乙酰胆碱迅速被胆碱酯酶（AChE）水解，生成胆碱和乙酸，部分胆碱可被胆碱能神经末梢摄取，再次参与合成乙酰胆碱。见图2-3。

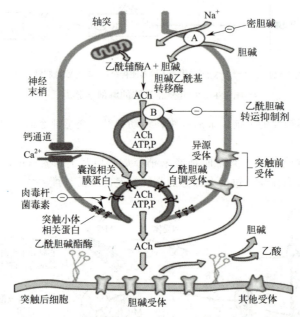

图2-3　乙酰胆碱的合成、储存、释放与消除示意图

2. 去甲肾上腺素的合成、储存、释放与消除

（1）合成　在去甲肾上腺素能神经末梢，由酪氨酸在酪氨酸羟化酶催化下生成多巴，多巴再在多巴脱羧酶催化下生成多巴胺（dopamine，DA）。

（2）储存　多巴胺进入囊泡，在多巴胺β-羟化酶的催化下生成去甲肾上腺素。在肾上腺髓质中的去甲肾上腺素还可以经酶的甲基化生成肾上腺素（adrenaline，AD）。

（3）释放　当神经冲动传导至去甲肾上腺素能神经末梢时，突触前膜通透性改变，Ca^{2+}内流，使去甲肾上腺素以胞裂外排的方式释放到突触间隙，释放出的去甲肾上腺素激动肾上腺素受体，引起生理效应。

（4）消除　去甲肾上腺素主要由三种方式消除。大部分（75%～95%）被突触前膜的胺泵摄取到神经末梢内，称为摄取1，其中的大部分再通过囊泡膜胺泵的作用被摄入囊泡储存，供下次释放利用。未进入囊泡的去甲肾上腺素被线粒体膜上的单胺氧化酶（MAO）代谢灭活。非神经组织如心肌、平滑肌等也能摄取去甲肾上腺素，称为摄取2，所摄取的去甲肾上腺素被细胞内的儿茶酚氧甲基转移酶（COMT）和MAO代谢。此外，还有一小部分NA由突触间隙扩散到血液中，被肝、肾等组织中的COMT和MAO代谢。见图2-4。

三、传出神经系统的受体

传出神经系统的受体主要包括胆碱受体、肾上腺素受体和多巴胺受体，能选择性地与相应的

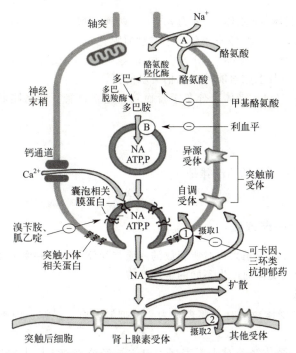

图 2-4　去甲肾上腺素的合成、储存、释放与消除示意图

递质或药物结合，产生生理效应。

1. 胆碱受体

胆碱受体是指能选择性地与 ACh 结合的受体，分为以下两类。

（1）毒蕈碱型胆碱受体（M 受体）　能选择性地与毒蕈碱结合的受体，分为 M_1、M_2 和 M_3 等亚型。M_1 受体主要分布于神经节、胃腺；M_2 受体主要分布于心脏；M_3 受体主要分布于平滑肌、腺体。

> **拓展链接**
>
> **植物"杀手"难辨认，日常注意食药安**
>
> 蕈是指生长在树林里或草地上的某些高等菌类植物，呈伞状，种类很多，有的可食用，有的有毒。毒蕈碱为经典 M 受体激动药，最初从捕蝇蕈中提取，但含量很低。在丝盖伞菌属和杯伞菌属中含有较高的毒蕈碱成分，食用后，在 30～60 分钟内可出现毒蕈碱样中毒症状，表现为恶心、呕吐、腹部绞痛、腹泻、流涎、流泪、头痛、视觉障碍、支气管痉挛、心动过缓、血压下降、休克等。可使用 M 受体阻断药阿托品 1～2mg，每隔 30 分钟肌内注射一次进行治疗。
>
> 生活中要注意药食安全，不要随意采摘野生蘑菇等蕈菌类食用，如果要食用，应经过专业人士指导辨认。
>
> ——摘自《中国保健营养》

（2）烟碱型胆碱受体（N 受体）　能选择性地与烟碱结合的胆碱受体，可分为 N_1 和 N_2 两种亚型。N_1 受体主要分布于自主神经节细胞与肾上腺髓质等处；N_2 受体分布于骨骼肌。

2. 肾上腺素受体

肾上腺素受体是指能选择性地与肾上腺素（AD）或去甲肾上腺素（NA）结合的受体，分为以下两类。

（1）α型肾上腺素受体（α受体） 分为 α_1 和 α_2 两种亚型。α_1 受体主要分布于突触后膜，如皮肤、黏膜、内脏的血管；α_2 受体主要分布于突触前膜。

（2）β型肾上腺素受体（β受体） 分为 β_1 和 β_2 等亚型，β_1 受体分布于心脏；β_2 受体主要分布于支气管、血管和去甲肾上腺素能神经末梢突触前膜。

此外，还有多巴胺（DA）受体，分布于肾血管、冠状血管、肠系膜血管，激动时可使这些血管扩张。

> 【学做结合】2-1
> 分布于心脏窦房结的肾上腺素受体是（　　）。
> A. α_1 受体　　B. α_2 受体　　C. β_1 受体　　D. β_2 受体

四、传出神经系统的生理效应

传出神经系统通过神经末梢兴奋时所释放的递质与受体结合，并激动受体而产生效应。不同的递质可通过激动不同的受体而产生不同的生理效应。

1. 胆碱受体的效应

（1）M样作用　M受体激动时主要表现为心脏抑制、血管扩张、内脏平滑肌收缩、瞳孔缩小、腺体分泌等。

（2）N样作用　N_1 受体激动时主要表现为自主神经节兴奋、肾上腺髓质分泌、血压升高；N_2 受体激动时主要表现为骨骼肌收缩。

2. 肾上腺素受体的效应

（1）α型作用　α_1 受体激动时主要表现为皮肤、黏膜、内脏的血管收缩，血压升高等；突触前膜的 α_2 受体激动时可通过负反馈性调节，抑制去甲肾上腺素的释放。

（2）β型作用　β_1 受体激动时主要表现为心脏兴奋；β_2 受体激动时主要表现为支气管平滑肌、骨骼肌血管和冠状血管舒张。突触前膜 β_2 受体激动可促进去甲肾上腺素的释放。

3. 受体作用的对立统一效应

机体多数效应器官受到了胆碱能神经和去甲肾上腺素能神经的双重支配，它们的效应大多是相拮抗的，但从整体来看，在中枢神经系统的调控下又是统一的，共同维持所支配的效应器的正常功能活动。当两类神经同时兴奋时，占优势的神经效应通常会显现出来。如去甲肾上腺素能神经兴奋时，激动 β_1 受体使心率加快；当胆碱能神经兴奋时，激动M受体使心率减慢。当这两类神经同时兴奋时，表现出胆碱能神经兴奋的效应。

五、传出神经系统药的作用方式和分类

1. 传出神经系统药的作用方式

（1）直接作用于受体　大部分传出神经系统药物通过直接与受体结合而产生效应。具有内在活性的药物与受体结合后能激动受体，从而产生与递质相似的作用，如毛果芸香碱可激动M受体使瞳孔缩小；无内在活性或者内在活性很弱的药物与受体结合后能阻断受体，从而产生与递质相拮抗的作用，如阿托品可阻断M受体使瞳孔扩大。

（2）影响递质　部分药物通过影响递质的生物合成、转化、释放与储存而产生作用。如抗胆碱酯酶药物新斯的明可抑制胆碱酯酶的活性，使ACh的水解减少，突触间隙内的ACh增多，发挥拟胆碱作用。

2. 传出神经系统药物分类

根据传出神经系统药物的作用方式和受体选择性，可对传出神经系统药物分类，如表2-1。

表 2-1　传出神经系统药物分类

拟似药	拮抗药
1. 胆碱受体激动药 　　M、N 受体激动药（乙酰胆碱） 　　M 受体激动药（毛果芸香碱） 　　N 受体激动药（烟碱） 2. 抗胆碱酯酶药 　　易逆性抗胆碱酯酶药（新斯的明） 　　难逆性抗胆碱酯酶药（有机磷酸酯类化合物） 3. 肾上腺素受体激动药 　　α,β 受体激动药（肾上腺素） 　　α 受体激动药（去甲肾上腺素） 　　β 受体激动药（异丙肾上腺素） 　　$β_1$ 受体激动药（多巴酚丁胺） 　　$β_2$ 受体激动药（沙丁胺醇）	1. 胆碱受体阻断药 　　M 受体阻断药（阿托品） 　　N_1 受体阻断药（美卡拉明） 　　N_2 受体阻断药（筒箭毒碱） 2. 胆碱酯酶复活药（氯解磷定） 3. 肾上腺素受体阻断药 　　非选择性 α 受体阻断药（酚妥拉明） 　　$α_1$ 受体阻断药（哌唑嗪） 　　$α_2$ 受体阻断药（育亨宾） 　　非选择性 β 受体阻断药（普萘洛尔） 　　选择性 $β_1$ 受体阻断药（美托洛尔） 　　α,β 受体阻断药（拉贝洛尔）

> **【学做结合】2-2**
>
> 请手绘完成传出神经系统的分类、递质、受体，并写出受体后效应。

点滴积累

> 1. 传出神经系统包括自主神经系统和运动神经系统。自主神经主要支配心脏、平滑肌和腺体等效应器；运动神经支配骨骼肌。
> 2. 传出神经递质主要有 ACh 和 NA。按所释放的递质不同，传出神经分为胆碱能神经和去甲肾上腺素能神经。
> 3. 副交感神经兴奋，产生 M 样作用和 N 样作用。M 样作用主要包括腺体分泌、心脏抑制、平滑肌收缩及缩瞳等效应。N 样作用主要包括神经节兴奋、肾上腺髓质分泌和骨骼肌收缩。
> 4. 交感神经兴奋，产生 α 型作用和 β 型作用。α 型作用主要表现为皮肤、黏膜、内脏的血管收缩，血压升高等；β 型作用主要表现为心脏兴奋，支气管平滑肌、骨骼肌血管和冠状血管舒张等。

第二节　拟胆碱药

学习引导

拟胆碱药是一类作用与乙酰胆碱相似的药物。按其作用方式分为胆碱受体激动药和抗胆碱酯酶药。胆碱受体激动药能够直接激动 M 受体或 N 受体，表现出胆碱能神经兴奋的效应，用于青光眼等疾病的治疗。抗胆碱酯酶药，通过对抗胆碱酯酶的活性，减少乙酰胆碱的代谢，发挥拟胆碱作用，可用于重症肌无力等疾病的治疗。但是乙酰胆碱的大量堆积也会导致胆碱能神经功能过强而中毒。那么，拟胆碱药有哪些？其作用于不同的受体表现出的药理作用有哪些，临床应用是怎样的？主要

拟胆碱药

不良反应及注意事项有哪些？怎样合理用药？下面我们来学习。

 学习目标

知识目标
1. 掌握　毛果芸香碱、新斯的明的药理作用、临床应用及不良反应。
2. 熟悉　碘解磷定的作用及应用，青光眼的预防及合理用药。
3. 了解　有机磷酸酯类中毒机理及解救，本类药品的其他药物。

能力目标
能对本类药品分类识别，能解读处方，为患者提供用药咨询、用药指导。

素质目标
1. 养成严谨的工作习惯，关爱患者，安全用药。
2. 建立良好的作息习惯，合理规划娱乐时间，有原则意识和自控能力以及抵制诱惑的能力。

 拓展链接

用眼要适度，预防青光眼

市民吴女士迷恋上了追剧，同时，她总是出现鼻根酸胀、眼睛模糊等情况。经过一个月，吴女士发现自己视物模糊和酸胀感一直没得到缓解。某日突然出现眼下方一片昏暗，而其他范围都是光亮的。经医生检查后发现，吴女士左眼为原发性开角型青光眼。使用毛果芸香碱治疗后，患者左眼视力恢复正常。

青光眼是以视盘萎缩及凹陷、视野缺损及视力下降为共同特征的疾病，病理性眼压增高、视神经供血不足是其发病的原发危险因素，青光眼是导致人类失明的三大致盲眼病之一。原发性青光眼根据眼压升高时前房角的状态，分为闭角型青光眼和开角型青光眼。虽然45岁以上的中老年人是青光眼的高发人群，但实际上任何年龄的人都可能患上青光眼。长时间看电视、电脑或手机等，会使交感神经变得很兴奋，光线暗淡更会导致瞳孔散大，引起眼球房角关闭，房水循环受阻，眼压升高，加之如果本身具有青光眼危险因素的人，容易诱发青光眼。

提醒刷屏一族，平时要保护好双眼，注意休息和睡眠！阅读时保证充足的光线且时间不宜过长，尤其要避免在黑暗中玩手机、电脑等电子设备，养成良好生活习惯。

摘自《三湘都市报》

一、胆碱受体激动药

胆碱受体激动药是一类作用与乙酰胆碱相似的药物，能选择性与 M 受体或者 N 受体结合，产生 M 样作用或 N 样作用的药物，因其直接激动胆碱受体，又称直接拟胆碱药。

（一）M 胆碱受体激动药

毛果芸香碱（Pilocarpine，匹鲁卡品）

【体内过程】

毛果芸香碱为叔胺类化合物，滴眼后易透过角膜进入眼房，其作用迅速、温和而短暂，用 10～20g/L 溶液滴眼后，10～15 分钟起效，30～40 分钟作用达高峰，降眼压作用可维持 4～8 小时。

【药理作用】

本药选择性激动 M 受体,对眼和腺体的作用较强,对心血管系统影响较小,但其吸收入血后,对全身的作用广泛,本节仅介绍毛果芸香碱对眼的作用。

1. 缩瞳 激动瞳孔括约肌上的 M 受体,使瞳孔括约肌向瞳孔中心方向收缩,故瞳孔缩小。

2. 降低眼内压 毛果芸香碱使瞳孔缩小,虹膜向瞳孔中心方向拉紧,其根部变薄,则前房角间隙变大,房水易于通过巩膜静脉窦进入血液循环,故使眼内压降低,见图 2-5。

3. 调节痉挛 眼的调节主要取决于晶状体的曲度变化,以适应近视或远视的要求。毛果芸香碱能激动睫状肌上的 M 受体,使睫状肌向瞳孔的中心方向收缩,与之相连的悬韧带松弛,晶状体因其本身的弹性而自然变凸,屈光度增加,从而导致远处的物体不能成像于视网膜上,故视近物清楚,视远物模糊,这种作用称为调节痉挛,见图 2-6。

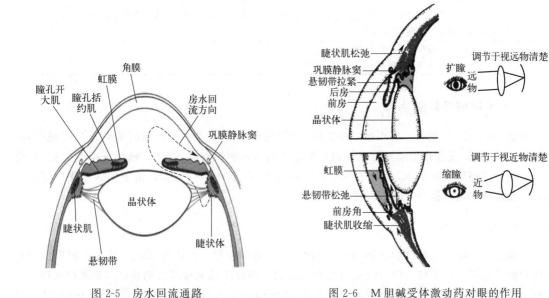

图 2-5 房水回流通路　　　　图 2-6 M 胆碱受体激动药对眼的作用
　　　　　　　　　　　　　　　上:抗胆碱样作用　下:拟胆碱样作用

【临床应用】

1. 青光眼 毛果芸香碱可使患者前房角间隙扩大,眼内压迅速降低,对治疗闭角型青光眼疗效较佳。对开角型青光眼可能通过扩张巩膜静脉窦周围的小血管以及收缩睫状肌后,小梁网结构发生改变,使房水易于经小梁网渗入巩膜静脉窦,眼内压降低,故也有一定疗效。

2. 虹膜炎 与扩瞳药阿托品交替使用,防止虹膜与晶状体粘连。

3. 解救阿托品类药物中毒 本药与阿托品是一对拮抗剂。当阿托品类药物中毒时,可用本药解救,反之亦然。给药方式为皮下或肌内注射,每次 5~10mg,给药次数依病情而定。

【不良反应及注意事项】

1. 不良反应 多为滴眼时药物经鼻泪管吸收产生各种 M 受体激动症状,如流涎、发汗、支气管痉挛和腹痛等。

2. 注意事项 毛果芸香碱滴眼液可能引起暗适应困难,需在夜间开车或从事照明不好的危险职业的患者请在工作期间提高警惕。

【药物相互作用】

1. 本品与 β 受体阻滞药、碳酸酐酶抑制剂、α 和 β 肾上腺素受体激动药或高渗脱水剂联合使用有协同作用。

2. 本品与拉坦前列素滴眼液合用可降低葡萄膜巩膜途径房水流出的量,降低降眼压作用。

3. 与局部抗胆碱药合用将干扰本品的降眼压作用。与适量的全身抗胆碱药物合用，因全身用药到达眼部的浓度很低，通常不影响本品的降眼压作用。

【用药指导】

用药步骤	用药指导要点
用药前	(1)熟悉毛果芸香碱的适应证和禁忌证，了解各种剂型和用法。 (2)询问过敏史，告知患者青光眼的防治知识及用药注意事项
用药中	(1)硝酸毛果芸香碱滴眼液滴眼时，应压迫内眦的鼻泪管开口，避免药液吸收产生副作用。 (2)用药期间会发生视物模糊的现象。 (3)过量中毒可用胆碱受体阻断药东莨菪碱。因阿托品可兴奋中枢，可能加重中毒症状。 (4)用药后瞳孔缩小及调节痉挛可使视力下降，产生暂时性近视，并可出现眼痛、眉弓部疼痛等症状。 (5)长期应用可引起瞳孔缩小、虹膜后粘连、虹膜囊肿、白内障及近视程度加深等。 (6)频繁点眼可因过量吸收引起全身毒性反应，如出汗、流涎、恶心、呕吐、小支气管痉挛和肺水肿等。 (7)该品遇光易变质，应避光保存
用药后	(1)密切观察用药后的疗效和不良反应。 (2)指导患者定期进行眼科检查，以配合药物治疗

（二）N胆碱受体激动药

烟碱（nicotine，尼古丁）由烟草中提取，可兴奋自主神经节和神经肌肉接头的N胆碱受体。其对神经节的N_1受体作用呈双向性，即开始使用时可短暂兴奋N_1受体，随后可持续抑制N_1受体。烟碱对神经肌肉接头N_2受体作用与其对神经节N_1受体作用类似，由于烟碱作用广泛、复杂，故无临床实用价值，仅具有毒理学意义。

二、胆碱酯酶抑制药

胆碱酯酶抑制药又称抗胆碱酯酶药。本类药与ACh相似，也能与AChE结合，但形成的复合物水解较慢或不能水解，使AChE活性受到抑制，导致胆碱能神经末梢释放的乙酰胆碱得不到及时水解而堆积，通过激动胆碱受体，表现出M样作用及N样作用。根据药物与AChE结合后水解的难易，胆碱酯酶抑制药分为两类：易逆性胆碱酯酶抑制药和难逆性胆碱酯酶抑制药。

（一）易逆性胆碱酯酶抑制药

新斯的明（Neostigmine）

【体内过程】

结构中具有季铵基团，故口服吸收少而不规则。一般口服剂量为皮下注射量的10倍以上。新斯的明不易透过血脑屏障，无明显的中枢作用。溶液滴眼时，不易透过角膜进入前房，故对眼的作用也较弱。

【药理作用】

新斯的明对心血管、腺体、眼和支气管平滑肌作用较弱，对胃肠道和膀胱平滑肌有较强的兴奋作用；而对骨骼肌的兴奋作用最强，因为它除通过抑制胆碱酯酶而发挥作用外，还能直接激动骨骼肌运动终板上的N_2胆碱受体，以及促进运动神经末梢释放乙酰胆碱，均可兴奋骨骼肌。

【临床应用】

1. 重症肌无力 是一种自身免疫性疾病。其主要特征是肌肉经过短暂重复的活动后，出现肌无力症状，可表现为四肢无力、咀嚼和吞咽困难、眼睑下垂，严重者可致呼吸困难。多数患者血清中有胆碱受体的抗体，其与胆碱受体结合后，阻碍乙酰胆碱与受体结合，并诱导受体解体，使运动终板胆碱受体数量减少。新斯的明通过N样作用，可改善肌无力症状。

2. **腹气胀和尿潴留** 新斯的明能兴奋胃肠道平滑肌及膀胱逼尿肌,促进排气和排尿,适用于术后腹气胀和尿潴留。

3. **阵发性室上性心动过速** 在压迫眼球或颈动脉窦等兴奋迷走神经措施无效时,可用新斯的明,通过 M 样作用,使心室频率减慢。

4. **非去极化型骨骼肌松弛药中毒** 新斯的明的兴奋骨骼肌作用可对抗这类药的肌肉松弛作用。

【不良反应及注意事项】

1. **不良反应** 副作用较小,过量可产生恶心、呕吐、腹痛、肌肉颤动,甚至肌无力加重,称为"胆碱能危象"。

2. **注意事项** 新斯的明禁用于机械性肠梗阻、尿路梗塞和支气管哮喘患者。

(二) 难逆性胆碱酯酶抑制药——有机磷酸酯类

有机磷酸酯类(organophosphates)简称有机磷。有机磷与 AChE 结合牢固,难以裂解,时间稍久 AChE 便难以恢复,故称难逆性胆碱酯酶抑制药。有机磷主要用作农业和环境卫生杀虫剂,如美曲磷酯(敌百虫)、乐果(Rogor)、马拉硫磷(Malathion)、敌敌畏(DDVP)、对硫磷(1605)和内吸磷(1059)等。有些则用作战争毒剂,如沙林(Sarin)、梭曼(Soman)等。有机磷中毒临床较多见,职业性中毒主要途径为经皮肤吸收或呼吸道吸入,非职业性中毒则大多经口摄入。

1. 中毒机制

有机磷酸酯类进入机体后,其含磷基团中亲电性的磷与胆碱酯酶酯解部位丝氨酸羟基中的亲核性氧进行共价键结合,生成磷酰化胆碱酯酶复合物。该复合物结合牢固且持久,不易水解,胆碱酯酶活性难以恢复,从而导致乙酰胆碱在突触间隙内大量积聚,产生一系列中毒症状。早期用胆碱酯酶复活药可部分恢复胆碱酯酶的活性,若抢救不当或中毒时间过长,可造成胆碱酯酶"老化",此时再用胆碱酯酶复活药也难以奏效,必须待新生的胆碱酯酶出现才能水解乙酰胆碱。因此一旦中毒,必须迅速抢救并尽早使用胆碱酯酶复活药。

2. 中毒症状

有机磷持久、严重抑制 AChE,造成 ACh 在体内大量堆积,过度激动胆碱受体,出现 M 样症状、N 样症状和中枢症状。轻度中毒,出现 M 样症状;中度中毒,出现 M 样、N 样症状;重度中毒,除 M 样、N 样症状外,还会出现中枢症状。

(1) **M 样症状** 出现最早,主要表现为腺体分泌和平滑肌收缩。临床症状有多汗、流涎、流泪、流涕、恶心、呕吐、腹痛、腹泻、大小便失禁、瞳孔缩小(中毒早期可能不出现)视物模糊、眼痛、支气管痉挛、分泌物增多、咳嗽、呼吸困难、心率减慢、血压下降。

(2) **N 样症状**

① 骨骼肌兴奋症状 表现为肌肉震颤,常先自眼睑、颜面和舌肌开始,逐渐发展至全身,最后转为肌无力,严重者可因呼吸肌麻痹而死亡。

② 神经节兴奋症状 节后胆碱能神经兴奋表现与 M 样症状一致,节后去甲肾上腺素能神经兴奋,表现为血压增高、心率加快等。

(3) **中枢症状** 脑内 ACh 浓度升高,表现为先兴奋,如烦躁不安、谵妄、抽搐,后可转为抑制,出现昏迷、呼吸中枢麻痹、血压下降等症状。

3. 中毒解救

(1) **清除毒物** 发现有机磷中毒后,应及时将患者撤离中毒环境,并迅速清除毒物以减少吸收。对由皮肤吸收者,可用温水和肥皂清洗皮肤。对口服中毒者,可选用清水或 1% 盐水或 2% 碳酸氢钠水溶液或 0.02% 高锰酸钾水溶液洗胃,然后再用硫酸镁或硫酸钠导泻。但应注意,美曲磷酯中毒时禁用碱性溶液冲洗体表或洗胃，因美曲磷酯遇碱可转化为毒性更大的敌敌畏；而对硫磷等硫代磷酸酯类化合物中毒时则禁用高锰酸钾溶液洗胃，因对硫磷遇高锰酸钾被氧化为毒性更大的对氧磷。

(2) 药物解毒

① M 受体阻断药　临床常用的 M 受体阻断药是阿托品，应及早、足量、反复使用至"阿托品化"。阿托品能解除有机磷酸酯类中毒的 M 样症状，也能解除部分中枢症状，使昏迷患者苏醒。此外，大剂量阿托品还可阻断神经节，对抗有机磷兴奋神经节的作用。但阿托品对 N_2 受体无效，因此不能制止骨骼肌震颤，对中毒晚期的呼吸肌麻痹也无效，也无恢复 AChE 活性的作用，疗效不易巩固。因此须与 AChE 复活药合用，对中度和重度中毒病例，更须如此。但两药合用的患者，当 AChE 复活后，机体可恢复对阿托品的敏感性，易发生阿托品中毒。因此，两药合用时，应适当减少阿托品的剂量。

② 胆碱酯酶复活药　及早使用氯解磷定和碘解磷定等。

三、胆碱酯酶复活药

胆碱酯酶复活药（cholinesterase reactivator）是一类能使被有机磷抑制的 AChE 恢复活性的药物。这些药物都是肟类化合物（=NOH），常用药有氯解磷定、碘解磷定和双复磷等，代表药为碘解磷定。

碘解磷定（Pralidoxime Iodide）

碘解磷定为最早应用的胆碱酯酶复活药。水溶性较低，水溶液不稳定，久置可释放出碘。

【药理作用】

碘解磷定能与磷酰化胆碱酯酶的磷酰基结合，使胆碱酯酶游离，恢复水解乙酰胆碱的能力，还能直接与有机磷酸酯类结合，生成无毒的磷酰化碘解磷定排出体外。碘解磷定仅对形成不久的磷酰化胆碱酯酶有作用，但如有机磷中毒时间过长，磷酰化胆碱酯酶已"老化"，酶活性即难以恢复，故应用此类药物治疗早期有机磷中毒效果较好，而治疗慢性中毒则无效。

【临床应用】

主要用于有机磷中毒的患者。对急性有机磷杀虫剂抑制的胆碱酯酶活力有不同程度的复活作用，用于解救多种有机磷酸酯类杀虫剂的中毒。但对马拉硫磷、敌百虫、敌敌畏、乐果、甲氟磷、丙胺氟磷和八甲磷等的解救效果较差；对氨基甲酸酯杀虫剂所抑制的胆碱酯酶无复活作用。

【不良反应及注意事项】

1. 不良反应　可引起咽痛及腮腺肿大等碘反应，注射过快可引起心率增快、眩晕、视力模糊、恶心、呕吐、心动过缓等症状，严重者可发生乏力、头痛、动作不协调、阵挛性抽搐，甚至抑制呼吸中枢，引起呼吸衰竭。局部刺激性较强，注射时若漏出至皮下，可致剧痛及周围皮肤发麻。

2. 注意事项　在碱性溶液中易水解，故忌与碱性药物配伍。在体内迅速被分解而维持时间短，故根据病情必须反复静脉给药，不宜静脉滴注。老年人应适当减少用量和减慢滴注速度。

其他常用拟胆碱药见表 2-2。

表 2-2　其他常用拟胆碱药

药品名称	药理作用及临床应用	不良反应及注意事项
卡巴胆碱	作用与乙酰胆碱相似，主要用于局部滴眼，治疗青光眼	不易被胆碱酯酶水解，作用时间长，副作用较多
溴吡斯的明	作用类似新斯的明，特点是起效慢、维持时间久。口服后不易从胃肠道吸收，静脉注射后 $t_{1/2}$ 为 1.9 小时，原型药物或代谢产物经肾排泄。用于重症肌无力、术后腹气胀或尿潴留、对抗非去极化型肌松药的肌松作用	不良反应同新斯的明，但发生率较低。机械性肠梗阻、尿路梗阻等患者禁用；支气管哮喘患者慎用

续表

药品名称	药理作用及临床应用	不良反应及注意事项
氯解磷定	用于中、重度有机磷中毒的解救	剂量较大或静注速度过快可产生轻度乏力、视力模糊、复视、眩晕、头痛、恶心、呕吐、心率加快等症状
戊乙奎醚	用于有机磷中毒急救治疗和中毒后期或胆碱酯酶（AChE）老化后维持阿托品化	用量适当时常常伴有口干、面红和皮肤干燥等。如用量过大，可出现头晕、尿潴留、谵妄和体温升高等。一般不须特殊处理，停药后可自行缓解。青光眼者禁用

▶【学做结合】2-3

毛果芸香碱缩瞳的机制是（　　）。
A. 激动瞳孔扩大肌的 α 受体　　B. 激动瞳孔括约肌的 M 受体
C. 阻断瞳孔大肌的 α 受体　　D. 阻断瞳孔括约肌的 M 受体

点滴积累

1. 毛果芸香碱是 M 受体激动剂，对眼睛选择性作用强，能够缩瞳、降低眼内压、调节痉挛，用于青光眼、虹膜睫状体炎。

2. 新斯的明、溴吡斯的明等对骨骼肌兴奋作用强，主要用于治疗重症肌无力，也可用于术后腹胀气、尿潴留等，但禁用于机械性肠梗阻、尿路梗塞和支气管哮喘患者。

3. 有机磷酸酯类为难逆性胆碱酯酶抑制药，可造成乙酰胆碱在体内大量堆积，引起毒性反应。治疗药物为阿托品和胆碱酯酶复活药。

第三节　胆碱受体阻断药

学习引导

胆碱受体阻断药能与胆碱受体结合而不产生或极少产生拟胆碱作用，却能妨碍 ACh 或胆碱受体激动药与受体结合，从而产生与乙酰胆碱相反的作用。按其对 M 受体和 N 受体选择性的不同，可分为 M 胆碱受体阻断药和 N 胆碱受体阻断药。那么，胆碱受体阻断药有哪些？其作用于不同的受体表现出的药理作用有哪些？怎样合理用药？下面我们来学习。

学习目标

知识目标
1. 掌握　阿托品的药理作用、临床应用及不良反应。
2. 熟悉　山莨菪碱、东莨菪碱及阿托品合成代用品的作用特点及临床应用。
3. 了解　骨骼肌松弛药的作用特点及临床应用。

能力目标
1. 能对常见病病人用药期间的病情变化与药物作用之间的关系进行观察和初步分析。

2. 能对选用药物的合理性进行初步评价。

素质目标

1. 养成严谨的工作习惯，尊重生命、珍爱生命，关爱患者，安全用药。
2. 具有团队合作精神，及不畏困难、勇于奋斗、乐观向上的积极态度。

一、M胆碱受体阻断药

M胆碱受体阻断药能选择性地与M受体结合，阻断乙酰胆碱或胆碱受体激动药与胆碱受体结合，产生抗胆碱作用。本类药物主要为阿托品、东莨菪碱和山莨菪碱，均可由植物中提取。

（一）阿托品类生物碱

阿托品类生物碱是主要从颠茄、曼陀罗和洋金花等植物中提取得到的生物碱。天然存在于植物中的左旋莨菪碱很不稳定，在提取过程中经过化学处理得到稳定的消旋莨菪碱，即是阿托品，现多已人工合成。阿托品类生物碱有阿托品、山莨菪碱、东莨菪碱及樟柳碱等，化学结构相似。其化学结构中，氧桥有中枢镇静作用，羟基可使中枢镇静作用减弱。东莨菪碱与樟柳碱均有氧桥，但樟柳碱在托品环部位多一个羟基，阿托品和山莨菪碱均无氧桥，山莨菪碱在托品环部位多一个羟基，因此，东莨菪碱是本类药物中中枢镇静作用最强的药物，山莨菪碱不易透过血脑屏障，故很少出现中枢作用。

阿托品（Atropine）

【体内过程】

口服吸收迅速，1小时后血药浓度达到峰值。$t_{1/2}$为4小时，作用可维持3~4小时。吸收后可广泛分布于全身组织，可透过血脑屏障及胎盘屏障。阿托品亦可经黏膜吸收，但皮肤吸收差。肌内注射后有85%~88%的药物在12小时内经肾脏排出。

【药理作用】

作用广泛，各器官敏感性不同。治疗量阿托品对M受体选择性较高，大剂量对神经节的N_1受体也有阻断作用。

1. 腺体　阿托品通过阻断M受体抑制腺体分泌，治疗量对唾液腺与汗腺的抑制作用最强。剂量增大，对泪腺及呼吸道腺体分泌、胃液分泌都有抑制作用。阿托品并不能完全阻断胃肠道激素和非胆碱能神经递质对胃酸分泌的调节作用，加之阿托品可同时抑制胃中HCO_3^-的分泌，故阿托品对胃酸浓度影响较少。

2. 眼　阿托品阻断M胆碱受体，使瞳孔括约肌和睫状肌松弛，出现扩瞳、眼内压升高和调节麻痹。

（1）扩瞳　阿托品可松弛瞳孔括约肌，使去甲肾上腺素能神经支配的瞳孔扩大肌功能占优势，使瞳孔扩大。

（2）眼内压升高　由于瞳孔扩大，使虹膜退向四周外缘，因而前房角间隙变窄，阻碍房水回流入巩膜静脉窦，造成眼内压升高。故青光眼患者禁用。

（3）调节麻痹　阿托品能使睫状肌松弛，悬韧带拉紧，晶状体变得扁平，视远物清楚而近物模糊，即为调节麻痹。

3. 平滑肌　阿托品通过阻断内脏平滑肌上的M受体，舒张平滑肌。对过度活动或痉挛的平滑肌解痉效果显著。但对胆管、输尿管和支气管平滑肌的解痉作用较弱。

4. 心血管

（1）心脏　治疗量的阿托品通过阻断副交感神经节后纤维上的M_1胆碱受体而使心率减慢。较大剂量的阿托品，由于窦房结M_2受体被阻断，解除了迷走神经对心脏的抑制作用，可引起心率加快。心率加快的程度取决于迷走神经张力，对迷走神经张力高的青壮年，心率加快明显，如肌内注射 2mg 阿托品，心率可增加 35～40 次/分。

(2) 血管与血压 治疗量阿托品对血管与血压无显著影响，主要因为许多血管缺乏胆碱能神经支配。大剂量阿托品可导致皮肤血管舒张，出现潮红、温热等症状。

5. 中枢神经系统 较大剂量（1～2mg）可轻度兴奋延脑和大脑，5mg 时中枢兴奋明显加强，中毒剂量（10mg 以上）可见明显中枢中毒症状。

【临床应用】

1. 缓解内脏绞痛 适用于各种内脏绞痛，对胃肠绞痛，膀胱刺激症状如尿频、尿急等疗效较好，但对胆绞痛或肾绞痛疗效较差，常需与阿片类镇痛药合用。

2. 抑制腺体分泌 临床主要用于全身麻醉前给药，以减少呼吸道腺体及唾液腺分泌，防止分泌物阻塞呼吸道及吸入性肺炎的发生。也可用于严重的盗汗及流涎症。

3. 眼科 临床用于检查眼底、验光配镜，还可与缩瞳药交替使用，用于虹膜睫状体炎防止粘连。阿托品扩瞳作用可持续 1～2 周，视力恢复较慢，目前多用后马托品代替。但儿童睫状肌调节功能较强，需要充分麻痹，验光仍用阿托品。

4. 抗缓慢型心律失常 阿托品可用于治疗迷走神经过度兴奋所致的窦性心动过缓、房室传导阻滞等缓慢型心律失常。在急性心肌梗死的早期，阿托品可恢复心率以维持正常的心脏动力，从而改善患者的临床症状。但阿托品剂量需谨慎调节，剂量过大则引起心率加快，而增加心肌耗氧量，并有引起室颤的危险。

5. 抗休克 临床对暴发型流行性脑脊髓膜炎、中毒性菌痢、中毒性肺炎等所致的感染性休克患者，可用大剂量阿托品治疗。但阿托品不良反应较多，多以山莨菪碱代之。

6. 解救有机磷酸酯类中毒 及早与胆碱酯酶复活剂合用。

【不良反应及注意事项】

常见不良反应有口干、视力模糊、心率加快、瞳孔扩大及皮肤潮红等。且随着剂量增大，不良反应可逐渐加重，甚至出现明显中枢中毒症状。

禁用于青光眼、心动过速、高热及前列腺肥大者，后者可能加重排尿困难。老年人慎用。

【中毒解救】

阿托品中毒可使用胆碱受体激动药毛果芸香碱，或胆碱酯酶抑制药新斯的明、毒扁豆碱解救。

山莨菪碱（Anisodamine）

山莨菪碱是我国学者从茄科植物唐古特莨菪中提出的生物碱，称作 654，其人工合成的消旋体称为 654-2。山莨菪碱有明显的外周抗胆碱作用，能对抗乙酰胆碱引起的肠及膀胱平滑肌痉挛和血压下降，并能使在体肠张力降低，作用强度与阿托品近似。其抑制唾液分泌的作用是阿托品 1/20～1/10，扩瞳作用较阿托品弱 10 倍，不易透过血脑屏障，中枢作用很弱。能对抗或缓解不同有机磷毒剂在动物中引起的中毒症状，并提高有机磷化合物的 LD_{50}。

临床用于治疗急性阑尾炎、感染性休克、急性肾炎合并心力衰竭、高血压脑病、肺部疾患及敌敌畏中毒等，亦对美尼尔综合征、爆震性耳聋、妊娠中毒症、胰腺炎、视网膜脉络膜炎、颅脑外伤等疾患有不同程度的疗效。不良反应和禁忌证与阿托品相似，但其毒性较低，临床多作为阿托品的代用品。青光眼患者禁用。

东莨菪碱（Scopolamine）

东莨菪碱为 M 胆碱受体阻滞药，外周抗胆碱作用与阿托品相似，但选择性更强。能透过血脑屏障，有中枢抗胆碱作用。其对心脏、眼、平滑肌及抑制腺体分泌作用比阿托品弱。其中枢作用主要有：对呼吸中枢具有兴奋作用；抗眩晕及抗震颤麻痹作用较阿托品强；但对中枢神经系统具有显著的镇静作用，应用较大剂量后多可产生催眠作用。对呼吸中枢具兴奋作用，还有扩张毛细血管、改善微循环以及防晕止吐等作用。因此，应用本品很少出现类似阿托品引起的中枢神经兴奋、扩瞳、抑制唾液分泌等副反应。

（二）阿托品的合成代用品

由于阿托品作用广泛、不良反应较多，通过改变其化学结构，合成了选择性更高、不良反应更少的代用品，包括合成扩瞳药和合成解痉药。

1. 合成扩瞳药

合成扩瞳药均为短效的 M 胆碱受体阻断药，目前临床主要的药物有后马托品、托吡卡胺、环喷托酯和尤卡托品等，这些药物与阿托品比较，其扩瞳作用维持时间明显缩短，故适合于一般的眼科检查。

2. 合成解痉药

（1）季铵类解痉药

溴丙胺太林（Propantheline Bromide，普鲁本辛）

本品为临床常用的合成解痉药。本品口服给药吸收较差，食物可妨碍其吸收，故宜在饭前 0.5~1 小时服用，作用时间可持续 6 小时左右，不易通过血脑屏障，很少发生中枢作用。本品是选择性较高的胃肠道 M 胆碱受体阻断药，治疗量即可明显抑制胃肠道平滑肌，并能不同程度地减少胃液分泌，临床用于胃及十二指肠溃疡、胃肠痉挛、泌尿道痉挛，也可用于遗尿症及妊娠呕吐。不良反应类似阿托品，中毒量可因神经肌肉接头阻滞而引起呼吸麻痹。

（2）叔胺类解痉药

贝那替秦（Benactyzine，胃复康）

本品含叔胺基团，口服较易吸收，解痉作用较明显，也有抑制胃液分泌作用。还有安定作用。用于胃及十二指肠溃疡、胃痛、胆石绞痛、多汗症和胃酸过多症。尤其适用于兼有焦虑症的溃疡、肠蠕动亢进及膀胱刺激症状的患者。不良反应有口干、排尿困难、瞳孔散大及便秘等。

二、N 胆碱受体阻断药

N 胆碱受体阻断药根据其作用受体亚型的不同可分为 N_1 胆碱受体阻断药和 N_2 胆碱受体阻断药。

（一）N_1 胆碱受体阻断药

N_1 胆碱受体阻断药能选择性地与神经节细胞的 N_1 受体结合，竞争性地阻断 ACh 与受体结合，使 ACh 不能引起神经节细胞去极化，阻断了神经冲动在神经节中的传递，故也称神经节阻断药。本类药阻断交感神经节，使节后去甲肾上腺素能神经功能减弱，导致血管扩张，血压下降；阻断副交感神经节，使节后胆碱能神经功能减弱，引起口干、便秘、视物模糊、尿潴留等反应。神经节阻断药曾用于治疗高血压，但由于其副作用多，且其降压作用过强过快，易发生直立性低血压，现已少用。美卡拉明和樟磺咪芬可用于外科手术时控制性降压，以减少出血。

（二）N_2 胆碱受体阻断药

N_2 胆碱受体阻断药也称骨骼肌松弛药，简称肌松药，主要作为外科麻醉时的辅助用药。根据其作用方式，可分为去极化型肌松药和非去极化型肌松药两类。

1. 去极化型肌松药

这类药物与骨骼肌终板膜上的 N_2 受体相结合，产生与乙酰胆碱相似但较持久的去极化作用，使终板膜不能对乙酰胆碱起反应（处于不应状态），骨骼肌因此而松弛。

琥珀胆碱（Suxamethonium，司可林）

【体内过程】

琥珀胆碱进入体内后即可被血液和肝脏中的假性胆碱酯酶迅速水解为琥珀酰单胆碱，肌松作用明显减弱，然后可进一步水解为琥珀酸和胆碱，肌松作用消失。约 2% 的药物以原型经肾排泄，其余以代谢产物的形式排出。

【药理作用】

琥珀胆碱可与骨骼肌运动终板膜上的 N_2 受体结合，导致该部位细胞膜持久去极化，出现神经肌肉传导障碍，继而引起肌松。静脉注射 10~30mg 琥珀胆碱后，先出现短暂的肌束颤动，以胸腹部肌肉为甚。1 分钟左右转为松弛，2 分钟左右时松弛作用达到高峰，5 分钟内作用消失。肌松作用具有一定顺序，从颈部肌肉开始，逐渐波及肩胛、腹部和四肢。肌松部位以颈部和四肢肌肉最明显，面、舌、咽喉和咀嚼肌次之，而对呼吸肌麻痹作用不明显。

【临床应用】

适用于气管内插管，气管镜、食管镜检查等短时操作检查。静脉滴注也可用于较长时间的手术。该药个体差异较大，用药时应根据实际情况个体化调节滴速，以达到临床应用效果。

【不良反应及注意事项】

1. 窒息　过量可致呼吸肌麻痹，严重窒息可见于遗传性胆碱酯酶活性低下者，用时需备有人工呼吸机。

2. 肌束颤动　琥珀胆碱产生肌松作用前有短暂的肌束颤动，约有 25%~50% 的患者术后肩胛部、胸腹部肌肉疼痛，一般 3~5 天可自愈。

3. 血钾升高　与本药引起肌肉持久去极化而释放出钾离子有关。故大面积烧伤、广泛性软组织损伤、偏瘫和脑血管意外等患者禁用，以免产生高钾血症型心搏骤停。

4. 升高眼压　与本药引起眼外肌颤动有关。青光眼和白内障晶状体摘除术后患者禁用。

5. 其他　有增加腺体分泌、促进组胺释放等作用。特异质反应表现为恶性高热。

【药物相互作用】

胆碱酯酶抑制剂、环磷酰胺、氮芥等抗肿瘤药，普鲁卡因、可卡因等局麻药可以降低假性胆碱酯酶活性，使琥珀胆碱作用增强。氨基糖苷类抗生素如卡那霉素及多黏菌素 B 也有肌肉松弛的作用，与琥珀胆碱合用时，易致呼吸麻痹，应注意。琥珀胆碱在碱性溶液中可分解，故不宜与硫喷妥钠混合使用。

2. 非去极化型肌松药

非去极化型肌松药又称竞争型肌松药。这类药物能与 ACh 竞争神经肌肉接头的 N_2 受体，竞争性阻断 ACh 的作用，使骨骼肌松弛。抗胆碱酯酶药可拮抗其肌松作用。

筒箭毒碱（Tubocurarine）

筒箭毒碱是南美印第安人从数种马钱子科与防己科植物中提出的生物碱，右旋体具有活性。口服难吸收，静脉注射起效较快。肌肉松弛顺序与琥珀胆碱不同，快速运动肌如眼部肌肉首先松弛，而后可见四肢、颈部和躯干肌肉松弛，继之肋间肌松弛，出现腹式呼吸，如剂量加大，最终可致膈肌麻痹，病人呼吸停止。肌肉松弛恢复时，其顺序与肌松时相反，即膈肌麻痹恢复最快。此外，本药尚可促进体内组胺的释放，并具有神经节阻滞作用，故可造成血压下降。本品作用时间较长，用药后作用不易逆转，副作用较多，在临床上已较少应用。

泮库溴铵（Pancuronium Bromide）

人工合成的长效非去极化型肌松药，其肌松作用较筒箭毒碱强 5~7 倍，静注 4~6 分钟起效，维持 2~3 小时。治疗量无神经节阻断作用和促进组胺释放的作用，但有轻度抗胆碱作用和促进儿茶酚胺释放的作用，主要用于各种手术维持肌松和气管插管等，已经取代筒箭毒碱。不良反应较少，可引起心率加快和血压升高。同类药还有维库溴铵、阿曲库铵等。

【学做结合】2-4

案例分析

患者，男性，38 岁，因转移性右下腹部疼痛 6 小时以急性阑尾炎住院，既往无青光眼史但家族有青光眼病史。术前肌内注射苯巴比妥钠 0.2mg，阿托品 0.5mg。术后，患者出现头痛、眼痛、眼部红肿，眼科会诊确诊为青光眼，经毛果芸香碱滴眼后，症状缓解，术后出院，青光眼症状消失。

请思考：
1. 分析患者出现上述症状的原因是什么？
2. 阿托品在使用中应注意哪些问题？
3. 阿托品的解痉作用适于以下哪种疾病的治疗？（　　）
A. 支气管痉挛　B. 心绞痛　C. 胆绞痛　D. 肾绞痛　E. 胃肠绞痛

点滴积累

1. 阿托品是 M 受体阻断药，作用广泛，具有抑制腺体分泌、扩瞳、升高眼压、调节麻痹、松弛内脏平滑肌、兴奋心脏、扩张血管等作用。临床用于麻醉前给药、缓解内脏绞痛、治疗虹膜睫状体炎、缓慢型心律失常、感染性休克及解救有机磷酸酯类中毒。
2. 山莨菪碱解痉作用强，对平滑肌选择性较高，主要用于缓解内脏绞痛和抗感染性休克。
3. 东莨菪碱具有中枢抑制作用，可抑制腺体分泌，临床主要用于麻醉前给药、抗晕动病和抗震颤麻痹等。
4. 阿托品的合成代用品包括短效扩瞳药如后马托品，内脏解痉药如溴丙胺太林等。
5. 琥珀胆碱为去极化型肌松药，新斯的明可加强和延长琥珀胆碱的作用。
6. 筒箭毒碱为非去极化型肌松药，禁用于重症肌无力、支气管哮喘和严重休克患者。

第四节　肾上腺素受体激动药

肾上腺素受体激动药

学习引导

肾上腺素受体激动药是交感神经兴奋产生肾上腺素样作用的药物，其化学结构均为 β-苯乙胺类，又称为拟交感胺。部分药物在苯环 3、4 位碳上有—OH，具有儿茶酚的结构，故本类药物又分为儿茶酚胺类和非儿茶酚胺类。儿茶酚胺类药物外周作用强，中枢作用弱，易被COMT灭活，作用时间短。非儿茶酚胺类药物口服生物利用度高，外周作用弱，中枢作用强，不易被COMT灭活，作用时间长。本类药物有哪些？其对心脏、血管、平滑肌产生怎样的作用？下面我们来学习。

学习目标

知识目标

1. 掌握　肾上腺素、去甲肾上腺素、异丙肾上腺素的药理作用、临床应用及不良反应。
2. 熟悉　多巴胺、麻黄碱及多巴酚丁胺的作用特点及临床应用。
3. 了解　其他肾上腺素受体激动药的作用特点。

能力目标

能分类识别本类药品，能解读处方，为患者提供用药咨询，用药指导。

素质目标

1. 养成敬佑生命、救死扶伤、甘于奉献的职业精神。
2. 具有深厚的爱国情感和中华民族自豪感。

拓展链接

危重症患者的"守护神"，与死神赛跑的"插管敢死队"

"脱防护服的时候检查了吗？没有破损吧？"

"当时情况紧急，我只是想着不能让病人的心跳停了。"

这是华中科技大学同济医院麻醉医生王楠在光谷院区的重症ICU内刚刚给一名新冠肺炎病人顺利进行了气管插管，她一边观察病人的情况，一边调整镇静药物的剂量、呼吸机的参数。

在新冠肺炎患者的救治过程中，为重症患者插管是最为危险的工作。因为给患者插管时，带有病毒的高浓度气溶胶会从气道喷涌而出。而实施气管插管术的医生则成为离病毒最近的人，20～30cm，会最大范围地暴露。医生们不仅需要有如临大敌的谨慎，更需要视死如归的勇气。

新冠肺炎患者对缺氧耐受力差，此时，气管插管有"黄金90秒"之说，即从注射麻醉药开始到插完管，时间必须控制在90秒之内否则就可能导致病人缺氧而死，而新冠肺炎患者痰液多而黏稠，必须先用吸痰器将痰液清理干净，方可插管，否则黏稠的痰液会堵住气管，引起病人窒息，有时推完药、吸完痰，最后留给医生插管的时间只有五六秒钟。每一次插管抢救，都是他们在和死神抢人做斗争。每一次插管成功，他们就给一位患者带来一份生机。每一次插管都离不开团队的合作。

从来就没有从天而降的英雄，只有挺身而出的凡人。

摘自《人民日报》

根据药物对不同肾上腺素受体的选择性可分为三大类：α, β受体激动药、α受体激动药和β受体激动药。

一、α，β受体激动药

肾上腺素（Adrenaline，AD）

肾上腺素是肾上腺髓质分泌的主要激素，药用肾上腺素可从家畜肾上腺提取，或人工合成。

本药化学性质不稳定，遇光易失效，应避光保存；在碱性溶液中易氧化变色，应避免与碱性药配伍使用。

【体内过程】

因其易在碱性肠液、肠黏膜、肝脏内被破坏，故口服无效。皮下注射因收缩局部血管而吸收缓慢，作用可维持1小时左右。肌内注射因扩张骨骼肌血管而吸收较为迅速，作用可维持10～30分钟。静脉注射立即生效，但作用仅维持数分钟。在体内可迅速被去甲肾上腺素能神经末梢摄取，或被组织中的COMT和MAO代谢，经肾排泄，故作用短暂。

【药理作用】

肾上腺素直接兴奋肾上腺素α和β受体，产生α型效应和β型效应，主要对心脏、血管、血压、支气管及代谢产生影响。

1. 心脏　作用于心肌、传导系统和窦房结$β_1$受体，增强心肌收缩力，加速传导，加快心率，改善心肌兴奋性。随着心肌收缩力的增加和心率的增加，心排血量增加。肾上腺素还可以激动冠脉血管$β_2$受体，扩张冠脉，改善心肌的血液供应。作用迅速，是一种强大的心脏兴奋剂。

2. 血管　肾上腺素主要作用于毛细血管的小动脉和前括约肌，因为这些小血管壁中肾上腺素受体的密度很高；静脉和动脉的肾上腺素受体密度较低，作用较弱。

3. 血压　皮下注射0.5～1mg或低浓度静脉滴注，使心脏兴奋，心排血量增加，收缩压升高；由于骨骼肌血管扩张对血压的影响抵消或超过了皮肤黏膜血管收缩的影响，舒张压保持不变或降低；此时，身体各个部位的血液被重新分配，使其更适合身体在紧急情况下的能量供应需求。静脉注射大剂量时，收缩压和舒张压升高。

4. 支气管　能兴奋支气管平滑肌$β_2$受体，舒张支气管平滑肌。抑制肥大细胞释放组胺等过敏物质。兴奋支气管黏膜血管$α_1$受体，收缩血管，降低毛细血管通透性，有助于消除支气管黏膜水肿。

5. 代谢　可加快新陈代谢。使耗氧量增加20%～30%。在人体内，由于α受体和β受体的作用，两个受体的激活可能导致肝脏糖原分解，而肾上腺素同时激动α、β两种受体，因此，其升高血糖的作用比去甲肾上腺素更为显著。此外，肾上腺素还可以减少外周组织的葡萄糖摄取。肾上腺素还可以激动脂肪细胞的$β_3$受体，激活甘油三酯酶，加速脂肪分解，增加血液中的游离脂肪酸。

【临床应用】

1. 心搏骤停　肾上腺素用于溺水、麻醉、手术意外、药物中毒、传染病和心脏传导阻滞等所致的心搏骤停。对电击所致的心搏骤停也可用肾上腺素配合心脏除颤器或利多卡因等除颤，一般用于心室内注射，同时必须进行有效的人工呼吸和心脏按压等。

2. 过敏性休克　肾上腺素是抢救青霉素等药物引起的过敏性休克的首选药。过敏性休克主要是由于组胺等过敏介质的释放，使大量小血管扩张，毛细血管通透性增加，引起循环血量降低，血压下降，以及支气管平滑肌痉挛，黏膜水肿引起呼吸困难。肾上腺素通过收缩支气管黏膜血管，消除黏膜水肿，舒张支气管平滑肌，抑制过敏物质释放及升压等作用，迅速缓解过敏性休克的症状。一般采用皮下注射或肌内注射。

3. 支气管哮喘　控制支气管哮喘的急性发作，皮下注射或肌内注射能于数分钟内奏效。

4. 与局麻药配伍及局部止血　肾上腺素加入局麻药注射液中，通过其收缩血管作用，延缓局麻药吸收，既可防止吸收中毒，又可延长局麻药在麻醉局部的作用时间。当鼻黏膜和齿龈出血时，可将浸有0.1%盐酸肾上腺素的纱布或棉花球填塞出血处，以收缩血管而止血。

【不良反应及注意事项】

主要不良反应为心悸、烦躁、头痛和血压升高等，血压剧升有发生脑出血的危险，故老年人慎用，也可能引起心律失常，甚至心室颤动，故应严格掌握剂量。

本药禁用于高血压、器质性心脏病、糖尿病和甲状腺功能亢进症等。

多巴胺（Dopamine，DA）

多巴胺是去甲肾上腺素生物合成的前体，现多为人工合成。

【体内过程】

口服易在肠和肝中破坏而失效。一般静脉滴注给药，在体内迅速经 MAO 和 COMT 催化而代谢失效，故作用时间短暂。因多巴胺不易透过血脑屏障，故无中枢作用。

【药理作用】

多巴胺可以激动 α 受体、$β_1$ 受体和多巴胺受体，主要对心脏、血管、血压及肾脏产生影响。达到扩张肾血管、增加心肌收缩力、维持血压、提升心率以及改善心功能的作用。

1. 心脏 激动心脏 $β_1$ 受体，使心肌收缩力增强，心排血量增加，血压上升，对心率影响不明显，极少发生心悸和心律失常；大剂量可加快心率。

2. 血管 小剂量以激动多巴胺受体为主，使肾、肠系膜和冠状动脉舒张，同时激动 α 受体，使皮肤、黏膜血管收缩。较大剂量的多巴胺激动 α 受体，能选择性地收缩皮肤、黏膜和骨骼肌血管，并使内脏血管扩张，如肠系膜血管、肾血管、冠状血管。

3. 血压 小剂量升高收缩压，舒张压变化不明显，其机制可能是心排血量增加，血管的多巴胺效应与 α 效应相抵消，总外周阻力变化不大；大剂量时血管收缩增强，外周阻力增大，舒张压升高。

4. 肾脏 可舒张血管，使肾血流量增加，肾小球滤过率增加，尿量增多。大剂量时，因激动 α 受体作用增强，使肾血管明显收缩，肾血流量减少。

【临床应用】

主要用于抗休克，但必须注意补充血容量，对于伴有心肌收缩力减弱及尿量减少而血容量已补足的休克患者疗效较好。此外，还可与利尿药合用于急性肾衰竭。

【不良反应】

剂量过大或静脉滴注太快可出现心动过速、心律失常和肾血管收缩引致肾功能下降等，一旦发生，应减慢滴注速度或停药。

麻黄碱（Ephedrine）

麻黄碱，又名麻黄素，是一种生物碱，被列为第一类易制毒化学品。

【体内过程】

口服易吸收，易透过血脑屏障，小部分在体内经脱氨氧化代谢，大部分以原型经肾排泄。代谢和排泄缓慢，作用较肾上腺素弱而持久。

【药理作用】

可直接激动肾上腺素受体，也可通过促使肾上腺素能神经末梢释放去甲肾上腺素而间接激动肾上腺素受体，对 α 受体和 β 受体均有激动作用，主要对心血管、支气管、中枢神经系统产生影响。

1. 心血管 使皮肤、黏膜和内脏血管收缩，血流量减少；冠脉和脑血管扩张，血流量增加。用药后血压升高，脉压加大。使心收缩力增强，心排血量增加。由于血压升高反射性地兴奋迷走神经，故心率不变或稍慢。

2. 支气管 松弛支气管平滑肌；其 α 效应尚可使支气管黏膜血管收缩，减轻充血水肿，有利于改善气道阻塞。但长期应用反致黏膜血管过度收缩，毛细血管压增加，充血水肿反而加重。此外，α 效应尚可加重支气管平滑肌痉挛。

3. 中枢作用 兴奋大脑皮层和皮层下中枢，产生精神兴奋、失眠、不安和震颤等。

【临床应用】

1. 预防支气管哮喘发作和缓解轻度哮喘发作，对急性重度哮喘发作效果不佳。
2. 用于蛛网膜下腔麻醉或硬膜外麻醉引起的低血压及慢性低血压症。
3. 治疗各种原因引起的鼻黏膜充血、肿胀引起的鼻塞。

【不良反应及注意事项】

大量长期使用可引起震颤、焦虑、失眠、头痛、心悸、发热、出汗、中枢兴奋等不良反应。晚间服用时，常加服镇静催眠药如苯巴比妥以防失眠。

甲状腺功能亢进症、高血压、动脉硬化、心绞痛等患者禁用。

▶【学做结合】2-5

多项选择题：肾上腺素临床可用于（　　）。
A. 心脏停搏　　　B. 支气管哮喘　　　C. 鼻黏膜和牙龈出血
D. 心力衰竭　　　E. 与局麻药配伍，防止其吸收中毒

二、α 受体激动药

去甲肾上腺素（Norepinephrine，NE）

去甲肾上腺素是去甲肾上腺素能神经末梢释放的递质，也可由肾上腺髓质少量分泌。药用为人工合成品，化学性质及配伍禁忌与肾上腺素相似。

【体内过程】

口服去甲肾上腺素后胃黏膜血管收缩，吸收极少，且易被碱性肠液破坏，因此口服无效。皮下注射或肌内注射时，因血管强烈收缩，易发生局部组织坏死。一般采用静脉滴注给药。在体内迅速再摄取或代谢，药效维持时间短。

【药理作用】

主要激动 α 受体，对心脏 $β_1$ 受体作用较弱，对 $β_2$ 受体几无作用。主要对血管、心脏、血压产生影响。

1. 血管　激动 $α_1$ 受体，使身体内的小动脉和小静脉收缩。皮肤黏膜血管收缩最强，其次是肾、脑、肝、肠系膜及骨骼肌血管，冠状血管可因心脏兴奋产生大量腺苷等代谢产物而舒张。
2. 心脏　激动心脏 $β_1$ 受体，使心肌收缩力加强，心率加快，传导加速，心排血量增加。在整体情况下，由于血管收缩，血压升高可反射性减慢心率。大剂量也可致心律失常但较肾上腺素少见。
3. 血压　小剂量滴注时由于心脏兴奋，收缩压升高，此时血管收缩作用尚不十分剧烈，故舒张压升高不多而脉压加大。较大剂量时，因血管强烈收缩使外周阻力明显增高，故收缩压升高的同时舒张压也明显升高，脉压变小。

【临床应用】

1. 用于治疗急性心肌梗死、体外循环、嗜铬细胞瘤切除等引起的低血压症状。
2. 对血容量不足所致的休克或低血压，可作为急救时补充血容量的辅助治疗，使患者血压回升，可暂时维持脑与冠状动脉灌注，直到补足血容量，发挥治疗作用。
3. 可用于治疗椎管内阻滞时的低血压及心搏骤停复苏后的血压维持。

【不良反应及注意事项】

1. 局部组织缺血性坏死　静脉滴注时间过长、浓度过高或药液漏出血管，可引起局部组织缺血性坏死。如发现外漏或出现注射部位皮肤发白，应立即更换注射部位，局部热敷，用 α 受体阻断药酚妥拉明局部浸润注射，以扩张血管。
2. 急性肾衰竭　静脉滴注时间过长或剂量过大，肾血管强烈收缩，血流减少，可能出现尿量减少、无尿和肾实质损伤，用药期间要注意观察尿量。

3. 高血压、动脉硬化、器质性心脏病及少尿无尿患者与孕妇禁用；可卡因中毒患者禁用。心动过速患者禁用。

三、β 受体激动药

异丙肾上腺素（Isoprenaline）

【体内过程】

口服易在肠黏膜与硫酸结合而失效，气雾剂吸入给药，吸收较快。舌下含药可经舌下静脉丛迅速吸收。不易透过血脑屏障，中枢作用不明显。吸收后主要在肝及其他组织中被 COMT 所代谢。异丙肾上腺素较少被 MAO 代谢，也较少被去甲肾上腺素能神经所摄取，因此其作用维持时间较肾上腺素略长。

【药理作用】

异丙肾上腺素激动 β_1 和 β_2 受体，产生 β 型效应，对 α 受体几无作用。主要对心脏、血压、支气管及代谢产生影响。

1. 心脏　兴奋心脏 β_1 受体，使心肌收缩力增强，心率加快，传导加速，心排血量和心肌耗氧量增加。能扩张冠脉，增加冠脉流量，但剂量过大可引起血管强烈扩张，反而使灌注量下降。加快心率及传导的作用较强。对正位起搏点的作用比对异位起搏点的作用强，与肾上腺素相比，不易引起心律失常。

2. 血压　异丙肾上腺素兴奋 β_2 受体，主要是使骨骼肌血管扩张，冠脉血管扩张，对肾和肠系膜血管也有较弱的扩张作用。其心血管作用使收缩压升高、舒张压降低，脉压变大。小剂量时，舒张压略低，冠脉血流量增加；较大剂量时，舒张压明显下降，冠脉灌注压低，冠脉有效血流量不增加。

3. 支气管　激动支气管平滑肌 β_2 受体，舒张支气管平滑肌，解除支气管痉挛，作用略强于肾上腺素。但与肾上腺素不同，异丙肾上腺素不能收缩支气管黏膜血管和消除支气管黏膜水肿。

4. 代谢　激动 β_1、β_3 受体，促进糖原分解及游离脂肪酸释放，使组织耗氧量增加，作用似肾上腺素，但升糖作用较弱。

【临床应用】

1. 支气管哮喘　舌下或喷雾给药，用于控制支气管哮喘急性发作，疗效快而强。

2. 房室传导阻滞　治疗Ⅱ、Ⅲ度房室传导阻滞，采用舌下含服给药或静脉滴注给药。

3. 心脏停搏　对停搏的心脏有起搏作用，适用于溺水、麻醉意外、电击、严重房室传导阻滞或窦房结功能衰竭而引起的心脏停搏，常与去甲肾上腺素或间羟胺合用于心室内注射。

4. 感染性休克　对心排血量低、外周阻力高的感染性休克有一定疗效，但应注意补足血容量。

【不良反应】

常见不良反应有心悸、头晕等。用药过程中应注意控制心率。禁用于冠心病、心肌炎和甲状腺功能亢进症等。

多巴酚丁胺（Dobutamine）

多巴酚丁胺选择性激动 β_1 受体，加强心肌收缩力，增加心排血量，心率加快不明显。临床主要用于心脏术后或心肌梗死并发的心力衰竭，也可用于难治性心力衰竭。梗阻性肥厚型心肌病患者禁用。

> 【学做结合】2-6
> 可用于治疗休克和急性肾衰竭的药物是（　　）。
> A. 去甲肾上腺素　　　　B. 多巴胺　　　　C 肾上腺素
> D. 异丙肾上腺素　　　　E. 多巴酚丁胺

点滴积累

1. 肾上腺素可激动 α 受体、β 受体，α 受体激动使皮肤、黏膜、内脏血管收缩，β 受体激动使心脏兴奋，冠状动脉血管和骨骼肌血管扩张，支气管平滑肌舒张并促进代谢，主要用于心脏复苏、过敏性休克等。

2. 多巴胺激动 α 受体、β 受体、多巴胺受体，可舒张肾血管，增加肾血流量、排钠利尿。临床用于抗休克及急性肾衰竭。

3. 麻黄碱激动 α 受体、β 受体，作用缓和、持久，临床用于轻症哮喘、低血压、鼻塞等。

4. 去甲肾上腺素主要激动 α 受体，对 $β_1$ 受体有一定激动作用，可兴奋心脏，收缩血管，升高血压，用于早期神经源性休克，药物中毒引起的低血压和上消化道出血。间羟胺作用与去甲肾上腺素相似而较弱，升压温和持久，用于抗休克。

5. 异丙肾上腺素主要激动 β 受体，可用于支气管哮喘、房室传导阻滞、心脏停搏等。

第五节　肾上腺素受体阻断药

学习引导

肾上腺素受体阻断药能选择性阻断肾上腺素受体，拮抗去甲肾上腺素能神经递质或肾上腺素受体激动药的作用。这类药物按其对 α、β 受体的选择性的不同，分为 α 受体阻断药、β 受体阻断药。这些药物在机体中会产生怎样的作用？在临床上如何应用？怎样合理选用此类药物？我们一同来认识它们。

肾上腺素受体阻断药

学习目标

知识目标
1. 掌握　β 受体阻断药的药理作用、临床应用、不良反应及禁忌证。
2. 熟悉　α 受体阻断药的药理作用及临床应用。
3. 了解　其他肾上腺素受体阻断药的药理作用及临床应用。

能力目标
能对本类药品分类识别，能解读处方，为患者提供用药咨询，用药指导。

素质目标
1. 养成严谨的工作习惯，关爱患者，安全用药。
2. 建立良好的作息习惯，合理规划娱乐时间，有原则意识和自控能力以及抵制诱惑的能力。

> **拓展链接**
>
> **一切为了人民健康——我们这十年**
>
> 破解群众看病贵问题一直是我国深化医改的重要目标。截至2022年6月底，275个协议期内的谈判药品在全国18.41万家定点医药机构配备，实现了群众"买得到、用得上、能报销"的愿望。
>
> 国家医保局主要在两方面降低百姓的医药费用负担。其中一个方面是推进药品集中带量采购。2018年以来，国家医保局会同有关部门以带量采购为核心，推进药品和高值医用耗材的集采改革向深度和广度拓展。
>
> 从改革的成效看，集采有力地促进了药品和耗材价格回归合理水平。国家组织药品的集采平均降价超过50%，心脏支架、人工关节的集采平均降价超过80%，累计节约费用在3000亿元左右。在降价的同时，集采兑现了带量的承诺，群众使用原研药和通过仿制药质量和疗效一致性评价药品的比例超过了90%，高质量药品的可及性大幅提升。通过量价挂钩，以量换价，从机制上破解了医药价格虚高问题。
>
> 第二方面，建立了医保药品目录的动态调整机制。2018年以来，每年动态调整医保的药品目录共进行了4次，四年累计调入507种，调出391种，目录内的西药和中成药数量增加到了2860种。其中，整合全国需求谈判议价将250种新药纳入目录，平均降价超过50%。
>
> 随着国家医保政策的陆续完善，随着新特药陆续研发面世，一批又一批新药通过谈判降价进入目录，患者受益面不断扩大，更进一步减轻患者负担。
>
> 生在这样的国家，何其有幸。这个国家在一直向前，始终有一群信念坚定的人，在黑暗中逐光，在磨难中前行，为我们找一条路。永远相信，永远不放弃。
>
> 摘自《人民网》

一、α受体阻断药

α受体主要分布在心脏、冠状动脉、皮肤黏膜、骨骼肌血管、脑血管以及胃肠平滑肌和括约肌上。α受体阻断药能选择性地与α肾上腺素受体结合，其本身不激活或较少激活肾上腺素受体，却能阻碍去甲肾上腺素能神经递质及肾上腺素受体激动药与α受体结合，从而产生抗肾上腺素作用。它们能将肾上腺素的升压作用翻转为降压作用，这个现象称为"肾上腺素作用的翻转"。因此，当α受体阻断药过量引起低血压时，可使用α受体激动药去甲肾上腺素治疗，而不能使用肾上腺素进行治疗。

α受体阻断药临床中应用广泛，代表性药物有甲磺酸酚妥拉明、布那唑嗪、特拉唑嗪、哌唑嗪、多沙唑嗪、妥拉唑林、盐酸乌拉地尔等。

酚妥拉明（Phentolamine）

【药理作用】

酚妥拉明可竞争性、非选择性阻断α_1和α_2受体，产生抗肾上腺素样作用，为短效α受体阻断药。主要对血管、心脏等产生影响。

1. 血管　通过阻断胞突接合后血管中α_1和α_2受体，引起血管扩张和血压降低，以小动脉为主，静脉次之，结果使体循环和肺循环阻力下降，动脉压降低。

2. 心脏　通过阻滞α_2受体，可增加去甲肾上腺素释放，引起心肌收缩力增强和心动过速。

由于胞突接合前 α_1 受体的阻断作用,导致增加神经元的去甲肾上腺素的释放,增强心肌收缩力和速率。静脉给药后,可使全身平均动脉压和全身血管阻力得到暂时的下降。

3. 其他　酚妥拉明还可降低肾灌注压,引起水钠潴留。它亦能对去甲肾上腺素引起的血管收缩反应产生拮抗作用。

【临床用途】

可用于治疗血管痉挛性疾病,如肢端动脉痉挛症、手足发绀症、感染、中毒性休克及嗜铬细胞瘤的诊断试验,对室性早搏也有一定疗效。

二、β 受体阻断药

β受体阻断药能与去甲肾上腺素能神经递质或肾上腺素受体激动药竞争β受体从而拮抗其β效应。本类药物品种多,在心血管系统疾病中使用较多,本节仅介绍常见代表药物及β受体阻断药的共同作用。

1. 药理作用

(1) 抑制心脏　通过阻断心脏 β_1 受体,使心肌收缩力减弱,心率减慢,传导减慢,心排出量减少,心肌耗氧量降低。

(2) 血管和血压　通过阻断血管平滑肌上的 β_2 受体,加之心脏功能被抑制,反射性地兴奋交感神经,引起血管收缩,外周阻力增加,使血管的血流量减少。

(3) 支气管　阻断支气管平滑肌上的 β_2 受体,使支气管平滑肌收缩,呼吸道阻力增大。

(4) 抑制代谢　抑制糖原及脂肪分解,抑制肾上腺素引起的高血糖反应。

(5) 内在拟交感活性　在阻断β受体的同时,还具有微弱的β受体激动作用。

(6) 膜稳定作用　某些β受体阻断药能稳定神经细胞膜产生局麻样作用,稳定心肌细胞膜。

2. 临床应用

(1) 心律失常　对各种原因引起的心律失常有效。

(2) 高血压　使高血压患者的血压下降,并伴有心率减慢。

(3) 心绞痛　对典型的心绞痛治疗效果良好,可改善心脏功能。

(4) 甲状腺功能亢进症　用于降低基础代谢率、减慢心率,控制激动不安、心动过速等症状。

3. 不良反应及注意事项

主要不良反应为恶心、呕吐、轻度腹泻等消化道症状,还可引起皮疹、血小板减少等过敏反应,可抑制心脏功能引起窦性心动过速、房室传导阻滞、急性心功能不全等,诱发或加重支气管哮喘,可引起疲劳、失眠、精神抑郁等症状。

哮喘患者、精神疾病患者、糖尿病患者等慎用或禁用此类药物。本类药物可引起反跳现象,长期用药不可突然停药,待病情控制后应逐渐减量停药。

常用的β受体阻断药的分类及特点见表 2-3。

表 2-3　常用的 β 受体阻断药的分类及特点

按受体不同分类	药物	作用特点
非选择性β受体阻断药	普萘洛尔	竞争性阻滞 β_1、β_2 受体,主要对糖脂代谢以及气管影响较大
选择性 β_1 受体阻断药	美托洛尔 比索洛尔 阿替洛尔	可特异性阻断 β_1 受体,对 β_2 受体的影响相对较小。对心肌细胞影响较大,高血压伴心率增快者推荐美托洛尔和比索洛尔
α,β受体阻断药	卡维地洛 拉贝洛尔	阻断 α_1、β受体,产生周围血管舒张作用,主要用于中、重度高血压

点滴积累

1. α受体阻断药可扩张血管，兴奋心脏，主要用于外周血管痉挛性疾病、休克及嗜铬细胞瘤等疾病的治疗。α受体阻断药过量引起低血压时不可用肾上腺素对抗，因其可翻转肾上腺素的升压作用，此时应选用α受体激动药去甲肾上腺素对抗。

2. β受体阻断药的药理作用包括阻断β受体、内在拟交感活性和膜稳定作用等。其阻断β受体作用表现为心脏抑制，血管收缩（长期应用可降低高血压患者外周阻力）、支气管平滑肌收缩，肾素分泌减少及代谢减慢等。临床主要用于治疗高血压、心绞痛、心律失常、甲状腺功能亢进症等。长期用药者不能突然停药，以防"反跳现象"。

学习评价

一、单项选择题

1. 能翻转肾上腺素升压作用的药物是（　　）。
   A. 间羟胺　　　　B. 普萘洛尔　　　　C. 阿托品　　　　D. 酚妥拉明

2. 在静滴去甲肾上腺素治疗神经性休克时，发现患者给药部位出现皮肤苍白、皮温下降，此时除更换注射部位、热敷外还可给予何种药物局部封闭治疗？（　　）
   A. 多巴胺　　　　B. 阿托品　　　　C. 酚妥拉明　　　　D. 普萘洛尔

3. 溺水患者，出现呼吸、心跳停止，抢救时除积极进行人工呼吸、心脏按压外，还应选用下列何种措施进行抢救？（　　）
   A. 静滴去甲肾上腺素　　　　B. 异丙肾上腺素喷雾给药
   C. 静滴多巴胺　　　　D. 肾上腺素心室内注射

4. 出现腹泻、腹痛就诊，医生给予解痉药阿托品 0.3mg，服药后腹痛、腹泻缓解，但患者感到视物模糊、口干等，这属于药物的何种不良反应？（　　）
   A. 毒性反应　　　　B. 依赖性　　　　C. 耐受性　　　　D. 副作用

5. 去甲肾上腺素静滴时间过长引起的最严重不良反应是（　　）。
   A. 血压过高　　　　B. 静滴部位出血坏死　　　　C. 变态反应　　　　D. 急性肾衰竭

6. 防治硬膜外麻醉引起的低血压宜选用（　　）。
   A. 麻黄碱　　　　B. 肾上腺素　　　　C. 去甲肾上腺素　　　　D. 多巴胺

7. 阿托品抗休克的主要作用方式是（　　）。
   A. 扩张支气管，增加肺通气量　　　　B. 扩张血管，改善微循环
   C. 舒张冠脉及肾血管，增加心脏和肾的供血　　　　D. 解除迷走神经对心脏抑制，兴奋心脏

8. 新斯的明对下列效应器兴奋作用最强的是（　　）。
   A. 心血管　　　　B. 腺体　　　　C. 支气管平滑肌　　　　D. 骨骼肌

9. 禁用新斯的明的患者是（　　）。
   A. 腹胀　　　　B. 支气管哮喘
   C. 阵发性室上性心动过速　　　　D. 重症肌无力

10. 阿托品与M受体有较强的亲和力而无内在活性，属于（　　）。
    A. 拟胆碱药　　　　B. 拟肾上腺素药　　　　C. 抗胆碱药　　　　D. 抗肾上腺素药

11. 下列哪种是激动β$_2$受体的主要效应？（　　）
    A. 舒张支气管平滑肌　　B. 加强心肌收缩　　C. 骨骼肌舒张　　D. 胃肠平滑肌收缩

12. 可用于治疗心源性哮喘的药物是（　　）。
    A. 异丙肾上腺素　　　　B. 色甘酸钠　　　　C. 氨茶碱　　　　D. 沙丁胺醇

13. 一感染性休克患者，脉搏细弱，血压下降，尿量明显减少，较好的治疗药物是（　　）。
　　A. 肾上腺素　　　　B. 多巴胺　　　　C. 去甲肾上腺素　　D. 麻黄碱
14. β受体阻断剂一般不用于（　　）患者。
　　A. 心律失常　　　　B. 心绞痛　　　　C. 青光眼　　　　　D. 支气管哮喘
15. 下列受体与其激动剂搭配正确的是（　　）。
　　A. α受体—肾上腺素　　　　　　　　B. β受体—可乐定
　　C. M受体—烟碱　　　　　　　　　　D. N受体—毛果芸香碱

二、多项选择题

1. 去甲肾上腺素消除的方式是（　　）。
　　A. 单胺氧化酶破坏　　B. 环加氧酶氧化　　C. 儿茶酚氧位甲基转移酶破坏
　　D. 经突触前膜摄取　　E. 磷酸二酯酶代谢
2. M受体兴奋时的效应是（　　）。
　　A. 腺体分泌增加　　　B. 胃肠平滑肌收缩　　C. 瞳孔缩小
　　D. A-V传导加快　　　E. 心率减慢
3. 关于去甲肾上腺素的描述，哪些是正确的？（　　）
　　A. 主要兴奋α受体　　B. 是肾上腺素能神经释放的递质　　C. 升压时易出现双向反应
　　D. 在整体情况下出现心率减慢　　　　　　　　　E. 引起冠状动脉收缩
4. N受体激动时可引起（　　）。
　　A. 自主神经节兴奋　　B. 肾上腺髓质分泌　　C. 骨骼肌收缩
　　D. 汗腺分泌减少　　　E. 递质释放减少
5. β受体激动时可产生下列哪些效应？（　　）
　　A. 心率加快　　　　　B. 血管收缩　　　　　C. 支气管平滑肌松弛
　　D. 糖原分解　　　　　E. 瞳孔缩小

三、问答与用药

1. 传出神经系统的受体类型有哪些？有哪些效应？
2. 试述毛果芸香碱对眼的作用和用途。
3. 有机磷酸酯类药物的中毒表现及防治措施有哪些？
4. 试述阿托品的作用、用途和不良反应。

第三章　中枢神经系统药物

课前导语

中枢神经系统药物作用于中枢神经系统，对中枢神经活动起到抑制或兴奋作用，用于治疗中枢神经系统疾病。本章主要介绍镇静催眠药、抗癫痫药及抗惊厥药、抗帕金森病药、抗精神失常药、镇痛药、解热镇痛抗炎药与抗痛风药和中枢兴奋药与脑功能改善药的药理作用及临床应用、不良反应、注意事项及用药指导。

学习要求

1. **掌握**　中枢神经系统药物的作用机制和分类；代表药物的药理作用、临床用途、不良反应及注意事项。
2. **熟悉**　常用药物的用药指导。
3. **了解**　中枢神经系统药物的用法及药物相互作用。

知识导图

【衔接 1+X 证书】

中级	高级
1. 能熟识常用中枢神经系统药物的商品名、英文名。 2. 能介绍常用中枢神经系统药物的作用机理及体内过程特点。 3. 能介绍新药的特点并进行同类药品的比较。 4. 能根据失眠、癫痫、精神失常、帕金森病、发热、疼痛等神经系统常见疾病症状提供药学咨询和用药安全指导。	1. 能介绍常见复方制剂的配伍原理。 2. 能解释处方中联合用药的目的。 3. 能判断处方中起协同作用的药品。 4. 能判断处方中起拮抗作用的药品。 5. 能对老人、小儿、孕妇、哺乳期妇女及其他特殊群体进行用药指导。

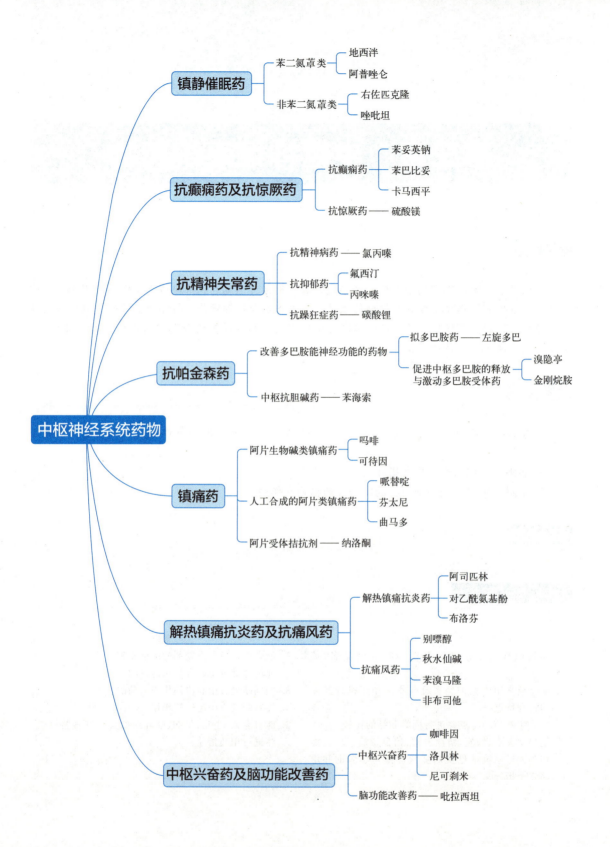

第一节　镇静催眠药

 学习引导

能够引起镇静和近似生理睡眠的药物，称为镇静催眠药，是对中枢神经系统有抑制作用的药物。小剂量产生镇静作用，较大剂量可产生催眠作用。镇静催眠药按化学结构分为三类：苯二氮䓬类，如地西泮（安定）、氟西泮（氟安定）；巴比妥类，如苯巴比妥、戊巴比妥；其他类，如佐匹克隆、右佐匹克隆、唑吡坦、水合氯醛、甲丙氨酯等。苯二氮䓬类药物因抗焦虑和镇静催眠临床疗效较好，不良反应较少，安全范围大，大剂量也不易出现麻醉和中枢麻痹等优点，为目前常用镇静催眠药，取代了巴比妥类等传统镇静催眠药。一些新型镇静催眠药，如佐匹克隆、唑吡坦等，因作用机制明确，大多可选择性增加慢波睡眠，且副作用少，现临床应用也较多。

那么，镇静催眠药具体有哪些？其药理作用有哪些，临床应用是怎样的？主要不良反应及注意事项有哪些？怎样合理用药？下面我们来学习。

 学习目标

知识目标
1. 掌握　地西泮、阿普唑仑的药理作用、作用机制、临床应用和主要的不良反应。
2. 熟悉　右佐匹克隆、唑吡坦的药理作用、作用机制、临床应用和主要的不良反应。
3. 了解　艾司唑仑、三唑仑、水合氯醛的作用及其用途。

能力目标
1. 能对镇静催眠药进行分类识别，能解读处方，为患者提供用药咨询，用药指导。
2. 能掌握药物的作用规律，根据用药情况判断是否出现药物过量现象。

素质目标
1. 安全用药，合理用药，养成严谨的工作作风，关爱患者，更好地为患者服务。
2. 勤于思考，能够理论联系实际解决患者的疑惑。

拓展链接

关注睡眠与睡眠障碍，关注健康

睡眠是人体的一种主动过程，脑干尾端睡眠中枢发出冲动向上传导于大脑皮质，与控制觉醒状态的脑干网状结构上行激动系统作用，从而调节睡眠与觉醒的相互转化。睡眠可以恢复精神和解除疲劳。充足的睡眠、均衡的饮食和适当的运动，是国际社会公认的三项健康标准。2001年，国际精神卫生和神经科学基金会主办的全球睡眠和健康计划发起了一项全球性的活动，为了引起人们对睡眠重要性和睡眠质量的关注，将每年初春的第一天，即3月21日定为"世界睡眠日"。

因为夜生活比较丰富、长期熬夜，失眠在现代人中很常见，医学研究表明，偶尔失眠会造成第二天疲倦和动作不协调，长期失眠则会带来注意力不能集中、记忆出现障碍和学习力不从心等后果。

> 失眠已经成为一个影响现代人健康的重要问题，它不仅影响人的情绪，甚至能影响人的免疫系统。因此我们应该努力改善生活与工作方式，关注睡眠质量，关注生活质量。关注睡眠就是关注健康！

镇静药可使人处于安静或思睡状态，催眠药可引起类似正常的睡眠，两者并没有明显界限，常因剂量不同而产生不同效果，小剂量抗焦虑、镇静，较大剂量时催眠，大剂量麻醉、抗惊厥，统称镇静催眠药，对中枢的抑制作用逐渐加深，依次可产生镇静、催眠、抗惊厥、麻醉，甚至昏迷、死亡。

正常生理性睡眠可分为非快动眼睡眠（non-rapid eye movement sleep，NREMS）和快动眼睡眠（rapid eye-movement sleep，REMS）两个时相，NREMS 又可分为 1、2、3、4 期，其中 3、4 期合称为慢波睡眠（slow wave sleep，SWS），夜惊和睡行症常发生在 SWS 期，梦境多发生在 REMS 时相。在正常生理状态下，两个时相交替进行，如果人为干扰缩短了 REMS 时相的时间，则当干扰去除后，该时相的时间会反跳性延长而产生多梦。

一、苯二氮䓬类

苯二氮䓬类（benzodiazepine，BDZ）是目前临床最常用的镇静催眠药，本类药物可以缩短入睡潜伏期，显著改善患者症状，同时可改变睡眠结构，镇静催眠作用较强。

作用机制：激动苯二氮䓬受体，可加强或易化中枢抑制性神经递质 γ-氨基丁酸（GABA）的作用。苯二氮䓬受体为功能性超分子（supramolecular）的功能单位，是 BDZ 受体-GABA 受体-Cl⁻ 通道复合物的组成部分。受体复合物位于神经细胞膜，主要调控氯通道。苯二氮䓬类药物可激动苯二氮䓬受体，促进 GABA 与其受体的结合或易化 GABA 受体与 Cl⁻ 通道的联系，增加 Cl⁻ 通道开放的频率，从而使得 Cl⁻ 大量内流，引起突触后神经元的超极化，抑制神经元的放电，降低神经元兴奋性，实现中枢抑制。如图 3-1 所示。

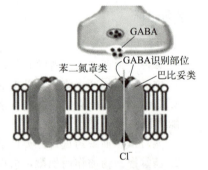

图 3-1 苯二氮䓬类药作用机制模式图

临床常用的药物是地西泮。在地西泮的基础上进一步改造得到了硝西泮（Nitrazepam）、氯硝西泮（Clonazepam）、氟西泮（Flurazepam）等苯二氮䓬类镇静催眠药物；在苯二氮䓬环上并入三唑环，可增加化合物的稳定性、提高与受体的亲和力和活性，如艾司唑仑（Estazolam）、阿普唑仑（Alprazolam）和三唑仑（Triazolam）等。根据半衰期的长短，分为长效、中效、短效三类苯二氮䓬类药物，详见表 3-1。

表 3-1 常用苯二氮䓬类药的作用时长及分类

类别	作用时长	代表药物
长效	≥24 小时	地西泮、氟西泮
中效	10～24 小时	氯硝西泮、劳拉西泮、阿普唑仑、艾司唑仑
短效	<8 小时	三唑仑、咪达唑仑

地西泮（Diazepam）

【体内过程】

口服吸收快而完全，生物利用度约 76%。0.5～2 小时血药浓度达峰值，4～10 天血药浓度达稳态，$t_{1/2}$ 为 20～70 小时。血浆蛋白结合率高达 99%，地西泮及其代谢物脂溶性高，容易穿透血脑屏障；可通过胎盘，可分泌入乳汁。主要在肝脏代谢，代谢产物去甲地西泮和去甲羟地西泮等亦有不同程度的药理活性。有肠肝循环，长期用药有蓄积作用。代谢产物可滞留在血液中数天甚至数周，停药后消除较慢。主要与葡萄糖醛酸结合而失活，经肾排泄。

【药理作用】

长效苯二氮䓬类药，为中枢神经系统抑制药，可引起中枢神经系统不同部位的抑制，随着用量的加大，临床表现可自轻度的镇静、催眠至抗癫痫、抗惊厥甚至昏迷。

1. 抗焦虑、镇静催眠作用　通过刺激网状结构上行激活系统内的 GABA 受体，提高 GABA 在中枢神经系统的抑制，增强脑干网状结构受刺激后的皮层和边缘性觉醒反应的抑制和阻断。

2. 遗忘作用　地西泮在治疗剂量时可以干扰记忆通路的建立，从而影响近事记忆。

3. 抗癫痫、抗惊厥作用　增强突触前抑制，抑制皮质-丘脑和边缘系统的致痫灶引起的癫痫活动的扩散，但不能清除病灶的异常活动。

4. 中枢性肌松作用　主要抑制脊髓多突触传出通路和单突触传出通路。地西泮由于具有抑制性神经递质或阻断兴奋性突触传递而抑制多突触和单突触反射，也可能直接抑制运动神经和肌肉功能。

【临床应用】

1. 抗焦虑　在小剂量时具有抗焦虑作用，能显著改善焦虑、紧张、恐惧、失眠等症状。其疗效优于其他类药物，目前为抗焦虑症的首选药。

2. 镇静催眠　随剂量增大，产生镇静催眠作用。安全范围大，大剂量也不会引起全身麻醉。可延长 NREMS 第 2 期，缩短慢波睡眠期，可减少夜惊和睡行症。对 REMS 的影响较小，能产生近似生理性睡眠，停药后的反跳症状较轻，连续用药依赖性小，后遗作用小。本类药物是目前临床最常用的镇静催眠药。

3. 抗癫痫和抗惊厥　地西泮有较强的抗惊厥作用，临床可用于小儿高热、破伤风、子痫及药物中毒引起的惊厥；地西泮静脉注射是癫痫持续状态的首选药。

4. 其他　缓解炎症引起的反射性肌肉痉挛等；家族性、老年性和特发性震颤；肌紧张性头痛；麻醉前给药。

【不良反应及注意事项】

1. 不良反应

（1）中枢神经症状：有嗜睡、头昏、乏力、皮疹、低血压等；大剂量可有共济失调、震颤；个别病人发生兴奋、多语、欣快感、睡眠障碍，甚至幻觉、情绪失常、癫痫样发作等急性脑功能障碍。停药后，上述症状很快消失。

（2）少数患者也可见腹泻、疲劳、肌无力等。

2. 耐受性与依赖性　长期应用产生耐受性与依赖性，久用骤停出现戒断症状，失眠、焦虑、噩梦、激动、震颤、惊厥等。发生率比巴比妥类低。按照二类精神药品管理。

3. 急性中毒　静脉注射每分钟超过 5mg 或者滴速过快、口服剂量过大，可致低血压、心动过缓、运动功能失调、昏迷及呼吸抑制。急性中毒要在维持呼吸和循环的前提下，采用洗胃、导泻等措施，采用呼吸兴奋药、苯二氮䓬受体阻断药氟马西尼（Flumazenil）抢救。

4. 注意事项　肝肾功能损害者能延长本药消除半衰期。癫痫患者突然停药可引起癫痫持续状态；严重的精神抑郁可使病情加重，甚至产生自杀倾向，应采取预防措施。避免长期大量使用而成瘾，如长期使用应逐渐减量，不宜骤停。对本类药耐受量小的患者初用量宜小。

【药物相互作用】

本品与苯妥英钠等药酶诱导剂合用时可改变后者的代谢速度和血药浓度。与易成瘾和其他可能成瘾药合用时，成瘾的危险性增加。具有中枢神经系统抑制作用的其他药物可增强本品的镇静、呼吸及心血管抑制作用。

【用药指导】

用药步骤	用药指导要点
用药前	对苯二氮䓬类药物过敏者应慎用
用药中	(1)漏服地西泮药物,不可盲目补服;如果已到达下次服药时间,可正常使用下次剂量;切记不要一次使用两倍剂量,以免剂量加倍产生毒副作用。 (2)使用本药超量或中毒时,需尽快就诊及早对症处理。急性中毒可用 BDZ 受体拮抗剂氟马西尼抢救,对抗深度中枢抑制。 (3)地西泮的镇静作用在服药最初数日的延续效应明显,故应用时应避免从事驾驶或操纵机械
用药后	(1)长期连续用药可产生依赖性和成瘾性,停药可能发生撤药症状,表现为激动或忧郁。应避免长期大量使用和成瘾。 (2)若长期使用本药,停药前应逐渐减量,不要骤停

阿普唑仑（Alprazolam）

【体内过程】

口服吸收快而完全,血浆蛋白结合率约为80%。口服后1～2小时血药浓度达峰值,2～3天血药浓度达稳态；$t_{1/2}$ 一般为12～15小时,老年人为19小时。经肝脏代谢,代谢产物α-羟基阿普唑仑也有一定药理活性。经肾排泄。体内蓄积量极少,停药后清除快。可通过胎盘,可分泌入乳汁。

【药理作用】

苯二氮䓬类镇静催眠药和抗焦虑药,作用于中枢神经系统的苯二氮䓬受体,加强中枢抑制性神经递质γ-氨基丁酸（GABA）与GABA受体的结合,促进Cl^-开放,使神经细胞超极化,产生中枢抑制。可引起中枢神经系统不同部位的抑制,随着用量的加大,临床表现可自轻度的镇静、催眠甚至昏迷。

【临床应用】

用于焦虑、紧张、激动,也可用作催眠或焦虑的辅助用药,还可作为抗惊恐药,亦能缓解急性酒精戒断症状。对有精神抑郁的病人应慎用。

【不良反应及注意事项】

1. 不良反应　与地西泮相似,但较轻微。少数患者有倦乏、头晕、口干、恶心、便秘、视力模糊、精神不集中等。久用后停药有戒断症状。

2. 注意事项　肝肾功能损害者能延长本药消除半衰期。癫痫患者突然停药可引起癫痫持续状态；严重的精神抑郁可使病情加重,甚至产生自杀倾向,应采取预防措施。避免长期大量使用而成瘾,如长期使用应逐渐减量,不宜骤停。对本类药耐受量小的患者初用量宜小。从事高空作业、精细工作、危险工作的人员及驾驶员慎用。

【药物相互作用】

与中枢抑制药合用可增加呼吸抑制作用。与易成瘾和其他可能成瘾药合用时,成瘾的危险性增加,应提高警惕。与酒精合用可相互增效,因此,用药期间应避免饮酒或含有酒精的饮品。

氯硝西泮（Clonazepam）

氯硝西泮为抗癫痫、抗惊厥药,通过作用于中枢神经系统的苯二氮䓬受体,使神经元兴奋性降低,既抑制癫痫病灶的发作性放电,也抑制放电活动向周围组织的扩散,对各种类型的癫痫有抑制作用,用于控制各型癫痫,可缓解失神发作、婴儿痉挛症、肌阵挛性发作、运动不能性发作及 Lennox-Gastaut 综合征。常见的不良反应有嗜睡、头昏、共济失调、行为紊乱、异常兴奋、神经过敏易激动（反常反应）、肌力减退等。

其他常用苯二氮䓬类药物见表 3-2。

表 3-2　其他常用苯二氮䓬类药物

药品名称	药理作用及临床应用	不良反应及注意事项
艾司唑仑	镇静催眠、抗惊厥、抗焦虑作用强，主要用于失眠、焦虑症、癫痫、麻醉前给药	嗜睡、乏力、口干等
三唑仑	短效苯二氮䓬类药物。抗惊厥、抗焦虑、镇静催眠、松弛骨骼肌作用。主要用于治疗失眠，包括入睡困难、觉醒频繁、早醒	较常见：头痛、镇静、嗜睡。常见：健忘、注意力不集中、动作失调、头晕、平衡受损、嗜睡、记忆受损。会引起身体和心理依赖性，停药后出现戒断症状
咪达唑仑	催眠和镇静作用，抗焦虑、抗惊厥和肌肉松弛作用。主要用于治疗失眠，亦可在外科手术或诊断检查前诱导睡眠使用，可提高麻醉药的镇痛效果	最常见不良反应为恶心和头晕，在服用其他镇静催眠药物后不久，又服用了咪达唑仑，会引起危险的副作用

二、非苯二氮䓬类

右佐匹克隆（Eszopiclone）

右佐匹克隆是佐匹克隆的右旋体，比佐匹克隆作用强，人体对其耐受性好，不易形成药物依赖，改善睡眠的效果较好。

【药理作用】

右佐匹克隆是一种非苯二氮䓬类催眠药，催眠作用的确切机制尚不清楚，但认为是作用于与苯二氮䓬受体偶联的 GABA 受体复合物引起的。

【临床应用】

用于失眠症的短期治疗。可缩短入睡时间，延长睡眠时间。治疗脑卒中、帕金森病、精神分裂症、围绝经期、高血压、心力衰竭等多种疾病并发的睡眠障碍、眩晕症等，均有较好的效果。

【不良反应及注意事项】

1. 不良反应　头晕、嗜睡、头痛、恶心、腹泻和眩晕。偶有精神错乱、抑郁、幻觉、失眠、异常兴奋、呼吸困难、遗忘、视物模糊、呕吐、血压下降、皮疹等。

2. 注意事项　经 7～10 天治疗后失眠仍不能缓解，可能提示存在需要诊治的原发性躯体和/或精神疾病。与其他中枢神经系统抑制剂合用应进行剂量的调整。

【药物相互作用】

与神经肌肉阻滞药、中枢神经抑制药合用，镇静作用增强；与苯二氮䓬类催眠药合用可增加戒断症状；与酒精合并使用时，对精神运动活动的作用增强。右佐匹克隆主要经 CYP3A4 代谢，与强效 CYP3A4 抑制剂酮康唑等合并用药可增加血药浓度。

【用药指导】

用药步骤	用药指导要点
用药前	(1)应在临睡前服用。 (2)患者伴有呼吸障碍或其他疾病、抑郁应慎用。
用药中	(1)用药期间禁止饮酒，进食高脂食物后立即服用本药，可能减弱本药对睡眠潜伏期的作用。 (2)服用后及第二天患者应避免从事危险性工作，如驾驶或操作设备等。 (3)用药后若出现头晕、头痛、恶心、腹泻、皮疹、呼吸困难等不良反应要立即停止用药,请及时告知医生
用药后	(1)用药时间不宜过长，一般不超过 4 周，可间断使用。 (2)停药时须逐渐减量，且不可擅自停药。 (3)可能引起复杂睡眠行为，包括梦行症和在不完全清醒的情况下从事其他活动，从而导致严重损伤(包括死亡)。如出现复杂睡眠行为,应立即就诊

唑吡坦（Zolpidem）

唑吡坦是一种咪唑并吡啶类新型催眠药物，可缩短睡眠潜伏期，减少觉醒次数，延长总睡眠时间并改善睡眠质量，且在推荐剂量时不影响异相睡眠总持续时间（快动眼睡眠）。限用于偶发性失眠症、暂时性失眠症情况下的严重睡眠障碍的治疗及长期失眠的短期治疗。

服用唑吡坦且未完全清醒的患者中可能发生梦游症，如梦中驾车、做饭、打电话等，患者醒后对发生的事件无记忆。因唑吡坦引起的意识水平下降和肌肉无力等原因，患者还可能发生跌伤、撞伤或其他严重损害。服用后不建议驾驶机动车、操纵机械或从事其他需要精神警觉度的工作。

其他常用非苯二氮䓬类药物见表3-3。

表3-3 其他常用非苯二氮䓬类药物

药品名称	药理作用及临床应用	不良反应及注意事项
水合氯醛	通过引起近似生理性睡眠来诱导入睡，从而可用于治疗失眠，缩短REMS，醒后无后遗效应；在较大剂量时又有抗惊厥作用，可用于治疗小儿高热、破伤风及子痫引起的惊厥	久用可产生耐受性和依赖性，突然停药可产生戒断症状，停止治疗时要逐渐减量；对胃有刺激性，溃疡患者不宜口服
苯巴比妥	用于治疗焦虑、失眠（用于睡眠时间短早醒患者）、癫痫及运动障碍。可缓解焦虑所造成的坐立不安、失眠、呼吸紧迫、多汗、皮肤潮红或苍白、心悸等症状。是治疗癫痫大发作及局限性发作的重要药物，也可用作抗高胆红素血症药及麻醉前用药	用于抗癫痫时最常见的不良反应为镇静，但随着疗程的持续，其镇静作用逐渐变得不明显。可能引起微妙的情感变化，出现认知和记忆的缺损

【学做结合】3-1

李某某，有失眠症，长期服用艾司唑仑，每次去医院都希望医生给他开足一个月的剂量，这种做法合理吗？

点滴积累

1. 苯二氮䓬类是目前临床最常用的镇静催眠药，本类药物可以缩短入睡潜伏期，显著改善患者症状，同时改变了睡眠结构，镇静催眠作用较强。

2. 阿普唑仑是苯二氮䓬类镇静催眠药和抗焦虑药，用于焦虑、紧张、激动，也可用作催眠或焦虑的辅助用药，还可作为抗惊恐药，亦能缓解急性酒精戒断症状。

3. 右佐匹克隆用于失眠症的短期治疗。可缩短入睡时间，延长睡眠时间。治疗脑卒中、帕金森病、精神分裂症、围绝经期、高血压、心力衰竭等多种疾病并发的睡眠障碍、眩晕症等，均有较好的效果。

第二节 抗癫痫药及抗惊厥药

学习引导

癫痫是一种中枢神经系统疾病，是指以反复癫痫发作为共同特征的慢性脑部疾病状态。2017年国际抗癫痫联盟（ILAE）提出将癫痫分为四个大类，即局灶性、全面性、全面性合并局灶性以及不明分类的癫痫。癫痫是神经系统疾病中患病率仅次于脑卒中的第二大常见疾病，因其致残率高、病程长，是当前世界范围的医疗难题及社会公共卫生问题。在此背景下，许多国家和地区的权威机构均制定和推广了诸多与癫痫相关的临床指南，以推动癫痫的规范化诊治。那么，抗癫痫药具体有哪些？其表现出的药理作用有哪些，临床应用是怎样的？主要不良反应及注意事项有哪些？怎样合理用药？下面我们来学习。

学习目标

知识目标

1. 掌握 苯妥英钠、苯巴比妥、卡马西平为代表的药理作用、作用机制、临床应用和主要的不良反应。
2. 熟悉 丙戊酸钠、乙琥胺等的药理作用、作用机制、临床应用和主要的不良反应。
3. 了解 抗惊厥药硫酸镁的作用及其用途。

能力目标

1. 能对抗癫痫药进行分类识别，能解读处方；为患者提供用药咨询、用药指导。
2. 能掌握药物的作用规律，根据用药情况判断是否出现药物过量现象。

素质目标

1. 安全用药，合理用药，养成严谨的工作作风，关爱患者，更好地为患者服务。
2. 勤于思考，能够理论联系实际解决患者的疑惑。

拓展链接

由昆明开往重庆的G2878次高铁上，一位乘客突发疾病，南川区人民医院医生邹权森挺身而出，果断施救，经后续入院治疗，患者最终转危为安。

当天下午6点左右，正在列车上的邹权森突然听到寻医广播，急忙来到发病乘客所在车厢，只见一位男子口吐白沫，四肢不停抽搐，意识模糊。"考虑癫痫发作"，邹权森作出初步判断后，立即上前一步："我是南川区人民医院的医生，乘客可能是癫痫发作，请让我来处理。"听了邹权森的话，之前已开始施救的热心乘客为他让出了通道。将男子的嘴用笔固定，防止咬舌；清理口腔内的泡沫，把男子的头偏向一侧，防止误吸引起支气管堵塞；将男子摆放一个舒适体位，避免四肢受伤……实施一系列处置后，邹权森为男子测量了血压，排除了因脑出血而引发的癫痫。

列车长也及时拨打了120，当高铁到达赶水东站后，大家一起把男子送上了救护车。第二天，邹权森接到乘务员的电话，得知男子确为癫痫发作，目前已无大碍，才放下了心中的大石。

这样的事件经常发生，在疾病突发的情况下，是我们的医生挺身而出。这就是医者仁心，这就是我们榜样的力量！

摘自上游新闻

癫痫是脑神经元异常放电引起的慢性反复发作性短暂性脑功能失调综合征。癫痫可见于各个年龄段。儿童癫痫发病率较成人高，随着年龄的增长，癫痫发病率有所降低。65岁以后的老年人由于脑血管病、老年痴呆和神经系统退行性病变增多，癫痫发病率又见上升。由于异常放电的起始部位和传递方式的不同，癫痫发作的临床表现复杂多样。

全面强直-阵挛性发作（大发作）：以突发意识丧失、全身强直和抽搐为特征，典型的发作过程可分为强直期、阵挛期和发作后期。一次发作持续时间一般小于5分钟，常伴有舌咬伤、尿失禁等，并容易造成窒息等伤害。强直-阵挛性发作可见于任何类型的癫痫和癫痫综合征中。若发作持续不断，一直处于昏迷状态者称大发作持续状态，常危及生命。

失神发作（小发作）：典型失神表现为突然发生，动作中止，凝视，叫之不应，可有眨眼，但基本不伴有或伴有轻微的运动症状，结束也突然。通常持续5~20秒，罕见超过1分钟者。主要见于儿童。

强直发作：表现为发作性全身或者双侧肌肉的强烈持续的收缩，肌肉僵直，使肢体和躯体固定在一定的紧张姿势，如轴性的躯体伸展背屈或者前屈。常持续数秒至数十秒，但是一般不超过1分钟。强直发作多见于有弥漫性器质性脑损害的癫痫患者，一般为病情严重的标志，主要为儿童，如Lennox-Gastaut综合征。

肌阵挛发作：是肌肉突发快速短促的收缩，表现为类似于躯体或者肢体电击样抖动，有时可连续数次，多出现于觉醒后。可为全身动作，也可以为局部的动作。肌阵挛发作既可见于一些预后较好的特发性癫痫患者，如婴儿良性肌阵挛性癫痫、少年肌阵挛性癫痫，也可见于一些预后较差、有弥漫性脑损害的癫痫综合征中，如早期肌阵挛性脑病、婴儿重症肌阵挛性癫痫、Lennox-Gastaut综合征等。

失张力发作：是由于双侧部分或者全身肌肉张力突然丧失，导致不能维持原有的姿势，出现猝倒、肢体下坠等表现，发作时间相对短，持续数秒至10余秒，发作持续时间短者多不伴有明显的意识障碍。失张力发作多与强直发作、非典型失神发作交替出现于有弥漫性脑损害的癫痫，如Lennox-Gastaut综合征、Doose综合征（肌阵挛-站立不能性癫痫）、亚急性硬化性全脑炎早期等。但也有某些患者仅有失张力发作，其病因不明。

一次局灶知觉性发作（伴或不伴随后的知觉改变）：与过去的"单纯部分性发作"同义，发作时意识清醒，持续时间数秒至20余秒，很少超过1分钟。根据放电起源和累及的部位不同，单纯部分性发作可表现为运动性、感觉性、自主神经性和精神性，后两者较少单独出现，常发展为复杂部分性发作。

一次局灶知觉损害性发作：与过去的"复杂部分性发作"含义一致，发作时伴有不同程度的意识障碍（局限性发作）。表现为突然动作停止，两眼发直，叫之不应，不跌倒，面色无改变。有些患者可出现自动症，为一些不自主、无意识的动作，如舔唇、咂嘴、咀嚼、吞咽、摸索、擦脸、拍手、无目的走动、自言自语等，发作过后不能回忆。其大多起源于颞叶内侧或者边缘系统，但也可起源于额叶。

癫痫的分型较多，症状及病因复杂，目前对癫痫的治疗以药物控制发作为主，通过抑制异常高频发电的发生或阻断异常高频放电向外周的扩散，减轻或改善症状。常用的抗癫痫药有苯妥英钠、苯巴比妥、乙琥胺、丙戊酸钠、卡马西平等。抗癫痫药物的选择见表3-4。

表3-4 抗癫痫药物的选择

癫痫类型	药物选择
全面强直-阵挛性发作（大发作）、局限性发作	苯妥英钠、苯巴比妥、丙戊酸钠、卡马西平
失神发作（小发作）	丙戊酸钠、乙琥胺、氯硝西泮、硝西泮
肌阵挛发作	氯硝西泮、丙戊酸钠
一次局灶知觉性发作	卡马西平、苯妥英钠、左乙拉西坦
一次局灶知觉损害性发作	卡马西平、丙戊酸钠、苯妥英钠
大发作合并小发作	丙戊酸钠

一、抗癫痫药

苯妥英钠（Phenytoin Sodium）

【体内过程】

苯妥英钠口服吸收较慢且不规则，口服生物利用度约为79%，个体差异大。血浆蛋白结合率约90%，口服后4～12小时血药浓度达峰值。主要在肝脏代谢，代谢物无药理活性，存在肠肝循环，经肾排泄，碱性尿排泄较快，半衰期为20～40小时。因本药碱性强，刺激性大，不宜肌内注射。

【药理作用】

苯妥英钠为抗癫痫药、抗心律失常药。治疗剂量不引起镇静催眠作用。

1. 抗癫痫　机制尚未阐明，一般认为，增加细胞 Na^+ 外流，减少 Na^+ 内流，而使神经细胞膜稳定，提高兴奋阈，减少病灶高频放电的扩散。对超强电休克、惊厥的强直相有选择性对抗作用，而对阵挛相无效或反而加剧，故其对癫痫大发作有良效，而对失神发作无效。

2. 抗心律失常　缩短动作电位间期及有效不应期，还可抑制钙离子内流，降低心肌自律性，抑制交感中枢，对心房、心室的异位节律点有抑制作用，提高房颤与室颤阈值。

3. 抗外周神经痛　稳定细胞膜作用及降低突触传递作用，而具抗神经痛及骨骼肌松弛作用。

4. 其他作用　可抑制皮肤成纤维细胞合成（或）分泌胶原酶。加速维生素D代谢，可引起淋巴结肿大。有抗叶酸作用，对造血系统有抑制作用，可引起过敏反应，有酶诱导作用，静脉用药可扩张周围血管。

【临床应用】

1. 治疗癫痫全面强直-阵挛性发作（大发作）和单纯部分性发作（局限性发作）的首选药，适用于治疗强直发作、复杂部分性发作（精神运动性发作、颞叶癫痫）和癫痫持续状态。本药对小发作和肌阵挛性发作无效，有时甚至增加发作次数。

2. 治疗三叉神经痛、隐性营养不良性大疱性表皮松解、发作性舞蹈手足徐动症、发作性控制障碍（包括发怒、焦虑和失眠的兴奋过度等的行为障碍疾患）、肌强直症及三环类抗抑郁药过量时心脏传导障碍等。

3. 适用于洋地黄中毒所致的室性及室上性心律失常。

【不良反应及注意事项】

1. 不良反应

（1）齿龈增生　儿童发生率高，应加强口腔卫生和按摩齿龈，停药3～6个月消失。

（2）局部刺激　可能引起恶心、呕吐甚至胃炎，饭后服用可减轻。

（3）神经系统反应　眩晕、头痛，严重时可引起眼球震颤、共济失调、语言不清和意识模糊，调整剂量或停药可消失；较多见的神经系统不良反应有头晕、失眠、一过性神经质、颤搐、舞蹈症、肌张力不全、震颤、扑翼样震颤等。

（4）血液系统反应　致粒细胞和血小板减少，常见巨幼红细胞性贫血，可用叶酸加维生素 B_{12} 防治。

（5）其他　引起过敏反应，常见皮疹伴高烧，罕见严重皮肤反应，如剥脱性皮炎、多形糜烂性红斑、系统性红斑狼疮和致死性肝坏死、淋巴系统霍奇金病等。

2. 注意事项　一旦出现症状立即停药并采取相应措施。用药期间需检查血象、肝功能、血钙、口腔、脑电图、甲状腺功能并经常随访血药浓度，防止毒性反应；孕产期使用应妊娠期每月测定一次、产后每周测定一次血药浓度以确定是否需要调整剂量。

【药物相互作用】

苯妥英钠为药酶诱导剂，与左旋多巴、三环类抗抑郁药等合用时，可降低药物的效应；长期应用对乙酰氨基酚患者应用苯妥英钠可增加肝脏中毒的危险，并且疗效降低。长期饮酒可降低苯妥英钠的浓度和疗效，但服药同时大量饮酒可增加血药浓度。与降糖药或胰岛素合用时，因苯妥英钠可使血糖升高，需调整后两者用量。

【用药指导】

用药步骤	用药指导要点
用药前	（1）用药需遵医嘱，苯妥英钠并不能治疗所有类型的癫痫发作，需咨询医生是否可以用药。 （2）如正在使用其他药物，用药前请咨询医生，并将所有已确诊的疾病及正在接受的治疗方案告知医生，切勿自行随意使用
用药中	出现不良反应或者过量表现如视物模糊或复视、笨拙、行走不稳、步态蹒跚、精神错乱、严重的眩晕、嗜睡、幻觉、恶心、语言不清，应停止使用苯妥英钠
用药后	定期检查血象、肝功能、血钙、口腔、脑电图、甲状腺功能并经常随访血药浓度，防止毒性反应；妊娠期每月测定一次、产后每周测定一次血药浓度以确定是否需要调整剂量

苯巴比妥（Phenobarbital）

【体内过程】

苯巴比妥口服及注射其钠盐均易被吸收。可分布于各组织与体液，虽进入人脑组织慢，但脑组织内浓度最高。口服需 0.5～1 小时，静脉注射亦需 15 分钟才起效。2～18 小时血药浓度达峰值。作用维持时间平均为 10～12 小时，血浆蛋白结合率平均 40%，半衰期成人为 50～144 小时，小儿为 40～70 小时。65% 在肝脏代谢，代谢物及部分原型（约 30%）经肾排出体外。肾小管有重吸收作用，使作用持续时间延长。

【药理作用】

苯巴比妥对中枢神经系统有广泛抑制作用，随用量增加而产生镇静、催眠和抗惊厥效应，大剂量时产生麻醉作用，作用机制现认为主要与阻断脑干网状结构上行激活系统有关。

【临床应用】

1. 治疗焦虑、失眠（用于睡眠时间短早醒患者）、癫痫及运动障碍。
2. 缓解焦虑所造成的坐立不安、失眠、呼吸紧迫、多汗、皮肤潮红或苍白、心悸等症状。
3. 治疗癫痫大发作及局限性发作，也可用作抗高胆红素血症药及麻醉前给药。

【不良反应及注意事项】

1. 不良反应　抗癫痫时最常见的不良反应为镇静，但随着疗程的持续，其镇静作用逐渐变得不明显。可能引起微妙的情感变化，出现认知和记忆的缺损。长期用药，偶见叶酸缺乏和低钙血症。大剂量时可产生眼球震颤、共济失调和严重的呼吸抑制。长时间使用可发生药物依赖，停药后易发生停药综合征。

2. 注意事项　用药期间避免驾驶车辆、操作机械和高空作业，以免发生意外。

【药物相互作用】

苯巴比妥为强效细胞色素 P450 CYP3A4 诱导药，可使抗疟药（如本芴醇、蒿甲醚、复方蒿甲醚）、达拉他韦、索磷布韦的血药浓度降低；与全麻药、中枢性抑制药、单胺氧化酶抑制药合用时，可相互增强作用；与氟哌啶醇合用治疗癫痫，可引起癫痫发作形式改变，合用时需及时调整用量。

【用药指导】

用药步骤	用药指导要点
用药前	（1）用药前请咨询医生，切勿自行随意使用。 （2）用药前请将已确诊的疾病及正在接受的药物治疗告知医生，并排除本药的用药禁忌和药物相互作用的影响
用药中	（1）苯巴比妥用于抗癫痫时，可能需 10～30 日方可达最大疗效。 （2）用药期间避免驾驶、操作机械或高空作业。 （3）接受苯巴比妥治疗期间应定期监测血药浓度，以达最大疗效。 （4）不可一次服用两倍剂量，以免引起毒性反应。 （5）用药期间应定期测定凝血酶原时间
用药后	长期用药可产生心理或生理药物依赖性，停药时需逐渐减量，以免引起撤药症状

卡马西平（Carbamazepine）

【体内过程】

卡马西平口服吸收良好，2~6小时达到血药浓度峰值，血浆蛋白结合率约75%。半衰期在用药初期约为35小时，因本药为药酶诱导剂，连续用药3~4周后，半衰期可缩短50%。主要在肝脏代谢，可诱导肝药酶活性，加速自身代谢。主要以无活性代谢物形式分别经尿和粪便排出72%和28%。能通过胎盘、能分泌入乳汁。

【药理作用】

卡马西平具有膜稳定作用，能降低神经细胞膜对Na^+和Ca^{2+}的通透性，从而降低细胞的兴奋性，延长不应期；也可能增强GABA的突触传递功能。抗惊厥的机制尚不清楚，类似苯妥英，限制致痫灶异常放电的扩散。止痛机制可能是降低中枢神经的突触传递。卡马西平主要代谢产物为10,11-环氧化卡马西平，具有抗惊厥抗神经痛作用。抗精神病和躁狂症的作用可能是抑制了边缘系统和颞叶的点燃作用。抗利尿作用可能在于刺激抗利尿激素（ADH）释放和加强水分在远端肾小管重吸收。

【临床应用】

1. 抗癫痫　对复杂部分性发作有良好疗效，为首选药。对大发作、简单部分性发作和继发性全身发作也有效，尤其适用于伴有精神症状的癫痫。

2. 抗外周神经痛　用于三叉神经痛和舌咽神经痛发作，亦用作三叉神经痛缓解后的长期预防性用药。也可用于脊髓痨和多发性硬化、糖尿病性周围性神经痛、患肢痛和外伤后神经痛以及疱疹后神经痛。

3. 预防或治疗躁狂-抑郁症　对锂盐或抗精神病药或抗抑郁药无效的或不能耐受的躁狂-抑郁症，可单用或与锂盐和其他抗抑郁药合用。

4. 中枢性部分性尿崩症　可单用或与氯磺丙脲或氯贝丁酯等合用。

5. 酒精癖的戒断综合征。

【不良反应及注意事项】

1. 不良反应　用药初期或初始服药量太大或老年患者服用，可能出现中枢神经系统不良反应，头晕头痛、共济失调、嗜睡、疲劳、复视；胃肠道不适，如恶心、呕吐以及皮肤过敏反应。

2. 注意事项　与三环类抗抑郁药有交叉过敏反应。用药期间注意检查全血细胞（包括血小板、网织红细胞及血清铁，应经常复查达2~3年），并做尿常规、肝功能、眼科检查。一般疼痛不宜应用。糖尿病患者使用可能引起尿糖增加，应注意。癫痫患者不能突然撤药。已用其他抗癫痫药的病人，本品用量应逐渐递增，治疗4周后可能需要增加剂量，避免自身诱导所致血药浓度下降。

【药物相互作用】

1. 卡马西平与CYP3A4抑制药合用可升高本药的血药浓度，合用时需要严密监测血药浓度，必要时调整剂量，如阿瑞吡坦、西咪替丁、环丙沙星、达那唑、地尔硫䓬、大环内酯类抗生素（红霉素、克拉霉素）、氟西汀等。

2. 与CYP3A4诱导剂合用时可降低卡马西平的血药浓度，如利福平、苯巴比妥、苯妥英钠、氨茶碱。

3. 与锂盐、甲氧氯普胺、抗精神病药合用时易引起中枢神经系统中毒症状，此外锂剂还可减弱卡马西平的抗利尿作用，应谨慎合用。

【用药指导】

用药步骤	用药指导要点
用药前	(1) 若需服用卡马西平，请于用药前进行严格的风险评估，建议用药前进行 HLA-B*1502 等位基因检测。 (2) 既往有心脏、肝脏、肾脏损害或对其他药物出现过血液系统不良反应的患者应谨慎用药
用药中	(1) 饭后服用可减少胃肠反应，漏服时应尽快补服，不可一次服双倍量，可一日内分次补足。 (2) 若用药期间出现严重不良反应，应及时就医
用药后	(1) 既往有心脏、肝脏、肾脏损害或对其他药物出现过血液系统不良反应的患者应进行密切监测。 (2) 不能突然撤药

其他常用抗癫痫药物见表 3-5。

表 3-5 其他常用抗癫痫药物

药品名称	药理作用及临床应用	不良反应及注意事项
乙琥胺	对小发作疗效好，可作为防治小发作的首选药，对其他类型癫痫无效	恶心、呕吐、呃逆、食欲不振、头痛、眩晕等，偶见粒细胞缺乏症、再生障碍性贫血
丙戊酸钠	为广谱抗癫痫药，对其他药物不能控制的顽固性癫痫有时可能奏效	恶心、呕吐、食欲减退等胃肠道症状；嗜睡、眩晕、震颤、共济失调等中枢神经系统症状；偶见肝损害，个别肝功能衰竭而致死。对胎儿有致畸作用
苯二氮䓬类药物	地西泮静脉注射控制癫痫持续状态。 硝西泮用于肌阵挛性发作、不典型小发作和婴儿痉挛。 氯硝西泮对各型癫痫均有效	明显的中枢抑制作用，甚至发生共济失调。久用可产生耐受性，骤然停药时发生反跳和戒断症状

▶【学做结合】3-2

具有抗心律失常作用的药物是（ ）。
A. 苯巴比妥　　B. 苯妥英钠　　C. 卡马西平　　D. 地西泮

二、抗惊厥药

惊厥是全身骨骼肌强烈的不随意收缩、中枢神经系统的过度兴奋状态。常见于儿童高热、子痫、破伤风、脑膜炎、癫痫大发作、中枢兴奋药中毒等。大剂量镇静催眠药有抗惊厥作用，常用于抗惊厥的药物有苯巴比妥、异戊巴比妥，也可用硫喷妥钠。水合氯醛也有抗惊厥作用。抗焦虑药地西泮有中枢抑制作用及中枢性肌肉松弛作用，静脉注射时有抗惊厥作用，可用于癫痫持续状态。Mg^{2+} 有中枢抑制作用和阻断神经肌肉接头的作用，故可抗惊厥，常用硫酸镁肌内注射或静脉滴入。

硫酸镁（Magnesium Sulfate）

【药理作用】

硫酸镁为含镁的化合物，不同给药途径呈现不同的药理作用，口服不易吸收，有导泻和利胆作用，注射给药有降压和抗惊厥作用。外敷能消肿。

神经冲动传递中，神经递质的释放和骨骼肌收缩，均需要 Ca^{2+} 参与。Mg^{2+} 与 Ca^{2+} 化学结构相似，可占据 Ca^{2+} 的结合位点，拮抗 Ca^{2+} 的内流，抑制中枢神经的活动，抑制运动神经-肌肉接头乙酰胆碱的释放，阻断神经冲动的传导，降低或解除肌肉收缩，产生抗惊厥作用。较高浓度的硫酸镁，促进 Mg^{2+}-Ca^{2+} 交换，细胞内 Ca^{2+} 内流减少，可直接扩张血管平滑肌，降低心肌收缩力，产生降压作用。

【临床应用】

口服常用于导泻、利胆。其高渗溶液外用热敷可消炎去肿，改善局部水肿。注射用于各种原因引起的惊厥，对子痫有预防和治疗作用。注射给药用于妊娠高血压、高血压危象。

【不良反应及注意事项】

1. 不良反应　静脉注射硫酸镁常引起潮红、出汗、口干等症状，快速静脉注射时可引起恶心、呕吐、心慌、头晕，个别患者可出现眼球震颤。减慢注射速度症状可消失。用药剂量过大可导致血镁积聚。

2. 注意事项　硫酸镁用量过大或注射过快可出现呼吸抑制、血压下降、心率减慢直至心跳停止，故应避免静注而采用肌注或静滴。肾功能不全者慎用，用药量应根据肾功能情况进行调整。严重肾功能受损时，48小时内用药剂量不应超过20g，并密切监测血镁浓度。

> **点滴积累**
>
> 1. 苯妥英钠是治疗癫痫大发作和单纯部分性发作（局限性发作）的首选药，适用于治疗全面强直-阵挛性发作、复杂部分性发作（精神运动性发作、颞叶癫痫）和癫痫持续状态。本药对小发作和肌阵挛性发作无效。
> 2. 苯巴比妥可用于治疗焦虑、失眠（用于睡眠时间短早醒患者）、癫痫及运动障碍。
> 3. 卡马西平对复杂部分性发作有良好疗效，为首选药。对大发作和简单部分性发作和继发性全身发作也有效，尤其适用于伴有精神症状的癫痫。
> 4. 硫酸镁口服常用于导泻、利胆，注射可作为抗惊厥药，用于妊娠高血压，用以降低血压，治疗先兆子痫和子痫。

第三节　抗精神失常药

学习引导

精神失常是由多种原因引起的在认知、情感、意识、行为等精神活动方面出现异常的一类疾病。治疗精神失常的药物按临床用途分为：抗精神病药、抗躁狂抑郁症药及抗焦虑药。那么，抗精神失常药具体有哪些？其表现出的药理作用有哪些，临床应用是怎样的？主要不良反应及注意事项有哪些？怎样合理用药？下面我们来学习。

什么是癫痫

学习目标

知识目标
1. 掌握　氯丙嗪的药理作用、作用机制、临床应用和不良反应。
2. 熟悉　氯氮平、氟哌啶醇、丙米嗪的作用和应用特点。
3. 了解　抗躁狂药碳酸锂的作用特点及应用。

能力目标
1. 能识别不同类别的抗精神失常药，能解读处方，为患者提供用药咨询、用药指导。
2. 能掌握药物的作用规律，根据用药情况判断是否出现药物不良反应。

素质目标
1. 安全用药，合理用药，养成严谨的工作作风，关爱患者，更好地为患者服务。
2. 勤于思考，能够理论联系实际解决患者的疑惑。

知识链接

我会焦虑吗？

大学似乎是一个被焦虑渗入情绪表里的阶段，多重压力的袭来难免使一些大学生像无头苍蝇一样"卷而无向"，而这种情绪的症结则很大程度上在于人生定位的迷茫与自我价值认知的模糊。

大学是个多选择与多机会的场域，但以何种方式对待这种大学独有的特质，则关系到我们在大学发展的心境。面对多种选择，若是优柔寡断，将时光误于犹豫与徘徊，见旁人做这也好做那也好，自己反而不知该向何处去，一想再想，时光流逝却一事无成，焦虑便随之而来；但若是敢于尝试不同的选择，通过专业学习、社团活动、实习调研等，在实践中发现自己的兴趣与特长，从而找到自己的人生定位，便能够顺着一个方向坚定地走下去，哪怕选择"乱花渐欲迷人眼"，也可"柳暗花明又一村"。

大学是藏龙卧虎的地方，而焦虑的一个重要来源是"比较"。如果过分关注别人在某项成绩上的优秀，往往会让自己在简单的比较中怀忧丧志。我们应该更多思考自身在时代和社会发展中的角色。自觉地将自己的发展与国家社会的前途结合起来，我们就能更好地把握现在，增强对未来的信心。挑战并不可怕。在探索和实践中找寻人生定位，在最美的年华建构正确的自我价值，我们就能坦然面对种种挑战。

摘自中国教育报

一、抗精神病药

抗精神病药主要用于治疗精神分裂症，也用于治疗躁狂症及其他精神病伴有的兴奋、紧张、妄想、幻觉等症状。精神分裂症分Ⅰ型：以阳性症状（幻觉、妄想）为主；Ⅱ型：以阴性症状（情感淡漠，主动性缺乏）为主。精神分裂症的多巴胺学说认为精神分裂症的发生与脑内多巴胺神经系统的功能亢进有关。脑内的多巴胺神经通路主要有四条，目前认为中脑-边缘系统通路和中脑-皮质通路与精神活动、情感、行为有关，黑质-纹状体通路与锥体外系运动有关，下丘脑结节-漏斗通路与内分泌有关。

抗精神病药抑制脑内的多巴胺神经通路，可以有效地减轻精神分裂的症状，同时可以产生相应的锥体外系反应及对内分泌的影响。根据化学结构可分为吩噻嗪类、硫杂蒽类、丁酰苯类及其他类，代表药物分别为氯丙嗪、氯普噻吨、氟哌啶醇、氯氮平。

知识链接

精神分裂症的多巴胺假说

多巴胺假说是精神分裂症的生化病理假说的重要假说之一。对于精神分裂产生的原因，多巴胺假说认为，精神分裂症是由于脑的代谢过程出现了障碍，导致脑中的某些化学物质失衡——主要是神经递质的聚积过剩或消耗过多。多巴胺假说认为，精神分裂症患者脑内多巴胺量的失衡及多巴胺受体活性的失调是引起精神分裂症的原因之一。该假说的主要依据来自抗精神病药物在精神分裂症的应用过程中发现的一些现象。抗精神病药物如吩噻嗪类和丁酰苯类，其药理作用与多巴胺受体功能阻滞有关。而高效价的抗精神病药物均是强有力的多巴胺受体阻滞剂。长期服用大量苯丙胺的患者，出现与妄想型精神分裂症十分相似的症状。苯丙胺的药理作用主要是增加多巴胺释放，从而增强了多巴胺受体介导的信号传导，导致功能亢进。因此推测，多巴胺功能亢进至少与妄想型精神分裂症相关。

氯丙嗪（Chlorpromazine）

【体内过程】

氯丙嗪口服吸收好，1～3小时达血药浓度峰值。有首关消除。血浆蛋白结合率90%以上。易透过血脑屏障，颅内药物浓度高4～5倍。在肝脏代谢，主要以代谢物形式从尿和粪便中排出。半衰期为12～36小时。

【药理作用】

1. 抗精神病作用 对以精神运动性兴奋和幻觉妄想为主的Ⅰ型精神分裂症疗效较好，亦用于治疗躁狂症。可迅速控制兴奋、躁动，继续用药，可使病人恢复理智、情绪安定、生活自理。作用机制与阻断中脑-边缘叶及中脑-皮质通路中的多巴胺D_2受体有关。

2. 镇吐作用 对多种疾病和药物引起的呕吐都有效，系阻断催吐化学感受区（CTZ）的D_2受体所致。大剂量则直接抑制呕吐中枢。但对刺激前庭引起的呕吐无效。

3. 对体温调节的影响 抑制体温调节中枢，使体温调节失灵，体温随环境温度变化而升降。在物理降温配合下，可使体温降至正常以下。用于低温麻醉和人工冬眠疗法。

4. 加强中枢抑制药的作用 可增强麻醉药、镇静催眠药、镇痛药及乙醇的作用。

【临床应用】

1. 对兴奋躁动、幻觉妄想、思维障碍及行为紊乱等阳性症状有较好的疗效。用于精神分裂症、躁狂症或其他精神病性障碍。

2. 止呕，各种原因所致的呕吐或顽固性呃逆。

【不良反应及注意事项】

1. 不良反应

（1）一般不良反应 氯丙嗪有明显的α受体阻断作用，可引起直立性低血压，也可翻转肾上腺素的升压效应，因而氯丙嗪引起的低血压不可用肾上腺素抢救。阻断M受体常表现口干、便秘、视力模糊、眼压升高、心动过速等阿托品样效应。

（2）锥体外系反应 氯丙嗪也可阻断脑内其他部位的多巴胺能神经通路，对自主神经系统的α受体和M受体亦有阻断作用，主要与引起某些不良反应有关。如阻断黑质-纹状体通路的D_2受体，使纹状体中DA功能减弱，ACh的功能增强而引起包括帕金森综合征、急性肌张力障碍和静坐不能，可减少用药量或用中枢性抗胆碱药缓解。另一种锥体外系反应——迟发性运动障碍可能与长期用药致使多巴胺受体上调有关，抗DA药可减轻此反应。

（3）内分泌 阻断结节-漏斗通路的D_2受体可导致内分泌紊乱，引起乳房肿大及泌乳、排卵延迟、生长减慢等。

2. 注意事项 患有心血管疾病（如心衰、心肌梗死、传导异常）者慎用。

【药物相互作用】

氯丙嗪与下述药物合用可增加QT间期风险，应禁止合用克拉霉素、普罗布考、司帕沙星，以及具有QT间期延长作用的强CYP3A4抑制剂（色瑞替尼、沙奎那韦、伏立康唑）。

【用药指导】

用药步骤	用药指导要点
用药前	(1)口服用于精神分裂症或躁狂症，从小剂量开始。 (2)基底神经节病变、帕金森病、帕金森综合征、骨髓抑制、青光眼、昏迷及吩噻嗪类药过敏者禁用
用药中	用药期间不宜驾驶车辆、操作机械或高空作业
用药后	(1)长期大剂量服用氯丙嗪，应在医生的指导下，严格遵医嘱执行，同时还应定期监测患者的精神状态，检查肝肾功能、血细胞计数等。 (2)逐渐减少剂量，以免出现戒断症状（即失眠、头痛、胃肠道症状）

氟哌啶醇（Haloperidol）

氟哌啶醇属丁酰苯类抗精神病药，作用和作用机制与氯丙嗪相似，有较好的抗幻觉妄想和抗兴奋躁动作用，阻断锥体外系多巴胺的作用较强，镇吐作用亦较强，但镇静、阻断 α-肾上腺素受体及胆碱受体作用较弱。常用于治疗以兴奋、躁动、幻觉、妄想为主的精神分裂症和躁狂症，以及多种原因导致的呕吐和顽固性呃逆。锥体外系反应发生率高，程度严重。同类药物氟哌利多的作用与氟哌啶醇相似，但维持时间短。临床常与芬太尼配伍用于安定麻醉术。

利培酮（Risperidone）

利培酮为多巴胺 D_2、$5-HT_2$、$α_1$、$α_2$ 和组胺 H_1 受体拮抗剂，属于非典型抗精神病药，可减轻与精神分裂症及其他精神疾病有关的情感状态，如焦虑、负罪感、抑郁等。对精神分裂症等精神病性障碍的阳性症状，如幻觉、妄想、思维紊乱、敌视、怀疑，和阴性症状如反应迟钝、情绪淡漠及社交淡漠、少语，以及情感性症状如抑郁、负罪感、焦虑均有疗效。对急性期、恢复期和长期的维持治疗均可应用。

常见的不良反应有失眠、焦虑、激越、头痛、头晕、口干等，可能引起锥体外系症状，偶尔会出现直立性低血压、反射性心动过速或高血压症状。

其他常用抗精神病药物见表3-6。

表3-6 其他常用抗精神病药物

药品名称	药理作用及临床应用	不良反应及注意事项
氯普噻吨	镇静作用,抗精神分裂症和抗幻觉、妄想作用及抗肾上腺素和抗胆碱作用,且有较弱的抗抑郁作用。适用于伴有焦虑、抑郁的精神分裂症及焦虑性神经症、更年期抑郁症等	锥体外系反应
氯氮平	苯二氮䓬类抗精神病药,可用于对其他抗精神病药物治疗抵抗的精神分裂症患者,也能有效治疗伴持续性自杀或自伤行为的精神分裂症患者。直接抑制脑干网状结构上行激活系统,具有较强的镇静催眠作用	不良反应较轻
舒必利	属于苯甲酰胺类抗精神病药,可选择性阻断中脑-边缘系统的多巴胺 D_2 受体,对其他递质受体影响较小,抗胆碱作用较轻,无明显镇静和抗兴奋躁动作用;还具有强止吐和抑制胃液分泌作用	失眠、早醒、头痛、烦躁、乏力、食欲不振等,还可出现口干、视物模糊、心动过速、排尿困难与便秘等抗胆碱能不良反应。剂量大于一日600mg时可出现锥体外系反应

二、抗抑郁药

抑郁症是现在最常见的一种心理疾病，以连续且长期的心情低落为主要的临床特征，最后甚至出现自杀倾向和行为，是现代人心理疾病最重要的类型。目前临床一线的抗抑郁药主要包括选择性5-羟色胺再摄取抑制剂（SSRI），代表药物氟西汀、帕罗西汀、舍曲林、氟伏沙明、西酞普兰和艾司西酞普兰；5-羟色胺和去甲肾上腺素再摄取抑制剂（SNRI），代表药物文拉法辛和度洛西汀；去甲肾上腺素和特异性5-羟色胺能抗抑郁药（NaSSA），代表药物米氮平等。传统的三环类、四环类抗抑郁药和单胺氧化酶抑制剂由于不良反应较大，应用明显减少。

氟西汀（Fluoxetine）

【药理作用】

具有抗抑郁作用，可选择性地抑制5-HT转运体，阻断突触前膜对5-HT的再摄取，延长和增加5-HT的作用，从而产生抗抑郁作用。

【临床应用】

抑郁症、强迫症；对神经性贪食症，可作为心理治疗的辅助用药，以减少贪食和导泻行为。

【不良反应及注意事项】

常见不良反应有失眠、恶心、易激动、头痛、运动性焦虑、精神紧张、震颤等，多发生于用药初期；有时还可出现皮疹（3%）。大剂量用药时，可出现精神症状，约1%患者发生狂躁或轻躁症。长期用药常发生食欲减退或性功能下降。

【药物相互作用】

1. 禁止与西沙必利、硫利达嗪、匹莫齐特、特非那定合用，联合使用会引起心脏毒性，导致 QT 间期延长，心脏停搏等。

2. 与 CYP2D6 或者其他 CYP 同工酶的抑制剂或作用底物如西咪替丁、阿米替林、氯氮平、利托那韦、阿普唑仑等合用，可使本药血药浓度升高。与 CYP 诱导剂如卡马西平、苯巴比妥、苯妥英钠等合用，会降低本品的血药浓度与药效。

3. 本药为选择性 5-羟色胺再摄取抑制物，有可能增加出血的风险，特别是与阿司匹林、华法林和其他抗凝药合用时要注意防止出血。

【用药指导】

用药步骤	用药指导要点
用药前	如果正在使用其他药物，用药前请咨询医生，并将所有已确诊的疾病及正在接受的治疗方案告知医生
用药中	使用抗抑郁药的患者均应密切监测是否出现临床恶化、自杀意念及行为
用药后	定期随访复查，如长期用药应注意检查患者肝、肾功能和血常规。在停用时可能出现血糖升高，故在使用和停药后一段时间，应监测血糖水平，及时采取干预措施

丙米嗪（Imipramine）

【药理作用】

为三环类抗抑郁药，主要作用在于阻断中枢神经系统对去甲肾上腺素和 5-羟色胺两种神经递质的再摄取，从而使突触间隙中递质浓度增高，发挥抗抑郁作用。还具有抗胆碱、抗 α_1 肾上腺素受体及抗 H_1 组胺受体作用，但对多巴胺受体影响甚小。

【临床应用】

1. 各种抑郁症　因具有振奋作用，适用于迟钝型抑郁，但不宜用于激越型抑郁或焦虑型抑郁。

2. 小儿遗尿症。

【不良反应及注意事项】

1. 不良反应　治疗初期可能出现失眠与抗胆碱能反应，如多汗、口干、震颤、眩晕、心动过速、视物模糊、排尿困难、便秘或麻痹性肠梗阻等；大剂量可发生心脏传导阻滞、心律失常、焦虑等。

2. 注意事项　用药期间应定期检查血象、肝肾功能。患者有转向躁狂倾向时应立即停药。用药期间不宜驾驶车辆、操作机械或高空作业。

【药物相互作用】

与乙醇合用，可使中枢神经的抑制作用增强；与抗惊厥药合用，可降低抗惊厥药的作用；与抗组胺药或抗胆碱药合用，药效相互加强。

【用药指导】

用药步骤	用药指导要点
用药前	因具有振奋作用，适用于迟钝型抑郁，但不宜用于激越型抑郁或焦虑型抑郁。严重心脏病、青光眼、排尿困难、支气管哮喘、癫痫、甲状腺功能亢进、谵妄、粒细胞减少、肝功能损害者禁用。对三环类药过敏者禁用
用药中	应定期检查血象及肝、肾功能。患者有转向躁狂倾向时应立即停药
用药后	如果感觉不适，及时告知医生，根据不良反应的轻重判断是否应停药或采取必要的措施

艾司西酞普兰（Escitalopram）

艾司西酞普兰是高选择性 5-羟色胺再摄取抑制剂，可抑制中枢神经系统神经元对 5-羟色胺的再摄取，而增强中枢 5-羟色胺能神经的功能，常规用于抗抑郁及焦虑治疗。此外，还可应用于强迫症及焦虑相关疾病的治疗，也可应用于伴有或不伴有广场恐怖症的惊恐障碍、社交焦虑障碍、创伤后应激障碍、强迫障碍等疾病。可缓解情绪低落、焦虑不安、多思多虑、强迫思维与行为等症状。

常见不良反应有多汗、口干、体重变化、视物模糊、排尿困难、便秘、耳鸣、性功能障碍等。禁用于 18 岁以下儿童。

其他常用抗抑郁药物见表 3-7。

表 3-7　其他常用抗抑郁药物

药品名称	药理作用及临床应用	不良反应及注意事项
阿米替林	三环类抗抑郁药，临床主要用于治疗各型抑郁症或抑郁状态	多汗、口干；心悸、心动过速；视物模糊、排尿困难、便秘；嗜睡、震颤、眩晕、直立性低血压
氯米帕明	三环类抗抑郁药，去甲肾上腺素和选择性 5-羟色胺再摄取抑制剂。能够综合改善抑郁综合征的各种表现，特别是一些典型症状，如精神运动性抑制、抑郁心境及焦虑	多汗、口干、体重变化、视物模糊、排尿困难、便秘、耳鸣、性功能障碍等

三、抗躁狂症药

躁狂症的治疗药物有卡马西平、氯丙嗪、氟哌啶醇等，但是以碳酸锂为代表药物。

碳酸锂（Lithium Carbonate）

【体内过程】

口服吸收快而完全，2～4 小时血药浓度达峰值，但是透过血脑屏障较慢，因而显效较慢。主要经肾排泄，经肾小球滤过的 Li^+ 在肾小管近曲小管与 Na^+ 竞争重吸收，因此增加钠的摄入可促进其排泄，而缺钠或肾小球滤过减少时，易导致锂中毒。

【药理作用】

以锂离子形式发挥作用，其抗躁狂发作的机制是能抑制神经末梢 Ca^{2+} 依赖性的去甲肾上腺素和多巴胺释放，促进神经细胞对突触间隙中 NA 的再摄取，增加其转化和灭活，从而使突触间隙的 NA 浓度降低，发挥抗狂躁作用。还可促进 5-羟色胺合成和释放，而有助于情绪稳定。

【临床应用】

主要治疗躁狂症，对躁狂和抑郁交替发作的双相情感性精神障碍有很好的治疗和预防复发作用，对反复发作的抑郁症也有预防作用。也用于治疗分裂-情感性精神病。

【不良反应及注意事项】

1. 不良反应　锂盐不良反应较多，安全范围窄。常见恶心、呕吐、腹泻、食欲缺乏、口干、手震颤、多尿、烦渴、记忆减退、中性粒细胞升高等。长期治疗可能出现甲状腺功能低下或甲状腺肿，肾小管重吸收功能受损，多尿，少数出现肾性尿崩症。

2. 注意事项　急性治疗的血锂浓度为 0.6～1.2mmol/L，维持治疗的血锂浓度为 0.4～0.8mmol/L，1.4mmol/L 视为有效浓度的上限，超过此值容易出现锂中毒。应对血锂浓度进行监测，帮助调节治疗量及维持量，及时发现急性中毒。治疗期应每 1～2 周测量血锂一次，维持治疗期可每月测定一次。

【药物相互作用】

本品与吩噻嗪类、氯氮平、氟哌啶醇等抗精神病药合用，出现锥体外系反应和神经毒性的风险增加。与甲基多巴、卡马西平、苯妥英钠、地尔硫䓬、维拉帕米等合用，出现神经毒性的风险增加。与非甾体抗炎药如布洛芬、吲哚美辛等，血管紧张素转化酶抑制药如卡托普利等，血管紧张素Ⅱ受体拮抗药和甲硝唑等合用，可使锂排泄减少，血锂浓度升高。

> 【学做结合】3-3
> 人的体温能否降至36℃以下？冬眠合剂的组成是哪几种药？

点滴积累

> 1. 氯丙嗪对兴奋躁动、幻觉妄想、思维障碍及行为紊乱等阳性症状有较好的疗效。用于精神分裂症、躁狂症或其他精神病性障碍。
> 2. 氟西汀具有抗抑郁作用，推测与其抑制中枢神经元5-HT再摄取有关，可选择性地抑制5-HT转运体，阻断突触前膜对5-HT的再摄取，延长和增加5-HT的作用，从而产生抗抑郁作用。
> 3. 丙米嗪为三环类抗抑郁药，主要作用在于阻断中枢神经系统对去甲肾上腺素和5-HT这两种神经递质的再摄取，从而使突触间隙中这两种神经递质浓度增高，发挥抗抑郁作用。
> 4. 碳酸锂主要治疗躁狂症，对躁狂和抑郁交替发作的双相情感性精神障碍有很好的治疗和预防复发作用，对反复发作的抑郁症也有预防作用。

第四节　抗帕金森病药

学习引导

帕金森病（parkinson disease，PD）是神经系统常见的慢性进行性疾病，是一种好发于中老年人的慢性、进行性、致残性中枢神经系统变性病，典型的症状为运动徐缓、肌强直、震颤和共济失调，结局是全身活动困难，肢体功能残疾，最终不能起床，严重影响患者生活质量。现认为帕金森病是因黑质有病变，多巴胺合成减少，使纹状体内多巴胺含量降低，黑质-纹状体通路多巴胺能神经功能减弱，而胆碱能神经功能相对占优势，从而产生帕金森病的肌张力增高症状。那么，帕金森病如何进行药物治疗，具体药物有哪些？其表现出的药理作用有哪些，临床应用是怎样的？主要不良反应及注意事项有哪些？怎样合理用药？下面我们来学习。

学习目标

知识目标
1. 掌握　左旋多巴的药理作用、作用机制、临床应用和主要的不良反应。
2. 熟悉　溴隐亭、苯海索等药理作用、作用机制、临床应用和主要的不良反应。
3. 了解　帕金森病的发病机制。

能力目标
1. 能够将基础知识与临床知识融会贯通，根据患者的疾病程度等具体情况选择用药。
2. 能够自己查文献，提高自主学习的能力。

素质目标

养成严谨的工作作风,重视人文关怀,关爱患者,更好地为患者服务。

拓展链接

世界帕金森病日——携手健康,共筑希望

据统计,全球大约有 500 万名帕金森病患者,有一半在中国,成为继肿瘤、心脑血管病后,中老年的"第三大杀手",也被称为"不死的癌症"。帕金森病患者正趋于年轻化,常见症状如下:

症状	具体表现
手抖	手指弯曲、颤动,像在数钞票或搓丸子,变换姿势后会消失,精神紧张时会加重——"静止性震颤"为最早期表现
字变小	"僵直",写字会越来越小,字距越来越近
失眠	经常辗转反侧,在床上手舞足蹈、踢腿、挥胳膊,甚至会半夜摔到床下
动作慢	身体僵硬、动作缓慢、关节弯曲,还有些驼背
面具脸	面部肌肉紧绷、面无表情,即使听到笑话也是一副认真的样子。眨眼次数减少,眼睛常常感到干涩

4月11日是帕金森医生的生日,世界卫生组织将每年的这一天确定为"世界帕金森病日",以提醒人们给予帕金森病患者特别的关注和关爱,同时鼓励帕金森病患者自强不息,"我是帕金森,含着眼泪依然奔跑"。中华医学会神经病学分会帕金森病及运动障碍学组在制定的"中国帕金森病治疗指南(第四版)"中指出,帕金森病的治疗是一个长期的过程,不仅需要有科学的治疗方案和治疗技术,还需要患者在医生指导下长时间规范合理用药,配合跟踪随访,并且要坚持做正确的康复治疗,多环节环环相扣,紧密配合,从而提高患者的运动功能和改善非运动症状,延长生活自理时限和提高生活质量。

随着现代生活节奏的不断加快,我们日常可以通过饮食调理、心理调节、创造良好的环境、作息规律、适度锻炼等方式来有效预防帕金森病,远离颤抖,不要"帕"。

医学研究提示,帕金森病的发生与黑质多巴胺能神经元变性死亡有关,但究竟是什么引起了这些神经元的变性死亡一直没能明确,帕金森病的发生可能与多种因素有关,包括遗传因素、环境因素、神经系统老化等,见图3-2。

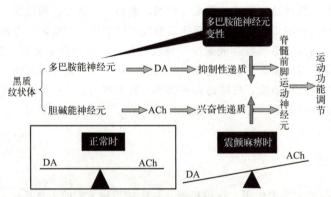

图3-2 帕金森病发病机制模拟图

抗帕金森病药主要是增强黑质纹状体通路的多巴胺能神经功能,或对抗胆碱能神经功能过强。药物分为两类,一类是拟多巴胺药,能够改善多巴胺能神经的功能,包含补充脑内多巴胺不足的左旋多巴,促进中枢多巴胺释放的药物金刚烷胺,激动多巴胺受体的药物溴隐亭、普拉克索等;另一类是中枢抗胆碱药,代表药物为苯海索。

一、改善多巴胺能神经功能的药物

多巴胺能直接补充多巴胺能神经通路的递质多巴胺的不足,但是多巴胺不易透过血脑屏障,一般选用左旋多巴给药,其透过血脑屏障后转化为多巴胺显效。为了增加其在脑内的含量,多与外周多巴脱羧酶抑制剂苄丝肼或卡比多巴合用。

左旋多巴(Levodopa)

【体内过程】

口服0.5~2小时血药浓度达峰值,血浆半衰期为1~3小时。首次通过肝脏时大部分即被多巴脱羧酶脱羧,转变成多巴胺。多巴胺不易透过血脑屏障,因此进入中枢神经系统的左旋多巴不到用量的1%。与外周多巴脱羧酶抑制剂卡比多巴合用,既可提高左旋多巴的疗效,又可减轻其外周的副作用。小部分左旋多巴转变为黑色素;另有一部分左旋多巴经儿茶酚氧位甲基转移酶(COMT)作用而甲基化,转变为3-甲氧基多巴,以上代谢物均由肾脏迅速排泄。可通过乳汁分泌。

【药理作用】

1. 抗帕金森病　左旋多巴为体内合成多巴胺的前体物质,本身并无药理活性,通过血脑屏障进入中枢,经多巴脱羧酶作用转化成多巴胺而发挥药理作用,改善帕金森病症状。

2. 改善脑功能　可以增加脑内多巴胺及去甲肾上腺素等神经递质,还可以提高大脑对氨的耐受,而用于治疗肝性昏迷,改善中枢功能,使病人清醒,症状改善。

【临床应用】

用于帕金森病及帕金森综合征。

【不良反应及注意事项】

1. 不良反应

(1) 胃肠道不良反应　恶心、呕吐、食欲不振,见于治疗初期,约80%患者产生;严重时可引起腹痛、便秘和腹泻,胃溃疡患者可并发消化道出血;餐后服药可减轻此反应。

(2) 心血管系统　30%患者在治疗初期可出现轻度直立性低血压,也可引起心悸、心律失常、眩晕、短暂皮肤潮红。

(3) 精神与行为　精神障碍常见,可出现失眠、焦虑、欣快、狂躁、幻觉、妄想、激动不安、偏执狂等;症状严重时应减少剂量或停药。

(4) "开关"现象　"开":患者突然躁动不安;"关":躁动不安后出现的肌强直运动不能。多见于年龄较小的患者,约在用药后一年以上的部分患者出现。可通过减少剂量或静脉注射左旋多巴来翻转或控制这一现象。

2. 注意事项　高血压、心律失常、糖尿病、支气管哮喘、肺气肿、肝肾功能障碍、尿潴留者慎用。有骨质疏松的老年人,用本品治疗有效者,应缓慢恢复正常的活动,以减少引起骨折的危险。用药期间需注意检查血常规、肝肾功能及心电图。

【药物相互作用】

避免与单胺氧化酶抑制剂合用,否则有引起高血压危象的风险,应停药至少2周后,再应用本药。维生素B_6是外周多巴脱羧酶的辅酶,会增强本药在外周产生多巴胺,增加本药的外周不良反应,因此禁止与维生素B_6合用。与甲基多巴合用,会增加本药的不良反应并使甲基多巴的抗高血压作用增强。

【用药指导】

用药步骤	用药指导要点
用药前	老年患者及同时服用其他药物的患者须注意调整用量,使其在不良反应极轻微的情况下获得治疗所需要的血药浓度
用药中	可能出现白天睡眠过多和突发睡眠,因此建议避免驾驶车辆或操作机器
用药后	治疗有效的患者应逐渐地恢复日常活动从而避免受伤的危险;且不应突然中止治疗

卡比多巴（Carbidopa）

卡比多巴为外周多巴脱羧酶抑制剂，因不能通过血脑屏障，与左旋多巴合用时，仅可抑制外周多巴脱羧酶活性，从而抑制左旋多巴在外周的脱羧，使进入中枢神经系统的左旋多巴增加，可使左旋多巴的使用量减少75％。卡比多巴单独应用基本无药理作用，是左旋多巴的重要辅助药。临床上将卡比多巴与左旋多巴按1∶4或1∶10的剂量配伍制成复方制剂。同类药物苄丝肼药理作用与卡比多巴类似，通常以苄丝肼与左旋多巴配制成复方制剂使用。

金刚烷胺（Amantadine）

金刚烷胺对抗帕金森病的疗效不及左旋多巴，但优于胆碱受体阻断药。金刚烷胺能促进内源性多巴胺的释放，抑制突触前膜对多巴胺的再摄取，从而增加突触间隙的多巴胺含量。还能直接作用于多巴胺受体，发挥拟多巴胺作用。金刚烷胺还有中枢抗胆碱能作用。

用药后显效快而维持时间短，用药数天即可获最大疗效，但连用6～8周后疗效逐渐减弱。与左旋多巴合用有协同作用。也具有抗甲型流感病毒的作用，可用于甲型流感的防治。长期用药后，最常见的不良反应是下肢皮肤常出现网状青斑，可能是由儿茶酚胺释放引起外周血管收缩所致。可引起失眠、视觉模糊、便秘、口干、幻觉、精神不安、运动失调等，偶见惊厥，故癫痫、精神病患者禁用。

普拉克索（Pramipexole）

普拉克索属选择性非麦角类多巴胺受体激动剂，新型多巴胺受体激动药，作用强，用于治疗特发性帕金森病的体征和症状，即在整个疾病过程中，包括疾病后期，可缓解帕金森病运动症状，并显著改善帕金森病患者伴发的抑郁症状。对轻症帕金森病患者单独应用有效，也适用于使用左旋多巴后出现"开关现象"的患者。

不良反应可见恶心、呕吐、直立性低血压、嗜睡、突发性睡眠。普拉克索联合左旋多巴还能有效改善晚期帕金森病患者的ADL评分和运动症状评分，使晚期帕金森病患者生命更具活力。

溴隐亭（Bromocriptine）

【药理作用】

溴隐亭为麦角类物质，是一种多巴胺受体激动剂，具有强的多巴胺D_2受体激动作用和弱D_1受体拮抗作用，对治疗帕金森病有较好疗效。小剂量还可激动结节-漏斗通路的D_2受体，减少催乳素的释放。

【临床应用】

1. 原发性帕金森病或帕金森综合征以及不宁腿综合征；用于左旋多巴治疗无效的病例。
2. 抑制生理性泌乳，仅用于医疗原因而不能哺乳的情况，通过抑制泌乳来抑制乳腺充血、肿胀，从而可预防乳腺炎。
3. 高泌乳素血症。垂体泌乳素瘤及垂体瘤伴肢端肥大症或巨人症的辅助治疗。
4. 月经不调及女性不孕症。

【不良反应及注意事项】

用药早期可见恶心、呕吐、眩晕、直立性低血压甚至晕厥。可引起下肢血管痉挛，还可出现鼻充血、红斑性肢痛、心律失常、心绞痛加重、口干、便秘、腹泻、头痛、嗜睡、幻觉妄想、躁狂抑郁等。帕金森病患者可能发生运动障碍、肢端肥大症，还可能出现胃肠道出血。

【药物相互作用】

1. 溴隐亭为麦角类物质。唑类抗真菌药和麦角生物碱类药物合用，可使后者的血药浓度升高、药理作用增强，可能发生中毒反应，引起恶心、呕吐、血管痉挛缺血、严重外周局部缺血等，因此禁止这两类药物同时使用。

2. 服用溴隐亭者饮酒可出现双硫仑样反应，包括胸痛、精神错乱、心悸或心律失常、面红、出汗、恶心、呕吐、搏动性头痛、视物模糊及严重无力等。

3. 与乙醇合用可提高机体对乙醇的敏感性，增加胃肠道不良反应。

4. 与左旋多巴有协同作用，合用时可酌量减少左旋多巴的剂量。

5. 与红霉素合用也可增加溴隐亭的生物利用度，使药物清除减少，药物峰浓度升高。

【用药指导】

用药步骤	用药指导要点
用药前	(1) 用药前咨询医生，切勿自行随意使用。 (2) 因与其他可引起低血压的药物合用时，可导致血压降低加剧，故需调整抗高血压药的剂量
用药中	服用溴隐亭者饮酒可出现双硫仑样反应，与乙醇合用可提高机体对乙醇的敏感性，增加胃肠道不良反应。用药期间请避免饮酒或含有酒精的饮品
用药后	可引起嗜睡或眩晕，不宜从事驾驶或有危险性活动

二、中枢抗胆碱药

苯海索（Trihexylphenedyl）

【药理作用】

苯海索选择性阻断中枢纹状体的胆碱能神经通路，对外周作用较小，从而有利于恢复帕金森病患者脑内多巴胺和乙酰胆碱的平衡，改善患者的帕金森病症状。

【临床应用】

1. 帕金森病、帕金森综合征。
2. 药物引起的锥体外系疾患。

【不良反应及注意事项】

本药常见口干、视物模糊等，偶见心动过速、恶心、呕吐、尿潴留、便秘等。长期应用可出现嗜睡、抑郁、记忆力下降、幻觉、意识混浊。

【药物相互作用】

与乙醇或其他中枢抑制药合用时，可使中枢抑制作用加强；与单胺氧化酶抑制剂合用，可导致高血压；与金刚烷胺、抗胆碱药、单胺氧化酶抑制药帕吉林等合用时，可加强抗胆碱作用，并可发生麻痹性肠梗阻。

▶【学做结合】3-4

帕金森病与阿尔茨海默病有何区别？

点滴积累

1. 左旋多巴为体内合成多巴胺的前体物质，通过血脑屏障进入中枢，经多巴脱羧酶作用转化成多巴胺而发挥药理作用，改善帕金森病症状。与外周多巴脱羧酶抑制剂卡比多巴合用，既可提高左旋多巴的疗效，又可减轻其外周的副作用。

2. 溴隐亭为麦角类物质，是一种多巴胺受体激动剂，具有强多巴胺 D_2 受体激动作用和弱 D_1 受体拮抗作用，对治疗帕金森病有较好疗效。

3. 苯海索作用在于选择性阻断纹状体的胆碱能神经通路，而对外周作用较小，从而有利于恢复帕金森病患者脑内多巴胺和乙酰胆碱的平衡，改善患者的帕金森病症状。

第五节 镇痛药

学习引导

镇痛药是一类主要作用于中枢神经系统，选择性地抑制痛觉，消除或缓解疼痛的药物。此类药镇痛作用强大，多用于各类剧痛，反复应用易致成瘾，又称为麻醉性镇痛药。典型的镇痛药为阿片生物碱类，代表药物有吗啡、可待因，人工合成镇痛药有哌替啶、阿法罗定、芬太尼、美沙酮、喷他佐辛等。那么，镇痛药如何发挥作用，临床应用是怎样的？主要不良反应及注意事项有哪些？怎样合理用药？下面我们来学习。

学习目标

知识目标
1. 掌握　吗啡、哌替啶的药理作用、作用原理、临床应用、不良反应和禁忌证。
2. 熟悉　可待因、芬太尼、美沙酮、罗通定的作用特点。
3. 了解　滥用镇痛药的危害性。

能力目标
1. 能够区分不同类别的镇痛药。
2. 能够根据疼痛等级选择合适的镇痛药。

素质目标
1. 树立正确的职业理想，遵守职业操守，培养责任心和仁爱之心，合理用药。
2. 了解毒品的危害，培养积极的人生观、价值观，增强法治意识。
3. 了解国家禁毒举措，树立"抵制毒品，参与禁毒"的观念。

拓展链接

从虎门销烟看当下禁毒之重要

英国人深知鸦片危害却为了资本主义利益，竭力打开向中国输送鸦片的渠道。鸦片极大损害了中国人的身体和精神。林则徐将1839年6月3日定为销烟之日，陆续销毁全部鸦片19187箱子又2119袋，这一历史时刻被永远载入史册，今天屹立在天安门广场的人民英雄纪念碑基座上，第一块浮雕就是"虎门销烟"。虎门销烟是中国近代史的一件大事，也为世界禁毒史留下了浓重的一笔。

鸦片中的主要成分是吗啡、可待因、罂粟碱等阿片生物碱类，这些药物是强大的镇痛药，当患者面对巨大疼痛时，合理使用该药物，既能减轻病人的疼痛，又能缓解病人因疼痛带来的紧张、焦虑、恐惧等痛苦，但是此类药物连续使用后易产生成瘾性，被联合国国际麻醉药品管理局列为管制药物，在我国，此类药物列入了麻醉药品目录整类列管。目前，国际国内的毒品和管制类药品仍然存在滥用情况，毒品之害猛于虎，禁毒工作需要多环节、多举措共同完成。全民禁毒、人人有责！

疼痛是一种复杂的生理心理活动，是临床上最常见的症状之一。疼痛包括伤害性刺激作用于机体所引起的痛感觉，以及机体对伤害性刺激的痛反应（躯体运动性反应或内脏植物性反应，常伴随有强烈的情绪色彩）。国际疼痛研究协会将疼痛定义为"由真正存在或潜在的身体组织损伤所引起的不舒服知觉和心理感觉"。

痛觉向中枢传导过程中作用于相应受体而完成痛觉冲动向中枢的传递引起疼痛。内源性阿片肽由特定的神经元释放后可激动感觉神经突触前、后膜上的阿片受体，通过 G-蛋白偶联机制，抑制腺苷酸环化酶、促进 K^+ 外流、减少 Ca^{2+} 内流，使突触前膜递质释放减少、突触后膜超极化，最终减弱或阻滞痛觉信号的传递，产生镇痛作用。常用于镇痛的药物有两大类，本节介绍有阿片受体作用的中枢性镇痛药，习惯上称作麻醉性镇痛药，简称镇痛药。

阿片受体广泛分布，在神经系统的分布不均匀。与情绪及精神活动有关的边缘系统及蓝斑核阿片受体的密度最高，与痛觉的整合及感受有关的脑内、丘脑内侧、脑室及导水管周围灰质阿片受体密度高。同时与缩瞳相关的中脑盖前核，与咳嗽反射、呼吸中枢和交感神经中枢有关的延脑的孤束核，与胃肠活动（恶心、呕吐反射）有关的脑干极后区、迷走神经背核等结构均有阿片受体分布。

阿片类药物可以使神经末梢释放乙酰胆碱、去甲肾上腺素、多巴胺及 P 物质等神经递质减少。阿片类药物作用于受体后，引起膜电位超极化，使神经递质释放减少，从而阻断神经冲动的传递而产生镇痛等各种效应。

一、阿片生物碱类镇痛药

阿片类药物是从罂粟中提取的生物碱。吗啡、可待因及罂粟碱具有药用价值。通过激动脊髓胶质区、丘脑内侧、脑室及导水管周围灰质 μ 阿片受体，模拟内源性阿片肽而发挥镇痛作用；作用于边缘系统和蓝斑核、盖前核、孤束核的阿片受体，则可减缓疼痛所引起的不愉快、焦虑等情绪和致欣快。

吗啡（Morphine）

【体内过程】

吗啡皮下和肌内注射吸收迅速，皮下注射 30 分钟后即可吸收 60%。迅速分布至肺、肝、脾、肾等各组织。成人中仅有少量吗啡透过血-脑脊液屏障，但已能产生高效的镇痛作用。可通过胎盘到达胎儿体内。半衰期 1.7～3 小时，蛋白结合率 26%～36%。一次给药镇痛作用维持 4～6 小时。本品主要在肝脏代谢，60%～70% 在肝内与葡萄糖醛酸结合，10% 脱甲基成去甲基吗啡，20% 为游离型。主要经肾脏排出，少量经胆汁和乳汁排出。

【药理作用】

1. 中枢神经系统

(1) 镇痛、镇静、致欣快 阿片受体激动剂，有强大的镇痛作用，同时也有明显的镇静作用，并有镇咳作用。

(2) 呼吸抑制 对呼吸中枢有抑制作用，使其对二氧化碳的反应性降低，减慢呼吸频率，过量可致呼吸衰竭而死亡。

(3) 镇咳 通过激动延髓孤束核的阿片受体，直接抑制咳嗽中枢，使咳嗽反射减少或消失。

(4) 缩瞳 作用于瞳孔调节中枢，可兴奋支配瞳孔的副交感神经，引起瞳孔缩小，吗啡中毒后患者表现为针尖样瞳孔。

(5) 催吐 可兴奋脑干化学感受触发区，引起恶心、呕吐。

2. 心血管系统 治疗量的吗啡对心率、心肌收缩力无明显影响，但可扩张阻力血管及容量血管，引起直立性低血压。吗啡抑制呼吸，使体内 CO_2 蓄积，引起继发性脑血管扩张和脑血流量增加，使颅内压升高。

3. 平滑肌 兴奋平滑肌阿片受体，增强肠道平滑肌张力，减慢蠕动，引起便秘，并使胆道、输尿管、支气管平滑肌张力增加，诱发胆绞痛、肾绞痛或支气管哮喘。

【临床应用】

1. **强效镇痛药** 适用于其他镇痛药无效的急性锐痛，如严重创伤、战伤、烧伤、晚期癌症等疼痛。心肌梗死而血压尚正常者，应用本品可使病人镇静，并减轻心脏负担。胆绞痛、肾绞痛时要与解痉药阿托品合用。

2. **心源性哮喘** 可使肺水肿症状暂时有所缓解，治疗量对支气管平滑肌兴奋作用不明显，大剂量可引起支气管收缩，诱发或加重哮喘发作。因此吗啡禁用于支气管哮喘、慢性呼吸道阻塞性疾病患者。

3. **麻醉及术前** 麻醉和术前给药可保持病人宁静进入嗜睡。

【不良反应及注意事项】

1. **不良反应** 治疗量吗啡可引起眩晕、恶心、呕吐、便秘、尿少、排尿困难、呼吸抑制、胆道压力升高甚至胆绞痛、嗜睡、直立性低血压及免疫抑制等。

反复应用可致患者对吗啡的呼吸抑制、镇痛、欣快和镇静作用产生耐受性及依赖性，耐受性及依赖性的形成与用药剂量、给药间隔及用药时程等因素有关。

急性中毒及解救：药物过量时可致急性中毒，表现为昏迷、呼吸深度抑制、瞳孔缩小呈针尖样、血压下降，严重者因呼吸麻痹而死亡。抢救时可静脉注射阿片受体拮抗药纳洛酮等。

2. **注意事项**

(1) 本品为国家特殊管理的麻醉药品，必须严格遵守《麻醉药品和精神药品的管理条例》。根据 WHO《癌症疼痛三阶梯止痛治疗指导原则》中关于癌症疼痛治疗用药个体化的规定，对癌症病人镇痛使用吗啡应由医师根据病情需要和耐受情况决定剂量。

(2) 未明确诊断的疼痛，尽可能不用本品，以免掩盖病情，贻误诊断。能促使胆道括约肌收缩，引起胆管系的内压上升；可使血浆淀粉酶和脂肪酶均升高。

(3) 对平滑肌的兴奋作用较强，故不能单独用于内脏绞痛（如胆、肾绞痛），而应与阿托品等有效的解痉药合用，单独使用反使绞痛加剧。

(4) 应用大量吗啡进行静脉全麻时，常和神经安定药（neuroleptics）并用，诱导中可发生低血压，手术开始遇到外科刺激时血压又会骤升，应及早对症处理。

【药物相互作用】

1. 吗啡液体制剂不可与碱性液体（氨茶碱、巴比妥类钠盐等）、溴或碘化物、碳酸氢钠、氧化剂（如高锰酸钾）、植物收敛剂、氢氯噻嗪、肝素钠、苯妥英钠、呋喃妥因、新生霉素、甲氧西林、氯丙嗪、异丙嗪、哌替啶、磺胺嘧啶、磺胺甲噁唑以及铁、铝、镁、银、锌化合物等接触，以免发生浑浊沉淀。

2. 与 M 胆碱受体阻断剂，尤其是阿托品合用，可加重便秘反应，增加发生麻痹性肠梗阻和尿潴留的危险。

3. 与纳洛酮、烯丙吗啡合用，可拮抗吗啡的作用，影响药效。

【用药指导】

用药步骤	用药指导要点
用药前	(1) 用药前请咨询医生，严格遵照说明书使用，切勿自行随意使用。 (2) 妊娠期妇女、哺乳期妇女、新生儿和婴儿禁止使用本品
用药中	(1) 口服吗啡缓释制剂期间禁止饮酒（包括含有酒精的药物）。 (2) 可能会产生恶心呕吐、便秘、心律失常等不良反应，应提高警惕。 (3) 不可长期大量使用
用药后	停药可能会出现戒断症状，可表现为心中难受、坐立不安等反应，甚至意识丧失、出现病态人格、有明显强迫性觅药行为，即出现成瘾性

可待因（Codeine）

【药理作用】

对延髓的咳嗽中枢有选择性地抑制，镇咳作用强而迅速。也有镇痛作用，其镇痛作用约为吗啡的 1/12～1/7，但强于一般解热镇痛药。能抑制支气管腺体的分泌，可使痰液黏稠，难以咳出，故不宜用于痰多黏稠的患者。

【临床应用】

1. 镇咳　用于较剧的频繁干咳，如痰液量较多宜并用祛痰药。
2. 镇痛　用于中度以上的疼痛。
3. 镇静　用于局麻或全麻时。

【不良反应及注意事项】

1. 不良反应　常见不良反应为心理变态或幻想，呼吸微弱、缓慢或不规则，心率或快或慢，异常。长期应用可引起成瘾性。
2. 注意事项　禁用于已知为 CYP2D6 超快代谢者。支气管哮喘、急腹症、胆结石、原因不明的腹泻、颅脑外伤或颅内病变等慎用。重复给药可产生耐受性。

【药物相互作用】

本品与抗胆碱药合用时，可加重便秘或尿潴留的不良反应；与美沙酮或其他吗啡类药合用时，可加重中枢性呼吸抑制作用；与肌肉松弛药合用时，呼吸抑制更为显著；与巴比妥类药物合用，可加重中枢抑制作用；与西咪替丁合用，可诱发精神错乱、定向力障碍及呼吸急促。

二、人工合成的阿片类镇痛药

哌替啶（Pethidine）

【体内过程】

哌替啶口服或注射给药均可吸收，口服时约有 50％首先经肝脏代谢，故血药浓度较低。常用的肌内注射发挥作用较快，10 分钟出现镇痛作用，持续约 2～4 小时，血药浓度达峰时间 1～2 小时，血浆蛋白结合率 40％～60％。主要经肝脏代谢成哌替啶酸、去甲哌替啶和去甲哌替啶酸水解物，然后与葡萄糖醛酸形成结合型或游离型经肾脏排出，尿液 pH 值酸度大时，随尿排出的原型药和去甲基衍生物有明显增加。半衰期约 3～4 小时，肝功能不全时增至 7 小时以上。可通过胎盘屏障，少量经乳汁排出。代谢物去甲哌替啶有中枢兴奋作用，因此根据给药途径的不同及药物代谢的快慢情况，中毒病人可出现抑制或兴奋现象。

【药理作用】

1. 中枢神经系统　本药为阿片受体激动剂，是目前最常用的人工合成强效镇痛药。其作用类似吗啡，效力约为吗啡的 1/10～1/8，与吗啡在等效剂量下可产生同样的镇痛、镇静及呼吸抑制作用，但后者维持时间较短，无吗啡的镇咳作用。肌内注射后 10 分钟出现镇痛作用，持续约 2～4 小时。
2. 平滑肌　能短时间提高胃肠道括约肌及平滑肌的张力，减少胃肠蠕动，但引起便秘及尿潴留，发生率低于吗啡。对胆道括约肌的兴奋作用使胆道压力升高，但亦较吗啡弱。
3. 心血管系统　有轻微的阿托品样作用，可引起心搏增快。

【临床应用】

1. 镇痛　为强效镇痛药，适用于各种剧痛，如创伤性疼痛、术后疼痛、麻醉前用药，或局麻与静吸复合麻醉辅助用药等。对内脏绞痛应与阿托品配伍应用。用于分娩止痛时，须监护本品对新生儿的抑制呼吸作用，为吗啡的主要代用品。

2. 人工冬眠 常与氯丙嗪、异丙嗪组成人工冬眠合剂应用。

3. 心源性哮喘 有利于肺水肿的消除。

【不良反应及注意事项】

1. 不良反应 治疗剂量时可出现轻度的眩晕、出汗、口干、恶心、呕吐、心动过速及直立性低血压等。本品的耐受性和成瘾性程度介于吗啡与可待因之间，一般不连续使用。静脉注射后可出现外周血管扩张、血压下降，尤其与吩噻嗪类药物（如氯丙嗪等）以及中枢抑制药并用时。

2. 注意事项 务必在单胺氧化酶抑制药如呋喃唑酮、丙卡巴肼等停用14天以上方可给药，而且应先试用小剂量（1/4常用量），否则会发生难以预料的、严重的并发症，临床表现为多汗、肌肉僵直、血压先升高后剧降、呼吸抑制、紫绀、昏迷、高热、惊厥，终致循环虚脱而死亡。注意勿将药液注射到外周神经干附近，否则产生局麻或神经阻滞。

【药物相互作用】

与单胺氧化酶抑制剂合用可引起兴奋、高热、出汗、神志不清、严重的呼吸抑制、晕厥、昏迷，终至虚脱而死亡，禁止同用。与异丙嗪合用可能出现呼吸抑制，引起休克，应提高警惕。

芬太尼（Fentanyl）

芬太尼化学结构与哌替啶相似，效价强度约为吗啡的80倍，起效快，维持时间短，属短效镇痛药。不良反应与哌替啶类似，但成瘾性较轻。禁用于支气管哮喘、重症肌无力、颅脑肿瘤或颅脑外伤引起昏迷的患者。

美沙酮（Methadone）

美沙酮是人工合成、可口服的阿片样物质。美沙酮的镇痛效能和持续时间与吗啡相当，镇静作用、缩瞳、欣快作用及成瘾性较吗啡弱，戒断症状略轻。临床主要用于创伤、手术及晚期癌症等所致剧痛。亦可用于吗啡、海洛因等戒毒的脱毒治疗。

喷他佐辛（Pentazocine）

喷他佐辛镇痛作用约为吗啡的1/3，呼吸抑制作用为吗啡的1/2。对胃肠道平滑肌作用与吗啡相似，但对胆道括约肌作用较弱。适用于各种慢性剧痛。其依赖性小，戒断症状轻，归"第二类精神药品"管理。不良反应有眩晕、恶心、呕吐、出汗等。

羟考酮（Oxycodone）

羟考酮为阿片类镇痛药，为纯阿片受体激动剂，其主要治疗作用为镇痛。诊断明确的非癌性慢性疼痛（如骨关节疼痛、腰背痛、神经血管性疼痛、神经源性疼痛等）经非阿片类药物治疗无效时，可使用羟考酮，使用应遵循"强阿片类药物在慢性非癌痛治疗中的指导原则"。使用后可能出现阿片受体激动剂的不良反应。可能产生耐受性和依赖性。

曲马多（Tramadol）

曲马多属于弱阿片类中枢性镇痛药，可用于中度和严重急慢性疼痛，如创伤、产科、外科手术、诊断探查产生的疼痛和癌症疼痛等。可出现多汗（尤其静脉注射太快时）、头晕、恶心、呕吐、食欲不振、口干、疲劳、嗜睡、精神迟钝；连续使用本品可产生药物依赖性，因此，应避免滥用。

> **知识链接**
>
> **癌症三阶梯止痛法**
>
> 癌症三阶梯止痛法是1986世界卫生组织（WHO）推荐的，已将临床疼痛治疗列入世界范围内解决肿瘤问题四个重点之一。按时用癌痛药治疗，90%以上的癌症病人可以得到缓解，部分病人由于疼痛的消失，使信心增加，得以改善生存质量，延长生命。
>
> 第一阶梯 轻度疼痛用非甾体抗炎药加减辅助止痛药。注意：非甾体止痛药存在最大有效剂量的问题。常用药物包括对乙酰氨基酚、阿司匹林、双氯芬酸盐、布洛芬、吲哚美辛等。
>
> 第二阶梯 中度疼痛用弱阿片类加非甾体抗炎药和辅助止痛药。常用药物有可待因、曲马多等。
>
> 第三阶梯 重度疼痛用强阿片类加非甾体抗炎药和辅助止痛药。可产生耐受，需适当增加剂量以克服耐受现象。以往认为用吗啡止痛会成瘾，所以不愿给患者用吗啡，现在证明这个观点是错误的——使用吗啡的癌痛患者极少产生成瘾性。此阶梯常用药物有吗啡片、芬太尼、舒芬太尼等。
>
> 对疼痛的处理采取主动预防用药。止痛剂应有规律按时给予，而不是必要时才给，下一次用药应在前一次药物药效消失之前给予，得以持续镇痛。通过正确治疗，除少数病例外都能得到良好的控制。

三、阿片受体拮抗剂

纳洛酮（Naloxone）

纳洛酮结构类似吗啡，是一种特异性阿片类受体拮抗剂，口服无效，注射给药起效很快。主要用于阿片类药物过量中毒或用于阿片类药物成瘾者的鉴别诊断，还用于阿片类药物复合麻醉药术后，拮抗该类药物所致的呼吸抑制，促使病人苏醒，也可用于解救急性乙醇中毒。不良反应少，个别患者出现口干、恶心、呕吐、食欲缺乏、困倦或烦躁不安、血压升高和心率加快。大多数不用处理可自行恢复。

▶【学做结合】3-5

1. 吸毒为什么会骨瘦如柴？
2. 癌症患者镇痛治疗如何选择合适的药物？

点滴积累

1. 吗啡适用于其他镇痛药无效的急性锐痛，如严重创伤、战伤、烧伤、晚期癌症等疼痛。

2. 可待因对延髓的咳嗽中枢有选择性地抑制，镇咳作用强而迅速；也有镇痛作用，其镇痛作用约为吗啡的1/12～1/7，但强于一般解热镇痛药。

3. 哌替啶为阿片受体激动剂，是目前最常用的人工合成强效镇痛药。常与氯丙嗪、异丙嗪组成人工冬眠合剂应用。

第六节　解热镇痛抗炎药与抗痛风药

学习引导

解热镇痛抗炎药是一类具有解热、镇痛，大多数还有抗炎、抗风湿作用的药物，又称为非甾体抗炎药。阿司匹林、对乙酰氨基酚是此类药物的代表。解热镇痛药已成为全球应用面最广、应用量最大的药物品种之一。那么，解热镇痛药具体有哪些？其表现出的药理作用有哪些，临床应用是怎样的？主要不良反应及注意事项有哪些？怎样合理用药？下面我们来学习。

学习目标

知识目标
1. 掌握　阿司匹林的药理作用、临床应用、不良反应及药物相互作用。
2. 熟悉　对乙酰氨基酚、布洛芬等药物的作用特点、临床应用及不良反应。
3. 了解　抗痛风药的作用特点、临床应用及不良反应。

能力目标
1. 能识别常用解热镇痛药，能解读处方，为患者提供用药咨询、用药指导。
2. 能掌握药物的作用规律，根据用药情况判断是否出现药物过量现象。

素质目标
1. 安全用药，合理用药，养成严谨的工作作风，关爱患者，更好地为患者服务。
2. 勤于思考，能够理论联系实际解决患者的疑惑。

知识链接

环氧合酶（Cyclooxygenase，COX）

COX 主要有 COX-1 和 COX-2 两种同工酶。解热镇痛抗炎药的作用可能主要与抑制 COX-2 有关，而 COX-1 主要存在于血管、胃肠壁、肾脏等组织中，如使用非选择性 COX 抑制剂，就可能会出现胃、肾和血小板功能障碍，发生胃部不适、恶心、呕吐、胃溃疡、穿孔、凝血障碍、出血、水肿、电解质紊乱、一过性肾功能不全等不良反应。

一、解热镇痛抗炎药

解热镇痛抗炎药是一类具有解热、镇痛，大多数还有抗炎、抗风湿作用的药物，又称为非甾体抗炎药（non-steroidal anti-inflammatory drugs，NSAIDs）。NSAIDs 按化学结构分为水杨酸类、苯胺类以及芳基酸类等，水杨酸类代表药物为阿司匹林，苯胺类代表药物为对乙酰氨基酚，芳基酸类代表药物为双氯芬酸钠、布洛芬、吲哚美辛等。

NSAIDs 共同的作用机制是抑制环氧合酶（COX），干扰体内前列腺素（PG）的生物合成。NSAIDs 对 COX-2 的抑制作用为其治疗作用的物质基础，对 COX-1 的作用则成为其不良反应的原因。

NSAIDs 主要具有三方面的药理作用，见图 3-3。

1. 解热作用

本类药物作用于下丘脑体温调节中枢，抑制环氧合酶（COX）的活性，使前列腺素（PG）

合成减少,增加散热,达到解热目的,对正常人体温没有影响。

2. 镇痛作用

主要通过抑制外周组织及炎症部位的COX,使PG合成和释放减少,并降低感受器对缓激肽致痛作用的敏感性而减轻疼痛。为非麻醉性镇痛药,治疗量下无欣快感、耐受性、成瘾性及抑制呼吸作用。

3. 抗炎作用

除苯胺类外,大多数解热镇痛药都有抗炎抗风湿作用,抑制炎症反应时PG合成,而缓解炎症反应,对控制风湿性及类风湿关节炎的临床症状有肯定疗效,但不能根治,也不能防止疾病发展及并发症的发生。

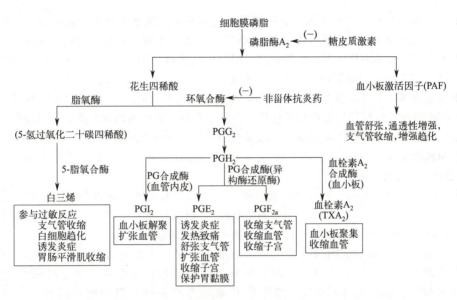

图 3-3 解热镇痛抗炎药作用机制

> **知识链接**
>
> **阿司匹林——一种百年神药的不朽传奇!**
>
> "假如我将身处荒岛,如果选择随身携带某种药物的话,那么可能首先想到的就是它——阿司匹林(Aspirin)"——John A. Baron教授,Dartmouth医学院。
>
> 提到阿司匹林,想必大家再熟悉不过了。作为一种解热镇痛药,它已走进千家万户,在全世界范围内广泛使用。阿司匹林与青霉素、地西泮一起被认为是医药史上三大经典杰作。阿司匹林是现在世界上最常用的,也是历史最悠久的一种药。在此之前它的历史已经经过传奇般的一个循环,最先来源于柳树皮,从古代的止痛药到麻风病药,经历了拿破仑的海战,到第二次世界大战期间的欧洲,到现在的又一次新的各种预防性用途。阿司匹林伴随了阿波罗号宇航员登月,且被记入吉尼斯世界纪录。西班牙哲学家加赛特(Jose O. Gasset)甚至把二十世纪称作阿司匹林的世纪。

阿司匹林(Aspirin)

【体内过程】

阿司匹林口服后吸收迅速、完全。在胃内已开始吸收,在小肠上部可吸收大部分。一次服药后 1～2 小时达峰浓度。本品与碳酸氢钠同服吸收较快。吸收后分布于各组织，也能渗入关节腔、脑脊液中。阿司匹林的蛋白结合率低，但水解后的水杨酸盐蛋白结合率为 65%～90%。在胃肠道、肝及血液内大部分很快水解为水杨酸盐，然后在肝脏代谢。大部分以结合的代谢物、小部分以游离的水杨酸从肾脏排泄。尿液的 pH 对排泄速度有影响，在碱性尿中排泄速度加快，而且游离的水杨酸量增多，在酸性尿中则相反，因此，碱化尿液可促进其排泄，用于阿司匹林中毒时的解救。

【药理作用和临床应用】

1. 解热镇痛作用　可使发热患者的体温恢复至正常；其镇痛作用对轻、中度体表疼痛有明显疗效。可用于头痛、牙痛、肌肉痛、痛经、神经痛等慢性钝痛和癌症患者的轻、中度疼痛及感冒发热等。

2. 抗炎抗风湿作用　是风湿热、急性风湿性关节炎和类风湿关节炎的首选药物，可用于急性风湿热的鉴别诊断和治疗，服用后 24～48 小时内退热，缓解关节红肿剧痛，血沉减慢；治疗类风湿关节炎可使关节炎症消退，疼痛减轻。用量比解热镇痛剂量大 1～2 倍，最好用至最大耐受量（口服 3～4g/d），用药期间应监测患者的血药浓度，以保证治疗的安全性和有效性。

3. 抗血栓作用　血小板聚集可导致血栓，小剂量（成人 50mg/d）抑制 TXA_2 生成，阿司匹林即可发挥强烈和长时间的抗血栓形成作用，可用于预防一过性脑缺血发作、心肌梗死、心房颤动、人工心脏瓣膜、动静脉瘘或其他术后的血栓形成。大剂量阿司匹林抑制 PGI_2 生成，促进血小板聚集和血栓形成。

【不良反应及注意事项】

1. 胃肠道反应　如腹痛、胃肠道出血，偶尔可出现恶心、呕吐或腹泻，长期服用后可能出现胃肠道隐匿性出血或黑便（严重胃出血的症状）。可以通过餐后服药、应用肠溶制剂来减轻症状，也可使用抗酸药氢氧化铝或前列腺素衍生物米索前列醇防治。

2. 凝血障碍　一般剂量阿司匹林可抑制血小板聚集，延长出血时间。小剂量长期服用，能抑制凝血酶原形成，从而导致出血时间和凝血时间延长，易引起出血，可用维生素 K 防治。严重肝损害、低凝血酶原血症、维生素 K 缺乏等均应避免服用阿司匹林。术前一周应停用。

3. 过敏反应　少数患者可出现皮疹、荨麻疹、血管神经性水肿、过敏性休克，也可导致阿司匹林哮喘。可用糖皮质激素、抗组胺药治疗。

4. 水杨酸反应　剂量过大（5g/d）时，可出现头痛、眩晕、恶心、呕吐、耳鸣、视力和听力减退，甚至出现精神错乱、昏迷、酸碱平衡失调等症状，称为水杨酸反应。应立即停药，静脉滴入碳酸氢钠碱化尿液，加快水杨酸的排泄。

5. 瑞夷综合征（RS）　是儿童在病毒感染，如流感、感冒或水痘康复过程中得的一种罕见的病，会影响身体的所有器官，但对肝脏和大脑带来的危害最大。如果不及时治疗，会很快导致肝肾衰竭、脑损伤，甚至死亡。服用阿司匹林，发生本病的可能性大。

6. 罕见肝、肾功能障碍，低血糖，以及特别严重的皮肤病变如多形性渗出性红斑。小剂量乙酰水杨酸能减少尿酸的排泄，可引起痛风发作。

对乙酰氨基酚（Paracetamol）

【药理作用】

1. 解热作用　通过抑制环氧合酶，选择性抑制下丘脑体温调节中枢前列腺素的合成，导致外周血管扩张、出汗而达到解热的作用，其解热作用强度与阿司匹林相似。

2. 镇痛作用　通过抑制前列腺素等的合成和释放，提高痛阈而起到镇痛作用，属于外周性镇痛药，作用较阿司匹林弱，仅对轻、中度疼痛有效。

【临床应用】

用于儿童普通感冒或流行性感冒引起的发热，也用于缓解轻、中度疼痛，如头痛、关节痛、偏头痛、牙痛、肌肉痛、神经痛。还可用于对阿司匹林过敏、不耐受或不适于应用阿司匹林的患者，如水痘、血友病及其他出血性疾病如接受抗凝治疗的患者以及轻型消化性溃疡及胃炎患者。

【不良反应及注意事项】

1. 不良反应　使用一般剂量较少引起不良反应。对胃肠刺激较小，通常不会引起胃肠出血。少数患者可发生粒细胞缺乏、贫血、过敏性皮炎、肝炎或血小板减少症。长期大量用药，尤其是肾功能低下者，可出现肾绞痛或急性肾功能衰竭或慢性肾功能衰竭。

2. 注意事项　超剂量使用对乙酰氨基酚可引起严重肝损伤，故用量应严格按说明书应用，长期用药应定时检查肝生化指标。用药期间如发现肝生化指标异常或出现全身乏力、食欲不振、厌油、恶心、上腹胀痛、尿黄、目黄、皮肤黄染等可能与肝损伤有关的临床表现时，应立即停药并就医。

对乙酰氨基酚口服一日最大量不超过 2g，应尽量避免合并使用含有对乙酰氨基酚或其他解热镇痛药的药品，以避免药物过量或导致毒性协同作用。

【药物相互作用】

长期饮酒或应用其他肝药酶诱导剂，尤其是应用巴比妥类或其他解痉药的患者，长期或超量服用本药时，发生肝脏毒性反应的风险增加，应提高警惕。大量或长期应用本药时，因可减少凝血因子在肝内的合成，故可增强抗凝药作用。

【用药指导】

用药步骤	用药指导要点
用药前	（1）使用本品可能干扰血糖、血清尿酸、肝功能、凝血酶原时间等指标的测定。因此，就诊时请告知医生您正在使用对乙酰氨基酚。 （2）大量或长期用药可导致造血系统和肝、肾功能损害。过量使用本品可引起严重肝损伤，严重者可致昏迷甚至死亡。因此，请严格按药品说明书用药
用药中	用于解热连续使用不超过 3 天，用于止痛不超过 5 天，症状未缓解请咨询医师或药师。不能同时服用其他含有解热镇痛作用的药品（如某些复方抗感冒药），以避免药物过量或导致毒性协同作用。服用本品期间不得饮酒或饮用含有酒精的饮料
用药后	用药过量可能会导致肝损伤。如服用过量，即使没有观察到任何体征或症状，都应马上就医

布洛芬（Ibuprofen）

【药理作用】

抑制前列腺素的合成，具有镇痛、解热和抗炎抗风湿作用。

【临床应用】

1. 缓解轻至中度疼痛如头痛、关节痛、偏头痛、牙痛、肌肉痛、神经痛、痛经。用于治疗关节炎，如骨性关节炎、类风湿关节炎、强直性脊柱炎、痛风及原发性痛经和继发性痛经。

2. 普通感冒或流行性感冒引起的发热。

【不良反应及注意事项】

1. 不良反应　可能出现内分泌系统与代谢症状如高钠血症、低白蛋白血症、低蛋白血症、血清乳酸脱氢酶水平升高。胃肠道症状如胃肠胀气、胃灼热、恶心、呕吐。可能引起低血压。

2. 注意事项　布洛芬为对症治疗药，不宜长期大量使用。有出血性疾病、消化道疾病等患者慎用，用药期间不得饮酒或饮用含有酒精的饮料和吸烟。

【药物相互作用】

布洛芬与其他解热、镇痛、抗炎药物如某些复方抗感冒药合用时可增加胃肠道不良反应，甚至导致溃疡发生，因此禁止合用。

双氯芬酸钠（Diclofenac）

双氯芬酸为一种苯乙酸类的非甾体抗炎药，临床上常用其钠盐即双氯芬酸钠，通过抑制环氧合酶（COX）活性，阻断花生四烯酸向前列腺素的转化；亦可促进花生四烯酸与甘油三酯结合，降低细胞内游离花生四烯酸的浓度，从而间接抑制白三烯的合成，发挥镇痛、抗炎、解热作用。双氯芬酸钠为强效镇痛抗炎药，其解热、镇痛、抗炎作用比阿司匹林强 26～50 倍，用于慢性关节炎的疼痛、手术和急性创伤后的疼痛、原发性痛经等疾病的治疗，还可用于耳鼻喉科严重感染性痛性炎症，如咽扁桃体炎、耳炎的辅助治疗，此外，对成人和儿童的发热也有解热作用。不良反应较少，偶见肝功能异常、白细胞减少。

塞来昔布（Celecoxib）

塞来昔布对 COX-2 的抑制作用比 COX-1 强 375 倍，为典型的选择性 COX 抑制剂。通过抑制 COX-2 而阻止导致炎症的前列腺素的产生，减少局部组织的水肿和疼痛。因在治疗剂量时抑制 COX-1 的程度弱，不干扰组织中与 COX-1 相关的生理过程，尤其是胃肠壁中 COX-1，因此本药引起的全胃肠严重不良反应较非选择性 NSAIDs 低。适用于急、慢性骨关节炎和类风湿关节炎。长期应用可见恶心、腹痛、腹泻等消化道反应，且心血管系统出现严重心血管血栓事件、心肌梗死、脑卒中等的风险增加，甚至可致死。磺胺过敏者禁用。

其他常用解热镇痛药见表 3-8。

表 3-8 其他常用解热镇痛药

药品名称	药理作用及临床应用	不良反应及注意事项
吡罗昔康	长效抗风湿药，解热、镇痛、抗炎作用强。主要用于治疗风湿性及类风湿关节炎	不良反应发生率较低，主要为胃肠道反应，偶发皮疹、水肿，长期使用应注意肝、肾功能
赖氨匹林	缓解轻度或中度疼痛及多种原因引起的发热，并用于类风湿关节炎、骨关节炎等症状的缓解	可引起过敏性休克、严重皮肤损害，包括大疱性皮疹、中毒性表皮坏死松解症、剥脱性皮炎等。出现皮疹、瘙痒等，应立即停药并及时就诊

> 【学做结合】3-6
>
> 解热镇痛药常与其他药组成复方制剂使用，请找出市面上常见的复方制剂，并说明其中分别含有哪些成分并阐明各成分的作用。

二、抗痛风药

痛风是因血尿酸水平过高导致尿酸结晶沉积在关节内而引发的一种疾病，沉积的结晶导致关节内和关节周围出现疼痛性炎症发作。痛风与嘌呤代谢紊乱、尿酸排泄减少所致的高尿酸血症相关，主要临床特征为血尿酸升高、反复发作性急性关节炎、痛风石，可并发肾脏病变，严重者可出现关节破坏、肾功能损害，常伴发高脂血症、高血压病、糖尿病、动脉硬化及冠心病等。

抗痛风药是一类通过抑制尿酸合成、抑制尿酸在肾小管的重吸收或促进尿酸排泄而产生治疗作用的药物。抗痛风药目前品种不多，针对痛风的不同临床阶段可分为控制急性关节炎症状和抗高尿酸血症两大类药物。治疗急性痛风关节炎症状的药物主要包括秋水仙碱、非甾体抗炎药和糖皮质激素等；治疗慢性痛风，以抗高尿酸血症类药物为主，包括抑制尿酸生成药（如别嘌醇）、促进尿酸排出药（如苯溴马隆和丙磺舒等）以及其他类如非布司他，详见表3-9。

表3-9 常见抗痛风药物分类及适应证

抗痛风药分类	作用机制	药物名称	适应证
急性痛风期	抑制粒细胞浸润	秋水仙碱	急性期、终止急性发作
	非甾体抗炎药	对乙酰氨基酚、吲哚美辛、双氯芬酸	尿酸高或排泄药无效时
		布洛芬、尼美舒利	急性期、急性发作（首选）
	肾上腺糖皮质激素	糖皮质激素、泼尼松、泼尼松龙	急性期、急性发作（次选）
		甲泼尼龙	关节腔注射或秋水仙碱无效时
慢性痛风期	促进尿酸排泄	丙磺舒	间歇期（无肾结石、尿酸低、肾功能正常）
		苯溴马隆	间歇期、慢性发作（轻中度肾功能不全者）
	抑制尿酸生成药	别嘌醇	间歇期、慢性发作
	其他类别	非布司他	间歇期

别嘌醇（Allopurinol）

别嘌醇及其代谢产物抑制体内黄嘌呤氧化酶，使尿酸生成减少，进而降低血中尿酸浓度，减少尿酸盐在骨、关节及肾脏沉着析出。别嘌醇能使痛风患者组织内的尿酸结晶重新溶解，缓解痛风症状，是痛风间歇期的首选标准治疗药物。不良反应较少，偶见皮疹、胃肠道反应、转氨酶升高、白细胞减少。

秋水仙碱（Colchicine）

秋水仙碱抑制痛风急性发作时的粒细胞浸润，对急性痛风关节炎有选择性抗炎、镇痛作用，一般服药后数小时即可使关节炎性症状消失，是急性痛风性关节炎的首选药。对其他疼痛症状无效，对血中尿酸浓度及尿酸排泄也无作用。不良反应较多，常见有胃肠道反应、骨髓损害、肾脏损害。

苯溴马隆（Benzbromarone）

苯溴马隆为促尿酸排泄药，作用机理主要是通过抑制肾小管对尿酸的重吸收，从而降低血中尿酸浓度。适用于原发性和继发性高尿酸血症、各种原因引起的痛风以及痛风性关节炎非急性发作期。在痛风急性发作期开始治疗阶段，随着组织中尿酸溶出，服用苯溴马隆有可能加重病症。使用药物期间应定期测量尿液中的酸碱度，为促进尿液碱化，可加用碳酸氢钠或枸橼酸合剂，使尿液 pH 维持在 6.5~6.8 之间。用药期间可能出现肠胃不适感，如恶心、呕吐、胃内饱胀感和腹泻等消化系统症状以及肝功能异常，故用药前后应定期检测肝肾功能。

非布司他（Febuxostat）

非布司他为黄嘌呤氧化酶抑制剂，可通过抑制尿酸合成降低血清尿酸浓度，用于缓解痛风引起的关节肿胀、关节变形和关节痛等症状，不推荐用于无症状高尿酸血症，与非甾体抗炎药或秋水仙碱合用，可预防患者治疗初期时因组织中沉积的尿酸盐动员而造成的痛风发作。非布司他可能造成肝损伤，使用前后需检测肝功能，同时可能存在心血管风险，用药时需注意监测心肌梗死和脑卒中的症状及体征。

> **点滴积累**
>
> 1. 阿司匹林具有解热镇痛、抗炎抗风湿作用，小剂量，成人使用剂量每日 50mg 有抗血栓作用。
> 2. 对乙酰氨基酚、布洛芬用于儿童普通感冒或流行性感冒引起的发热，也用于缓解轻、中度疼痛，如头痛、关节痛、偏头痛、牙痛、肌肉痛、神经痛。还可用于对阿司匹林过敏、不耐受或不适于应用阿司匹林的患者。
> 3. 别嘌醇及其代谢产物抑制体内黄嘌呤氧化酶，使尿酸生成减少，进而降低血中尿酸浓度，减少尿酸盐在骨、关节及肾脏沉着析出。
> 4. 秋水仙碱抑制痛风急性发作时的粒细胞浸润，对急性痛风关节炎有选择性抗炎、镇痛作用，是急性痛风性关节炎的首选药。

第七节　中枢兴奋药与脑功能改善药

学习引导

中枢兴奋药是能提高中枢神经系统功能活动的药物，主要作用于大脑、延髓和脊髓，对中枢神经的不同部位有一定程度的选择性。中枢兴奋药作用部位的选择性是相对的，随着药物剂量的增加不仅作用的强度加强，而且对中枢的作用范围也会扩大，选择性降低。用量过大时，可引起中枢神经系统广泛和强烈的兴奋，导致惊厥，而后过度兴奋又转为抑制，这种抑制不能再被中枢兴奋药所消除，因此可危及生命。那么，中枢兴奋药具体有哪些？其表现出的药理作用有哪些，临床应用是怎样的？主要不良反应及注意事项有哪些？怎样合理用药？下面我们来学习。

学习目标

知识目标
1. 熟悉　尼可刹米、洛贝林、咖啡因的作用、临床应用及不良反应。
2. 了解　其他中枢兴奋药和促大脑功能恢复药的作用特点及临床应用。

能力目标
学会观察中枢兴奋药的疗效和不良反应；能熟练实施用药护理。

素质目标
1. 安全用药，合理用药，养成严谨的工作作风，关爱患者，更好地为患者服务。
2. 勤于思考，能够理论联系实际解决患者的疑惑。

知识链接

世界阿尔茨海默病日

阿尔茨海默病（Alzheimer's disease，AD），主要发生在老年期及老年前期的一种原发性退行性脑病，指的是一种持续性高级神经功能活动障碍，即在没有意识障碍的状态下，出现记忆、视空间辨认、思维、分析判断、情绪等方面的障碍。为了提高公众对阿尔茨海默病的重视，做到早发现、早诊断、早治疗，1994年，由国际阿尔茨海默病协会（ADI）发起，将每年的9月21日定为"世界阿尔茨海默病日"。现阶段阿尔茨海默病现状不容乐观，疾病负担日益加重，迫切需要全社会的关注，建立更强的抗痴呆策略，控制轻度认知障碍发展为AD的危险因素，改善患者的管理，优化患者照护系统，并增加AD和轻度认知障碍的公众知晓度，希望通过家庭、社会和国家的共同努力，对这一特殊群体多一些理解、多一些帮助。

一、中枢兴奋药

中枢兴奋药（central stimulants）是能提高中枢神经系统功能活动的一类药物。分为主要兴奋大脑皮层的药物、主要兴奋延脑呼吸中枢的药物、主要兴奋脊髓的药物三类，详见表3-10。

表3-10　中枢兴奋药分类及代表药物

中枢兴奋药分类	代表药物	临床作用
主要兴奋大脑皮层的药物	咖啡因	小剂量(50～200mg)可使睡意消失，疲劳减轻，精神振奋，思维敏捷；较大剂量可直接兴奋延脑呼吸中枢和血管运动中枢，使呼吸加快加深，血压升高；中毒剂量可兴奋脊髓还可舒张支气管平滑肌、利尿及刺激胃肠分泌
	哌甲酯	治疗注意缺陷多动障碍，长期使用易上瘾。同时严重者会出现肝肾功能损伤、幻觉和精神异常等问题。国家列管的第一类精神药物
主要兴奋延脑呼吸中枢的药物	尼可刹米	临床主要用于中枢性呼吸抑制及各种原因引起的呼吸抑制
	洛贝林	主要用于各种原因引起的中枢性呼吸抑制。临床上常用于新生儿窒息、一氧化碳、阿片中毒等
	二甲弗林	常用于麻醉、催眠药物所引起的呼吸抑制及各种疾病引起的中枢性呼吸衰竭，以及手术、外伤等引起的虚脱和休克
主要兴奋脊髓药	一叶萩碱	用于小儿麻痹后遗症和面神经麻痹

中枢兴奋药随着剂量增加，作用范围扩大，过量均可导致惊厥。因药物维持时间短，临床常需反复用药。中枢兴奋药主要用于对抗中枢抑制药中毒或某些传染病引起的中枢性呼吸衰竭，选择性一般都不高，安全范围小，兴奋呼吸中枢的剂量与致惊厥剂量之间的距离小，宜限于短时就能纠正的呼吸衰竭患者。用药期间，需严格掌握剂量及给药间隔时间，密切观察病人用药后反应，如出现烦躁、反射亢进、肌肉震颤等现象，往往是惊厥发生的先兆，应立即报告医生，酌情减量或减慢滴速。口服促大脑功能恢复药应在睡前6小时用药，以防止失眠颅内出血。

对中枢性呼吸衰竭，呼吸兴奋药仅是综合治疗措施之一，是辅助治疗手段。对呼吸衰竭患者临床主要采用给氧、人工呼吸机维持呼吸，必要时要做气管插管和气管切开，因为它远比呼吸兴奋药有效而且安全可靠。

咖啡因（Caffeine）

咖啡因是咖啡豆和茶叶中所含的主要生物碱，属甲基黄嘌呤类药物。

【体内过程】

咖啡因脂溶性高，各种给药途径均易吸收，吸收后易透过组织屏障。主要在肝脏代谢，代谢产物及少部分原型药物经肾排泄。

【药理作用】

1. 中枢兴奋作用　小剂量咖啡因（50～200mg）对大脑皮质有选择性兴奋作用，表现为睡意消失、疲劳感减轻、精神振奋、思维敏捷、工作效率提高。成年人服用低于200mg剂量的咖啡因，可明显改善脑力劳动和体力劳动的效率，对疲劳者作用明显。当剂量增加（200～500mg）时，直接兴奋延髓呼吸中枢，使呼吸加深加快，血压升高，产生紧张、焦虑、失眠、头痛、震颤、感觉过敏及其他中枢兴奋症状。中毒剂量则能兴奋脊髓,引起惊厥。咖啡因不产生欣快感和刻板动作,戒断症状轻微。

2. 心血管作用 小剂量咖啡因可兴奋迷走神经,心率减慢。大剂量直接兴奋心脏,增强心肌收缩力,加快心率,增加心排出量。咖啡因可直接松弛外周血管平滑肌,扩张血管,降低外周阻力,增加冠脉血流量;收缩脑血管,减少其搏动的幅度而加强其他药物治疗头痛的作用。

3. 其他作用 咖啡因可松弛支气管平滑肌,缓解哮喘症状;松弛胃肠道和胆道平滑肌,但作用较弱;还具有利尿作用及刺激胃酸和胃蛋白酶分泌的作用。

【临床应用】

主要用于解除中枢抑制状态,如麻醉药、镇痛药、吩噻嗪类、镇静催眠药或抗组胺药过量引起的轻度中枢抑制,或严重传染病所致中枢性呼吸抑制。与溴化物合用用于神经官能症;配伍麦角胺制成麦角胺咖啡因片,治疗偏头痛;与解热镇痛抗炎药制成复方制剂,治疗一般头痛、感冒;与可待因合用加强镇痛作用。

【不良反应】

不良反应少且轻。过量可致激动、烦躁不安、失眠、心悸、头痛、呼吸较快、心动过速、肌肉抽搐和惊厥等。婴儿高热、消化性溃疡者慎用。

尼可刹米(Nikethamide)

尼可刹米又名可拉明,可选择性兴奋延髓呼吸中枢,也可作用于颈动脉体和主动脉体化学感受器反射性兴奋呼吸中枢,并提高呼吸中枢对CO_2的敏感性,使呼吸加深加快,对血管运动中枢有微弱兴奋作用。

主要用于中枢性呼吸抑制及各种原因引起的呼吸抑制。尼可刹米作用短暂,一次静脉注射作用仅维持5~10分钟,作用温和,安全范围大,不易引起惊厥。反复应用或过量使用本药可引起血压升高、心动过速、肌肉震颤及僵直、咳嗽、呕吐、出汗。

洛贝林(Lobeline)

洛贝林可刺激颈动脉窦和主动脉体化学感受器,反射性地兴奋呼吸中枢而使呼吸加快。对迷走神经中枢和血管运动中枢也同时有反射性的兴奋作用,对植物神经节则表现为先兴奋而后阻断的作用。作用持续时间短,安全范围大,很少引起惊厥。

主要用于各种原因引起的中枢性呼吸抑制。临床上常用于新生儿窒息,一氧化碳、阿片中毒,麻醉药过量引起的呼吸抑制等。大剂量兴奋迷走中枢引起心动过缓、传导阻滞;剂量继续加大则可兴奋交感神经节导致心动过速。

二、脑功能改善药

促进大脑功能恢复药是目前临床上常用的一类提高中枢神经系统活动的药物。主要促进各种脑损伤后脑功能水平的恢复和提高,改善各种脑损伤后机体的认知功能。作用机制可能为增加脑流量,改善脑供血,促进脑代谢,保护或修复脑细胞。常见代表药物见表3-11。

表3-11 常见脑功能改善药

代表药物	临床作用
胞磷胆碱钠	用于治疗颅脑损伤或脑血管意外所引起的神经系统的后遗症
吡拉西坦	适用于轻中度血管性痴呆、老年性痴呆以及脑外伤等症引起的记忆与智能障碍
奥拉西坦	适用于急慢性脑血管病、脑外伤、各种中毒性脑病等多种原因所致的记忆减退及轻、中度脑功能障碍。也可用于儿童智能发育迟缓
甲氯芬酯	用于外伤性昏迷、阿尔茨海默病、中毒或脑动脉硬化引起的意识障碍、小儿遗尿症等

吡拉西坦（Piracetam）

吡拉西坦是 GABA 的衍生物，是脑代谢改善药。

【药理作用】

能促进脑内 ADP 转化为 ATP，提高脑内 ATP/ADP 比值，改善脑内代谢能量供应状况。可直接作用于大脑皮质，促进脑组织对葡萄糖、氨基酸和磷脂的利用，促进脑内蛋白质和核酸的合成，具有激活、保护和修复大脑神经细胞作用。此外，它可以促进乙酰胆碱合成，改善胆碱能神经兴奋性传递功能。动物实验和临床观察发现，吡拉西坦可以抵抗物理因素和化学因素所致的脑功能损伤，改善学习、记忆和回忆能力，改善缺氧所致的逆行性遗忘。

【临床应用】

主要用于老年精神衰退综合征、脑动脉硬化症、脑血管意外引起的思维和记忆功能减退；也可用于儿童发育迟缓、智力低下者；对巴比妥、氰化物、一氧化碳、乙醇中毒后的意识障碍有一定疗效。

【不良反应】

偶见口干、食欲差、呕吐、荨麻疹和失眠，停药后消失。锥体外系疾病、舞蹈症用此药可能加重病情，接受抗凝治疗者，同时应用吡拉西坦则应调整抗凝药物用法，以防出血。

> 【学做结合】3-7
>
> 1. 咖啡因可与解热镇痛药合用治疗头痛，其机制主要是其能（　　）。
>   A. 扩张外周血管，增加散热　　B. 抑制大脑皮质
>   C. 收缩脑血管　　　　　　　　D. 抑制痛觉感受器
> 2. 临床上用于新生儿窒息的首选药是（　　）。
>   A. 咖啡因　B. 洛贝林　C. 尼可刹米　D. 二甲弗林

胞磷胆碱（Citicoline，胞二磷胆碱）

胞磷胆碱作为辅酶，在体内参与卵磷脂的生物合成，使胆碱与甘油二酯结合，促进卵磷脂的合成，可以改善脑代谢，促进脑功能恢复。本品还能改变脑血管阻力，增加脑血流量而促进脑物质代谢，改善脑循环。此外，可增强脑干网状结构激活系统的功能，增强锥体外系的功能，改善运动麻痹，对促进脑功能的恢复和促进苏醒有一定作用。

> **点滴积累**
>
> 1. 咖啡因主要用于解除中枢抑制状态，如麻醉药、镇痛药、吩噻嗪类、镇静催眠药或抗组胺药过量引起的轻度中枢抑制，或严重传染病所致中枢性呼吸抑制。
> 2. 吡拉西坦主要用于老年精神衰退综合征、脑动脉硬化症、脑血管意外引起的思维和记忆功能减退；也可用于儿童发育迟缓、智力低下者。

学习评价

一、单项选择题

1. 地西泮的适应证不包括（　　）。
   A. 焦虑症　　　　B. 高热惊厥　　　　C. 癫痫持续状态　　　　D. 诱导麻醉
2. 治疗癫痫持续状态的首选药是（　　）。

A. 硫喷妥钠　　　　B. 苯妥英钠　　　　C. 地西泮　　　　D. 戊巴比妥

3. 氯丙嗪抗精神病的作用机理是（　　）。
A. 阻断中枢 α 受体　　　　　　B. 阻断中枢 β 受体
C. 阻断中枢 D_2 受体　　　　　D. 阻断中枢 5-HT 受体

4. 长期使用氯丙嗪最常见的不良反应是（　　）。
A. 直立性低血压　　B. 过敏反应　　C. 锥体外系反应　　D. 内分泌紊乱

5. 吗啡的镇痛作用机理是（　　）。
A. 阻断阿片受体　　B. 激动阿片受体　　C. 抑制中枢 PG 合成　　D. 抑制外周 PG 合成

6. 阿片受体的拮抗剂为（　　）。
A. 哌替啶　　　　　B. 吗啡　　　　　C. 纳洛酮　　　　　D. 曲马朵

7. 哌替啶的特点是（　　）。
A. 成瘾性比吗啡小　　　　　　B. 镇痛作用比吗啡强
C. 持续时间比吗啡长　　　　　D. 等效镇痛剂量时抑制呼吸比吗啡弱

8. 解热镇痛药的退热作用机制是（　　）。
A. 抑制中枢 PG 合成　　　　　B. 抑制外周 PG 合成
C. 抑制中枢 PG 降解　　　　　D. 抑制外周 PG 降解

9. 下列属于大脑皮层兴奋药的是（　　）。
A. 尼可刹米　　B. 咖啡因　　C. 苯巴比妥　　D. 地西泮

10. 人工冬眠合剂的组成是（　　）。
A. 哌替啶、氯丙嗪、异丙嗪　　　　B. 哌替啶、吗啡、异丙嗪
C. 哌替啶、芬太尼、氯丙嗪　　　　D. 哌替啶、芬太尼、异丙嗪

二、多项选择题

1. 地西泮能引起（　　）。
A. 嗜睡　　　　　B. 头昏　　　　　C. 耐受性
D. 习惯性　　　　E. 再生障碍性贫血

2. 苯二氮䓬类具有下列哪些药理作用？（　　）
A. 镇静催眠作用　B. 抗焦虑作用　C. 抗惊厥作用　D. 镇吐作用　E. 抗晕动作用

3. 关于苯二氮䓬类的不良反应特点，下列表述哪些是正确的？（　　）
A. 过量致急性中毒和呼吸抑制　　B. 安全范围比巴比妥类大
C. 可透过胎盘屏障和随乳汁分泌，孕妇和哺乳妇女忌用
D. 长期用药仍可产生耐受性　　E. 与巴比妥类相比，其戒断症状发生较迟、较轻

4. 巴比妥类镇静催眠药的特点是（　　）。
A. 连续久服可引起习惯性　　　　B. 突然停药易发生反跳现象
C. 长期使用突然停药可使梦魇增多　　D. 长期使用突然停药可使快动眼时间延长
E. 长期使用可以成瘾

5. 临床常用于治疗癫痫的巴比妥类药物是（　　）。
A. 苯妥英钠　　B. 硫喷妥钠　　C. 地西泮　　D. 丙戊酸钠　　E. 苯巴比妥

6. 氯丙嗪可用于（　　）。
A. 躁狂症　　　　B. 精神分裂症　　　C. 人工冬眠疗法
D. 晕动病时的呕吐　　E. 顽固性呃逆

7. 关于对乙酰氨基酚表述正确的是（　　）。
A. 解热镇痛作用较强　　B. 无抗炎抗风湿作用　　C. 胃肠刺激较轻

D. 长期应用可产生依赖性　　E. 长期大剂量使用可致严重肝、肾损害

8. 阿司匹林可用于（　　）。
   A. 病毒感染患儿发热　　B. 风湿性关节炎　　C. 不稳定型心绞痛
   D. 脑血栓　　E. 心肌梗死
9. 阿司匹林的不良反应包括（　　）。
   A. 胃肠道反应　　B. 凝血障碍　　C. 过敏反应　　D. 水杨酸反应　　E. 瑞夷综合征
10. 阿司匹林的镇痛作用特点是（　　）。
    A. 镇痛作用部位主要在外周　　　　B. 对慢性钝痛效果好
    C. 镇痛作用机制是防止炎症时 PG 合成　　D. 常与其他解热镇痛药配成复方使用
    E. 对锐痛和内脏平滑肌绞痛也有效

三、问答题

1. 苯二氮䓬类药物地西泮有哪些药理作用、用途，与巴比妥类药有哪些区别？
2. 哌替啶、阿司匹林、阿托品各用于什么性质的疼痛？各药的主要不良反应是什么？
3. 解热镇痛抗炎药的镇痛作用与镇痛药有何异同？

第四章　心血管系统药物

课前导语

心血管系统是一个密闭的管道系统，由心脏和血管所组成。心脏是泵血的动力器官，血管是运输血液的管道。通过心脏有节律性收缩与舒张，推动血液在血管中沿一定的方向不停地循环流动，称为血液循环。作用于心脏和血管系统，通过调节心脏功能，改善血液循环，缓解心血管疾病的一系列药物，称为心血管系统药物。本章主要介绍治疗高血压、心绞痛、高血脂、心力衰竭、心律失常等药物的药理作用、临床应用、不良反应、注意事项及用药指导。

学习要求

1. **掌握**　作用于心血管系统的药物的作用机制和分类；代表药物的药理作用、临床应用、不良反应及注意事项。
2. **熟悉**　心血管系统药物中常用药物的用药指导。
3. **了解**　心血管系统药物的制剂及用法；了解药物相互作用。

知识导图

【衔接 1+X 证书】

中级	高级
1. 能熟识常用心血管系统药物的商品名、英文名。	1. 能介绍常见复方制剂的配伍原理。
2. 能介绍常用心血管系统药物的作用机理及体内过程特点。	2. 能解释处方中联合用药的目的。
3. 能介绍新药的特点并进行同类药品的比较。	3. 能判断处方中起协同作用的药品。
4. 能根据高血压、心绞痛、高血脂、心力衰竭、心律失常等心血管系统常见疾病症状提供药学咨询和用药安全指导。	4. 能判断处方中起拮抗作用的药品。
	5. 能对老人、小儿、孕妇、哺乳期妇女及其他特殊群体进行用药指导。

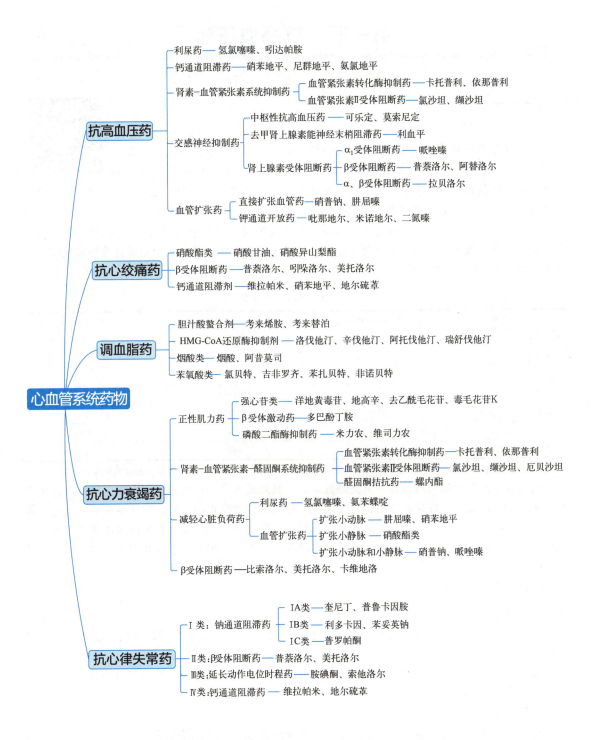

第一节 抗高血压药

学习引导

高血压是严重危害人类健康的常见心血管疾病。世界卫生组织建议,成年人静息时收缩压≥140mmHg(18.7kPa),和(或)舒张压≥90mmHg(12.0kPa)者为高血压。按其发病原因可分为原发性高血压和继发性高血压。其中,原发性高血压占90%~95%,病因尚未阐明;继发性高血压是某些疾病如肾动脉狭窄、肾实质病变、嗜铬细胞瘤等的继发表现,其病因清楚。高血压在持续进展的过程中可累及心、脑、肾等靶器官,其损害程度常与血压水平、血压波动呈正相关。临床根据血压的高低及对靶器官的损害程度,将高血压分为Ⅰ、Ⅱ、Ⅲ级(见表4-1)。

抗高血压药

表4-1 血压水平分级

类别	收缩压/mmHg		舒张压/mmHg
正常血压	<120	和	<80
正常高值	120~139	和(或)	80~89
高血压	≥140	和(或)	≥90
Ⅰ级高血压(轻度)	140~159	和(或)	90~99
Ⅱ级高血压(中度)	160~179	和(或)	100~109
Ⅲ级高血压(重度)	≥180	和(或)	≥110
单纯收缩期高血压	≥140	和	<90

注:当收缩压和舒张压分属于不同分级时,以较高的分级作为标准。以上标准适合任何年龄的成年男性和女性。

抗高血压药又称降压药,是一类能降低血压、减轻靶器官损伤的药物。合理应用抗高血压药物,不仅能控制血压,确保血压的正常与平稳,还能减少或防止心、脑、肾等并发症的发生,降低病死率,提高生存与生活质量,延长寿命。那么,抗高血压药有哪些?其药理作用有哪些,临床应用是怎样的?主要不良反应及注意事项有哪些?怎样合理用药?下面我们来学习。

学习目标

知识目标

1. 掌握 氢氯噻嗪、硝苯地平、卡托普利、氯沙坦、普萘洛尔的药理作用、临床应用、不良反应及注意事项。
2. 熟悉 可乐定、硝普钠、哌唑嗪的药理作用、临床应用、不良反应及注意事项。
3. 了解 其他抗高血压药的特点。

能力目标

能对本类药品分类识别,能解读处方,为患者提供用药咨询、用药指导。

素质目标

1. 养成严谨的工作习惯,关爱患者,安全用药。
2. 建立良好的作息习惯,有原则意识和自控能力以及抵制诱惑的能力。

血压形成的基本因素是心排血量和外周血管阻力,心脏功能、回心血量和血容量影响心排血量,小动脉紧张度影响外周血管阻力。抗高血压药均可直接或间接影响这两个基本因素而呈现降压作用。根据药物的主要作用部位和作用机制,抗高血压药分为五类,见表4-2。目前,国内外应用广泛或称为一线抗高血压药物的是钙通道阻滞药、血管紧张素转化酶抑制药、AT_1受体阻断药、利尿药、β受体阻断药,统称为常用抗高血压药。

表 4-2 抗高血压药物分类

分类	代表药物
Ⅰ 利尿药	氢氯噻嗪、吲达帕胺
Ⅱ 钙通道阻滞药	硝苯地平、尼群地平、氨氯地平
Ⅲ 肾素-血管紧张素系统抑制药	
1. 血管紧张素转化酶抑制药(ACEI)	卡托普利、依那普利
2. 血管紧张素Ⅱ受体(AT_1受体)阻断药	氯沙坦
Ⅲ 交感神经抑制药	
1. 中枢性抗高血压药	可乐定、莫索尼定
2. 去甲肾上腺素能神经末梢阻滞药	利血平
3. 肾上腺素受体阻断药	
(1)$α_1$受体阻断药	哌唑嗪
(2)β受体阻断药	普萘洛尔、阿替洛尔
(3)α、β受体阻断药	拉贝洛尔
Ⅴ 血管扩张药	
1. 直接扩张血管药	硝普钠、肼屈嗪
2. 钾通道开放药	吡那地尔、米诺地尔、二氮嗪

一、利尿药

利尿药是治疗高血压的常用药。本类药物降压作用温和,能增强其他降压药的降压作用,无耐受性,因此作为基础降压药广泛应用于临床,其中以氢氯噻嗪最为常用。

氢氯噻嗪(Hydrochlorothiazide)

【体内过程】

氢氯噻嗪口服吸收迅速但不完全,生物利用度为60%~80%,进食能增加吸收量,可能与药物在小肠的滞留时间延长有关。口服3~6小时后产生降压作用,作用持续时间为6~12小时。本药半衰期为15小时,充血性心力衰竭、肾功能受损者延长。本药50%~70%以原型由尿液排出,也可经乳汁分泌。

【药理作用】

本药降压作用缓慢、温和、持久,对血压正常者无降压作用,长期应用无明显耐受性。用药初期降压与排钠利尿、细胞外液和血容量减少有关;长期用药血容量及心排血量逐渐恢复正常,血压仍可持续降低,其可能机制如下:①因排钠而降低小动脉壁细胞内Na^+的含量,并通过Na^+-Ca^{2+}交换机制,使血管平滑肌细胞内Ca^{2+}量减少,血管平滑肌松弛;②降低血管平滑肌细胞膜受体对去甲肾上腺素等收缩血管物质的敏感性;③诱导动脉壁产生扩血管物质,如激肽、前列腺素等。摄入大量的钠盐能对抗利尿药的降压作用,限制钠盐摄入量,能增强其降压效果,说明排钠是利尿药降压的重要原因。

【临床应用】

本药单独应用适用于治疗轻度高血压,尤其适合于老年收缩期高血压和合并有心功能不全的高血压;对中、重度高血压,常作为基础降压药与其他降压药合用、协同降压,并能对抗其他降压药所致的水钠潴留作用。

【不良反应及注意事项】

长期应用可出现水、电解质紊乱，引起低钾血症、低钠血症、低镁血症等，影响机体代谢，引起高血糖症、高脂血症、高尿酸血症和肾素活性升高等。长期应用应注意监测上述指标，调整饮食，必要时改换其他抗高血压药。肝肾功能减退、痛风、糖尿病病人慎用。对本药及磺胺类药物过敏者禁用。

【药物相互作用】

1. 本品与吲哚美辛合用时，可引起急性肾衰竭；与阿司匹林合用，可引起或加重痛风。
2. 本品与降压药合用，利尿降压作用均加强；与血管紧张素转化酶抑制药合用，可引起直立性低血压。
3. 本品与抗凝药合用，可降低抗凝药的抗凝作用。
4. 本品与洋地黄类药物、胺碘酮合用，应慎防因低钾血症引起的副作用。
5. 本品与金刚烷胺合用，可产生肾毒性。

【用药指导】

用药步骤	用药指导要点
用药前	(1)熟悉氢氯噻嗪的适应证和禁忌证，了解各种剂型和用法。 (2)询问过敏史，告知患者本药与磺胺类药物有交叉过敏反应。 (3)告知患者早晨服药，避免夜间排尿次数增多
用药中	(1)抗高血压药可以控制血压但不能治愈高血压，必须长期治疗以控制血压及预防其对身体多个系统的损害。告知患者坚持按医嘱服药，在没有医生建议的情况下，不能随意开始或停止服药。 (2)告知患者用药期间如果发现有电解质失衡的早期症状，比如口干、衰弱、嗜睡、肌痛、腱反射消失等，应立即减量或停药
用药后	(1)注意用药后观察药物的疗效及不良反应，用药期间应定期监测：血电解质、血糖、血尿酸、血肌酐、血尿素氮、血压。 (2)停药时应逐渐减量，突然停药可能引起水、钠及氯的潴留

吲达帕胺（Indapamide）

吲达帕胺口服吸收完全，服药后 30 分钟血药浓度达峰值，半衰期 13 小时，主要经肝脏代谢。具有排钠利尿和钙拮抗的作用，抑制血管平滑肌 Ca^{2+} 内流，扩张阻力血管，产生良好的降压效果和抗心肌肥厚作用。对脂质代谢无不良影响。适用于治疗轻、中度高血压，尤其是伴有水肿、高脂血症的高血压患者。不良反应少，可见上腹不适、恶心、食欲减退、头痛、嗜睡、腹泻、皮疹等，长期应用可出现低钾血症。严重肾功能不全、肝性脑病或严重肝功能不全、低钾血症、对本药及磺胺类药物过敏者禁用。

二、钙通道阻滞药

钙通道阻滞药（CCB），又称钙拮抗剂，是一类治疗高血压的重要药物。通过阻滞钙通道，抑制细胞外 Ca^{2+} 内流，减少细胞内 Ca^{2+} 浓度，使血管平滑肌松弛，降低外周血管阻力，降低血压。临床上药物品种多，结构各异。从化学结构上可将其分为二氢吡啶类和非二氢吡啶类。前者对血管平滑肌作用强、较少影响心脏，作为抗高血压的常用药物有硝苯地平（Nifedipine）、尼群地平（Nitrendipine）、氨氯地平（Amlodipine）等。非二氢吡啶类有维拉帕米（Verapamil）等，对心脏和血管均有作用。

硝苯地平（Nifedipine）

【体内过程】

硝苯地平口服易吸收，生物利用度 45%～70%。口服 10～20 分钟起效，1～2 小时血药浓度达高峰，作用持续 6~8 小时；舌下含服 5~15 分钟明显降压；静脉注射 10 分钟可使血压下降 21%~26%。缓释制剂降压作用约持续 12 小时，控释制剂血药浓度保持平稳，降压作用约持续 24 小时。主要在肝脏代谢，80% 的原药及代谢产物经肾脏排泄。

【药理作用】

本药降压作用快而强，通过抑制 Ca^{2+} 的内流，使血管平滑肌松弛，扩张小动脉，降低外周血管阻力，降低血压。其特点为：降压时并不降低重要脏器如心、脑、肾的血流量；不引起脂类代谢的改变；长期应用可逆转高血压病人的心肌肥厚，改善血管重构；降压时出现反射性心率增快，心排血量增加，血浆肾素活性增高，但这一作用仅抵消极少部分降压作用，与 β 受体阻断药合用，可对抗此反应并能增强降压效果。

【临床应用】

临床上适用于治疗轻、中、重度高血压，亦适用于合并有心绞痛或肾疾病、糖尿病、哮喘、高脂血症的高血压及恶性高血压。可单用，也可与 β 受体阻断药、利尿药、血管紧张素转化酶抑制药合用。目前临床多用其缓释剂和控释剂。

【不良反应及注意事项】

常见的不良反应有头痛、面部潮红、眩晕、心悸、踝部水肿等，一般停药后可自行消失。其引起的踝部水肿为血管扩张，而不是水钠潴留所致，停药后可自行消退。硝苯地平控释片应整片用少量温水吞服，不能咀嚼或掰断后服用。

【药物相互作用】

本品与苯妥英钠、洋地黄毒苷、奎尼丁及双香豆素等合用时，可竞争与血浆蛋白的结合，应适当减少用量。西咪替丁可使硝苯地平血药浓度升高，合用时应减少用量。

【用药指导】

用药步骤	用药指导要点
用药前	(1) 熟悉硝苯地平的适应证和禁忌证，了解各种剂型和用法。 (2) 服药期间若接受外科手术(包括牙科手术)，请事先告知医师正在服用硝苯地平缓释片。 (3) 告知患者药品的保存，请严格遵照相应药品说明书上的要求，请将药品放置于儿童无法触及的地方。 (4) 告知患者本药缓释片、控释片不宜嚼碎，应整片吞服。部分缓释片的药片上有刻痕(中心线)，这类药品如需减少剂量时，可沿片面"刻痕(中心线)"完整分开，服用半片。 (5) 告知患者两次给药间隔应不少于 4 小时，同时避免与葡萄柚(汁)合用
用药中	(1) 抗高血压药可以控制血压但不能治愈高血压，必须长期治疗以控制血压及预防其对身体多个系统的损害。告知患者坚持按医嘱服药，在没有医生建议的情况下，不能随意开始或停止服药。 (2) 用药期间如出现便秘、恶心、腹部不适，同时症状持续且严重时，请告知医师。 (3) 头痛、虚弱、潮红(身体感觉发热)、恶心、心灼热感、肌肉痉挛、喉咙痛，若症状持续且严重时，请告知医师
用药后	(1) 注意用药后观察药物的疗效及不良反应，肝、肾功能不全的患者慎用，用药期间须严格监测，病情严重时应减少剂量。 (2) 长期用药时不能突然停药，如需停药应在医师指导下逐渐减量

本节的其他常用药物见表 4-3。

表 4-3 其他常用药物

药品名称	药理作用及临床应用	不良反应及注意事项
拉西地平	本品对血管选择性强，不易引起反射性心动过速和心排量增加，用于治疗轻、中度高血压。降压作用起效慢、持续时间长，每日口服 1 次。具有抗动脉粥样硬化作用	不良反应有心悸、头痛、面部潮红、水肿等

药品名称	药理作用及临床应用	不良反应及注意事项
尼群地平	本品选择性抑制血管平滑肌细胞 Ca^{2+} 内流,也能舒张冠状血管。降压作用较硝苯地平温和、持久。临床适用于各型高血压,对高血压伴心绞痛者尤佳。与利尿药或 β 受体阻断药合用可增强疗效。每日口服 1～2 次	不良反应少,与硝苯地平相似,肝功能不良者宜慎用或减量;可增加地高辛血药浓度
氨氯地平	本品通过阻滞 Ca^{2+} 内流,选择性舒张血管平滑肌,降低外周阻力,对心脏的传导和收缩力均无影响。口服起效缓慢,降压作用平稳,持续时间长,每日口服 1 次。适用于治疗高血压,并能减轻或逆转左心室壁肥厚	不良反应有心悸、头痛、头晕、水肿等。心力衰竭、肝功能不良者、儿童慎用。孕妇及哺乳期妇女禁用

三、肾素-血管紧张素系统抑制药

(一) 血管紧张素转化酶抑制药 (ACEI)

血管紧张素转化酶抑制药 (ACEI) 能抑制血管紧张素转化酶 (ACE) 活性,使血管紧张素Ⅱ (AngⅡ) 的生成减少以及缓激肽的降解减少,扩张血管,降低血压,并逆转心室重构 (图 4-1)。

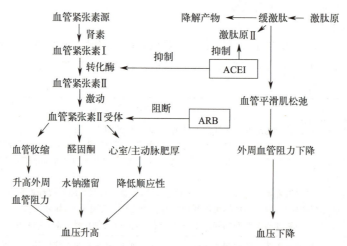

图 4-1 血管紧张素转化酶抑制药及血管紧张素Ⅱ受体阻断药作用机制
ACEI—血管紧张素转化酶抑制药;ARB—血管紧张素Ⅱ受体阻断药

1981 年,卡托普利作为首个 ACEI 获准治疗高血压,目前至少有 18 个 ACEI 应用于临床。ACEI 类药不仅具有降压效果,而且具有器官保护作用,为伴有糖尿病、左心室肥厚、左心功能障碍及急性心肌梗死的高血压患者的首选药物。常用血管紧张素转化酶抑制药包括卡托普利 (Captopril)、依那普利 (Enalapril)、雷米普利 (Ramipril)、赖诺普利 (Lisinopril) 等。

卡托普利 (Captopril)

【体内过程】

卡托普利口服易吸收,作用强,起效快。但胃肠内食物可减少本药的吸收,宜在餐前 1 小时服药。口服后 15 分钟即可起效,1～1.5 小时作用达高峰,持续 6～12 小时,时间长短与剂量有关。生物利用度约为 65%。不易透过血脑屏障,部分在肝脏代谢,主要经肾脏排泄。

【药理作用】

1. **降压作用**　本药可抑制血管紧张素转化酶,使血管扩张、血压下降。具有轻、中等强度的降压作用，与其他降压药相比，其特点为：①降压时不伴有反射性心率加快，对心排血量无明显影响；②扩张肾血管，增加肾血流量；③减少醛固酮释放，减轻水钠潴留；④能增强胰岛素敏感性、改善胰岛素抵抗，长期用药不易引起电解质紊乱和脂质代谢障碍；⑤不引起直立性低血压。

2. 改善心功能　由于舒张外周血管，血管阻力降低，心脏前、后负荷降低，改善心泵血功能。

3. 保护靶器官　长期治疗可防止和逆转高血压患者血管壁增厚和心肌细胞增生肥大，能预防或逆转心室与血管重构，从而对心脏、血管起到保护作用，同时改善高血压患者的生活质量，降低病死率。

【临床应用】

适用于治疗各型高血压。目前为抗高血压治疗的一线药物之一。对于原发性及肾性高血压疗效佳，尤其适用于合并有糖尿病及胰岛素抵抗、左心室肥厚、充血性心力衰竭、急性心肌梗死的高血压患者，可明显改善生活质量，且无耐受性，停药不反跳。与利尿药合用于重型或顽固性高血压疗效较好。

【不良反应及注意事项】

长期小剂量应用本药，不良反应少而轻，有较好的耐受性。常见不良反应有：刺激性干咳，常在用药后1周至6个月内出现，可能与缓激肽及前列腺素等物质释放增多有关，严重者可停药，停药后干咳可自行消失。低血压，多出现于开始剂量过大时，宜从小剂量开始应用。其他偶见皮疹、发热、血管神经性水肿、中性粒细胞减少等过敏反应。久用可导致血锌降低而引起脱发、味觉和嗅觉缺失等，补充锌可以减轻。本类药物有轻度钾潴留的作用，可发生高钾血症，故有高血钾倾向病人尤应注意。过敏体质者及妊娠期妇女禁用。因食物可减少其吸收，宜空腹服药。

【药物相互作用】

本品与利尿药合用可增强降压效果，并减少锌的排泄，减少不良反应；与保钾药物如螺内酯、氨苯蝶啶、阿米洛利同用可能引起血钾过高，应注意监测。与地高辛合用可使地高辛的血药浓度升高；与吲哚美辛、布洛芬、阿司匹林等非甾体抗炎药合用，可减弱卡托普利的降压效果。

【用药指导】

用药步骤	用药指导要点
用药前	(1)熟悉卡托普利的适应证和禁忌证，了解各种剂型和用法。 (2)告知患者应用卡托普利会引起刺激性干咳，严重者可以换用干咳较少发生的ARB类降压药，停药后，干咳自行消失。 (3)告知患者开始剂量过大时，易出现低血压，宜从小剂量开始应用。 (4)胃中食物可影响本品吸收，宜在餐前1小时服药。 (5)过敏体质者及妊娠期妇女禁用
用药中	(1)抗高血压药可以控制血压但不能治愈高血压，必须长期治疗以控制血压及预防其对身体多个系统的损害。告知患者坚持按医嘱服药，在没有医生建议的情况下，不能随意开始或停止服药。 (2)用药期间如出现血管神经性水肿，应停药，并迅速皮下注射1：1000的肾上腺素0.3~0.5ml。 (3)如出现尿蛋白逐渐增多，应暂停用药或减少用量。 (4)如出现白细胞计数过低，应暂停用药
用药后	(1)注意用药后观察药物的疗效及不良反应，肾功能不全的患者慎用，用药期间须严格监测血肌酐水平并估算肾小球滤过率，病情严重时应减少剂量。 (2)长期使用可能出现高血钾，合用补钾药物或能升高血钾的药物时更易出现，需注意定期监测血钾。 (3)久用可导致血锌降低而引起脱发、味觉和嗅觉缺失等，补充锌可以减轻

> **拓展链接**
>
> ### 卡托普利——从蛇毒到抗高血压药
>
> 　　卡托普利——历史上第一个口服有效的血管紧张素转换酶（ACE）抑制剂，最初来源于巴西蛇毒中的一种缓激肽。从蛇毒到卡托普利的发明，颇具传奇色彩，不仅证明了ACE对抗高血压的重要作用，也是药物设计的典范之一，并为后来的ACEI药物的研发提供了蓝本。几代科学家为之倾注激情和智慧，这是一场科学探索的"接力赛"，同时又是一场技术发明的"群英会"，无疑是高血压治疗史上的一个"里程碑"。那么，在卡托普利成果的幕后，到底还有多少"巨人"的肩膀呢？
>
> 　　医学界早就认识到了蛇毒的降血压作用，1948年，毛里西奥罗查席尔瓦从蛇毒中成功提取到一个具有肽结构的特殊物质，这种物质就是"缓激肽"。1965年，巴西籍博士费雷拉从巴西蝮蛇蛇毒的提取液里找到了一种可以增强缓激肽作用的肽类物质，命名为缓激肽增强因子。巴克尔通过用费雷拉的蛇毒提取液与体外制备的血管紧张素转化酶的反应，发现了蛇毒中含有效的血管紧张素转化酶抑制剂。之后，库什曼和奥特梯首先从费雷拉的蛇毒提取物中分离出了一种九肽化合物，命名为替普罗肽。替普罗肽作为第一代的血管紧张素转化酶抑制剂，不能制成口服制剂使用，成为其临床应用的一大障碍。库什曼和奥特梯继续探索，通过分子修饰研制出了具有较好口服生物利用度的药物——卡托普利，标志着世界上第一个血管紧张素转化酶抑制剂口服制剂诞生。1978年以后，商品名为开博通的卡托普利口服制剂上市。1999年，发明人库什曼和奥特梯被授予拉斯克临床医学研究奖。卡托普利降压药在商业上的成功，并没有束缚住科学家进一步创新的脚步。为了获得更好的降压药，默克公司的科学家接过了发明创新的"接力棒"。他们通过结构分析和临床试验，终于开发出了依那普利，具有更好的口服生物利用度，同时可以延迟药物的作用时间，这样一天给一次药就可以达到治疗效果。
>
> 　　卡托普利的研发成功，使基于结构的药物设计理念成为新药研发的基本策略，掀起了制药工业的第二次革命性浪潮，随后有数百个基于这种理念设计的药物应运而生。其中科学家们百转千回的科研故事，以及折射出来的百折不挠、不断求索的科学精神同样值得我们不断传颂和学习。

依那普利（Enalapril）

　　依那普利为不含巯基的强效ACEI。口服吸收迅速，且不受饮食影响。能降低总外周血管阻力，增加肾血流量，作用出现缓慢，但强而持久。降压作用约为卡托普利的10倍，可维持24小时以上，可每日给药1次。临床用于原发性高血压、肾性高血压和充血性心力衰竭的治疗。不良反应与卡托普利相似但较少。因其化学结构不含巯基，故少见白细胞减少、蛋白尿、味觉障碍等不良反应。因作用强，引起咳嗽等不良反应明显，合并有心力衰竭时低血压亦较多见，应适当控制剂量。

（二）血管紧张素Ⅱ受体（AT_1受体）阻断药

　　血管紧张素Ⅱ（AngⅡ）可作用于两种受体，即AT_1和AT_2受体。AT_1受体广泛分布于血管、心、脑、肾和肾上腺皮质等，AT_2受体主要分布于肾上腺髓质。目前认为AT_1受体与心血管稳定的调节有关，故临床研发的AngⅡ受体阻断药主要通过阻断AT_1受体，产生舒张血管、降低血压的作用。1995 年，氯沙坦作为首个 AT_1 受体阻断药被获准治疗高血压，目前常用药有氯沙坦（Losartan）、奥美沙坦（Olmesartan）、依普沙坦（Eprosartan）、厄贝沙坦（Irbesartan）、缬沙坦（Valsartan）等。本类药物具有良好的降压作用，能逆转肥大的心肌细胞，并促进尿酸排泄，对心、肾有保护作用，由于不影响缓激肽等物质的生化代谢，几乎不出现干咳、血管神经性水肿等不良反应。

氯沙坦（losartan）

【体内过程】

氯沙坦口服易吸收，生物利用度约33％，约14％在肝转化为活性更强的代谢产物。每日服药 1 次，降压作用可维持 24 小时，在治疗 3～6 周后，疗效达高峰。

【药理作用】

本药及其活性代谢产物能够阻断 Ang Ⅱ 与 AT_1 受体结合，产生缓慢而持久的舒张血管和逆转心血管重构作用，使血压下降；还能增加肾血流量和肾小球滤过率，使尿量增加，尿酸排出增多，具有肾保护作用。

【临床应用】

1. 治疗高血压　用于轻、中、重度高血压的治疗。主要用于不能耐受 ACEI 所致干咳的病人，若用药 3～6 周后血压下降仍不明显，可加用利尿药。

2. 治疗慢性心功能不全　适用于血浆肾素活性升高、Ang Ⅱ 增多所致血管壁和心肌肥厚以及纤维化的慢性心功能不全。

【不良反应及注意事项】

副作用少，常见头晕、疲倦；剂量过大可致低血压；偶见腹泻、偏头痛、皮疹、失眠等。妊娠期和哺乳期妇女不宜使用。

【药物相互作用】

本品与保钾利尿药（如螺内酯、氨苯蝶啶、阿米洛利）、补钾剂或含钾的盐代用品合用时，可导致血钾升高；与非甾体抗炎药吲哚美辛合用，可降低氯沙坦的抗高血压作用。

四、交感神经抑制药

（一）中枢性抗高血压药

可乐定（Clonidine）

【体内过程】

可乐定口服易吸收，30 分钟起效，2～4 小时血药浓度达峰值，持续 6～8 小时，口服生物利用度约为 75％，能通过血脑屏障，约 50％在肝内代谢，其余部分以原型经肾脏排泄。

【药理作用】

1. 降压作用　具有中等偏强的降压作用。其降压机制主要是激动中枢的咪唑啉受体（I_1 受体），降低外周交感神经张力，使外周血管阻力降低而降压。降压时伴有心率减慢及心排血量减少，对肾血流量和肾小球滤过率无明显影响。

2. 镇痛和镇静作用　可乐定可激动中枢 α_2 受体，增强抑制性神经元的功能而产生镇静作用；激动中枢阿片受体，产生镇痛作用。

3. 抑制胃肠运动和分泌作用　可导致便秘和口干。

【临床应用】

口服用于治疗中度高血压，肌内注射或静脉注射用于治疗重度高血压。尤其适用于伴有消化性溃疡的高血压患者，还可用于阿片类镇痛药成瘾者的戒毒治疗，滴眼液用于治疗开角型青光眼。

【不良反应及注意事项】

不良反应常见口干、便秘、镇静、嗜睡等，停药后多自行消失。久用可致水钠潴留，与利尿药合用可减轻。长期用药后宜逐渐减量停药，以防血压反跳，表现为心悸、出汗、头痛、血压突然升高等，可恢复应用可乐定或用α受体阻断药酚妥拉明治疗。本药不宜用于高空作业或驾驶机动车辆的人员，以免因精力不集中、嗜睡而引发事故。可乐定能加强其他中枢抑制药的作用，合用时应慎重。

莫索尼定（Moxonidine）

莫索尼定为第二代中枢性抗高血压药，对咪唑啉 I_1 受体的选择性更高，几乎不激动 α_2 受体。降压效能略低于可乐定，长期用药也有良好的降压效果并能逆转高血压患者的心肌肥厚。口服易吸收，可1天给药1次。临床适用于治疗轻、中度高血压。不良反应少，无显著的镇静作用和停药反跳现象。

（二）去甲肾上腺素能神经末梢阻滞药

利血平（Reserpine）

利血平是一种吲哚类生物碱，降压作用缓慢、温和、持久。降压机制为抑制去甲肾上腺素能神经末梢内去甲肾上腺素的再摄取、贮存、合成，使递质耗竭，血管舒张，血压下降。因副交感神经兴奋和中枢抑制作用，长期使用易发生消化性溃疡、精神抑郁等不良反应。降压作用弱，不良反应多，目前已不单独使用，常与其他药物组成复方制剂，如复方降压片等，治疗轻、中度高血压。伴有消化性溃疡、有精神抑郁症病史者禁用。

（三）肾上腺素受体阻断药

1. α_1 受体阻断药

哌唑嗪（Prazosin）

【体内过程】

哌唑嗪是人工合成的喹唑啉类衍生物。口服易吸收，1~3小时血药浓度达峰值，生物利用度约为60%，半衰期为2.5~4小时，作用持续6~10小时，与血浆蛋白结合率达97%，主要在肝脏代谢。久用可产生耐受性。

【药理作用】

（1）降压作用　本药选择性阻断血管平滑肌突触后膜 α_1 受体，扩张小动脉、小静脉，发挥中等偏强的降压作用，舒张压下降更显著，且不易引起反射性心率增快与血浆肾素活性增高。

（2）促进糖、脂质代谢　本药能够降低血糖、总胆固醇、三酰甘油和低密度脂蛋白，升高高密度脂蛋白的浓度。

【临床应用】

用于治疗各型高血压，单用治疗轻、中度高血压，治疗肾性高血压时与利尿药、β受体阻断药合用可以提高疗效，降低哌唑嗪的耐受性。也可用于治疗难治性心力衰竭。

【不良反应及注意事项】

常见的有头痛、眩晕、心悸、口干、乏力等，在用药过程中可自行消失。最严重的不良反应为"首剂现象"，即首次用药后出现严重的直立性低血压、晕厥和心悸等。在立位、饥饿、低盐时尤易发生，这与应用较大剂量引起强烈的容量血管扩张、回心血量明显减少、心排血量锐减有关，故首次用量不宜超过 0.5mg，并于睡前服用，以预防或减轻首剂现象的发生。

本类药物还有特拉唑嗪（Terazosin）和多沙唑嗪（Doxazosin），半衰期长，每日仅需用药 1 次，可有效控制 24 小时血压，久用无耐受性，两药除治疗高血压外，还可用于前列腺增生的治疗。

2. β 受体阻断药

β 受体阻断药均有较好的抗高血压作用，在临床用药指导中为治疗高血压的一线药物。其通过阻断 β 受体，减少心排血量、抑制肾素分泌、抑制外周交感活性、抑制去甲肾上腺素释放等产生间接降压作用。临床常用于治疗高血压的 β 受体阻断药有普萘洛尔（Propranolol）、美托洛尔（Metoprolol）、阿替洛尔（Atenolol）。

普萘洛尔（Propranolol，心得安）

【体内过程】

普萘洛尔为亲脂性化合物，口服后吸收较完全，吸收率约 90%，1～1.5 小时血药浓度达峰值。因肝脏首关消除明显，生物利用度约为 30%，进食后生物利用度增加。血浆蛋白结合率 93%，在肝脏代谢，半衰期为 2～3 小时，主要经肾脏排泄。能透过血脑屏障、胎盘屏障，可以从乳汁分泌少量。不能经透析清除。

【药理作用】

本药为非选择性 β 受体阻断药，对 $β_1$ 和 $β_2$ 受体均有阻断作用。降压作用缓慢而持久。其降压作用机制为：①阻断肾小球旁器细胞的 $β_1$ 受体，减少肾素分泌；②阻断心脏 $β_1$ 受体，抑制心肌收缩力，减慢心率，使心排血量减少；③阻断肾上腺素能神经突触前膜 $β_2$ 受体，抑制其正反馈作用而减少去甲肾上腺素的释放；④阻断中枢 β 受体，使外周交感神经功能降低，血管扩张，血压下降；⑤促进前列腺素的合成，使血管扩张。

【临床应用】

用于各种程度的原发性高血压，主要用于心排血量及肾素活性偏高和伴有心绞痛、心动过速及脑血管疾病的高血压患者。降压时，不引起直立性低血压和心率加快，长期用药无水钠潴留、不产生耐受性。临床可单独应用，也可与利尿药或扩张血管药联合应用治疗重度高血压，以提高疗效，相互抵消不良反应。本药用量个体差异大，一般从小剂量开始，逐渐增加剂量，但每天用量不宜超过 300mg。

【不良反应及注意事项】

可见乏力、嗜睡、低血压、心动过缓等。长期用药突然停药可产生反跳现象。支气管哮喘、心动过缓、传导阻滞者禁用。

【药物相互作用】

本品与氢氯噻嗪同用，可引起血糖、三酰甘油及尿酸水平增高；与地高辛合用可导致房室传导时间延长，使地高辛血药浓度升高；与西咪替丁合用，可减少肝血流量和肝脏对普萘洛尔的代谢，使普萘洛尔血浓度提高；与华法林同用，可增加出血的危险性；考来替泊可降低普萘洛尔生物利用度，使普萘洛尔疗效下降；与非甾体抗炎药合用，可引起血压升高。

【用药指导】

用药步骤	用药指导要点
用药前	（1）熟悉普萘洛尔的适应证和禁忌证，了解各种剂型和用法。 （2）询问过敏史，是否对普萘洛尔或其他药物过敏。 （3）询问用药史，是否正在服用用于偏头痛、气喘、过敏、感冒、疼痛的药物；心脏病或高血压的其他用药及维生素。

续表

用药步骤	用药指导要点
用药前	(4)询问疾病史,如哮喘或其他肺部疾病;心脏、肝脏或肾脏疾病;糖尿病;严重的过敏或甲状腺疾病。 (5)告知患者可能会导致嗜睡,服药期间请不要开车或使用危险机械。酒精会加重此药导致的嗜睡作用。 (6)为防止造成胃不舒服,服药时最好并服食物,一杯240ml水或牛奶。 (7)孕妇、哺乳期妇女慎用
用药中	(1)抗高血压药可以控制血压但不能治愈高血压,必须长期治疗以控制血压及预防其对身体多个系统的损害。告知患者坚持按医嘱服药,在没有医生建议的情况下,不能随意开始或停止服药。 (2)若忘服一次,尽可能在想起时,立刻补服一个剂量;但若超过一半时间,略过前次剂量,在下次用药时间服一个剂量药品。不要为了补吃错过的剂量而服用双倍剂量。 (3)若出现眩晕或头昏眼花、睡眠障碍、过度疲乏、胃不舒服、呕吐、红疹、腹泻、便秘等不良反应,请尽快告知医师;若出现呼吸困难、喉咙痛、不寻常的出血、脚或手肿胀、体重不正常增加、胸痛、心跳变慢及不规律等症状,请立刻就医。 (4)如出现白细胞计数过低,应暂停用药
用药后	(1)注意用药后观察药物的疗效及不良反应,要定期回诊,定期量血压以确定患者对普萘洛尔的反应。 (2)冠心病、甲亢患者用药不可骤停。长期用普萘洛尔者停药须逐渐递减剂量,至少经过3天,一般为2周。 (3)药品应存放在密闭的容器中,并放在小孩拿不到的地方。要避免高温、高湿度(不要放置于浴室)和阳光直射

其他选择性 β₁ 受体阻断药有美托洛尔(Metoprolol)和阿替洛尔(Atenolol)等,降压作用与普萘洛尔相似,但不良反应较普萘洛尔轻,常与氢氯噻嗪合用治疗高血压、心绞痛、心律失常。

3. α、β 受体阻断药

拉贝洛尔(Labetalol)

拉贝洛尔对 α、β 受体均有阻断作用,其中阻断 β₁、β₂ 受体的作用程度相似,对 α₁ 受体作用较弱,对 α₂ 受体则无效。本药降压作用温和,用药后不引起心率加快,无严重不良反应。临床适用于治疗各型高血压。对心肌梗死早期,可降低心肌壁张力而产生有益的作用。静脉注射可用于高血压危象的治疗。

五、血管扩张药

(一)直接扩张血管药

硝普钠(Sodium Nitroprusside)

硝普钠口服不吸收,需静注给药,30秒内起效,2分钟达最大降压效应,停药5分钟后血压回升,故可通过调节静滴速度,使血压维持在所需水平。

【药理作用】

本药在血管平滑肌内代谢产生一氧化氮(NO),后者激活鸟苷酸环化酶,促进 cGMP 的生成,从而产生血管扩张作用。对全身小动脉和小静脉都有直接松弛作用,因而降低血压和心脏前、后负荷,有利于改善心功能。本药降压作用强,起效快,持续时间短。

【临床应用】

主要用于高血压急症的治疗,如高血压危象、高血压脑病、恶性高血压、嗜铬细胞瘤手术前后阵发性高血压的紧急降压等。也可用于麻醉期间控制性降压和治疗急性心力衰竭。

【不良反应】

不良反应常见恶心、呕吐、出汗、头痛、心悸等,均为血压过度降低所致。故静脉滴注时应严格控制滴速,一般按每分钟 3μg/kg 滴注,通过调整滴注速度,维持血压于所需水平。长期或大量应用可致血中氰化物蓄积中毒,可导致甲状腺功能减退,用药时须严密监测血浆氰化物浓度,必要时用硫代硫酸钠防治。该药遇光易被破坏,故滴注的药液应新鲜配制并注意避光,滴注时间一般不应超过 4 小时。肝功能不全、甲状腺功能减退、肾功能不全、严重贫血病人禁用。

肼屈嗪(Hydralazine)

肼屈嗪口服吸收快而完全。直接扩张小动脉平滑肌,使外周血管阻力降低,血压下降,对小静脉无扩张作用。降压的同时能反射性兴奋交感神经,出现心率加快、心排血量增加、血浆肾素活性增高和水钠潴留加重等,因此一般不单独应用,常与利尿药、β受体阻断药合用,治疗中度高血压。不良反应常见头痛、直立性低血压、心悸、眩晕等,甚至诱发心绞痛和心力衰竭。老年人或伴有冠心病的高血压患者慎用。长期大剂量(400mg/d)应用,可引起全身红斑狼疮样综合征及类风湿关节炎,故每日剂量不得超过 200mg,并定期检查抗核抗体。

(二)钾通道开放药

钾通道开放药是一类新型的血管扩张药。可促进钾通道开放,K^+ 外流增加,细胞膜超极化,膜兴奋性降低,Ca^{2+} 内流减少,所以血管舒张,血压下降。

二氮嗪(Diazoxide)

二氮嗪能直接舒张血管平滑肌而降压,主要扩张小动脉,降低外周血管阻力而使血压下降,对静脉几乎无影响。降压作用强大且迅速。临床上静脉注射给药用于治疗高血压危象及高血压脑病。由于不良反应多,常被硝普钠替代。

> **拓展链接**
>
> **抗高血压药的用药原则**
>
> 高血压病是由基因遗传与环境,及多种危险因素相互作用,导致的一种全身性疾病。高血压一般需要采取综合治疗措施,包括低盐饮食、限酒、戒烟、加强体育锻炼等非药物治疗和药物治疗,以有效降低血压、减轻器官损害、改善患者的生活质量、延长生命为治疗目标。对高血压的药物治疗,采用个体化治疗方案,根据患者年龄、性别、病理特点,制定出适合患者的具体治疗方案,为了达到"最好疗效,最少不良反应"的目的,一般应遵循以下原则。
>
> 1. 联合用药 对于轻、中度高血压病人,可采用单药治疗,临床上常选用一线降压药物。若高血压病人选用单药治疗后血压不能控制在 140/90mmHg 以下,需要二联用药,如果还不能达到预期效果,则考虑三联用药。联合用药的原则是不同作用机制的降压药可以联用,同一类降压药不宜联用。在目前常用的四类药物(利尿药、β受体阻断药、钙通道阻滞药和血管紧张素转化酶抑制药)中,任何两类药物的联用都是可行的。其中又以钙通道阻滞药联合β受体阻断药或血管紧张素转化酶抑制药的效果较好。
>
> 2. 合理选药 高血压伴有合并症时,需要合理选药(见表4-4),在用药时注意降压速度不得过快,以免造成重要脏器供血不足。

表 4-4　高血压临床选药

高血压合并症	宜选用	不宜选用
心绞痛	β受体阻断药、CCB、ACEI	肼屈嗪
心力衰竭	利尿药、ACEI、哌唑嗪、肼屈嗪	β受体阻断药、CCB
肾功能不全	可乐定、CCB、ACEI	利尿药
高血脂	哌唑嗪、可乐定、ACEI	利尿药、β受体阻断药
糖尿病	ACEI、哌唑嗪	利尿药、β受体阻断药
痛风	氯沙坦、CCB、ACEI	利尿药、β受体阻断药
消化性溃疡	可乐定、CCB、ACEI	利血平
哮喘	CCB、ACEI、利尿药	β受体阻断药
抑郁症	哌唑嗪、肼屈嗪	利血平、甲基多巴
高血压危象及高血压脑病	硝普钠、拉贝洛尔	

3. 保护靶器官　高血压的靶器官损伤包括左心室肥厚、小动脉病变和肾小球硬化、肾功能衰竭等。在抗高血压治疗中应考虑逆转或阻止靶器官损伤。一般说来，降低血压即可减少靶器官损伤，但并非所有药物均有此作用，如肼屈嗪虽能降压，但对靶器官损伤却无保护作用。血管紧张素转化酶抑制药、AT_1 受体阻断药以及长效钙通道阻滞药对靶器官损伤有明显的保护作用。

4. 平稳降压　研究显示，血压不稳定可导致器官损伤。人体血压在 24 小时内存在自发性波动，称为血压波动性。在血压水平相同的高血压患者中，血压波动高者，靶器官损伤更严重。因此，应注意尽可能减少人为因素造成的血压不稳定，如使用短效降压药时血压波动增大，而长效制剂波动较小，所以，更推荐使用长效制剂。

5. 剂量与疗程个体化　从小剂量开始，逐渐加量，摸索出适合患者的最佳剂量。高血压是慢性病，需要长时间规律用药，以确保平稳降压，注意不得突然中断用药，以免给患者带来不适和危险。

【学做结合】4-1

患者男性，51 岁，外企职员。发现高血压 5 年，最高血压 180/120mmHg，就诊时正在服用复方降压片 2 片，一天三次；血压忽高忽低，在 160~150/100~90mmHg 范围；心脏超声显示左心室肥厚；空腹血糖 6.3mmol/L，尿常规蛋白（＋），吸烟 20 年，20 支/日。诊断：高血压 3 级、极高危。给予处方如下：

阿司匹林 100mg 一天一次

缬沙坦 80mg 一天一次

氢氯噻嗪 12.5mg 一天一次

硝苯地平缓释片 10mg 一天两次

请问：以上处方是否合理？

【学做结合】4-2

张某，女，52 岁，既往糖尿病病史 5 年，1 周前发现高血压，给予依那普利每次 10mg，1 次/日，血压控制稳定。但病人诉近 5 天来常发生阵发性咳嗽，严重影响睡眠，无发热，无咳痰。

请问：该病人为何会发生刺激性干咳？如何选择替换药物？

> **点滴积累**
>
> 1. 利尿药是治疗高血压的常用药。本类药物降压作用温和，能增强其他降压药的降压作用，无耐受性，因此作为基础降压药广泛应用于临床，其中以氢氯噻嗪最为常用。
>
> 2. 钙通道阻滞药通过阻滞钙通道，抑制 Ca^{2+} 内流、减少细胞内 Ca^{2+} 浓度而松弛血管平滑肌，降低外周血管阻力，降低血压。常用药物有硝苯地平、尼群地平、氨氯地平、维拉帕米等。
>
> 3. ACEI 能抑制 ACE 活性，使血管紧张素 Ⅱ 的生成减少以及缓激肽的降解减少，扩张血管，降低血压，并逆转心室重构。本类药不仅具有降压效果，而且具有器官保护作用，对高血压病人的并发症及一些伴发疾病有良好治疗效果。常用药物有卡托普利、依那普利、雷米普利、赖诺普利。
>
> 4. 血管紧张素 Ⅱ 受体阻断药主要通过阻断 AT_1 受体，产生舒张血管、降低血压的作用，同时能逆转肥大的心肌细胞，并促进尿酸排泄，对心、肾有保护作用。常用药物有氯沙坦、依普沙坦、厄贝沙坦、缬沙坦等。
>
> 5. β受体阻断药为治疗高血压的一线药物。通过阻断β受体，减少心排血量、抑制肾素分泌、抑制外周交感活性、抑制去甲肾上腺素释放等产生间接降压作用。常用药物有普萘洛尔、美托洛尔、阿替洛尔、拉贝洛尔。

第二节 抗心绞痛药

学习引导

心绞痛是冠状动脉狭窄或痉挛导致冠状动脉供血不足，心肌急剧、短暂的缺血缺氧所引起的临床综合征，表现为胸骨后部及心前区压榨性疼痛。心绞痛发作的基本原因是心肌供氧与心肌耗氧失衡和血栓形成。心肌供氧不足或心肌耗氧过多均可导致心绞痛发作。本节主要介绍抗心绞痛药。那么，该类药有哪些？其药理作用有哪些，临床应用是怎样的？主要不良反应及注意事项有哪些？怎样合理用药？下面我们来学习。

抗心绞痛药

【学习目标】

知识目标

1. 掌握 硝酸甘油、普萘洛尔、钙通道阻滞药的药理作用、临床应用、不良反应及注意事项。

2. 了解 其他抗心绞痛药的特点。

能力目标

能对本类药品分类识别，能解读处方，为患者提供用药咨询、用药指导。

素质目标

1. 养成严谨的工作习惯，关爱患者，安全用药。

2. 建立良好的作息习惯，有原则意识和自控能力以及抵制诱惑的能力。

> **拓展链接**
>
> **心绞痛及其分型**
>
> 　　心绞痛的主要表现为阵发性的胸骨后压榨性疼痛，并放射至心前区和左上肢，常发生于劳动或情绪激动时，持续数分钟，休息或用硝酸甘油后缓解。根据临床表现及病理基础的不同，可将心绞痛分型如下。①稳定型心绞痛：最常见，多在劳累和情绪激动时发病，持续数分钟，休息或用硝酸酯类药物后消失。与冠状动脉内斑块形成有关，在冠状动脉狭窄的基础上，因劳累或情绪激动，心肌耗氧量增加而引起。②不稳定型心绞痛：包括初发型、恶化型及自发性心绞痛，在劳累、休息时均可发作。有可能发展为心肌梗死或猝死，也可能逐渐恢复为稳定型心绞痛。常由冠状动脉内斑块破溃、血小板聚集、血栓形成引起。③变异型心绞痛：属于自发性心绞痛，为冠状动脉痉挛所诱发，多发生于休息或安静状态，发作时症状重，持续时间长。
>
> 　　三种类型心绞痛的发病机制都是心肌供氧和耗氧之间平衡失调，冠状动脉血流量不能满足心肌代谢的需要，缺血、缺氧而导致酸性代谢产物增多，刺激神经致疼痛发作。血栓形成及能量代谢障碍也是心绞痛的重要病理生理机制。抗心绞痛药可以通过增加心肌供氧和（或）降低心肌耗氧，使心肌供氧和耗氧恢复平衡，改善心肌缺血及改善能量代谢，抑制血栓形成等措施发挥治疗作用。

　　抗心绞痛药是一类能恢复心肌氧的供需平衡的药物，增加心肌供血、供氧，降低心肌耗氧量是其作用的药理基础。一般通过下列途径发挥疗效：①舒张小静脉和小动脉，减轻心脏前后负荷，降低室壁张力，降低心脏耗氧量；②舒张冠状动脉，解除冠状动脉痉挛或促进侧支循环而增加心肌供氧；③减慢心率，减弱心肌收缩力，降低心肌耗氧量；④抑制血小板聚集和血栓形成。目前，临床常用的抗心绞痛药有硝酸酯类、β受体阻断药、钙通道阻滞药。

一、硝酸酯类

　　硝酸酯类药物都有硝酸多元酯结构，脂溶性高，分子中—O—NO_2是发挥疗效的关键基团。本类药物主要有硝酸甘油（Nitroglycerin）、硝酸异山梨酯（Isosorbide Dinitrate）、单硝酸异山梨酯（Isosorbide Mononitrate）等，它们作用相似，仅显效快慢和作用维持时间有所不同，其中硝酸甘油临床最为常用。硝酸酯类药物因具有起效快、疗效肯定、使用方便等优点，至今仍是防治心绞痛最有效的药物。

硝酸甘油（Nitroglycerin）

【体内过程】

　　硝酸甘油口服给药首关消除达90%以上，其脂溶性高，舌下含服极易通过口腔黏膜吸收，含服后1～2分钟起效，作用持续20～30分钟，生物利用度达80%。舌下含服为硝酸甘油最常用的给药方法，也可经皮肤给药或静脉滴注。将2%硝酸甘油软膏或贴膜剂涂抹在前臂或贴在胸部皮肤，可获得更持久的作用。硝酸甘油在肝脏代谢，转化为二硝酸酯或单硝酸酯，与葡萄糖醛酸结合经肾脏排泄。

【药理作用】

　　本药基本的药理作用是松弛平滑肌，尤以松弛血管平滑肌最显著。其抗心绞痛作用与下列因素有关。

　　1. 降低心肌耗氧量　硝酸甘油能扩张容量血管，减少静脉回心血量而降低心脏前负荷；较大剂量时扩张阻力血管，降低心脏后负荷，心脏前、后负荷降低均可使室壁肌张力下降，从而减少心肌耗氧量。

2. 扩张冠状动脉，增加缺血区心肌供血　硝酸甘油能舒张较大的心外膜血管和动脉狭窄部位及侧支血管，能解除冠状动脉痉挛，增加供血，尤其是在冠状动脉痉挛时更为明显。心绞痛时，缺血区心肌的微循环处于扩张状态，血流阻力相对低于非缺血区。用药后可使血液顺压力差由输送血管经侧支血管流向缺血区，从而改善缺血区的供血（图4-2）。

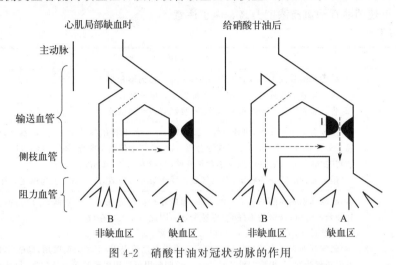

图4-2　硝酸甘油对冠状动脉的作用

3. 降低心室内压，使冠状动脉血流重新分配　舒张期冠状动脉灌注压主要取决于主动脉压和左心室压力差。硝酸甘油扩张容量血管，减少回心血量，降低舒张末期左心室内压，使心内膜下血管的压力减轻，冠状动脉灌注压增加，有利于血液从心外膜血管流向心内膜缺血区，增加心内膜下层供血，缓解心绞痛。

4. 保护缺血心肌，减轻缺血损害　硝酸甘油能直接保护心肌，缩小心肌梗死面积，改善左心室重构，还能增强心肌的电稳定性，减少心肌缺血并发症。

【临床应用】

1. 防治各型心绞痛　硝酸甘油舌下含服可迅速缓解各型心绞痛发作，常作为首选药，皮肤外用可预防发作。与β受体阻断药合用可减少用量、提高疗效、减轻不良反应。

2. 治疗急性心肌梗死　硝酸甘油用于急性心肌梗死早期，可通过降低心脏负荷，减少心肌耗氧量，增加缺血心肌供血而缩小梗死面积。但剂量不宜过大，否则血压下降明显，降低冠状动脉灌注压，加重心肌缺血，加重病情。

3. 治疗心功能不全　硝酸甘油扩张外周血管，可降低心脏前、后负荷，有利于改善心脏功能，用于治疗重度、难治性心功能不全。

【不良反应及注意事项】

1. 扩张血管反应　如面颊部血管扩张引起颜面潮红；颅内血管扩张引起搏动性头痛或颅内压升高，故活动性颅内出血、颅脑外伤病人禁用；眼内血管扩张可升高眼压，故青光眼病人禁用。严重者出现直立性低血压或晕厥，病人取坐位或半卧位含服，不宜站立服药。

2. 心血管系统反应　剂量过大时，使血压过度降低，反射性兴奋交感神经，引起心率加快，心肌收缩力增强，导致心肌耗氧量增加而加重心绞痛，合用β受体阻断药可纠正。

3. 高铁血红蛋白血症　超剂量使用可引起高铁血红蛋白血症，表现为呕吐、口唇和指甲发绀、呼吸困难、意识丧失等，可用亚甲蓝治疗。

4. 耐受性　连续服用2～3周或连续静脉滴注数小时可产生耐受性，疗效减弱或消失，停药1～2周后可恢复。采用减少用药次数、从最小有效剂量开始以及间歇给药等方法可预防耐受性发生。补充含巯基的药物，可阻止耐受性的发生。

5. 其他　硝酸甘油应存放在棕色玻璃瓶或金属容器内，避免潮热、光照而失效，注意检查药物的有效期。

【药物相互作用】

因乙醇可抑制硝酸甘油代谢，用药期间宜禁酒；与肝素合用可降低肝素的抗凝血作用；与阿司匹林合用，可使硝酸甘油血药浓度升高，应予注意。

【用药指导】

用药步骤	用药指导要点
用药前	(1) 熟悉硝酸甘油的适应证和禁忌证，了解各种剂型和用法。 (2) 告知患者心绞痛急性发作时，立即舌下含服硝酸甘油。 (3) 告知患者取坐位或半卧位含服，不宜躺着或站立服药
用药中	(1) 连续含服最多3次，出现急性心绞痛时，立即舌下含硝酸甘油1片，若不见效或疗效不明显，可隔5分钟后再含1次，最多可连续含服3次，若疗效仍然不明显，不可继续含服。 (2) 初次含服硝酸甘油时应从小剂量开始，一般为0.3~0.6mg。 (3) 硝酸甘油的性质不稳定，遇空气或光线缓缓分解失效，应使用棕色药瓶避光保存
用药后	(1) 心绞痛患者要随时携带硝酸甘油，但最好别把药装在贴身的衣服口袋内，由于受体温影响硝酸甘油较易分解；若密闭不好时，更易失效。因此不要大量存放。 (2) 注意日期，6个月更换1次，以防药物受潮、变质而失效。 (3) 硝酸甘油舌下含服和静脉输注均只能作为急救应用，不宜长期服用，硝酸甘油连续用药2~3周可出现耐受性，可采取间歇给药方法。长期服用可选用单硝酸异山梨醇酯，每日一次口服即可。 (4) 注意用药后疼痛变化情况，定期监测心电图的变化。 (5) 指导患者总结心绞痛发作的诱因及预防发作的方法

拓展链接

硝酸甘油与诺贝尔奖

硝酸甘油是1847年意大利化学家A.索伯雷发明的。由于硝酸甘油极易发生爆炸，因此限制了它的应用。为了能够安全地应用硝酸甘油，瑞典发明家阿尔弗雷德·诺贝尔开始了不懈的努力。几经周折，终于在硝酸甘油的基础上，他成功地发明了安全炸药，于1867年获得专利，他也因此积累了巨额财富，他在逝世前一年将财产捐赠成立了诺贝尔奖。在诺贝尔的炸药生产车间，工人们常常会出现一种奇怪的现象，一旦他们度完周末，又返回工厂时，这些工人就会感到脸上发烫，还伴有严重的头痛，他们称这种现象为"周一病"。"周一病"引发了药理学家的关注，经过细致研究，药理学家发现，原来硝酸甘油可以扩张血管，由此，药理学家们逐渐将硝酸甘油发展成一种缓解心绞痛的药物。然而，诺贝尔却拒绝使用硝酸甘油缓解心绞痛，1896年，诺贝尔因心脏病发作逝世。

硝酸甘油缓解心绞痛的作用机制一直困扰着医学家及药理学家，直到20世纪80年代被美国药理学家伊格纳罗、弗奇戈特及穆拉德研究破译：硝酸甘油缓解心绞痛的主要原因是释放一氧化氮，松弛血管平滑肌。这一研究成果使他们三人获得了1998年诺贝尔生理学或医学奖。

硝酸异山梨酯（Isosorbide Dinitrate，消心痛）

其作用与硝酸甘油相似，但起效缓慢，作用维持时间较长。舌下含服，2~3分钟起效，作用维持时间2~3小时。口服给药吸收完全，但生物利用度低，需要大剂量才能达到有效血药浓度。对心绞痛发作疗效较弱，主要口服，用于心绞痛的预防和心肌梗死后心衰的长期治疗。

单硝酸异山梨酯，口服生物利用度高，作用持续时间长达 8 小时，主要用于预防心绞痛，效果较硝酸异山梨酯好。

二、β 受体阻断药

β 受体阻断药在预防心绞痛和治疗不稳定型心绞痛方面有重要作用，主要降低心肌耗氧量，还能够降低心肌梗死后死亡的风险，为一线防治心绞痛药。常用的 β 受体阻断药有普萘洛尔（Propranolol）、吲哚洛尔（Pindolol）、噻吗洛尔（Timolol）、美托洛尔（Metoprolol）等。

普萘洛尔（Propranolol）

【药理作用】

1. 降低心肌耗氧量　通过阻断 $β_1$ 受体，使心率减慢，收缩力减弱，心排血量减少，从而降低心肌耗氧量。

2. 改善缺血区心肌的供血　减慢心率，延长舒张期，使冠状动脉供血时间延长，有利于血液从心外膜流向心内膜下层缺血区；同时，耗氧量降低，使非缺血区血管阻力增加，缺血区血管阻力减小，使血液向缺血区分布，因而增加缺血区供血。

3. 改善心肌代谢　能提高心肌缺血区对葡萄糖的摄取，保护缺血区心肌细胞线粒体的结构和功能，改善糖代谢、减少耗氧；还能促进组织中氧合血红蛋白的解离，增加全身组织包括心肌的供氧，从而改善心肌代谢。此外，还具有抑制血小板聚集的作用，改善心肌血液循环，有利于缓解心绞痛。

【临床应用】

普萘洛尔主要用于治疗稳定型和不稳定型心绞痛，尤其适用于伴有高血压、心律失常的患者。也用于心肌梗死，可缩小梗死面积。本药不宜用于变异型心绞痛。

本药宜与硝酸酯类合用，获得较好的协同效果，并互相取长补短。β 受体阻断药可以纠正硝酸酯类因降压引起的反射性心率加快和心肌收缩力增强；硝酸酯类可改善 β 受体阻断药抑制心肌收缩力而引起的心室容积扩大、心室射血时间延长，以及冠状动脉收缩不利于心肌供血、供氧的缺点。但两药均可引起血压下降，合用时用量应减少，以避免血压下降过多，冠状动脉血流量减少，加重心绞痛发作。

【不良反应及注意事项】

与心脏有关的不良反应为心功能抑制、心率减慢，严重者可致心动过缓、房室传导阻滞和心功能不全。本类药物可诱发和加重支气管哮喘，支气管哮喘及慢性阻塞性肺部疾病患者禁用。低血压患者不宜应用。普萘洛尔存在首关消除，个体差异较大，一般宜从小剂量开始。久用应逐渐减量至停药，如果突然停药，可产生反跳现象，可导致心绞痛加剧或诱发心肌梗死。

> 【学做结合】4-3
>
> 患者，男，70 岁。劳累后反复发作胸骨后压榨性疼痛 6 个月就诊。诊断为冠心病心绞痛型。开处方如下，分析是否合理，为什么？
>
> Rp：硝酸甘油片　0.5mg×30　用法：0.5mg　舌下含服
>
> 　　普萘洛尔片　10mg×30　用法：10mg　3 次/d

三、钙通道阻滞药

钙通道阻滞药是临床用于预防和治疗心绞痛的常用药，特别是对变异型心绞痛疗效突出。既可单独使用，也可与硝酸酯类或 β 受体阻断药合用。常用于抗心绞痛的钙通道阻滞药有维拉帕米（Verapamil）、硝苯地平（Nifedipine）、地尔硫䓬（Diltiazem）等。

1. 药理作用

（1）降低心肌耗氧量　本类药通过阻滞 Ca^{2+} 内流而扩张外周阻力血管，心肌收缩力减弱，减轻心脏负荷，降低心肌耗氧量。

（2）增加缺血心肌的供血　减少 Ca^{2+} 内流，扩张冠脉，解除冠脉痉挛，使冠脉阻力降低，从而增加缺血区供血；还可促进侧支循环，改善心肌供血、供氧。

（3）保护缺血心肌　心肌缺血、缺氧时，能量代谢障碍可致细胞内钙超载，细胞内 Ca^{2+} 过多会造成心肌细胞尤其是线粒体功能严重受损，使心肌细胞坏死。本类药可通过阻滞钙通道，减轻因细胞内钙超载所致的细胞损伤。对急性心肌梗死者，能缩小梗死范围。

（4）抑制血栓形成　本类药可抑制血小板聚集，抑制心肌缺血时血栓的形成。

2. 临床应用

钙通道阻滞药有较强扩张冠脉血管的作用，对各型心绞痛均有效，尤其对变异型心绞痛最为有效。不同的钙通道阻滞药对各型心绞痛疗效不同。硝苯地平扩张冠状动脉和外周小动脉作用强，是治疗变异型心绞痛的首选药，伴高血压或窦性心动过缓的病人尤为适合。维拉帕米对心脏抑制作用强，对血管扩张作用弱，适用于稳定型心绞痛和不稳定型心绞痛，伴心房扑动、心房颤动或阵发性心动过速患者尤其适合，因扩张冠状动脉的作用较弱，不宜单独用于变异型心绞痛。地尔硫䓬的作用介于硝苯地平和维拉帕米之间，适用于变异型心绞痛和稳定型心绞痛的预防和治疗。

与硝酸酯类联合应用治疗心绞痛可产生协同作用，但应注意减量，两类药都有降压作用，剂量过大，血压下降明显，心肌供氧减少，可加重心绞痛。

硝苯地平与β受体阻断药合用，疗效增加。维拉帕米、地尔硫䓬不宜与β受体阻断药合用，因其均对心脏有较强的抑制作用，可加重房室传导阻滞、心动过缓和心力衰竭。钙通道阻滞药特别适用于伴有高血压、快速型心律失常、哮喘及脑缺血患者。

3. 不良反应及注意事项

本类药物常见的不良反应有颜面潮红、头痛、恶心等，还可引起直立性低血压，用药时注意体位变化。维拉帕米和地尔硫䓬可引起房室传导阻滞及心肌收缩力下降，故禁用于严重心力衰竭及中、重度房室传导阻滞。硝苯地平的常见不良反应是低血压。

硝酸酯类与β受体阻断药或钙通道阻滞药合用治疗心绞痛的效应见表 4-5。

表 4-5　硝酸酯类与β受体阻断药或钙通道阻滞药合用治疗心绞痛的效应

作用	硝酸酯类	β受体阻断药	硝酸酯类与β受体阻断药或钙通道阻滞药合用
心率	↑	↓	↓
动脉压	↓	↓	↓↓
左心室舒张末期容积	↓	↑	不变或降低
心肌收缩力	↑	↓	不变或降低
射血时间	↓	↑	不变

拓展链接

心情放轻松，远离心绞痛

长期负面情绪会通过中枢神经内分泌系统影响我们机体的生理和心理健康。长期情绪应激可导致垂体-肾上腺皮质系统兴奋，加速动脉硬化、粥样斑块内在损伤的进程，增进或诱发触发因素的形成。过量的去甲肾上腺素可导致血小板反复被激活，释放多种促凝血物质及强烈血管收缩物质，形成血栓或导致冠状动脉痉挛，成为冠心病、心绞痛的重要促发因素。

保持乐观积极的心态，积极改善自己的不良情绪，心情放轻松，安排好自己的时间，避免超负荷工作，做到劳逸结合，学会工作、学习、生活的自我调节，同时，多参加一些力所能及的运动，不仅能增强体质，更重要的是能从中获得乐趣，必然精神舒畅，身体健康。

点滴积累

1. 硝酸酯类药物因具有起效快、疗效肯定、使用方便等优点，至今仍是防治心绞痛最有效的药物。硝酸甘油舌下含服可迅速缓解各型心绞痛发作，常作为首选药。

2. β受体阻断药在预防心绞痛和治疗不稳定型心绞痛方面有重要作用，主要通过降低心肌耗氧量实现，还能够降低心肌梗死后死亡的风险，为一线防治心绞痛药。常用的β受体阻断药有普萘洛尔、吲哚洛尔、噻吗洛尔、美托洛尔等。

3. 钙通道阻滞药是临床用于预防和治疗心绞痛的常用药，特别是对变异型心绞痛疗效突出。既可单独使用，也可与硝酸酯类或β受体阻断药合用。常用于抗心绞痛的钙通道阻滞药有维拉帕米、硝苯地平、地尔硫䓬等。

第三节 调血脂药

学习引导

高脂血症主要指血清总胆固醇（TC）与三酰甘油（TG）水平过高和（或）血清高密度脂蛋白胆固醇（HDL-C）水平过低。临床分为高胆固醇血症、高三酰甘油血症、混合型高脂血症和低高密度脂蛋白血症。TC增高，特别是低密度脂蛋白胆固醇（LDL-C）浓度增高以及HDL-C降低是冠心病的重要危险因素。降低TC、LDL-C和升高HDL-C可以明显降低冠心病的发病率和死亡率。调脂治疗分为非药物治疗（饮食调节、体重控制、运动锻炼和戒烟等）和药物治疗。本节主要介绍调血脂药。那么，该类药有哪些？其药理作用有哪些，临床应用是怎样的？主要不良反应及注意事项有哪些？怎样合理用药？下面我们来学习。

学习目标

知识目标
1. 掌握 他汀类、贝特类调血脂药的药理作用、临床应用、不良反应及注意事项。
2. 了解 其他调血脂药的特点。

能力目标
能对本类药品分类识别，能解读处方，为患者提供用药咨询、用药指导。

素质目标
1. 养成严谨的工作习惯，关爱患者，安全用药。
2. 建立良好的作息习惯，有原则意识和自控能力以及抵制诱惑的能力。

> **拓展链接**

血脂和高脂蛋白血症分型

血脂即血浆或血清中所含的脂质,是以胆固醇酯(ChE)和三酰甘油(TG)为核心,外包胆固醇(Ch)和磷脂(PL)构成球形颗粒,再与载脂蛋白(Apo)相结合,形成脂蛋白溶于血浆进行转运与代谢。人体血浆中的脂蛋白按密度不同,可分为乳糜微粒(CM)、极低密度脂蛋白(VLDL)、中密度脂蛋白(IDL)、低密度脂蛋白(LDL)及高密度脂蛋白(HDL)。高脂蛋白血症又称高脂血症,主要是指脂肪在运转时发生异常或代谢障碍致使血脂代谢紊乱,从而使得血浆中的脂质水平高于正常水平的一种疾病,主要是指血浆 LDL、VLDL、CM 增加,临床可分为 6 型(表 4-6)。

表 4-6 高脂蛋白血症的分型

分型	脂蛋白变化	血脂变化	
Ⅰ	CM↑	TG↑↑↑	TC↑
Ⅱa	LDL↑		TC↑↑
Ⅱb	VLDL 及 LDL↑	TG↑↑	TC↑↑
Ⅲ	IDL↑	TG↑↑	TC↑↑
Ⅳ	VLDL↑	TG↑↑	
Ⅴ	CM 及 VLDL↑↑↑	TG↑↑	TC↑

调血脂药是指能调整脂蛋白代谢,对动脉粥样硬化具有防治作用的药物。对血浆脂质代谢紊乱的患者,首先要调节饮食,食用低热量、低脂肪、低胆固醇类食品,戒烟戒酒并加强体育锻炼。如血脂仍不正常,则须用药物治疗。常用的调血脂药有胆汁酸螯合剂、HMG-CoA 还原酶抑制剂、烟酸类、苯氧酸类(贝特类)。

一、胆汁酸螯合剂

胆汁酸螯合剂为一类碱性阴离子交换树脂,包括考来烯胺(Cholestyramine,消胆胺)和考来替泊(Colestipol,降胆宁)。此类药物不溶于水,不易被消化酶破坏,进入肠道后不被吸收,能与胆汁酸牢固结合,妨碍胆汁酸的肝肠循环。由于胆汁酸减少,促使肝中胆固醇向胆汁酸转化;胆汁酸也是肠道吸收胆固醇所必需,肠腔中胆汁酸的减少,也影响胆固醇吸收;同时肝脏细胞表面 LDL 受体数量增加,促进血浆中 LDL 向肝脏中转移,导致血浆 LDL 和 TC 浓度下降。

本类药适用于高胆固醇血症为主的高脂血症,主要用于治疗Ⅱa 型高脂血症,4~7 天生效,2 周内达最大效应,使血浆 LDL、胆固醇浓度明显降低。

常见的不良反应是胃肠道症状,如恶心、腹胀、便秘等。长期应用,可引起脂溶性维生素缺乏。可妨碍噻嗪类、香豆素类、洋地黄类等药物的吸收,应避免同时服用。

二、羟甲基戊二酰辅酶 A(HMG-CoA)还原酶抑制剂(他汀类药物)

HMG-CoA 还原酶抑制剂,简称他汀类药物,最早从真菌培养液中提取,是治疗高胆固醇血症的新型药物,适用于高胆固醇血症为主的高脂血症。常用药物有洛伐他汀(Lovastatin)、普伐他汀(Pravastatin)、辛伐他汀(Simvastatin)、阿托伐他汀(Atorvastatin)、瑞舒伐他汀(Rosuvastatin)。

1. 体内过程

HMG-CoA 还原酶抑制剂口服经肝脏生物转化后,打开内酯环转变成羟基酸。普伐他汀的血浆蛋白结合率较低,其余药物的血浆蛋白结合率较高,约 95%。普伐他汀有肝脏代谢和肾脏排泄两条消除途径，其余药物主要经肝脏代谢消除，随胆汁排出，少量经肾脏排泄。

2. 药理作用

本类药物能竞争性抑制肝脏细胞合成胆固醇的限速酶 HMG-CoA 还原酶，使肝内胆固醇合成减少，代偿性地增加肝细胞膜的 LDL 受体数量并提高其活性，使血浆中的 LDL 大量被摄入肝脏；同时 VLDL 的合成及释放减少，明显降低血浆 TC 和 LDL。患者每天服用 10～40mg 本类药物，血浆 TC 与 LDL 可下降 20%～40%。如与胆汁酸螯合剂合用，作用更强，也使 VLDL 明显下降，对 TG 作用较弱，可使 HDL 轻度上升。

3. 临床应用

主要用于高胆固醇血症为主的高脂血症。对原发性高胆固醇血症、杂合子家族性高胆固醇血症、Ⅲ型高脂蛋白血症，以及糖尿病性、肾性高脂血症均为首选药物。多数他汀类药物对纯合子家族性高胆固醇血症无效，而阿托伐他汀有效。

4. 不良反应及注意事项

本类药物不良反应较少。约 10% 患者有轻度胃肠症状、头痛或皮疹。少数患者有血清氨基转移酶、碱性磷酸酶、肌酸激酶升高和肌肉触痛，偶可引起横纹肌溶解。用药期间应定期监测肝功能及肌酸激酶水平。孕妇及哺乳期妇女禁用。

5. 药物相互作用

他汀类药物与免疫抑制剂、红霉素类抗生素、抗真菌类药物合用可发生药物相互作用，使他汀类药物血药浓度增高，增加疾病发生的危险；他汀类药物与利福平合用，可能降低他汀的血药浓度，达不到降脂达标、稳定斑块的目的。

6. 用药指导（见表 4-7）

表 4-7　HMG-CoA 还原酶抑制剂用药指导

用药步骤	用药指导要点
用药前	(1)熟悉他汀类药物的适应证和禁忌证，了解各种剂型和用法。 (2)告知患者高脂血症的防治知识及用药注意事项。 (3)告知患者用药时间，多数他汀类药物如洛伐他汀、普伐他汀、辛伐他汀等半衰期较短，晚上服用；瑞舒伐他汀和阿托伐他汀为长效制剂，可以在一天的任何时间服用。 (4)告知患者避免与葡萄柚（汁）同服
用药中	(1)如需同时服用红霉素、克拉霉素、环孢素、伊曲康唑等药物，应及时告知医生或药师，便于及时调整用药方案。 (2)有急性、严重情况预示肌病或有危险因素（如严重急性感染、低血压、大手术、创伤、严重代谢、内分泌和电解质紊乱，未控制的癫痫发作），易诱发继发于横纹肌溶解的肾功能衰竭，应暂停或中断他汀类药物的治疗。 (3)可采用联合用药以提高疗效，但应注意联合用药的安全性，尽量避免不良反应的发生。其中，他汀类+贝特类，如吉非罗齐与辛伐他汀合用时，肌病（骨骼肌毒性和横纹肌溶解症）的发生率可比单——种药应用时增高 10～20 倍
用药后	(1)不要擅自停药。降血脂是一个需要时间的过程，根据服药的类型和剂量，会在服药 1～2 周或 1～2 个月后表现出血脂降低的效果。 (2)密切观察用药后的疗效和不良反应。应定期随访，定期复查血脂、肝功能、肌酸激酶和血尿酸等，以便医生调整药物或换药、停药

三、烟酸类

烟酸类是一种 B 族维生素，又称尼克酸、维生素 B_3，是许多重要代谢过程的必需物质，用量较大时有调血脂作用。

烟酸（Nicotinic Acid）

【体内过程】

烟酸口服吸收迅速，生物利用度95%，血浆蛋白结合率低，迅速被肝、肾和脂肪组织摄取，代谢物及原型经肾排出。

【药理作用】

本药为广谱调血脂药，降脂作用可能与抑制脂肪组织中脂肪分解、抑制肝脏 TG 酯化等因素有关。大剂量烟酸能使 VLDL 和 TG 浓度下降，用药后 1～4 天生效，血浆 TG 浓度可下降 20%～50%，作用程度与原 VLDL 水平有关。用药 5～7 天后，LDL-C 也下降。与考来烯胺合用，降 LDL-C 作用加强。本品能使细胞 cAMP 浓度升高，有抑制血小板聚集和扩张血管的作用，也可使 HDL-C 浓度增高。

【临床应用】

用于各型高脂蛋白血症，对Ⅱ、Ⅲ、Ⅳ、Ⅴ型高脂血症均有效，对Ⅱ和Ⅳ型作用最好。也可用于心肌梗死。

【不良反应及注意事项】

皮肤血管扩张作用可引起皮肤潮红、瘙痒等，服药前 30 分钟服用阿司匹林可以减轻。口服可出现胃肠刺激症状如恶心、呕吐、腹泻等；大剂量可引起血糖升高、尿酸增加、肝功能异常。故长期应用者应定期检查血糖、肝肾功能。痛风、肝功能异常、消化性溃疡、糖尿病、过敏患者禁用，孕妇及哺乳期妇女、儿童禁用。

阿昔莫司（Acipimox，乐脂平）

阿昔莫司属于烟酸类的衍生物，主要作用于脂肪组织，抑制脂肪组织释放游离脂肪酸，减少 TG、VLDL 及 LDL 的生成，并通过激活脂蛋白脂肪酶，加速 VLDL 的降解，通过抑制肝脂肪酶而增高 HDL 水平。可用于各型高脂血症，与胆汁酸螯合剂合用可增强降脂效果。不良反应主要有面部潮红、胃部不适及头痛等，一般服药数天后可逐渐减轻或消失。

四、苯氧酸类（贝特类）

最早应用的是氯贝丁酯（Clofibrate，氯贝特），又名安妥明，降脂作用明显，但不良反应多而严重。新的苯氧酸类药效强、毒性低，有吉非罗齐（Gemfibrozil）、苯扎贝特（Bezafibrate）、非诺贝特（Fenofibrate）等。

1. 体内过程

口服吸收迅速而完全，数小时即达血药浓度高峰，与血浆蛋白结合率达 92%～96%，不易分布到外周组织，主要以葡萄糖醛酸结合物形式从肾脏排出。

2. 药理作用

本类药物能明显降低患者的血浆 TG、VLDL 及 IDL 含量，而使 HDL 升高。此外，本类药物还有抗血小板聚集、抗凝血和降低血浆黏度、增加纤溶酶活性等作用。

3. 临床应用

本类药物主要用于Ⅱb、Ⅲ、Ⅳ型高脂血症。尤其对家族性Ⅲ型高脂血症效果更好；也可用于消退黄色瘤。对 HDL 下降的轻度高胆固醇血症还有较好疗效。

4. 不良反应及注意事项

不良反应较轻。有轻度腹痛、腹泻、恶心等胃肠道反应，饭后服用可减轻。偶有皮疹、脱发、视物模糊、血象异常、血清谷丙转氨酶增高等。用药期间定期检查肝功能和血象，若有异常,如用药后临床上出现胆石症、肝功能显著异常、可疑的肌病的症状(如肌痛、触痛、乏力等)或血肌酸激酶显著升高,则应停药。肝胆疾病、肾功能不全、孕妇及哺乳期妇女、儿童禁用。

5. 药物相互作用

本品与他汀类药联用时,可能增加肌病的发生率,用药期间应定期检查肝功能和肌酸激酶水平;与口服抗凝血药合用可明显增强口服抗凝药的作用,应适当减少抗凝血药的剂量。

6. 用药指导(见表 4-8)

表 4-8 苯氧酸类(贝特类)用药指导

用药步骤	用药指导要点
用药前	(1)熟悉贝特类药物的适应证和禁忌证,了解各种剂型和用法。 (2)告知患者高脂血症的防治知识及用药注意事项。 (3)告知患者用药时间,服用贝特类药物的时间最好是早上。 (4)告知患者贝特类药物可能会有肌肉毒性,有的时候会引起肌炎、肌痛,甚至会发生横纹肌溶解症,不能随便用药,一定要在医生的指导下服用
用药中	(1)在服药过程中应继续控制饮食。 (2)最常见的不良反应为胃肠道不适,多为轻微的恶心、腹泻和腹胀等,通常持续时间短暂,不需停药。 (3)同时服用"贝特类"与"他汀类"两种调脂药物,发生肝肾损害和横纹肌溶解症的危险便会明显增加,不会轻易推荐两种药物同时服用。 (4)贝特类如吉非罗齐+华法林(抗凝血药)合用,增加华法林抗凝血作用和毒性
用药后	(1)密切观察用药后的疗效和不良反应。服药期间应定期查肝、肾功能和血清中的肌酸激酶含量,以便医生根据化验结果及时调整药物剂量,避免不良反应。 (2)指导患者遵医嘱用药,以提高药物治疗效果

拓展链接

一般成年人的空腹血清中,总胆固醇<5.18mmol/L,甘油三酯<1.70mmol/L,低密度脂蛋白<3.37mmol/L 为正常指数。

血脂异常的 4 种结果:

(1)高胆固醇血症:血清总胆固醇含量增高,>5.18mmol/L,而甘油三酯含量正常,即甘油三酯<1.70mmol/L。

(2)高甘油三酯血症:血清中甘油三酯含量增高,>1.70mmol/L,而总胆固醇含量正常,即总胆固醇<5.18mmol/L。

(3)混合型高脂血症:血清中总胆固醇和甘油三酯含量均增高,即总胆固醇>5.18mmol/L,甘油三酯>1.70mmol/L。

(4)低高密度脂蛋白血症:血清高密度脂蛋白-胆固醇含量降低,<1.04mmol/L。

【学做结合】4-4

患者,男性,52 岁,诊断为混合型高脂血症,医生为其同时开具了他汀类与贝特类药物,请问该患者应如何服药(   )。

A. 他汀类和贝特类均在晚上服用

B. 早晨服用贝特类药物,晚上服用他汀类药物

C. 早晨服用他汀类药物,晚上服用贝特类药物

D. 随时服用均可

> **点滴积累**
>
> 1. 胆汁酸螯合剂适用于高胆固醇血症为主的高脂血症，主要用于治疗Ⅱa型高脂血症，4～7天生效，2周内达最大效应，使血浆LDL、胆固醇浓度明显降低。
> 2. HMG-CoA还原酶抑制剂，简称他汀类药物，适用于高胆固醇血症为主的高脂血症。对原发性高胆固醇血症、杂合子家族性高胆固醇血症、Ⅲ型高脂蛋白血症，以及糖尿病性、肾性高脂血症均为首选药物。
> 3. 烟酸类是一种维生素，是许多重要代谢过程的必需物质，用量较大时有调血脂作用。对Ⅱ、Ⅲ、Ⅳ、Ⅴ型高脂血症均有效，对Ⅱ和Ⅳ型作用最好。
> 4. 苯氧酸类药能明显降低患者的血浆TG、VLDL及IDL含量，而使HDL升高。本类药物主要用于Ⅱb、Ⅲ、Ⅳ型高脂血症。尤其对家族性Ⅲ型高脂血症效果更好；也可用于消退黄色瘤。

第四节　抗心力衰竭药

学习引导

充血性心力衰竭又称慢性心功能不全（congestive heart failure，CHF），是由多种病因所引起的多症状的慢性综合征，表现为心肌收缩力降低，心排血量减少，动脉供血不足，静脉瘀血，不能满足机体组织需要的一种病理状态。心力衰竭呈进行性发展，心肌组织发生重构，表现为心肌肥厚、心脏扩大、心脏的舒缩功能障碍；出现交感神经系统和肾素-血管紧张素-醛固酮系统（RAAS）被激活等一系列神经内分泌变化。临床上以组织器官血液灌注不足及肺循环和（或）体循环瘀血为主要特征，常见肺水肿、呼吸困难、心率加快、肝脾大、颈静脉怒张、消化道瘀血、外周水肿等症状和体征。随着心血管系统疾病发病率的增高及人口趋于老龄化，CHF的发病逐渐增多，致残率和病死率都较高。目前，药物治疗仍是治疗CHF的主要手段，可缓解症状，防止和逆转心室肥厚，降低病死率，改善预后，延长生存期，提高患者的生活及生存质量。那么，抗充血性心力衰竭药有哪些？其药理作用有哪些，临床应用是怎样的？主要不良反应及注意事项有哪些？怎样合理用药？下面我们来学习。

学习目标

知识目标

1. 掌握　强心苷类药物的药理作用、临床应用及不良反应。
2. 熟悉　肾素-血管紧张素-醛固酮系统抑制药在治疗充血性心力衰竭中的药理作用和临床应用。
3. 了解　其他抗充血性心力衰竭药的特点。

能力目标

能对本类药品分类识别，能解读处方，为患者提供用药咨询、用药指导。

素质目标

1. 养成严谨的工作习惯，关爱患者，安全用药。

2. 建立良好的作息习惯，合理规划娱乐时间，有原则意识和自控能力以及抵制诱惑的能力。

抗充血性心力衰竭药是一类能增强心肌收缩力或减轻心脏前、后负荷，增加心排血量的药物。根据其主要药理作用的不同，目前临床上应用的治疗 CHF 的药可分为以下四类，见表 4-9。

表 4-9　抗心力衰竭药物分类

分类	代表药物
1. 正性肌力药	
强心苷类	洋地黄毒苷、地高辛、去乙酰毛花苷、毒毛花苷 K
β受体激动药	多巴酚丁胺
磷酸二酯酶抑制药	米力农、维司力农、替米沙坦
2. 肾素－血管紧张素－醛固酮系统（RAAS）抑制药	
血管紧张素转化酶抑制药（ACEI）	卡托普利、依那普利、赖诺普利、培哚普利、雷米普利
血管紧张素Ⅱ受体（AT_1受体）阻断药	氯沙坦、缬沙坦、厄贝沙坦、替米沙坦
醛固酮拮抗药	螺内酯
3. 减轻心脏负荷药	
利尿药	氢氯噻嗪、氨苯蝶啶
血管扩张药	肼屈嗪、硝苯地平、硝酸甘油、硝普钠、哌唑嗪
4. β受体阻断药	比索洛尔、美托洛尔、卡维地洛

一、正性肌力药

（一）强心苷类

强心苷是一类选择性地作用于心脏，增强心肌收缩力的药物。强心苷主要从洋地黄类植物中提取，故又称洋地黄类药。目前临床上常用药物有洋地黄毒苷（Digitoxin）、地高辛（Digoxin）、去乙酰毛花苷（Deslanoside）、毒毛花苷 K(Strophanthin K) 等，其中地高辛使用最广。根据其作用快慢、长短、强弱不同，将其分为慢效（洋地黄毒苷）、中效（地高辛）、速效（毒毛花苷 K）三类。

1. 体内过程

各种强心苷制剂的口服吸收率、血浆蛋白结合率和消除率及其方式等有很大差异。洋地黄毒苷脂溶性高，口服吸收安全稳定，吸收后与血浆蛋白结合率高达 97%，大部分经肝脏代谢，肝肠循环率较高，消除缓慢，持续时间长。地高辛口服吸收率有很大的个体差异，与血浆蛋白结合率约 25%，代谢转化较少，大部分以原型经肾脏排泄。毒毛花苷 K 脂溶性最小，口服吸收率低，只能静脉给药，极少代谢，基本以原型经肾脏排泄。常用强心苷体内过程比较见表 4-10。

表 4-10　常用强心苷体内过程比较

分类	药物	给药途径	口服吸收率/%	血浆蛋白结合率/%	肝肠循环率/%	肝脏代谢率/%	经肾脏排泄率/%	半衰期 $t_{1/2}$
慢效	洋地黄毒苷	口服	90～100	97	26	70	10	5～7 天
中效	地高辛	口服/静注	60～85	25	7	20	60～90	36 小时
速效	毒毛花苷 K	静注	2～5	5	少	0	100	19 小时

2. 药理作用

（1）正性肌力作用（增强心肌收缩力）　强心苷对心脏有高度选择性，能明显增强衰竭心脏的心肌收缩力。一般认为治疗量强心苷的正性肌力作用是通过增加心肌细胞内 Ca^{2+} 的含量来实现的。

该作用是强心苷治疗 CHF 的主要药理学基础，具有以下特点。①增加心肌供氧量：强心苷加快心肌收缩速度，使收缩期缩短，舒张期相对延长，有利于静脉血液的回流、冠状动脉的血液灌流，从而改善心脏功能。②降低衰竭心脏心肌耗氧量：强心苷增强心肌收缩力，虽然可使心肌耗氧量增加，但因心排血量增加，心室排空完全，心室舒张末期容积减小，室壁肌张力降低，导致心肌耗氧量减少，从而抵消或超过由心肌收缩力增强所致的耗氧量增加，使心肌总的耗氧量降低。③增加衰竭心脏的心排血量：在CHF患者中，强心苷通过正性肌力作用，反射性兴奋迷走神经，使交感神经活性降低，外周血管呈现扩张倾向，心脏后负荷下降；同时舒张期延长，静脉血液回流增加，此时心脏泵血功能已得到改善，因此心排血量明显增加。

拓展链接

强心苷的作用机制

强心苷增强心肌收缩力的作用机制是升高心肌细胞内 Ca^{2+} 浓度。目前认为 Na^+-K^+-ATP酶是强心苷的受体。强心苷选择性地与心肌细胞膜上 Na^+-K^+-ATP酶结合并抑制其活性，使 Na^+-K^+ 交换受阻，使心肌细胞内 Na^+ 增多，K^+ 减少。通过 Na^+-Ca^{2+} 双向交换机制，使 Na^+ 外流增加、Ca^{2+} 内流增加，或使 Na^+ 内流减少、Ca^{2+} 外流减少，导致心肌细胞内 Ca^{2+} 浓度升高，且促使肌质网 Ca^{2+} 释放，在心肌细胞兴奋-收缩耦联过程中，使心肌收缩力增强，呈现正性肌力作用。见图4-3。

中毒量强心苷过度抑制 Na^+-K^+-ATP酶，使细胞内的 Na^+、Ca^{2+} 浓度超载，同时也使细胞内的 K^+ 浓度明显减少，导致心肌细胞的自律性增高，产生各种心律失常。

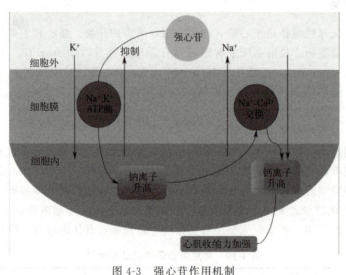

图4-3 强心苷作用机制

（2）负性频率作用（减慢心率） 治疗量强心苷对正常心率影响小。心力衰竭时，由于反射性交感神经活动增强，使心率加快。使用强心苷后，心肌收缩力增强，心排血量增加，增强了对主动脉弓和颈动脉窦压力感受器的刺激，从而反射性地降低交感神经活性，提高迷走神经兴奋性，引起心率减慢、房室传导速度减慢。强心苷减慢心率的另一个机制是增加心肌对迷走神经的敏感性，故强心苷过量引起的心动过缓和传导阻滞可用阿托品对抗。

（3）负性传导作用（减慢房室传导） 因兴奋迷走神经而减少房室结 Ca^{2+} 内流，使房室传导减慢；中毒量时，可直接抑制 Na^+-K^+-ATP酶，使细胞内失钾，最大舒张电位减小，从而减慢传导速度。

（4）其他 强心苷对心力衰竭患者尚具有利尿和扩血管作用。其利尿作用能减少血容量，减轻心脏负担。

3. 临床应用

（1）治疗心力衰竭　强心苷控制心衰的疗效随病因和心衰程度而异。对伴有心房颤动或心室率快的CHF疗效最佳；对瓣膜病、风湿性心脏病（高度二尖瓣狭窄的病例除外）、冠心病和高血压心脏病所导致的CHF疗效较好；对继发于甲状腺功能亢进、严重贫血及维生素B_1缺乏所致的高排血量CHF疗效较差；对肺源性心脏病、活动性心肌炎等因心肌缺血缺氧引起的CHF疗效差且易引起强心苷中毒；对心肌外机械因素所引起的CHF（如心包积液、缩窄性心包炎、严重二尖瓣狭窄等）无效，宜采用外科治疗。

（2）治疗某些心律失常

① 心房颤动（房颤）　心房颤动是快慢不等、强弱不均的心房纤维颤动，主要危害是心房过多冲动传至心室，引起心室率过快，心排血量减少，导致严重的循环衰竭。强心苷通过抑制房室传导，使心房过多的冲动隐匿在房室结中不能传至心室，使心室率减慢，心排血量增加，从而改善循环障碍。治疗目的在于防止房颤时易出现的心室率过快，改善循环障碍，对多数患者并不能终止房颤。

② 心房扑动（房扑）　心房扑动是快速而规则的心房异位节律。房扑的冲动较强而规则，更易传入心室，引起心室率过快，心排血量减少。强心苷能缩短心房有效不应期，且缩短程度不均一，使心房扑动转变为心房颤动，然后再发挥治疗心房颤动的作用，是治疗房扑最常用的药物。

③ 阵发性室上性心动过速　强心苷可通过兴奋迷走神经的作用，降低心房的兴奋性而终止阵发性室上性心动过速的发作。

4. 不良反应及注意事项

强心苷安全范围小，一般治疗量已接近中毒量的60%，并且对药物敏感性的个体差异较大，易发生不同程度的毒性反应。

（1）胃肠道反应　是最常见的早期中毒症状。主要表现为厌食、恶心、呕吐及腹泻等。剧烈呕吐可导致失钾而加重强心苷中毒，所以应注意补钾或考虑停药。

（2）神经系统反应　主要表现有眩晕、乏力、头痛、失眠、谵妄、视物模糊及黄视、绿视等色视的改变。视觉异常通常是强心苷中毒的先兆，是停药的指征之一。

（3）心脏毒性反应　是强心苷最严重、最危险的不良反应。心脏毒性包括原有心力衰竭症状的加重和各类心律失常的发生。最常见及最早出现的心律失常是室性期前收缩，其次为房室传导阻滞和窦性心动过缓，严重者可出现室性心动过速，应立即抢救，否则可导致心室颤动。

5. 中毒防治

（1）预防　首先应避免诱发中毒的各种因素，如低钾血症、高钙血症、低镁血症，以及肺心病、严重心肌损害的心肌缺氧和老年人肾功能低下等。如发现患者有中毒先兆，应减量或停用强心苷和排钾利尿药。频发室性期前收缩、窦性心动过缓（心率每分钟低于60次）、色视障碍为停药指征。与高效利尿药合用时，应注意同时补钾。地高辛口服的生物利用度个体差异大，因此，用药时应注意选择同一批号的制剂。

（2）治疗　轻度中毒者，停药后中毒症状自行消失。重度中毒者，根据心脏反应的不同，采取相应的治疗措施：对于快速型心律失常，可采用补钾的办法纠正，轻者口服氯化钾，重者静脉滴注氯化钾，补钾时不宜过量，同时还要注意患者的肾功能情况，以防止高钾血症的发生；对于严重的快速型心律失常，选择苯妥英钠；对于室性心动过速或心室颤动，采用利多卡因效果较好；对于心动过缓或房室传导阻滞可用阿托品；对危及生命的强心苷中毒，可静脉注射地高辛抗体Fab片段，解除地高辛对心肌Na^+-K^+-ATP酶的抑制作用。

6. 药物相互作用

① 糖皮质激素和排钾利尿药可引起低钾血症，诱发强心苷中毒，与强心苷合用时应注意补钾。

② 奎尼丁能将组织中的地高辛置换出来，使地高辛的血药浓度提高1倍，二者合用时应减少地高辛的用量。胺碘酮、维拉帕米、普罗帕酮、红霉素等也可提高地高辛血药浓度，合用时注意减量。

③ 钙剂与强心苷有协同作用，合用毒性增强，应禁钙补钾。

> **拓展链接**
>
> 强心苷如何给药？
>
> 1. 全效量法
>
> 为了尽快发挥疗效又不产生中毒，传统给药法分两步给药。第一步：短期内给予足以控制症状的剂量，称全效量（即洋地黄化量）。达到全效量的指征：心率减至每分钟70～80次、呼吸困难减轻、发绀消失、肺部湿性啰音开始减退、尿量增加、水肿消退等。此法又分为缓给法和速给法。缓给法，适用于病情较缓的心力衰竭患者，于3～4天内给予全效量，可选用地高辛、洋地黄毒苷；速给法，适用于病情较急，且1周内未用过强心苷者，24小时内给足全效量，可选用毒毛花苷K。第二步：每日给予小剂量以维持疗效，称为维持量。
>
> 2. 每日维持量法
>
> 每日给予恒定剂量地高辛0.25mg（维持量），约经6～7天即可达到稳态血药浓度而发挥疗效。此法是目前常用的方法。此法中毒发生率低，适用于慢性、轻症和易于中毒的患者。

7. 用药指导（见表4-11）

表4-11 强心苷类用药指导

用药步骤	用药指导要点
用药前	1. 熟悉强心苷的适应证和禁忌证，了解各种剂型和用法。 2. 了解患者病史及用药史，患者心力衰竭的症状，有无肝大、腹水、颈静脉怒张、呼吸浅快、呼吸困难、发绀、心动过速、全身水肿等；是否用过强心苷类药物，服药时间的长短，有无不良反应；用药是否过量，是否服用过其他与强心苷有相互作用的药物。 3. 了解患者机体现状，了解患者的心率、心律、脉搏、血压、尿量是否正常，是否处在哺乳和年老体弱状态。 4. 告知患者本类药物安全范围小，毒性较强，应格外小心。指导患者观察强心苷中毒的症状及自测脉搏的方法，严格按医嘱服药，不可遗忘、漏服，不可任意加减药量，更不可因漏服而加倍补服，不可自行停药或擅自加服其他药物。 5. 建议患者少饮酒和控制食盐摄入，多摄入含钾高的食物和饮料。 6. 每次给药前要测量脉搏，对高血压患者要注意观察血压的变化
用药中	1. 强心苷口服每天1次，以早餐后服为宜。不能承受口服的患者可肌内注射，注射时选择较大肌肉作深部注射，注意经常更换注射部位。不能采用皮下注射。静脉注射要严格控制速度。 2. 用药期间注意监测血压、脉搏、心率和心律等。定期检查体重、血钠、血钾、血钙及眼科，并注意观察患者的精神状况，必要时进行血药浓度监测及心电监护。 3. 用药期间注意对患者消化道反应的观察，以便判断是未控制好症状，还是药物中毒。 4. 用药期间禁用钙剂，以免引起中毒。 5. 有肾功能不全、严重呼吸系统疾病、甲状腺功能减退、心肌损伤者，老年人及身材矮小者要考虑减少剂量

用药步骤	用药指导要点
用药后	1. 重点观察用药后治疗效果和毒性反应的早期症状。正常的药物反应是脉搏有力,呼吸困难缓解,排尿增加。 2. 防止低血钾的发生,必要时补充钾盐,以预防心律失常的发生

> **【学做结合】4-5**
>
> 患者,男,71岁,因患有充血性心力衰竭,服用地高辛片 0.25mg,每日 3 次,连续服用 3 周,氢氯噻嗪片 25mg,每日 3 次,连续服用 1 周,出现恶心、呕吐、头痛、乏力而入院。心电图显示室性期前收缩,二联律。
>
> 请分析:该患者为什么出现这些症状?应如何进行治疗?

(二)非苷类正性肌力药

非苷类正性肌力药包括 β 受体激动药和磷酸二酯酶抑制药等。由于这类药物可能增加心力衰竭患者的病死率,故不宜作为常规治疗药物。

1. β 受体激动药

主要用于强心苷疗效不佳或禁忌证患者,更适合短期应用于伴有心率减慢或传导阻滞的患者,不宜作为常规治疗用药。常用药物有多巴酚丁胺(Dobutamine)、多巴胺(Dopamine)、异布帕明(Ibopamine)。

多巴酚丁胺(Dobutamine)

多巴酚丁胺主要激动心脏的 $β_1$ 受体,明显增强心肌收缩力,增加衰竭心脏的心排血量,改善心脏泵血功能,但对心率影响不大。对 $β_2$ 受体激动作用弱,扩张外周血管,降低外周阻力,增加心排血量。主要用于强心苷疗效不佳的严重左心室功能不全和心肌梗死后并发的心力衰竭,但血压明显下降者不宜使用。若剂量过大可引起心率加快,心肌耗氧量增加而诱发心绞痛或心律失常。应严格控制用药剂量和给药速度,在用药期间要监测病人血压、心律的变化。

2. 磷酸二酯酶抑制药

磷酸二酯酶抑制药通过抑制磷酸二酯酶Ⅲ(PDEⅢ),增加细胞内 cAMP 的含量,使细胞内 Ca^{2+} 浓度增加,发挥正性肌力作用和扩血管作用,减轻心脏负荷,降低心肌耗氧量,改善心功能,缓解 CHF 症状。临床短期用于治疗急性重症 CHF。常用药物有米力农(Milrinone,甲氰吡酮)、维司力农(Vesnarinone)等。

米力农为双吡啶类衍生物,临床仅短期静脉注射给药,用于顽固性心力衰竭及急性左心衰竭,尤其适用于对强心苷、利尿药及血管扩张药反应不佳的患者。不良反应可见低血压、心动过速甚至诱发室性心律失常。

维司力农为口服有效的正性肌力药,并兼有中等程度的扩血管作用。临床应用与米力农相似。

二、肾素-血管紧张素-醛固酮系统(RAAS)抑制药

RAAS 抑制药用于 CHF 的治疗,不仅能缓解心力衰竭的症状,提高生活质量,而且能显著降低心力衰竭病人的病死率,对 CHF 的远期疗效更具有临床意义。目前,血管紧张素转化酶抑制药(ACEI)、血管紧张素Ⅱ受体阻断药和醛固酮拮抗药具有逆转或延缓心室重构作用,是治疗

CHF 的主要药物。

> **拓展链接**
>
> **肾素-血管紧张素-醛固酮系统**
>
> 肾素-血管紧张素-醛固酮系统（RAAS）为体内肾脏所产生的一种重要的体液调节系统，引起血管平滑肌收缩及水钠潴留，对血压、水盐代谢起着重要的调控作用。肾素为肾小球旁器细胞分泌的一种蛋白水解酶，当肾素进入血液后与肝脏产生的 α_2-球蛋白作用，使之形成血管紧张素Ⅰ（十肽），再经过肺内转化酶作用形成血管紧张素Ⅱ（八肽）及血管紧张素Ⅲ（七肽），血管紧张素Ⅱ具有血管收缩作用及刺激肾上腺髓质释放出肾上腺素，促使交感神经末梢释放出去甲肾上腺素。与此同时，血管紧张素Ⅱ与血管紧张素Ⅲ刺激肾上腺皮质分泌醛固酮，引起体内水和钠的潴留。血中醛固酮浓度增高时，又反过来抑制肾素的分泌。在病理情况下，RAAS 与动脉粥样硬化、心肌肥厚、充血性心力衰竭（CHF）均密切相关。

（一）血管紧张素转化酶抑制药（ACEI）

血管紧张素转化酶抑制药（ACEI）不仅能缓解心力衰竭的症状、提高生活质量、降低心力衰竭患者的病死率，而且能延缓和逆转心室重构，阻止心肌肥厚的进一步发展，提高心脏和血管的顺应性。ACEI 是用于 CHF 治疗最重要的药物之一，常与利尿药、地高辛合用作为治疗 CHF 的基础药物。对于高血压并发 CHF，本类药是首选药。本类药物有卡托普利（Captopril）、依那普利（Enalapril）、赖诺普利（Lisinopril）、培哚普利（Perindopril）、雷米普利（Ramipril）等。

1. 药理作用

（1）扩张血管，降低心脏前、后负荷　ACEI 能抑制血管紧张素转化酶的活性，竞争性阻断血管紧张素转化为血管紧张素Ⅱ，减少血液及组织中的血管紧张素Ⅱ，使血管紧张素Ⅱ的缩血管作用降低，发挥扩血管作用，使全身外周血管阻力降低，降低心脏前、后负荷。ACEI 还可减少醛固酮生成，减轻水钠潴留而降低心脏前、后负荷。

（2）抑制心肌及血管重构　血管紧张素Ⅱ及醛固酮是促进心肌细胞增生、心血管重构的主要因素。使用不影响血压的小剂量 ACEI 即可减少血管紧张素Ⅱ及醛固酮的生成，防止和逆转心肌与血管重构，提高心肌和血管的顺应性，改善左心室功能，降低 CHF 病死率。

（3）抑制交感神经活性　ACEI 可使去甲肾上腺素释放减少，降低交感神经对心血管的张力，加强迷走神经的张力。改善血液中儿茶酚胺的水平，使 CHF 患者已下调的 β 受体恢复正常。

2. 临床应用

ACEI 既能消除或缓解心力衰竭症状，提高运动耐力，改善生活质量，又能防止和逆转心力衰竭时的心肌肥厚，降低死亡率。因此，广泛应用于 CHF 的治疗，特别是对舒张性 CHF 的疗效明显优于地高辛。

（二）血管紧张素Ⅱ受体（AT_1 受体）阻断药

本类药能直接阻断 AT_1 受体，能预防和逆转心脏和血管的肥厚和重构。抗 CHF 作用与 ACEI 相似，但 AT_1 受体阻断药的选择性更强，对血管紧张素Ⅱ效应的拮抗更完全。不影响缓激肽代谢，故不引起咳嗽、血管神经性水肿等不良反应。长期应用对心率无明显影响，无耐受性。常用药物有氯沙坦（Losartan）、缬沙坦（Valsartan）、厄贝沙坦（Irbesartan）等。

（三）醛固酮拮抗药

CHF 时，血中醛固酮浓度明显增高，大量醛固酮除保钠排钾外，还有活化成纤维细胞的作用，可刺激蛋白质与胶原蛋白的合成、心血管间质纤维化，而造成心室重构和动脉壁增厚，促进和加重心力衰竭的发生与发展。此外，醛固酮还可抑制心肌摄取去甲肾上腺素，使去甲肾上腺素游离浓度增加而诱发冠状动脉痉挛和心律失常。

螺内酯（Spironolactone）

螺内酯为保钾排钠的弱效利尿药，可拮抗醛固酮，阻断醛固酮在 CHF 过程中的不良影响，减轻或逆转 CHF 时的心肌、血管壁重构，可减轻 CHF 症状，降低病死率。可与氢氯噻嗪、ACEI 或血管紧张素 II 受体阻断药等合用治疗 CHF。

三、减轻心脏负荷药

（一）利尿药

在 CHF 时，体内的水钠潴留可加重 CHF，两者形成恶性循环。利尿药通过利尿排钠，消除水钠潴留，减少血容量和回心血量，以及舒张血管，减轻心脏的前、后负荷，消除或缓解静脉瘀血及其所引起的肺水肿和外周水肿，从而缓解心力衰竭。

对轻度 CHF，可单独选用中效能利尿药噻嗪类；对中度 CHF，可口服高效能利尿药或与噻嗪类和留钾利尿药合用；对严重 CHF、慢性 CHF 急性发作、急性肺水肿或全身水肿者，可选用高效能利尿药如呋塞米静脉注射。排钾利尿药与强心苷合用时，利尿药排钾诱发强心苷中毒引起心律失常，用药期间应定期监测血钾水平，适时适量补钾或与留钾利尿药合用。

（二）血管扩张药

血管扩张药通过舒张小静脉，减少静脉回心血量，降低心脏前负荷，缓解肺瘀血症状；扩张小动脉，降低外周阻力，降低心脏后负荷，增加心排血量，增加动脉供血，从而缓解 CHF 的症状。一般用于强心苷类和利尿药治疗无效的 CHF 或顽固性 CHF 的治疗。

1. 主要扩张小动脉药

通过扩张小动脉降低外周阻力、降低心脏后负荷，改善心功能，增加心排血量，增加动脉供血。适用于外周阻力高、心排血量明显减少的 CHF 患者。常用药有肼屈嗪（Hydralazine）、硝苯地平（Nifedipine）、氨氯地平（Amlodipine）等。

2. 主要扩张小静脉药

通过扩张静脉，降低心脏前负荷，进而降低左心室舒张末压，缓解肺瘀血症状。用药后可明显减轻呼吸急促和呼吸困难的症状。适用于肺静脉瘀血症状明显的 CHF 患者。通常选用硝酸酯类，如硝酸甘油（Nitroglycerin）、硝酸异山梨醇酯（Isosorbide Dinitrate）。

3. 扩张小动脉和小静脉药

通过舒张动、静脉血管，降低心脏前、后负荷，改善心功能。适用于心排血量低、肺静脉压高的 CHF 患者。常用硝普钠（Sodium Nitroprusside）、哌唑嗪（Prazosin）等，其中硝普钠静脉滴注对急性心肌梗死及高血压所致 CHF 效果较好，哌唑嗪对缺血性心脏病的 CHF 效果较好。

四、β 受体阻断药

β 受体阻断药治疗心力衰竭由禁用到提倡使用，是近年来心力衰竭治疗的重要进展之一。临床试验证明，长期应用 β 受体阻断药可以改善 CHF 的症状，提高射血分数，改善患者的生活质量，降低死亡率。常用药物有比索洛尔（Bisoprolol）和美托洛尔（Metoprolol）、卡维地洛（Carvedilol）。

1. 药理作用

β受体阻断药治疗CHF的作用机制是：

① 阻断心脏$β_1$受体，降低交感张力，抑制儿茶酚胺对心脏的毒性作用，使心率减慢，心脏负荷降低，心肌耗氧减少，心排血量增多。

② 抑制肾小球旁器细胞$β_1$受体，降低RAAS活性，使心室重构逆转，心功能进一步改善。

③ 阻断去甲肾上腺素能神经突触前膜$β_2$受体，抑制其正反馈，减少去甲肾上腺素，防止心肌细胞内Ca^{2+}超负荷，减少氧自由基，减少心肌细胞损伤和死亡。

④ 长期使用可上调心肌的β受体数量，提高β受体对儿茶酚胺的敏感性，改善心肌收缩性能。

2. 临床应用

本类药物主要适用于缺血性心脏病、高血压心脏病及扩张型心肌病所致的心力衰竭，可阻止临床症状恶化，改善心功能，降低猝死及心律失常的发生率。但不作为治疗CHF的一线药物和标准治疗，只有在常规治疗无效或CHF合并有高血压、心律失常、冠心病以及心肌梗死的二级预防时使用。

3. 不良反应及注意事项

一般不良反应多出现在用药初期，可见心动过缓、低血压、房室传导阻滞、心肌收缩力减弱等。严重心动过缓、重度房室传导阻滞及支气管哮喘患者禁用。使用时应注意：①没有β受体阻断药的禁忌证；②在利尿药、ACEI及地高辛等有效治疗基础上合用β受体阻断药，不宜首选或单独使用；③从小剂量开始，剂量递增要慢，在严密观察下逐渐增加至病人能耐受又不加重病情的剂量，如CHF症状加重，则应减小剂量；④起效缓慢，坚持长期应用，一般心功能明显改善平均起效的时间为3个月；⑤不可突然停药，防止出现反跳现象，导致病情恶化。

> **拓展链接**
>
> **心功能分级及心力衰竭治疗建议**
>
> 心功能分级是一种评估心功能受损程度的临床方法，心脏疾病患者按心功能状况分级可以大体上反映病情严重程度，对治疗措施的选择、劳动能力的评定、预后的判断等有实用价值。目前临床中最为常用的是纽约心脏病协会提出的NYHA心功能分级，其分级标准主要基于患者本身症状判定，可分为四级：
>
> | 分级 | 症状 | 治疗建议 |
> | --- | --- | --- |
> | Ⅰ级
（心功能有代偿期） | 体力活动不受限，从事一般体力活动不引起过度疲劳、心悸、气喘或心绞痛 | 控制危险因素，ACEI |
> | Ⅱ级
（一度心功能不全） | 体力活动轻度受限，从事一般体力活动引起过度疲劳、心悸、气喘或心绞痛 | ACEI、利尿药、β受体阻断药、地高辛用或不用 |
> | Ⅲ级
（二度心功能不全） | 体力活动明显受限，从事轻体力活动引起过度疲劳、心悸、气喘或心绞痛，休息后减轻 | ACEI、利尿药、β受体阻断药、地高辛 |
> | Ⅳ级
（三度心功能不全） | 基本无法进行任何活动，休息时也有心功能不全或心绞痛症状 | ACEI、利尿药、地高辛、醛固酮受体拮抗剂，病情稳定者，谨慎应用β受体阻断药 |

点滴积累

1. 强心苷能抑制心肌细胞膜上的强心苷受体 Na^+-K^+-ATP 酶的活性，导致心肌细胞内 Ca^{2+} 浓度增加，发挥正性肌力作用。能明显增强衰竭心脏的心肌收缩力，增加心肌供氧量，降低衰竭心脏心肌耗氧量，增加衰竭心脏的心排血量。用来治疗心力衰竭、心房颤动、心房扑动及阵发性室上性心动过速。

2. 血管紧张素转化酶抑制药（ACEI）既能消除或缓解心力衰竭症状，提高运动耐力，改善生活质量，又能防止和逆转心力衰竭时的心肌肥厚，降低死亡率。

3. 血管紧张素Ⅱ受体（AT_1 受体）阻断药能预防和逆转心脏和血管的肥厚和重构。抗 CHF 作用与 ACEI 相似，但不引起咳嗽、血管神经性水肿等不良反应。

4. 醛固酮拮抗药可减轻或逆转 CHF 时的心肌、血管壁重构，可减轻 CHF 的症状，降低病死率。可与氢氯噻嗪、ACEI 或血管紧张素Ⅱ受体阻断药等合用治疗 CHF。

5. 利尿药通过利尿排钠，消除水钠潴留，减少血容量和回心血量，以及舒张血管，减轻心脏的前、后负荷，消除或缓解静脉瘀血及其所引起的肺水肿和外周水肿，从而缓解心力衰竭。

6. 血管扩张药通过舒张小静脉、小动脉，降低心脏前、后负荷，缓解肺瘀血症状，增加心排血量，增加动脉供血，从而缓解 CHF 的症状。一般用于强心苷类和利尿药治疗无效的 CHF 或顽固性 CHF 的治疗。

7. β受体阻断药主要适用于缺血性心脏病、高血压心脏病及扩张型心肌病所致的心力衰竭，可阻止临床症状恶化，改善心功能，降低猝死及心律失常的发生率，但不作为治疗 CHF 的一线药物和标准治疗。

第五节 抗心律失常药

学习引导

心律失常是指心脏冲动的频率、节律、起源部位、传导速度的异常。正常心肌细胞有自律性、传导性、兴奋性等电生理特性，由 Na^+、K^+、Ca^{2+} 的跨膜转运完成，当各种原因引起心肌电生理特性异常时，导致心律失常。按其频率快慢，可分为缓慢型心律失常和快速型心律失常两类。缓慢型心律失常包括窦性心动过缓和房室传导阻滞，常用异丙肾上腺素或阿托品治疗；快速型心律失常包括窦性心动过速、房性期前收缩、房性心动过速、心房颤动、心房扑动、阵发性室上性心动过速、室性期前收缩、室性心动过速及心室颤动等。本节主要介绍治疗快速型心律失常药。那么，该类药有哪些？其药理作用有哪些，临床应用是怎样的？主要不良反应及注意事项有哪些？怎样合理用药？下面我们来学习。

学习目标

知识目标

1. 掌握 奎尼丁、利多卡因、普罗帕酮、胺碘酮的药理作用、临床应用、不良反应及注意事项。

2. **熟悉** 抗心律失常药的分类。

3. **了解** 其他抗心律失常药的特点。

能力目标

能对本类药品分类识别，能解读处方，为患者提供用药咨询、用药指导。

素质目标

1. 养成严谨的工作习惯，关爱患者、安全用药。
2. 建立良好的作息习惯，有原则意识和自控能力以及抵制诱惑的能力。

拓展链接

心肌细胞膜电位

心肌细胞的静息膜电位，由于细胞的 K^+ 外流，膜内负于膜外约 $-90mV$，处于极化状态。当心肌细胞兴奋时，随着细胞膜对离子通透性的改变，引起膜两侧离子浓度分布的变化，发生除极和复极，形成动作电位（图4-4）。动作电位可分为5个时相：0相为快速除极期，由 Na^+ 快速内流所致；1相为快速复极初期，由 K^+ 短暂外流所致；2相为缓慢复极期，又称平台期，由 Ca^{2+} 及少量 Na^+ 内流与 K^+ 外流所致；3相为快速复极末期，由 K^+ 快速外流所致。0相至3相完全复极所需要的时间合称为动作电位时程（APD）。4相为静息期，通过离子泵（Na^+-K^+-ATP酶）主动转运，泵出细胞内的 Na^+ 并泵回细胞外的 K^+，使细胞内外离子浓度及分布恢复到除极前状态。在自律细胞4相则有快反应细胞 Na^+ 内流，慢反应细胞 Ca^{2+} 缓慢内流，舒张期自动除极。

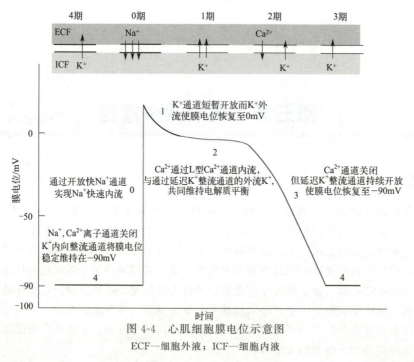

图4-4 心肌细胞膜电位示意图

ECF—细胞外液；ICF—细胞内液

抗心律失常药通过选择性作用于心肌细胞的离子通道，影响 Na^+、K^+、Ca^{2+} 的转运，改变心肌电生理特性，发挥抗快速型心律失常的作用。根据药物对离子通道及电生理的作用特点，抗心律失常药可分为4类，见表4-12。

表 4-12　抗心律失常药物分类

分类	代表药物
Ⅰ类　钠通道阻滞药	
ⅠA类 适度阻滞钠通道，抑制 Na^+ 内流及 K^+ 外流药物	奎尼丁、普鲁卡因胺
ⅠB类 轻度阻滞钠通道，抑制 Na^+ 内流，促进 K^+ 外流药物	利多卡因、苯妥英钠
ⅠC类 明显阻滞钠通道，抑制 Na^+ 内流药物	普罗帕酮
Ⅱ类　β受体阻断药	普萘洛尔、美托洛尔
Ⅲ类　延长动作电位时程药	胺碘酮、索他洛尔
Ⅳ类　钙通道阻滞药	维拉帕米、地尔硫䓬

一、Ⅰ类 钠通道阻滞药

（一）ⅠA类药物

ⅠA类药物能适度减少 Na^+ 内流，还能不同程度降低 K^+ 和 Ca^{2+} 的通透性，降低细胞自律性，减慢传导，延长有效不应期（ERP）及动作电位时程（APD）。

奎尼丁（Quinidine）

奎尼丁是从金鸡纳树皮中提取的一种生物碱，是奎宁的右旋异构体，但其抗疟作用较弱，而对心脏的作用较强。

【体内过程】

奎尼丁口服吸收快而完全，生物利用度为70%～80%，血浆蛋白结合率为80%～90%，心肌中的分布浓度较高，可达血浓度的10倍。主要经肝脏代谢，代谢为羟化物仍有一定活性，其10%～20%原型及其余代谢物经肾脏排泄。

【药理作用】

本药与心肌细胞膜上的钠通道蛋白结合，适度阻滞 Na^+ 通道，同时还具有 M 受体、α 受体阻断作用。

1. 降低自律性　治疗量的奎尼丁抑制 Na^+ 内流，降低心房、心室、浦肯野纤维的自律性。对病态窦房结综合征者明显降低其自律性，对正常窦房结则影响微弱。

2. 减慢传导速度　奎尼丁能适度阻滞钠通道，抑制 Na^+ 内流，降低心房、心室、浦肯野纤维等的0相上升速度和膜反应性，从而减慢传导速度。这种作用可使病理情况下的单向传导阻滞变为双向阻滞，从而取消折返。

3. 延长不应期　奎尼丁抑制 K^+ 外流，延长心房、心室、浦肯野纤维的 ERP 和 APD，ERP 的延长更为明显，从而有利于消除折返。

4. 负性肌力作用　负性肌力作用与减少 Ca^{2+} 内流有关。

【临床应用】

本药是广谱抗心律失常药，适用于心房颤动、心房扑动、室上性和室性心动过速的转复与预防，还用于频发室上性和室性期前收缩的治疗。对心房颤动、心房扑动目前虽多采用电转律术，但奎尼丁仍有应用价值，转律前合用强心苷可以减慢心室频率，转律后用奎尼丁维持窦性节律。预激综合征时，用奎尼丁可以终止室性心动过速，或用以抑制反复发作的室性心动过速。

【不良反应及注意事项】

本药不良反应多，安全范围小，应用过程中约有1/3病人出现各种不良反应，常使其应用受限。

1. 胃肠道反应　较常见，如食欲减退、恶心、呕吐、腹痛、腹泻等。

2. 金鸡纳反应　长期用药所致，与剂量有关，表现为头痛、头晕、恶心、耳鸣、眩晕、听力下降、视物模糊、呼吸抑制等。

3. 心血管反应　心脏毒性较为严重，表现为：①治疗浓度可致心室内传导减慢。②高浓度可致窦房传导阻滞、房室传导阻滞、室性心动过速等。③奎尼丁晕厥或猝死是偶见而严重的毒性反应。发作时病人意识丧失、四肢抽搐、呼吸停止，出现阵发性室上性心动过速，甚至心室颤动，应立即进行人工呼吸、胸外心脏按压，配合电除颤等抢救措施。药物抢救可用异丙肾上腺素及乳酸钠。

4. 超敏反应　部分患者可出现皮疹、药热、血小板减少和血管神经性水肿等。

5. 其他　用药期间应严密监测血压及心电图变化，注意调整剂量，必要时须停药。肝肾功能不全、重度房室传导阻滞、心动过缓、低血压、强心苷中毒及对奎尼丁过敏者禁用。

【药物相互作用】

1. 本品与药酶诱导剂苯巴妥、苯妥英钠等合用，可加速其代谢，使血药浓度降低。
2. 本品与药酶抑制剂西咪替丁、钙通道阻滞药等合用，可抑制其在肝脏代谢。
3. 本品与地高辛合用，可使后者肾清除率降低而使血药浓度升高。
4. 本品与双香豆素、华法林合用，可竞争与血浆蛋白结合，使后者抗凝作用增强。
5. 本品与硝酸甘油合用可诱发严重直立性低血压。

【用药指导】

用药步骤	用药指导要点
用药前	(1)熟悉奎尼丁药物的适应证和禁忌证，了解剂型和用法。 (2)了解药物过敏史，了解疾病史。 (3)告知医师正在服用的药物，特别是抗凝血(如华法林)、抗抑郁药、西咪替丁、含可待因的药品、治疗心脏病或高血压的药物、治疗抽搐药、催眠药、抗感染药物及维生素
用药中	(1)吸烟或饮用含有咖啡因的饮料会增加心脏的刺激并干扰奎尼丁的作用。 (2)餐后2小时或者餐前1小时服药，并且多饮水，可以加快吸收，与食物或者牛奶同服，可以减少对胃肠道的刺激，不影响生物利用度。 (3)服用奎尼丁期间应避免喝葡萄柚汁或吃葡萄柚
用药后	(1)密切观察用药后的疗效和不良反应。出现心律不齐、胸痛、皮肤红疹、听力改变(耳鸣或丧失听力)、视力改变(模糊或光敏感)、不正常的出血或瘀青时立即就医。 (2)长期用药需监测肝、肾功能，若出现严重电解质紊乱或肝、肾功能异常时应立即停药。 (3)加强心电图检测，QRS间期超过药前20%应停药。 (4)未经医师指示不可自行调整剂量或增加服药次数。未经医师同意前不可自行停用此药

普鲁卡因胺（Procainamide）

普鲁卡因胺为局麻药普鲁卡因的衍生物，药理作用与奎尼丁相似。主要用于治疗室性心律失常，包括室性期前收缩、室性心动过速，静脉注射可用于抢救危重病例。对房性心律失常疗效较差。长期应用可出现胃肠道反应、皮疹、药热、粒细胞减少等。静脉注射可致低血压、窦性停搏、房室传导阻滞。应用6个月以上患者，有20%～40%患者出现系统性红斑狼疮样综合征，停药后可逐渐恢复，必要时可用糖皮质激素治疗。心力衰竭、完全性房室传导阻滞或束支传导阻滞者禁用。

（二）ⅠB类药物

本类药物能轻度阻滞钠通道，降低0相上升速度，减慢传导速度；也能抑制4相Na^+内流，降低自律性；促进3相K^+外流，缩短复极过程，所以缩短APD较明显，相对延长ERP。

利多卡因（Lidocaine）

利多卡因既是局麻药，也是常用的抗心律失常药。

【体内过程】

利多卡因口服首关消除明显，常采用静脉给药。静脉注射 1~2 分钟起效，作用维持时间 10~20 分钟，半衰期约为 2 小时，血浆蛋白结合率约 70%，主要在肝内代谢，约 10% 以原型经肾脏排泄。

【药理作用】

1. 降低自律性，提高心室致颤阈　治疗量能选择性地作用于浦肯野纤维和心室肌，轻度抑制 4 相 Na^+ 内流，促进 K^+ 外流，降低浦肯野纤维的自律性，提高心室致颤阈。

2. 改变传导速度　治疗量时对正常心肌的传导无明显影响。在心肌缺血时，缺血部位细胞外 K^+ 浓度升高，利多卡因可阻滞 Na^+ 内流，减慢传导速度，使单向阻滞变为双向阻滞而消除折返。当血 K^+ 较低时，利多卡因则促 K^+ 外流而加速传导。大剂量时可明显抑制 0 相上升速度，使传导减慢。

3. 缩短 APD，相对延长 ERP　通过促进 3 相 K^+ 外流并抑制 2 相 Na^+ 内流而缩短浦肯野纤维及心室肌的 APD 和 ERP，缩短 APD 更为显著，相对延长 ERP，有利于消除折返而抗心律失常。

【临床应用】

本药是一窄谱抗心律失常药，主要用于治疗室性心律失常，特别适用于危重病例，是治疗急性心肌梗死所致的室性期前收缩、室性心动过速及心室颤动的首选药，也可用于心脏手术、心导管术和强心苷中毒所致的室性心律失常。

【不良反应及注意事项】

不良反应较少，也较轻微，多在静脉注射时发生。主要是中枢神经系统症状，如嗜睡、眩晕，大剂量引起语言障碍、惊厥，甚至呼吸抑制。大剂量引起心脏毒性，如心动过缓、房室传导阻滞等。眼球震颤是利多卡因中毒的早期信号。用药期间应密切观察血压、心电图，有条件可监测利多卡因血药浓度。严重房室传导阻滞、休克、慢性心功能不全者禁用。

苯妥英钠（Phenytoin Sodium）

苯妥英钠既是抗癫痫药，也是抗心律失常药。抗心律失常作用与利多卡因相似，主要用于治疗室性心律失常，是强心苷中毒所致的快速型室性心律失常的首选药；对其他原因如心肌梗死、心脏手术等所引起的室性心律失常也有效，但疗效不如利多卡因。静脉注射速度过快，可引起心律失常、血压下降、心动过缓、呼吸抑制等。低血压、心动过缓、严重房室传导阻滞者及妊娠期妇女禁用。

美西律（Mexiletine，慢心律）

美西律的化学结构、药理作用与利多卡因相似，口服有效，作用持续时间可达 6~8 小时。可用于治疗各种快速型室性心律失常，特别是心肌梗死后急性室性心律失常效果较好，对利多卡因治疗无效的患者往往有效。不良反应有胃肠道反应，如恶心、呕吐等，长期使用可引起神经系统症状，如头晕、震颤、共济失调、眩晕等。大剂量或静脉给药可导致心动过缓、房室传导阻滞等。重度心功能不全、传导阻滞、缓慢型心律失常等禁用。

（三）IC 类药物

本类药物明显阻滞钠通道，能较强地降低 0 相上升速度而减慢传导速度，延长 APD 和 ERP；也抑制 4 相 Na^+ 内流而降低自律性。

普罗帕酮（Propafenone，心律平）

【体内过程】

普罗帕酮口服吸收良好，服药后 30 分钟左右起效，2~3 小时血药浓度达峰值，持续 6~8

小时。初期服药首关消除明显，生物利用度低，约为 12%，由于肝药酶的饱和性，大剂量或长期给药时，肝脏首关消除达到饱和状态，生物利用度明显升高。主要在肝脏代谢，经肾脏排出。

【药理作用】

本药主要抑制 Na^+ 内流，降低自律性，减慢心房、心室和浦肯野纤维传导，延长 APD 和 ERP，ERP 延长更明显，有利于消除折返。此外，具有较弱的 β 受体阻断作用和钙通道阻滞作用。

【临床应用】

口服可用于预防或治疗室上性、室性期前收缩和心动过速。静脉注射可终止阵发性室性、室上性心动过速，预激综合征伴室上性心动过速，电转复后室颤发作等。

【不良反应及注意事项】

不良反应常见恶心、呕吐、味觉改变等消化系统症状，一般无需停药。偶见粒细胞缺乏、红斑性狼疮样综合征。严重时可致心律失常，如心动过缓、房室传导阻滞，也可加重充血性心力衰竭。故用药时须严密监测心电图，若心电图 QRS 波加宽超过 20% 或 Q-T 间期明显延长，则宜减量或停药。心力衰竭、心源性休克、严重房室传导阻滞及窦房结病变者禁用。

【药物相互作用】

本品可增加地高辛、华法林的血药浓度；与降压药合用，可增强降压作用；与局麻药合用，可能增加本药中枢神经系统不良反应；与西咪替丁合用，可使本药血药浓度增加；与苯巴比妥同用，可降低本品的血药浓度；与三环类抗抑郁药、环孢素、茶碱、地高辛、华法林等同用，可增强本药的作用与毒性。

【用药指导】

用药步骤	用药指导要点
用药前	(1) 熟悉普罗帕酮药物的适应证和禁忌证，了解剂型和用法。 (2) 了解药物过敏史，了解疾病史。 (3) 告知医师正在服用的药物，特别是抗凝血剂（如华法林）、β 受体阻断剂、西咪替丁、地高辛、环孢素、奎尼丁、利福平及维生素等。 (4) 宜在饭后与饮料或食物同时吞服，不得嚼碎
用药中	(1) 注意饮食，如果食物中含钾会影响普罗帕酮的作用。 (2) 如漏服不宜补服，因一次性过多服药可能造成心动过缓甚至晕厥等风险
用药后	(1) 密切观察用药后的疗效和不良反应。出现呼吸困难、胸痛、心跳不规律、心跳加快或变慢、昏倒、皮肤红疹、不明原因的发热、寒战或喉咙痛、异常的出血或瘀血时立即就医。 (2) 用药期间需监测心率变化，定期做心电图检查。 (3) 老年患者用药后可能出现血压下降，应注意观察。 (4) 未经医师指示不可自行调整剂量或增加服药次数。未经医师同意前不可自行停用此药。如果突然停止服用可能会造成心跳不规律

二、Ⅱ类 β 受体阻断药

β 受体阻断药主要通过阻断 β 受体发挥作用，同时还有阻滞 Na^+ 内流、促进 K^+ 外流等作用，常用药物有普萘洛尔（Propranolol）、阿替洛尔（Atenolol）、美托洛尔（Metoprolol）、噻吗洛尔（Timolol）、阿普洛尔（Alprenolol）等。

普萘洛尔（Propranolol，心得安）

【药理作用】

普萘洛尔通过阻断 β 受体，抑制窦房结、心房、浦肯野纤维的自律性，对由运动或精神紧张引起的心率加快作用更明显。大剂量时减慢房室结和浦肯野纤维传导速度，延长房室结 ERP。

【临床应用】

主要用于治疗室上性心律失常，尤其对窦性心动过速、心房颤动、心房扑动和阵发性室上性心动过速疗效好。对由运动、情绪激动、甲亢及嗜铬细胞瘤等引起的室性心律失常也有效。因具有抗心绞痛和抗高血压作用，特别适用于伴有心绞痛或高血压的心律失常患者。

【不良反应及注意事项】

可致窦性心动过缓、房室传导阻滞，并可诱发心力衰竭和哮喘、低血压等。长期应用对脂质和糖代谢有不良影响，故糖尿病、高脂血症患者慎用。病态窦房结综合征、房室传导阻滞、支气管哮喘患者禁用。突然停药可产生停药反跳现象。

美托洛尔（Metoprolol）

美托洛尔为选择性 β_1 受体阻断药，抗心律失常作用与普萘洛尔相似，但较弱，可降低窦房结、房室结的自律性，明显减慢传导，主要用于室性、室上性心律失常。肝、肾功能不全者慎用。病态窦房结综合征、严重心动过缓、充血性心力衰竭、房室传导阻滞、低血压患者及孕妇禁用。

三、Ⅲ类 延长动作电位时程药

本类药物主要阻滞钾通道，能选择性地延长 APD 与 ERP，有利于消除折返，产生抗心律失常作用。

胺碘酮（Amiodarone）

【体内过程】

胺碘酮口服吸收缓慢、不完全，生物利用度约为 50%，4~5 天作用开始，5~7 天达最大作用，停药后作用可持续 8~10 天。静脉注射后 5 分钟起效，停药后作用可持续 20 分钟至 4 小时。主要在肝脏代谢，经胆汁排泄。

【药理作用】

本药能显著阻滞钾通道，延长心房、心室和浦肯野纤维的 APD 和 ERP，从而降低窦房结和浦肯野纤维的自律性；阻滞钠通道和钙通道，降低心房、窦房结、浦肯野纤维的自律性，减慢房室结、浦肯野纤维的传导速度；能阻断 α 受体，扩张冠状动脉和周围血管，增加冠状动脉血流量，减轻心脏负荷，减少心肌耗氧量；阻断 β 受体，降低心肌收缩力，减少心肌耗氧量，对缺血心肌有一定的保护作用。

【临床应用】

为广谱抗心律失常药，用于治疗各种快速型室上性和室性心律失常。尤其对心房颤动、心房扑动和室上性心动过速疗效最好，也是治疗预激综合征的常用药。静脉注射可用于抢救室性心动过速及心室颤动患者。

【不良反应及注意事项】

口服可引起胃肠道反应，如食欲减退、恶心、呕吐、便秘；长期使用可引起肝损害；静脉注射过快可致窦性心动过缓、房室传导阻滞、低血压和心功能不全等；因含碘，少数患者久用后可引起甲状腺功能亢进或低下；用药超过 3 周，角膜或皮肤组织可出现黄色微粒沉着，停药后自行消退；胺碘酮最严重的不良反应是肺间质纤维化，一旦发现立即停药，并用肾上腺皮质激素治疗。心功能不全、窦房结功能低下者慎用。房室传导阻滞、甲状腺功能异常及对碘过敏者禁用。

【药物相互作用】

本品可使奎尼丁、普鲁卡因胺和苯妥英钠的血药浓度增高，也可使地高辛血药浓度升高。不宜与 β 受体阻断药、钙通道阻滞药合用，以免加重心动过缓或房室传导阻滞。

【用药指导】

用药步骤	用药指导要点
用药前	(1)熟悉胺碘酮药物的适应证和禁忌证,了解剂型和用法。 (2)了解药物过敏史,了解疾病史,是否曾有过甲状腺疾病。 (3)告知医师正在服用的药物,特别是抗凝血剂(如华法林)、环孢素、地高辛、其他抗心律不齐的药物(如奎尼丁或普鲁卡因胺)及维生素
用药中	(1)服用前一小时或两小时后,应避免喝葡萄柚汁或吃葡萄柚。 (2)如漏服不宜补服,因一次性过多服药可能造成心动过缓甚至晕厥等风险
用药后	(1)密切观察用药后的疗效和不良反应。出现呼吸困难、咳嗽或任何其他异常的呼吸改变、心搏过快或不规则时立即就医。 (2)用药期间需定期监测肝功能、心脏节律、血液、心电图、甲状腺功能和胸部X射线检查。 (3)未经医师指示不可自行调整剂量或增加服药次数

索他洛尔(Sotalol)

索他洛尔是非选择性β受体阻断药,能阻滞钾通道,能降低窦房结和浦肯野纤维的自律性,减慢房室传导,明显延长心房、心室和浦肯野纤维的APD和ERP,消除折返。临床上用于各种心律失常,如心房扑动、心房颤动、室上性心动过速、室性期前收缩、室性心动过速及室颤等。不良反应较胺碘酮少。少数Q-T间期延长者偶可出现尖端扭转型室性心动过速。

四、Ⅳ类 钙通道阻滞药

钙通道阻滞药通过阻滞Ca^{2+}进入心肌细胞而发挥抗心律失常作用,临床常用药物有维拉帕米(Verapamil)、地尔硫䓬(Diltiazem)等。

维拉帕米(Verapamil)

【体内过程】

维拉帕米口服吸收迅速而完全,首关消除明显,生物利用度低,仅为10%～30%,血浆蛋白结合率为90%。口服2小时起效,2～3小时血浆浓度达峰值,作用维持6～8小时。主要在肝脏代谢,肝功能不全患者应减量。经肾脏排泄。

【药理作用】

本药选择性阻滞心肌细胞膜的钙通道,抑制Ca^{2+}内流,降低窦房结和房室结的自律性,减慢传导速度,并能使钙通道恢复开放的时间延长,延长窦房结、房室结的ERP和APD,消除折返。

【临床应用】

本药是治疗阵发性室上性心动过速的首选药,静脉注射效果尤佳,恢复窦性节律。对急性心肌梗死、心肌缺血及强心苷中毒引起的室性期前收缩有效。对心房颤动与心房扑动可减慢心室率,对房性心动过速有良效,对室性心律失常疗效差。

【不良反应及注意事项】

不良反应一般不严重,可有恶心、呕吐、头痛、眩晕、面部潮红等。静脉注射过快可引起血压下降、心动过缓、房室传导阻滞等,偶可诱发心力衰竭。预激综合征、病态窦房结综合征、房室传导阻滞及心力衰竭者禁用。

【药物相互作用】

β受体阻断药、奎尼丁等可增强维拉帕米抑制窦房结、房室结及减弱心肌收缩力的作用,故不宜合用。维拉帕米与地高辛合用可致房室传导阻滞,并使地高辛的血药浓度升高,合用时需减少地高辛剂量。

> **拓展链接**
>
> **抗心律失常药的用药原则**
>
> 抗心律失常药物治疗最满意的效果是恢复并维持窦性节律，减少或消除异位节律，控制心室率。在抗心律失常治疗中应用某一药物尚有疗效，则应尽量避免联合用药；避免同时应用同一类药物；避免同时应用作用或副作用相似的药物；联合用药时应减少各药的剂量。
>
> 各种心律失常的选药原则是：
>
> （1）室上性快速心律失常首选β受体阻断药，其次可选用维拉帕米或地尔硫䓬。
>
> （2）房性心动过速（房速）：①治疗基础疾病，去除诱因；②可选用去乙酰毛花苷、β受体阻断药、胺碘酮、普罗帕酮、维拉帕米或地尔硫䓬静脉注射；③对反复发作的房速，可选用不良反应少的β受体阻断药、维拉帕米或地尔硫䓬；④对特发性房速，应首选射频消融治疗，无效者可口服胺碘酮。
>
> （3）室上性心动过速药物治疗可选用：①维拉帕米静脉注射。②普罗帕酮缓慢静脉注射，如室上性心动过速终止则立即停止给药。③腺苷或三磷酸腺苷快速静脉注射，往往在10～40秒内能终止心动过速。
>
> （4）房颤和房扑的治疗可选用：①降低心室反应常用房室结阻滞药如洋地黄、维拉帕米、地尔硫䓬或β受体阻断药；②恢复和维持正常心律可用奎尼丁或胺腆酮；③如果患者确实无症状可不必治疗。对大多数房颤患者，不管其有无临床症状，应用抗凝治疗可防止心脏猝死的发生。
>
> （5）心室颤动宜选用利多卡因、普鲁卡因胺。

▶ **【学做结合】4-6**

患者，女，62岁，有冠心病病史，突发心悸（心率200次/分）、头晕、晕厥入院。经检查，心电图提示：急性心肌梗死并发室性心动过速。

请分析：1. 针对该患者的心律失常，应首选什么药物治疗？

2. 用药监护要注意哪些问题？

▶ **点滴积累**

1. 奎尼丁是广谱抗心律失常药，适用于心房颤动、心房扑动、室上性和室性心动过速的转复与预防，还用于频发室上性和室性期前收缩的治疗。

2. 利多卡因是窄谱抗心律失常药，主要用于治疗室性心律失常，特别适用于危重病例，是治疗急性心肌梗死所致的室性期前收缩、室性心动过速及心室颤动的首选药。

3. 普罗帕酮口服可用于预防或治疗室上性、室性期前收缩和心动过速。静脉注射可终止阵发性室性、室上性心动过速，预激综合征伴室上性心动过速电转复后室颤发作等。

4. 普萘洛尔主要用于治疗室上性心律失常，对窦性心动过速、心房颤动、心房扑动和阵发性室上性心动过速疗效好。特别适用于伴有心绞痛或高血压的心律失常患者。

5. 胺碘酮为广谱抗心律失常药，用于治疗各种快速型室上性和室性心律失常。对心房颤动、心房扑动和室上性心动过速疗效最好，也是治疗预激综合征的常用药。

6. 维拉帕米是治疗阵发性室上性心动过速的首选药，静脉注射效果尤佳，恢复窦性节律。

学习评价

一、单项选择题

1. 高血压伴有快速型心律失常患者最佳选择的药物是（   ）。
   A. 硝苯地平　　　B. 肼屈嗪　　　C. 卡托普利　　　D. 普萘洛尔
2. 心功能不全伴高血压危象患者宜选用（   ）。
   A. 硝苯地平　　　B. 硝普钠　　　C. 氯沙坦　　　D. 可乐定
3. 易发生持续性干咳不良反应的药品是（   ）。
   A. 氢氯噻嗪　　　B. 硝苯地平　　　C. 卡托普利　　　D. 硝酸甘油
4. 治疗原发性高胆固醇血症应首选（   ）。
   A. 洛伐他汀　　　B. 阿昔莫司　　　C. 普罗布考　　　D. 吉非罗齐
5. 能阻断肠道胆固醇吸收的药物是（   ）。
   A. 考来烯胺　　　B. 阿昔莫司　　　C. 普罗布考　　　D. 吉非罗齐
6. 心绞痛急性发作最常用的药物是（   ）。
   A. 维拉帕米　　　B. 普萘洛尔　　　C. 硝苯地平　　　D. 硝酸甘油
7. 对伴有支气管哮喘的心绞痛患者不宜选用（   ）。
   A. 硝酸甘油　　　B. 硝苯地平　　　C. 普萘洛尔　　　D. 维拉帕米
8. 治疗窦性心动过速最佳的药物是（   ）。
   A. 奎尼丁　　　B. 普罗帕酮　　　C. 普萘洛尔　　　D. 利多卡因
9. 强心苷类药物引起的最常见的心脏不良反应是（   ）。
   A. 室性期前收缩　　B. 房室传导阻滞　　C. 窦性心动过速　　D. 心室颤动
10. 治疗阵发性室上性心动过速最佳药物是（   ）。
    A. 奎尼丁　　　B. 利多卡因　　　C. 维拉帕米　　　D. 胺碘酮

二、多项选择题

1. 卡托普利的不良反应包括（   ）。
   A. 低血压　　　B. 干咳　　　C. 变态反应
   D. 血管神经性水肿　　　　　E. 神经、精神症状
2. 禁用普萘洛尔的是（   ）。
   A. 支气管哮喘患者　　　　　B. 变异型心绞痛患者
   C. 外周血管痉挛疾病患者　　D. 高血压伴有心绞痛患者
   E. 窦性心动过缓患者
3. 能降低血中极低密度脂蛋白和三酰甘油的药物是（   ）。
   A. 阿昔莫司　　B. 吉非罗齐　　C. 洛伐他汀　　D. 普罗布考　　E. 氯贝丁酯
4. 抗心绞痛药物的机制包括（   ）。
   A. 恢复心肌氧供需平衡
   B. 舒张冠状动脉，增加缺血心肌供血
   C. 舒张外周容量及阻力血管，降低心脏负荷
   D. 减慢心率，减弱心肌收缩力，降低心肌耗氧量
   E. 提高心率，加强心肌收缩力，充分调动心力贮备
5. 能引起 HDL 增高的药物是（   ）。
   A. 阿昔莫司　　B. 吉非罗齐　　C. 洛伐他汀　　D. 普罗布考　　E. 考来烯胺

6. 同时具有抗心绞痛、抗心律失常和抗高血压作用的药物有（   ）。
   A. 维拉帕米　　　B. 普萘洛尔　　　C. 硝苯地平　　　D. 地尔硫䓬　　　E. 胺碘酮
7. 地高辛中毒的治疗措施有（   ）。
   A. 减量或停药　　　　　　　B. 应用地高辛抗体　　　　　C. 补钾
   D. 应用阿托品　　　　　　　E. 应用利多卡因
8. 强心苷中毒的易发因素有（   ）。
   A. 高钾血症　　B. 低钾血症　　C. 高钙血症　　D. 低镁血症　　E. 心肌缺氧
9. 利多卡因可用于（   ）。
   A. 心房颤动和心房扑动　　　　B. 心室颤动
   C. 急性心肌梗死伴发的室性心律失常
   D. 心胸手术诱发的室性心律失常的治疗
   E. 强心苷类药物中毒所致的室性心律失常
10. 奎尼丁的不良反应有（   ）。
    A. 胃肠道反应　　　　　　　B. 低血压　　　　　C. 金鸡纳反应
    D. 尖端扭转型室性心动过速　　E. 肝、肾功能损害

三、问答与用药

1. 抗高血压药物的分类及各类代表药物有哪些？
2. 硝苯地平与β受体阻断药合用的意义是什么？
3. 硝酸甘油为什么通常舌下含服给药？
4. 临床应用他汀类药物时应注意监测哪些指标？
5. 临床上应用强心苷过程中为何要补钾禁钙？
6. 应用胺碘酮时要注意什么问题？

第五章 泌尿系统药物

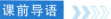

泌尿系统由肾脏、输尿管、膀胱及尿道组成，主要功能为排泄，即将机体代谢过程中所产生的各种不为机体所利用或者有害的物质向体外输送。本章主要介绍利尿药、脱水药以及治疗良性前列腺增生药的药理作用、临床应用、不良反应、注意事项及用药指导。

1. **掌握** 呋塞米、氢氯噻嗪、螺内酯、甘露醇、坦洛新、非那雄胺的药理作用、临床应用、不良反应及注意事项。
2. **熟悉** 代表药物的用药指导。
3. **了解** 其他泌尿系统药物的作用特点。

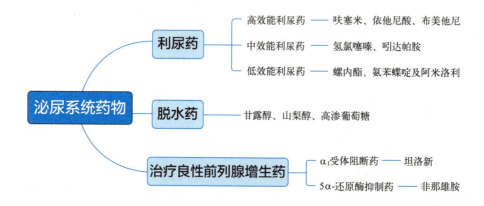

【衔接 1+X 证书】

中级
1. 能熟识常用泌尿系统药物的商品名、英文名。
2. 能介绍常用泌尿系统药物的作用机理及体内过程特点。
3. 能介绍新药的特点并进行同类药品的比较。
4. 能根据水肿性疾病、高血压、心力衰竭、肾病综合征等常见疾病症状提供药学咨询和用药安全指导。

高级
1. 能介绍常见复方制剂的配伍原理。
2. 能解释处方中联合用药的目的。
3. 能判断处方中起协同作用的药品。
4. 能判断处方中起拮抗作用的药品。
5. 能对老人、小儿、孕妇、哺乳期妇女及其他特殊群体进行用药指导。

第一节 利尿药

学习引导

利尿药是一类作用于肾脏，通过增加尿量，提高水和电解质排出量，从而消除水肿的药物。临床上主要用于各种原因引起的水肿，也可用于高血压、肾结石、高钙血症等非水肿性疾病的治疗。在学习利尿药之前，应该掌握尿液生成的生理过程。那么，常见利尿药有哪些？如何分类？其药理作用有哪些，临床应用是怎样的？主要不良反应及注意事项有哪些？怎样合理用药？下面我们来学习。

利尿药的临床应用

学习目标

知识目标
1. 掌握 呋塞米、氢氯噻嗪、螺内酯的药理作用、临床应用、不良反应及注意事项。
2. 了解 氨苯蝶啶、阿米洛利的分类和作用特点。

能力目标
能对本类药品分类识别，为患者提供用药咨询、用药指导。

素质目标
1. 具有用药安全意识，具有人文关怀精神。
2. 具有良好的职业素质、社会责任意识和辨识能力。

拓展链接

利尿药发现史

1937年，有患者服用一种早期的磺胺类抗菌药——氨基苯磺酰胺，出现代谢性酸血症和严重的碱性尿液，后经研究发现是因为磺胺类药物能抑制肾脏碳酸酐酶活性所致。此发现说明磺胺类药物及其衍生物有潜在的利尿作用。1953年，又发现噻二唑类衍生物乙酰唑胺可通过抑制碳酸酐酶活性而利尿，从此开创了现代利尿药的新纪元。1957年，第一个噻嗪类利尿药氯噻嗪问世，该药水溶性强、口服吸收较少、毒性低。将氯噻嗪3,4位双键还原得氢氯噻嗪，脂溶性增加，活性更强。随后，以氯噻嗪和氢氯噻嗪为先导化合物合成许多噻嗪类利尿药，并广泛应用于水肿和高血压的治疗。噻嗪类利尿药的发现是20世纪50年代利尿药和降压药研究的重大突破。在研究开发作用更强、副作用更小的噻嗪类利尿药过程中，科学家又发现了呋塞米等作用于髓袢升支粗段的高效利尿药。

20世纪30~60年代被誉为药物发展的"黄金时期"，新药大量涌现，其中包括噻嗪类利尿药在内的很多药物目前仍是临床一线药物。这些药物是无数科学家携手合作、艰辛劳动的成果，此过程体现出科学工作者的优秀品质和超群思维，所有这些都为后人树立了榜样。

一、利尿药作用的生理学基础

尿液的生成包括肾小球的滤过、肾小管和集合管的重吸收及分泌这几个环节（见图5-1）。

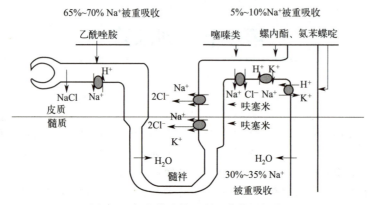

图 5-1　肾小管功能及利尿药作用部位

1. 肾小球的滤过

肾小球类似过滤器，血液流经肾小球毛细血管网时，除血细胞和大分子蛋白质之外，血浆中的水和小分子物质均被滤入肾小囊腔，形成原尿。正常成人每天由肾小球滤过产生的原尿量约为180L，但排出的终尿仅为1~2L，说明约99%的原尿在肾小管被重吸收。单纯增加肾小球滤过率的药物只能产生很弱的利尿作用。因此目前常用的利尿药不是作用于肾小球，而是直接作用于肾小管，通过减少对水、电解质的重吸收而发挥利尿作用。

2. 肾小管和集合管的重吸收及分泌

原尿在经过近曲小管、髓袢、远曲小管及集合管的过程中，99%的水、钠被重吸收。如果抑制肾小管、集合管对水、钠的重吸收功能，尿量就会明显增加。

近曲小管是Na^+重吸收的重要部位，其上皮细胞内含有丰富的碳酸酐酶。碳酸酐酶在近曲小管上皮细胞中催化CO_2和H_2O生成H_2CO_3，并解离成H^+和HCO_3^-，H^+和原尿中的Na^+进行交换，乙酰唑胺就能抑制碳酸酐酶的活性，从而抑制H^+与Na^+的交换，减少Na^+的重吸收而利尿，但是由于作用不明显，现临床已少用。

髓袢升支粗段对NaCl的重吸收依赖于管腔膜侧存在的Na^+-K^+-$2Cl^-$共同转运系统，在转运1个Na^+的同时，转运1个K^+和2个Cl^-，因该段对水没有通透性，而对NaCl有重吸收作用，使得管腔内溶质不断进入髓质组织间液，造成肾髓质高渗状态的同时，也造成管腔内液渗透压逐渐降低，此为肾脏对尿液的稀释功能，呋塞米能抑制髓袢升支粗段Na^+-K^+-$2Cl^-$共同转运系统，影响尿液的稀释和浓缩功能，起到强大的利尿作用。

远曲小管和集合管对 NaCl 和水的重吸收可根据机体水和盐的平衡状况进行调节。Na^+ 的重吸收主要受醛固酮调节，水的重吸收主要受血管升压素的调节。远曲小管重吸收依赖于 Na^+-Cl^- 同向转运系统，如噻嗪类药物可抑制该系统，从而抑制 NaCl 的重吸收，起到中等程度的利尿作用。集合管重吸收的方式为 Na^+-K^+ 与 Na^+-H^+ 交换，螺内酯与阿米洛利分别抑制该交换过程，产生利尿作用。

二、利尿药的分类

按照效能可以将利尿药分为以下三类：

1. 高效能利尿药

主要作用于髓袢升支粗段髓质部，利尿作用强大，如呋塞米、依他尼酸、布美他尼等。

2. 中效能利尿药

主要作用于髓袢升支粗段皮质部或者远曲小管初始段，利尿作用中等，如噻嗪类利尿药。

3. 低效能利尿药

主要作用于远曲小管和集合管，利尿作用较弱，如螺内酯、阿米洛利等。

三、高效能利尿药

本类药物主要作用部位在髓袢升支粗段，选择性地抑制 NaCl 的重吸收。由于本类药物对 NaCl 的重吸收具有强大的抑制能力，而且不易导致酸中毒，因此是目前最强效的利尿药。常用药物有呋塞米（Furosemide，速尿）、依他尼酸（Ethacrynic Acid，利尿酸）和布美他尼（Bumetanide）。依他尼酸是一个苯氧基乙酸衍生物，呋塞米和布美他尼与碳酸酐酶抑制药一样是磺胺的衍生物。此三种药物虽然化学结构各不相同，但药理作用相似。

呋塞米（Furosemide）

呋塞米又名呋喃苯胺酸、速尿，属于磺酰胺类利尿药，为邻氨基苯甲酸衍生物。

【药理作用】

本品主要通过抑制肾小管髓袢升支粗段对 NaCl 的重吸收，使渗透压梯度差降低，肾小管浓缩功能下降，从而导致水、Na^+、Cl^- 的排泄增多。对于其作用机制，有研究认为该部位存在氯泵，基底膜的外侧存在着与 Na^+-K^+-ATP 酶有关的 Na^+-K^+-$2Cl^-$ 同向转运系统。呋塞米通过抑制该系统功能而减少 Na^+-Cl^- 重吸收。

【临床应用】

1. 水肿性疾病　包括充血性心力衰竭、肝硬化、肾脏疾病（肾炎、肾病及各种原因所致的急、慢性肾功能衰竭），尤其是应用其他利尿药效果不佳时，应用本类药物仍可能有效，与其他药物合用治疗急性肺水肿和急性脑水肿等。

2. 高血压　在高血压的阶梯疗法中，不作为治疗原发性高血压的首选药物，但当噻嗪类药物疗效不佳，尤其当伴有肾功能不全或出现高血压危象时，本类药物尤为适用。

3. 预防急性肾功能衰竭　用于各种原因导致的肾脏血流灌注不足，例如失水、休克、中毒、麻醉意外以及循环功能不全等的预防，及时应用可减少急性肾小管坏死的机会。

【不良反应】

1. 严重水电解质紊乱　常为过度利尿所致，表现为低血容量、低血钾、低血钠、低氯性碱血症，长期应用还可引起低镁血症。低血钾可增强强心苷对心脏的毒性，对肝硬化患者可能诱发肝性昏迷。故应注意及时补充钾盐或加服保钾利尿药。

2. 耳毒性　表现为耳鸣听力减退或暂时性耳聋，呈剂量依赖性。耳毒性的发生机制可能与药物引起内耳淋巴液电解质成分改变有关。肾功能不全或同时使用其他耳毒性药物，如同时合用氨基糖苷类抗生素时较易发生耳毒性。依他尼酸最易引起，且可能发生永久性耳聋。布美他尼的耳毒性最小，为呋塞米的 1/6。对听力有缺陷及急性肾衰竭者宜选用布美他尼。

3. 高尿酸血症　袢利尿药可能造成高尿酸血症。这与利尿后血容量降低、细胞外液容积减少，导致尿酸经近曲小管的重吸收增加有关；另外，本类药和尿酸竞争有机酸分泌途径也是原因之一。长期用药时多数患者可出现高尿酸血症，但临床痛风的发生率较低。

4. 其他　本品可引起高血糖（但很少导致糖尿病），升高 LDL 胆固醇和甘油三酯、降低 HDL 胆固醇；引起恶心、呕吐，大剂量时尚可出现胃肠出血。少数患者可发生白细胞、血小板减少。

亦可发生过敏反应，表现为皮疹嗜酸性粒细胞增多，偶有间质性肾炎等，停药后可以迅速恢复，这是由于有磺胺结构，对磺胺过敏者对呋塞米、布美他尼和托拉塞米可发生交叉过敏反应，而非磺胺衍生物的依他尼酸则较少引起过敏反应。

【注意事项】

1. 药物剂量应个体化，从最小有效剂量开始，然后根据利尿反应调整剂量，以减少水、电解质紊乱等副作用的发生。肠道外用药宜静脉给药、不主张肌内注射。常规剂量静脉注射应超过 1～2 分钟，大剂量静脉注射时每分钟不超过 4mg。本药为加碱制成的钠盐注射液，碱性较高，故静脉注射时宜用氯化钠注射液稀释，而不宜用葡萄糖注射液稀释。

2. 存在低钾血症或低钾血症倾向时，应注意补钾。

3. 少尿或无尿患者应用最大剂量后 24 小时仍无效时应停药。

依他尼酸（Ethacrynic Acid）

利尿作用及机制、作用特点等均与呋塞米类似。口服后吸收迅速，水肿病人服药后第一天尿量可达 4L 以上，因此必须小心应用，随时调整剂量，以免引起低盐综合征、低氯血症和低钾血症性碱血症。临床用于充血性心力衰竭、急性肺水肿、肾性水肿、肝硬化腹水、肝癌腹水、血吸虫病腹水、脑水肿及其他水肿。

布美他尼（Bumetanide）

对水和电解质排泄的作用基本同呋塞米，其利尿作用为呋塞米 20～60 倍，但对远端肾小管无作用，故排钾作用小于呋塞米。能抑制前列腺素分解酶的活性，使前列腺素含量升高，从而具有扩张血管作用。扩张肾血管，降低肾血管阻力，使肾血流量尤其是肾皮质深部血流量增加，这在布美他尼的利尿作用中具有重要意义，也是其用于预防急性肾功能衰竭的理论基础。另外，布美他尼能扩张肺部容量静脉，降低肺毛细血管通透性，加上其利尿作用，使回心血量减少，左心室舒张末期压力降低，有助于急性左心衰竭的治疗。

四、中效能利尿药

噻嗪类是临床广泛应用的一类口服利尿药和降压药。本类药物作用相似、效能相同，但效价强度不同，作用时间长短不同。常用的噻嗪类有氢氯噻嗪（Hydrochlorothiazide）、氯噻嗪（Chlorothiazide）。另外一类中效能利尿药虽无噻嗪环，但有磺胺结构，其利尿作用与噻嗪类相似，有吲达帕胺（Indapamide）、氯噻酮（Chlorthalidone）、美托拉宗（Metolazone）、喹乙宗（Quinethazone）等。

氢氯噻嗪（Hydrochlorothiazide）

【药理作用】

1. 利尿作用　本类药物主要抑制远曲小管前段和近曲小管（作用较轻）对氯化钠的重吸收，从而增加远曲小管和集合管的 Na^+-K^+ 交换，使 K^+ 分泌增多。其具体作用机制尚未完全明了。本类药物都能不同程度地抑制碳酸酐酶活性，故能解释其对近曲小管的作用。氢氯噻嗪还能抑制磷酸二酯酶活性，减少肾小管对脂肪酸的摄取和线粒体氧耗，从而抑制肾小管对 Na^+、Cl^- 的主动重吸收。

2. **抗利尿作用** 噻嗪类利尿药能明显减少尿崩症患者的尿量及口渴症状，主要因排 Na^+ 使血浆渗透压降低而减轻口渴感。其抗利尿作用机制不明。

3. **降压作用** 噻嗪类利尿药是常用的降压药，用药早期通过利尿、减少血容量而降压。长期用药则通过扩张外周血管而产生降压作用。

【临床应用】

1. **水肿性疾病** 排泄体内过多的钠和水，减少细胞外液容量，消除水肿。常见的包括充血性心力衰竭、肝硬化腹水、肾病综合征、急慢性肾炎水肿、慢性肾功能衰竭早期及肾上腺皮质激素和雌激素治疗所致的钠、水潴留。

2. **高血压** 可单独或与其他降压药联合应用，主要用于治疗原发性高血压。

3. **中枢性或肾性尿崩症**。

4. **肾石症** 主要用于预防含钙盐成分形成的结石。

【不良反应】

1. **水、电解质紊乱** 表现为口干、恶心、呕吐和极度疲乏无力、肌肉痉挛、肌痛、腱反射消失等。

2. **高血糖症** 本品可使糖耐量降低，血糖、尿糖升高，与抑制胰岛素释放有关。一般患者停药即可恢复，但糖尿病患者病情可加重。

3. **高尿酸血症** 本品能干扰肾小管排泄尿酸，少数可诱发痛风发作。由于通常无关节疼痛，故而高尿酸血症容易被忽视。停药后即可恢复。

4. **其他** 长期用药可致血胆固醇、三酰甘油、低密度脂蛋白和极低密度脂蛋白水平升高，高密度脂蛋白降低，有促进动脉粥样硬化的可能。

【用药注意事项】

1. **交叉过敏** 与磺胺类药物、呋塞米、布美他尼、碳酸酐酶抑制剂有交叉反应。

2. **对诊断的干扰** 可致糖耐量降低，血糖、尿糖、血胆红素、血钙、血尿酸、血胆固醇、甘油三酯、低密度脂蛋白浓度升高，血镁、钾、钠及尿钙降低。

【用药指导】

用药步骤	用药指导要点
用药前	(1) 熟悉氢氯噻嗪的适应证和禁忌证，了解常用剂型和用法。 (2) 询问过敏史，对磺胺类或其他磺酰氨基类药物过敏者禁用
用药中	(1) 进食能增加药物吸收量，一般在餐后服药。若一日一次，应选在早晨服药，以免排尿增加，影响夜间休息。 (2) 为了减少氢氯噻嗪引起的不良反应，应该从小剂量开始治疗，停药时要逐渐减量。 (3) 最常见的不良反应是电解质紊乱，必须严格控制剂量，不要随便加量。 (4) 由于氢氯噻嗪的排钠利尿作用，使血容量减少，加大了肾脏对尿酸的吸收，引起高尿酸血症，引发痛风。所以痛风患者慎用，配伍使用时需调整抗痛风药剂量。 (5) 氢氯噻嗪可能使糖耐量降低，血糖升高，能降低降糖药的作用，所以糖尿病患者慎用。 (6) 氢氯噻嗪能使血清中胆固醇水平增加 5%～15%
用药后	(1) 密切观察用药后的疗效和不良反应。 (2) 有条件的可以定期监测电解质、血压、血糖、血脂、尿酸水平。 (3) 老年人使用氢氯噻嗪更容易出现低血压、电解质紊乱，需要定期监测

吲达帕胺（Indapamide）

【药理作用】

本品是一种磺胺类利尿剂，通过抑制肾远曲小管近段对钠的重吸收而发挥作用。可增加尿钠和氯的排出，在较小程度上增加尿钾和镁的排出，增加尿量。即使是应用利尿作用很微弱的剂量，也能产生明显的抗高血压作用。本品对功能性高血压患者也有持久的抗高血压作用。不影响血脂及糖类（碳水化合物）的代谢，对高血压合并糖尿病的患者亦是如此。

【临床应用】

主要用于多种原因所致的轻、中度水肿以及Ⅰ、Ⅱ期高血压。

【不良反应】

本品的不良反应呈剂量依赖性。肝功能受损的患者可能会发生肝性脑病。可出现过敏反应，偶见恶心、便秘、眩晕、感觉异常、头痛、口干等。在治疗4～6周后部分患者出现低钾血症。少见低钠同时伴有低血容量，导致脱水和直立性低血压及血尿酸、血糖和血钙升高极罕见。

五、低效能利尿药

此类药物又称为保钾利尿药，能够轻度抑制Na^+的再吸收，减少K^+排出。主要分为两类：一类为醛固酮（盐皮质激素）受体拮抗药（如螺内酯），另一类为肾小管上皮细胞Na^+通道抑制药（如氨苯蝶啶、阿米洛利），它们均主要作用于远曲小管远端和集合管，或者通过直接拮抗醛固酮受体，或者通过抑制管腔膜上的Na^+通道而起作用。

螺内酯（Spironolactone）

【药理作用】

本品与醛固酮有类似的化学结构，在远曲小管醛固酮依赖性Na^+-K^+交换部位，拮抗醛固酮，因而干扰其在上述部位对Na^+的重吸收，抑制Na^+-K^+交换，引起水和Na^+的排泄，但K^+的排出减少。当心力衰竭、肝硬化、肾病综合征时，发生水肿，常有继发性醛固酮水平升高，通过拮抗醛固酮，可排钠排水，因而成为保钾利尿剂，产生治疗作用。不产生高尿酸血症，对收缩压和舒张压都有降压作用。

【临床应用】

1. 肝硬化水肿及腹水　该类病人常有血醛固酮水平升高，本品可作为治疗水肿措施之一。
2. 肾病综合征　在治疗病因的同时，作为利尿消肿措施。
3. 心力衰竭　单独应用本品，效果较弱，当病人应用洋地黄时，为了避免出现低血钾，可用本品。
4. 原发性高血压　一般与其他药物联用。

【不良反应】

1. 可引起头痛、嗜睡、乏力，长期应用或用量较大，可以引起高血钾、低血钠。由于高血钾，严重者可以出现心律失常。
2. 长期应用本品，可引起男性乳房增大，女性月经不调，停药后，可消失。
3. 少数病人可出现胃肠道不适。

氨苯蝶啶（Triamterene）及阿米洛利（Amiloride）

本品作用部位为远曲小管和集合小管。能阻滞钠通道，抑制K^+-Na^+交换，发挥保钾排钠利尿作用，无拮抗醛固酮作用，为较强的保钾利尿剂，常与氢氯噻嗪、呋塞米等合用。由于其不经肝代谢，对肝功能损害的病人仍可应用，不至于发生药物在体内积聚，除非肝肾同时受损如肝肾综合征患者。本品利尿作用、降压作用很轻，因此很少单独应用，常在应用其他利尿药物的同时，须考虑保钾时，才加用本品。不良反应可有恶心、呕吐、腹痛、腹泻、便秘、口干、乏力等，此外氨苯蝶啶还抑制二氢叶酸还原酶，可引起叶酸代谢障碍等。

拓展链接

警惕含利尿剂的减肥药

减肥药是很多不想运动就能快速减肥人士的首选。一些不法商贩正是利用这部分人这样的心理，违法生产、销售所谓的减肥产品。而现在市面上有一些含有利尿剂的减肥药，其效果可想而知，因为尿频，让人体脱水，体重自然就会降低很多，给人的感觉是减肥效果非常好，这对那些急于减肥的人来说无疑是非常大的诱惑。然而这仅是人体脱水造成减肥的假象，身上的肉实际一点没少，等服用者将水分补充好之后，体重也就随之回升。更可怕的是，利尿剂会造成电解质紊乱、代谢紊乱等多种问题。

减肥药是治疗病态性肥胖的重要手段之一，但是减肥药的使用要在医生的指导下进行。减肥没有捷径，要从改变自身习惯开始，"管住嘴，迈开腿"，才能让减肥成功并且不会复胖。

【学做结合】5-1

患者，男，68岁，高血压20年，近年来出现头痛、失眠、心悸、气促、下肢水肿等症状。近一周来心悸、气促、胸痛等加剧，不能平卧，咳粉红色泡沫样痰，并伴有下肢水肿，入院检查，临床诊断：高血压心脏病、心力衰竭Ⅲ度、冠心病。药物治疗：静注硝普钠和去乙酰毛花苷，病情缓解后改为每日口服地高辛、氢氯噻嗪、螺内酯、依那普利，水肿、气喘等临床症状逐渐消除，20天后病情稳定出院。

分析：1. 此案例中涉及了哪些利尿药，分别属于什么类型利尿药，作用机制是什么？
2. 氢氯噻嗪在本病例治疗中发挥了什么样的药理学作用？

点滴积累

1. 高效能利尿药呋塞米等，通过抑制髓袢升支粗段髓质部和皮质部对氯化钠的重吸收，产生强大的利尿作用，临床主要用于严重水肿，急、慢性肾功能衰竭的防治及某些毒物中毒的排泄。长期大剂量应用可导致水、电解质紊乱及耳毒性。

2. 中效能利尿药氢氯噻嗪等，通过抑制远曲小管近端对氯化钠的重吸收，产生利尿作用。临床用于轻、中度水肿，高血压及尿崩症的治疗。长期用可导致水、电解质紊乱，以低血钾最为常见。

3. 低效能利尿药螺内酯、氨苯蝶啶、阿米洛利等，通过抑制Na^+-K^+交换，达到留钾排钠的利尿效果，多与高效或中效利尿药合用，防止低钾血症，长期使用可导致血钾升高。

第二节　脱水药

学习引导

本类药又称渗透性利尿药，包括甘露醇、山梨醇、高渗葡萄糖等。本类药物多采用静脉注射给药，可以提高血浆渗透压，提高肾小管液的渗透压，减少水的重吸收，增加尿量。一般来说，该类药物进入体内大多数情况下不被代谢，易经肾小球滤过，不易被肾小管再吸收或者超过肾小管再吸收的阈值。那么，该类药物药理作用有哪些，临床应用是怎样的？主要不良反应及注意事项有哪些？怎样合理用药？下面我们来学习。

 学习目标

知识目标
1. 熟悉　甘露醇的药理作用、临床应用及不良反应。
2. 了解　其他脱水剂的作用及应用。

能力目标
能对本类药品分类识别，能解读处方，为患者提供用药咨询、用药指导。

素质目标
1. 具有用药安全意识，具有人文关怀精神。
2. 养成良好的职业素质和严谨的工作作风。

甘露醇（Mannitol）

【药理作用】
本品为渗透性利尿药，静脉注射本品后，由于血浆渗透压升高，可使组织脱水，降低颅内压及眼内压。血浆渗透压的升高与甘露醇用量呈正相关。因其不进入细胞内，故维持脱水时间较长，且反跳性回升程度轻微。甘露醇在预防急性肾衰、治疗急性少尿时利尿的机制有：
1. 提高血浆渗透压，增加血容量，解除小动脉痉挛，维持正常血流量。
2. 减轻肾间质水肿，改善肾脏缺血。
3. 通过利尿，增加肾小管液量及尿流速度，起到冲刷作用，以免细胞碎屑及凝胶状蛋白堵塞肾小管造成尿闭。

此外，提高肾小管液渗透压，减少水的重吸收也是导致利尿的重要原因。

【临床应用】
1. 降低颅内压及眼压：临床常用于由脑瘤、脑外伤、脑缺血、脑缺氧等引起的脑水肿及颅内压增高。由于可使眼睛前房脱水，故也用于降低眼压，治疗青光眼。
2. 治疗急性少尿、预防急性肾功能衰竭：大面积烧伤、严重创伤及外科大手术后常因血容量降低及肾小球滤过率下降出现少尿，如未能及时发现处理，极易发生肾衰。此种少尿，用直接作用于肾小管的利尿药常常无效，但甘露醇仍有利尿效果。

【不良反应】
1. 注射过快，可致一过性头痛、视力模糊、眩晕、畏寒及注射部位轻度疼痛等。
2. 个别病人可有过敏反应，表现为喷嚏、流涕、舌肿、呼吸困难、发绀甚至意识丧失等，应立即停药，并对症处理。
3. 偶可有血尿，系药物对肾脏损害，应停用。
4. 长期使用时，要注意水、电解质紊乱。少数病例可出现高渗高血糖非酮症性昏迷，一旦发现即应停用甘露醇，并立即尽快纠正。

山梨醇（Sorbitol）

山梨醇是甘露醇的同分异构体，作用类似甘露醇，但其水溶性较高，一般用25%山梨醇，因进入体内后有较多部分转化为糖原而降低其高渗性，故作用比甘露醇弱。能提高血浆渗透压而使组织脱水，降低颅内压，降低眼内压。从肾小球滤过后，在近端小管中造成高渗透压而产生利尿作用。用于颅脑外伤、脑水肿、急性肾功能衰竭、青光眼及急性少尿性肾功能衰竭的预防。快速大量静注山梨醇可引起体内山梨醇积聚，血容量迅速大量增多，导致心力衰竭（尤其有心功能损害时）、稀释性低钠血症，偶可致高钾血症。

高渗葡萄糖（Hypertonic Glucose）

静脉注射高渗葡萄糖溶液（50%），可迅速提高血浆渗透压，具有利尿和脱水作用，但易在体内代谢，作用不持久。停药后，可出现颅内压回升而引起反跳。临床上主要用于脑水肿和急性肺水肿，一般与甘露醇合用。

> ▶【学做结合】5-2
>
> 患者突然高热、头痛，送医院途中频繁抽搐，神志不清，伴喷射性呕吐，皮肤瘀点血涂片染色镜检，发现脑膜炎奈瑟菌，临床诊断：①流行性脑脊髓膜炎；②脑膜炎伴脑水肿高颅压。
> 处方如下：
> 20%甘露醇　200ml ivgtt
> 青霉素 800万单位　ivgtt
> 地塞米松 20mg ⎰
> 5%葡萄 200ml ⎱ ivgtt
> 24小时后病情明显好转，神志清楚，头痛减轻，无呕吐，体温下降，2天后加服磺胺嘧啶2g/次，2次/日，半月后痊愈出院。
> 分析：20%甘露醇在本例治疗中起到什么作用？请比较脱水药与利尿药的不同。

> **点滴积累**
>
> 脱水药甘露醇等，是一类静脉给药后能迅速提高血浆渗透压，使组织脱水的药物，主要用于治疗脑水肿及防治肾功能衰竭。

第三节　治疗良性前列腺增生药

学习引导

良性前列腺增生也称为前列腺肥大（BHP），是指增生的前列腺腺体压迫尿道或导致膀胱尿道口梗阻，引起尿频、尿急、排尿困难，甚至无法排尿。目前认为良性前列腺增生的发生与雄激素密切相关，此外，还与遗传、吸烟、饮酒、高血压等有关。男性在35岁以后前列腺可有不同程度的增生，50岁以后多出现临床症状。临床常用的药物有三类：α_1受体阻断药、5α-还原酶抑制药和其他抗良性前列腺增生药。那么，这些药物药理作用有哪些，临床应用是怎样的？主要不良反应及注意事项有哪些？怎样合理用药？下面我们来学习。

学习目标

知识目标

1. 掌握　坦洛新的药理作用、临床应用及不良反应。

2. 熟悉　其他治疗良性前列腺增生药的作用及应用。

能力目标

能对本类药品分类识别，能解读处方，为患者提供用药咨询、用药指导。

素质目标

1. 具有用药安全意识，具有人文关怀精神。
2. 养成良好的职业素质和严谨的工作作风。

一、α_1 受体阻断药

通过拮抗 α_1 受体，使膀胱括约肌、前列腺及包膜平滑肌松弛，尿道阻力及膀胱阻力降低，促进尿液排出。代表药物如特拉唑嗪、阿夫唑嗪和坦洛新等。特拉唑嗪对症状较轻、前列腺体积增生较小的患者有良好的疗效。阿夫唑嗪对良性前列腺增生，尤其是梗阻症状较为明显者疗效好。坦洛新为新型选择性的 α_1 受体拮抗药，选择性拮抗前列腺包膜与膀胱颈部平滑肌 α_1 受体，对血管平滑肌影响小，因此临床上常用于治疗 BHP。

坦洛新（Tamsulosin）

【药理作用】

1. 对交感神经 α 受体的阻断作用　本品为肾上腺素 α_1 受体拮抗剂，是受体亚型 $\alpha_1 A$ 的特异性拮抗剂。此外，本品对 α_1 受体的亲和性较其对比 α_2 受体强 5400～24000 倍。

2. 对尿道、膀胱及前列腺的作用　因本品系 α 受体亚型 $\alpha_1 A$ 的特异拮抗剂，由于尿道、膀胱颈部及前列腺存在的 α_1 受体主要为 $\alpha_1 A$ 受体，因此本品对尿道、膀胱颈部及前列腺平滑肌具有高选择性的阻断作用，使平滑肌松弛，尿道压迫降低，其抑制尿道内压上升的能力是抑制血管舒张压上升能力的 13 倍。这也使其药效明显，并且服药后发生直立性低血压的概率较低。

3. 改善排尿障碍的作用　本品可降低尿道内压曲线中的前列腺压力，而对节律性膀胱收缩和膀胱内压曲线无影响。

【临床应用】

本品主要用于治疗前列腺增生而致的异常排尿症状，适用于轻、中度患者及未导致严重排尿障碍者，如已发生严重尿潴留时不应单独服用此药。

【不良反应】

可见恶心、呕吐、食欲不振、头晕、蹒跚感、直立性低血压、心动过速等。偶见皮疹。长期用药可见血清氨基转移酶或乳酸脱氢酶升高。可能引起虹膜松弛综合征。

【注意事项】

过量使用坦洛新可致血压下降，尤其与降压药合用时，应注意血压变化。直立性低血压者、冠心病患者应慎用。高龄患者应注意服用后状况，如得不到期待的效果，不应继续增量，应改用其他方法治疗。

二、5α-还原酶抑制药

该类药物通过抑制 5α-还原酶的活性，减少双氢睾酮（DHT）的生成，是治疗雄激素依赖性疾病的有效手段，也是前列腺增生症（BHP）非手术治疗的主要途径。目前已开发的 5α-还原酶抑制剂的代表药物为非那雄胺等。

非那雄胺（Finasteride）

本品不影响血清中睾酮水平，诸如性欲降低、生育能力降低、性功能降低等不良反应则较少见。经非那雄胺治疗后，前列腺上皮细胞的凋亡和萎缩会使前列腺缩小，但对基质细胞影响不

大。研究显示，非那雄胺治疗可以显著降低急性尿潴留的发生，表明良性前列腺增生者接受非那雄胺治疗确实可以显著降低急性尿潴留的发生。

点滴积累

1. 治疗良性前列腺增生的主要药物有选择性 α_1 受体阻断药、抗雄激素药。
2. α_1 受体阻断药可以降低膀胱括约肌张力，解除前列腺增生时出现的排尿困难。
3. 非那雄胺通过特异性抑制前列腺中的 5α-还原酶，使前列腺腺体缩小。主要用于良性前列腺增生的治疗。

学习评价

一、单项选择题

1. 常用于抗高血压的利尿药是（　　）。
   A. 布美他尼　　B. 氢氯噻嗪　　C. 阿米洛利　　D. 螺内酯
2. 不属于保钾利尿药物的是（　　）。
   A. 氨苯蝶啶　　B. 螺内酯　　C. 阿米洛利　　D. 呋塞米
3. 关于利尿药作用部位的描述，错误的是（　　）。
   A. 呋塞米作用于髓袢升支粗段的髓质部
   B. 氢氯噻嗪作用于髓袢升支粗段的髓质部
   C. 氨苯蝶啶作用于远曲小管
   D. 螺内酯作用于远曲小管
4. 不属于氢氯噻嗪适应证的是（　　）。
   A. 心源性水肿　　B. 高血压　　C. 尿崩症　　D. 高尿酸血症
5. 可引起高钙血症的药物是（　　）。
   A. 氢氯噻嗪　　B. 呋塞米　　C. 螺内酯　　D. 氨苯蝶啶
6. 可拮抗醛固酮作用的药物是（　　）。
   A. 螺内酯　　B. 呋塞米　　C. 阿米洛利　　D. 氨苯蝶啶
7. 可降低血钾并会损害听力的药是（　　）。
   A. 氨苯蝶啶　　B. 氢氯噻嗪　　C. 呋塞米　　D. 卡托普利
8. 急性脑水肿时最常用的药物是（　　）。
   A. 螺内酯　　B. 呋塞米　　C. 氢氯噻嗪　　D. 甘露醇
9. 使用氢氯噻嗪时加用螺内酯的主要目的是（　　）。
   A. 增强利尿作用　　　　　　B. 对抗氢氯噻嗪所致的低血钾
   C. 延长氢氯噻嗪的作用时间　　D. 对抗氢氯噻嗪的升血糖作用
10. 可用来加速毒物排泄的利尿药是（　　）。
    A. 呋塞米　　B. 氢氯噻嗪　　C. 吲达帕胺　　D. 螺内酯

二、多项选择题

1. 下列关于呋塞米叙述正确的是（　　）。
   A. 可治疗早期的急性肾衰竭
   B. 可引起水与电解质紊乱
   C. 迅速解除左心衰竭所致急性肺水肿
   D. 抑制髓袢升支粗段部位的 Na^+-K^+-$2Cl^-$ 转运系统

E. 抑制远曲小管 Na^+-Cl^- 转运系统

2. 以下关于氢氯噻嗪说法正确的是（　　）。

A. 单用治疗轻度高血压，常作为基础降压药

B. 可用于轻型尿崩症

C. 可治疗轻、中度心源性水肿

D. 可引起高尿酸血症

E. 可升高血糖

3. 以下属于噻嗪类利尿药的作用是（　　）。

A. 对碳酸酐酶有弱的抑制作用　　B. 引起高尿酸血症和高尿素氮血症

C. 能使血糖升高　　D. 降低血压

E. 可降低血钙浓度

三、问答与用药

试述氢氯噻嗪的用药指导要点。

第六章　抗过敏药物

课前导语

过敏反应是指已产生免疫的机体再次接受相同抗原性物质刺激后所引起的组织损伤或功能紊乱的免疫病理损伤过程，也称作变态反应。能防治机体过敏性疾病的药物称为抗过敏药物，又称抗变态反应药物。本章主要介绍抗组胺药物、白三烯受体拮抗剂、肥大细胞膜稳定剂的药理作用、临床应用、不良反应、注意事项及用药指导。

学习要求

1. **掌握**　苯海拉明、异丙嗪、氯苯那敏、西替利嗪、氯雷他定的药理作用、临床应用、不良反应及注意事项。
2. **熟悉**　雷尼替丁、法莫替丁、酮替芬的作用及应用；孟鲁司特等常用药物的用药指导。
3. **了解**　其他 H_1 受体阻断药；了解药物相互作用。

知识导图

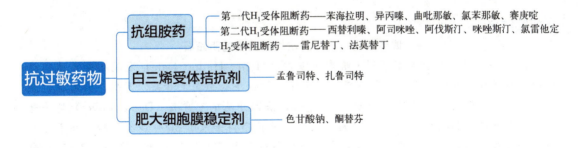

【衔接 1+X 证书】

中级	高级
1. 能熟识常用抗过敏药物的商品名、英文名。 2. 能介绍常用抗过敏药物的作用机理及体内过程特点。 3. 能介绍新药的特点并进行同类药品的比较。 4. 能根据过敏性皮肤疾患、过敏性鼻炎、过敏性哮喘等常见疾病症状提供药学咨询和用药指导。	1. 能介绍常见复方制剂的配伍原理。 2. 能解释处方中联合用药的目的。 3. 能判断处方中起协同作用的药品。 4. 能判断处方中起拮抗作用的药品。 5. 能对老人、小儿、孕妇、哺乳期妇女及其他特殊群体进行用药指导。

第一节　抗组胺药

📖 学习引导

组胺具有多种生理活性，广泛分布于人体内，属于自体活性物质，也是过敏性疾病的病理介质。组胺本身无治疗用途，但其拮抗药广泛用于临床。根据所拮抗的组胺受体的亚型不同，可分为 H_1 受体拮抗药和 H_2 受体拮抗药。前者主要用于皮肤黏膜的过敏性疾病，后者主要用于消化性溃疡。那么，抗组胺药可分为哪几类？常见抗组胺药有哪些？其药理作用、临床应用是怎样的？主要不良反应及注意事项有哪些？怎样合理用药？下面我们来学习。

✈ 学习目标

知识目标

1. 掌握　苯海拉明、异丙嗪、氯苯那敏、西替利嗪、氯雷他定的药理作用、临床应用、不良反应及注意事项。
2. 熟悉　雷尼替丁、法莫替丁的作用及应用。
3. 了解　其他 H_1 受体阻断药作用特点的区别；组胺的生理作用。

能力目标

能对本类药品分类识别，为患者提供用药咨询、用药指导。

素质目标

1. 具有用药安全意识，具有人文关怀精神。
2. 养成良好的职业素质和严谨的工作作风。

📑 拓展链接

博韦博士——搬开抗组胺药物的阻路石

1910 年，英国生物学家亨利·哈雷·戴尔（Henry Hallett Dale）发现从麦角菌内提取的一种叫作组胺的物质，与荨麻疹、哮喘等过敏性疾病的发生有关。因此，循着拮抗组胺即可治疗过敏反应的思路，20 世纪 30 年代，法国丹尼尔·博韦（Daniel Bovet）博士开始了开发抗过敏药之旅。从 1937 年起，约四年间博韦博士做了 3000 多次试验，终于合成出一种抗组胺的化合物，并以此为先导化合物合成了大量变体化合物。迄今，已有 50 余种 H_1 受体阻断药供临床应用。博韦博士因此获得了 1957 年诺贝尔生理或医学奖。

一、组胺的生理作用

组胺具有多种生理活性，广泛分布于体内，属于自体活性物质。正常生理状态下，组胺主要以无活性的结合型的形式，储存于组织肥大细胞和血液嗜碱性粒细胞颗粒当中，其中皮肤、胃肠黏膜、肺和支气管黏膜等组织中肥大细胞较多，因此组胺含量也较高。当机体发生过敏性反应或受到理化等因素刺激时，肥大细胞发生脱颗粒，进而无活性的结合型组胺变为有活性的游离型组胺释放，作用于组胺受体而引起一系列效应。

目前发现，体内组胺受体有 H_1、H_2、H_3 三种亚型，其中 H_1 受体主要存在于毛细血管、支气管平滑肌，活化后可引起皮肤过敏性荨麻疹、血管神经性水肿伴随的瘙痒、喉痉挛及支气管痉挛等反应。H_2 受体主要存在于胃壁细胞、血管平滑肌细胞，具有促胃酸分泌及毛细血管扩张等作用。H_3 受体主要分布于神经系统的组胺能神经末梢突触前膜，具有负反馈调节中枢和外周组胺释放作用，同时影响其他递质（如 DA、ACh、NA 和 5-HT 等）的释放。

1. 对心血管系统作用

（1）心脏　激动心脏血管的 H_1 受体，减慢房室传导，增强心房肌收缩力；激动心脏 H_2 受体，使心率加快，心室肌收缩力增强。

（2）血管　激动血管的 H_1 和 H_2 受体均可引起血管扩张。组胺的扩张血管作用可引起收缩压和舒张压同时下降。激动心脏 H_1 受体可快速扩张毛细血管，增加毛细血管通透性，使体液和小分子蛋白迅速进入组织间隙，引起局部水肿或有效循环血容量减少；激动 H_2 受体可产生缓慢而持久的扩张血管效应。

（3）血小板　血小板膜上存在 H_1 和 H_2 受体。激动 H_1 受体，可激活磷脂酶 A_2，介导花生四烯酸释放，调节血小板内 Ca^{2+} 水平，促进血小板聚集。而激动 H_2 受体，可增加血小板内 cAMP 浓度，抑制血小板聚集。激动组胺这两种受体亚型所引起的效应相反，最终功效取决于两者功能平衡变化结果。

2. 对平滑肌作用

激动 H_1 受体，引起平滑肌收缩，但各种平滑肌的敏感性不同。

（1）支气管平滑肌　健康人支气管平滑肌对组胺不敏感，但哮喘和其他肺部疾病患者对组胺敏感性可增强 100~1000 倍，因此易引起此类患者的支气管收缩甚至痉挛，即使小剂量也可引起呼吸困难。

（2）胃肠平滑肌　引起收缩，大剂量可引起腹泻。

（3）子宫平滑肌　正常情况人子宫平滑肌对组胺不敏感，但孕妇发生变态反应时，可引起流产或早产。

3. 对腺体作用

组胺是强大的特异性胃分泌刺激剂，其激动胃壁细胞 H_2 受体使胃酸分泌增加，作用于胃壁细胞使胃蛋白酶分泌增加。

4. 对神经系统作用

组胺对感觉神经末梢是强烈刺激剂，可刺激 H_1 受体，引起瘙痒和疼痛，这是荨麻疹和昆虫叮咬引起瘙痒反应的主要原因；而刺激中枢 H_1 受体可产生兴奋作用。

二、H_1 受体阻断药

组胺为乙基伯胺结构，而 H_1 受体阻断药则具有与组胺分子类似的乙基叔胺结构，这是与组胺竞争受体结合位点的必需结构。临床使用的 H_1 受体阻断药分为两代。第一代药物如苯海拉明（Diphenhydramine）、异丙嗪（Promethazine）、曲吡那敏（Pyribenzamine）、氯苯那敏（Chlorpheniramine）、赛庚啶（Cyproheptadine）和多塞平（Doxepin）等，因其中枢活性强、受体特异性差，故引起明显的镇静和抗胆碱作用，表现出"（困）倦、耐（药）、（作用时间）短、（口鼻眼）干"的缺点。第二代药物如西替利嗪（Cetirizine）、美喹他嗪（Mequitazine）、阿司咪唑（Astemizole）、阿伐斯汀（Acrivastine）、咪唑斯汀（Mizolastine）及氯雷他定（Loratadine）等，具有以下特点：①大多长效；②无嗜睡作用；③对喷嚏、清涕和鼻痒效果好，而对鼻塞效果较差。

H_1 受体阻断药

第一代和第二代 H_1 受体阻断药的药理作用和临床应用基本相似。

1. 药理作用

（1）H_1 受体阻断作用　H_1 受体阻断药对组胺引起的胃肠道、支气管和子宫平滑肌的痉挛性收缩均有拮抗作用。对组胺引起的血管扩张、血压下降、毛细血管通透性增加、局部水肿有部分对抗作用，对 H_2 受体兴奋所致的胃酸分泌无拮抗作用。

（2）中枢抑制作用　多数第一代 H_1 受体阻断药易通过血脑屏障，阻断中枢的 H_1 受体，拮抗组胺引起的觉醒反应，产生镇静催眠作用，其作用强度随个体敏感性和药物品种而异，以异丙嗪、苯海拉明作用最强。第二代 H_1 受体阻断药因不易透过血脑屏障，故几乎无中枢镇静作用。

（3）抗胆碱作用　中枢抗胆碱作用可产生抗晕和止吐效应，这主要与药物抑制延髓催吐化学感受区以及减少前庭兴奋和抑制迷路冲动有关。外周抗胆碱作用可产生阿托品样副作用，引起口干、便秘、呼吸道腺体分泌减少等症状。

（4）其他　本类药物尚有微弱的 α 受体阻断作用和局麻作用。

2. 临床应用

（1）过敏性疾病　主要适用于Ⅰ型变态反应（速发型过敏反应），对各种过敏性皮肤疾患疗效佳，如过敏性药疹及湿疹、血管神经性水肿、荨麻疹等；呼吸道过敏性疾病，如过敏性鼻炎、花粉性鼻炎等。

（2）防晕止吐　可用于晕动病、放疗及术后、妊娠、药物、梅尼埃病、内耳迷路炎症所致的恶心、呕吐、眩晕，如苯海拉明、茶苯海明等。

（3）镇咳　以异丙嗪作用最为显著。

（4）镇静催眠　可用于镇静安眠和术前给药。

（5）中枢抗胆碱作用　可对抗帕金森病和药物引起的锥体外系症状等。

3. 不良反应

常见的不良反应是镇静、嗜睡、疲倦、乏力、眩晕、头痛、口干、视力模糊、便秘、排尿困难或尿潴留等。少数患者可出现精神兴奋、失眠、肌肉震颤、心律失常等。新型抗组胺药，如西替利嗪、氯雷他定、特非那定等，中枢抑制的不良反应较弱，抗胆碱作用也较轻。

常见的 H_1 受体阻断药作用比较见表 6-1 所示。

表 6-1　常见 H_1 受体阻断药作用比较

药物	H_1受体阻断	镇静催眠	抗晕止吐	抗胆碱	维持时间/小时
第一代					
苯海拉明	++	+++	++	+++	4～6
异丙嗪	+++	+++	++	+++	4～6
氯苯那敏	+++	+	+	++	4～6
赛庚啶	++	++	+	++	8
第二代					
阿司咪唑	+++	—	—	—	>24
特非那定	+++	—	—	—	12～24
氯雷他定	+++	—	—	—	24
西替利嗪	+++	—	—	—	12～24

注：—表示没有该效应；+表示有效应；++表示效应较强；+++表示效应强。

【学做结合】6-1

患者，男，25岁，出租车司机。主诉症状为近两个多月不定时地反复在躯干或四肢出现风团，常伴有皮肤剧烈瘙痒，有时还出现食欲下降、头痛、发热的情况。临床诊断：慢性荨麻疹，给予氯雷他定治疗。试讨论：

1. 医生给予氯雷他定治疗的药理学依据是什么？
2. 除了氯雷他定，还可选择哪些药物？

三、H_2 受体阻断药

该类药物能特异性拮抗胃壁细胞 H_2 受体，拮抗组胺或组胺受体激动剂所致的胃酸分泌。首个上市的药物是西咪替丁，但是其不良反应多，易发生药物相互作用，现已少用。

雷尼替丁（Ranitidine）

能有效地抑制基础胃酸分泌及由胃泌素、组胺和食物刺激所引起的胃酸分泌，其抑酸作用较西咪替丁强 5～10 倍。还能抑制胃蛋白酶的分泌，但不影响胃泌素和性激素的分泌。临床上主要用于治疗十二指肠溃疡、胃溃疡、术后溃疡、反流性食管炎及卓-艾综合征、上消化道出血等。不良反应有恶心、皮疹、便秘、乏力、头痛、头晕等。静注后部分病人出现面部热感、头晕、恶心、出汗及胃刺激；有时在静注部位出现瘙痒、发红；有时还可产生焦虑、兴奋、健忘等不良反应。

法莫替丁（Famotidine）

为高效、长效的 H_2 受体阻断剂，对基础胃酸分泌和由五肽胃泌素等引起的胃酸分泌及夜间胃酸分泌都有抑制作用。作用比西咪替丁强 30～100 倍，比雷尼替丁强 3～20 倍，作用维持 10～12 小时。用于治疗胃/十二指肠溃疡、吻合口溃疡、反流性食管炎、上消化道出血以及卓-艾综合征等。不良反应较少，常见头痛、头晕、便秘和腹泻；偶见皮疹、荨麻疹、白细胞减少、氨基转移酶升高。

> **点滴积累**
>
> 1. 抗组胺药分为 H_1 受体阻断药和 H_2 受体阻断药。
> 2. 第一代 H_1 受体阻断药主要有苯海拉明、异丙嗪、氯苯那敏等，主要用于变态反应性疾病，还可用于晕动病和呕吐、镇静催眠、人工冬眠等。
> 3. 第二代 H_1 受体阻断药的药理作用和临床应用与第一代基本相似，主要有阿司咪唑、特非那定、氯雷他定等，几乎无中枢镇静作用。

第二节　白三烯受体拮抗剂

学习引导

除组胺外，近年来的研究表明白三烯在过敏反应的发生中也起着非常重要的作用。组胺是预先合成并贮存在肥大细胞的颗粒中，白三烯则是在肥大细胞激活后新合成的。现已证明，许多过敏反应的症状与白三烯有关，如过敏性鼻炎，特别是鼻塞症状主要由白三烯引起，另外非甾体抗炎药诱发的哮喘、过敏性哮喘以及运动性哮喘中的支气管痉挛也主要由白三烯所致。那么，该如何拮抗白三烯作用？常见抗白三烯药物有哪些？其药理作用、临床应用是怎样的？主要不良反应及注意事项有哪些？怎样合理用药？下面我们开始学习。

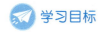 学习目标

知识目标
1. 掌握　孟鲁司特的药理作用、临床应用、不良反应及注意事项。
2. 熟悉　扎鲁司特的作用及应用。
3. 了解　白三烯的生理作用。

能力目标
能对本类药品分类识别，为患者提供用药咨询、用药指导。

素质目标
1. 具有用药安全意识，具有人文关怀精神。
2. 养成良好的职业素质和严谨的工作作风。

一、白三烯的生理作用

白三烯（leukotrienes，LTs）为人体内重要的炎症介质，在多种疾病中发挥作用。其中的 LTC4、LTD4 和 LTE4，因在第六个碳原子上还有半胱氨酸侧链，又称作半胱氨酰白三烯（Cysteinyl leukotrienes，CysLTs），LTC4、LTD4 和 LTE4 是人支气管哮喘的重要介质。

白三烯受体（cys-LTs）是一类有效的生物活性脂质，通过两种结构上不同的 G 蛋白偶联受体起作用，称为 $CysLT_1$ 和 $CysLT_2$ 受体。白三烯受体组织分布广泛，但种属间差异较大。目前对 LTB_4、LTC_4、LTD_4、LTE_4 受体及其拮抗药的研究较为深入。目前研究发现，LTs 在呼吸系统、心血管系统以及多种炎症反应和过敏反应等都有表达。

1. 呼吸系统

LTs 可引起支气管收缩、黏液分泌增加和肺水肿。LTC_4、LTD_4、LTE_4，对呼吸道均有强大的收缩作用。

2. 心血管系统

静注 LTs 可先短暂升压（直接收缩外周血管所致）而后持久降压（LTs 引起心排血量和血容量减少所致），LTs 具有负性肌力作用。

3. 炎症与过敏反应

LTB_4 对单核细胞和巨噬细胞具有趋化作用，能促进白细胞向炎症部位游走、聚集，并产生炎症介质和释放溶酶体酶，故在炎症反应中具有重要作用。LTs 参与了多种炎症性疾病的病理过程，与风湿性关节炎、肾小球肾炎、哮喘、缺血性心血管疾病、痛风和溃疡性膀胱炎的发病有密切关系。

二、抗白三烯药物

抗白三烯药物是指能阻断白三烯各种生物学作用的药物，有半胱氨酰白三烯受体拮抗药孟鲁司特、扎鲁司特以及 5-脂氧酶抑制剂齐留通（Zileuton）等。白三烯受体拮抗剂，简称 LTRAs，是一类非甾体类口服药物。白三烯受体拮抗剂能选择性抑制白三烯活性，阻断白三烯所致的血管通透性增加、气道嗜酸性粒细胞浸润及支气管痉挛等作用，主要用于支气管哮喘患者的预防和治疗，也可称为抗炎性支气管收缩预防剂。

孟鲁司特（Montelukast）

【药理作用】

孟鲁司特为一种强效的选择性的白三烯受体拮抗剂，对 $CysLT_1$ 受体有高度的亲和性和选择

性，能有效地抑制 $CysLT_1$ 与其受体结合，从而抑制呼吸道平滑肌中白三烯多肽的活性，并有效预防和抑制白三烯所导致的血管通透性增加、气道嗜酸性粒细胞浸润及支气管痉挛，能减少气道因变应原刺激引起的细胞和非细胞性炎症物质，能抑制变应原激发的气道高反应。本品对各种刺激引起的炎症反应均有抑制作用。

【临床应用】

本品适用于哮喘的预防和长期治疗，治疗对阿司匹林敏感的哮喘患者以及预防运动引起的支气管收缩。因其不良反应较低，故适用于两岁及以上儿童以及成人的过敏性鼻炎和哮喘的预防与长期治疗。

【不良反应】

一般耐受性良好，不良反应轻微，常见的不良反应可有头痛，偶有腹痛、咳嗽、流感样症状。

扎鲁司特（Zafirlukast）

扎鲁司特能特异性拮抗引起呼吸道超敏反应的白三烯受体，有效地预防白三烯多肽所致的血管通透性增加而引起的呼吸道水肿，同时抑制白三烯多肽产生的呼吸道嗜酸性粒细胞的浸润，减少气管收缩和炎症，减轻哮喘症状。临床上主要用于成人及 12 岁以上儿童支气管哮喘的长期治疗与预防。最常见不良反应有轻微头痛、胃肠道反应、咽炎，少见皮疹和氨基转移酶增高。对本药过敏者、12 岁以下儿童禁用。

📖 拓展链接

关注儿童用药监护，杜绝超适应证用药

患儿，女，3 岁。间断性咳嗽一月余，诊断为慢性咳嗽，给予相关药物治疗，以及每晚一片孟鲁司特钠咀嚼片。数日后，患儿夜里烦躁不安，甚至大喊大叫。停服孟鲁司特钠后恢复正常。

该案例中所用孟鲁司特钠临床使用量大，广泛用于呼吸道疾病治疗。然而，FDA 于 2020 年 3 月 4 日，对孟鲁司特钠药品说明书进行了"黑框警告"：孟鲁司特钠可诱发严重神经精神不良事件，建议限制其用于过敏性鼻炎的治疗。孟鲁司特钠导致神经精神系统不良反应的机制虽然尚不明确，但基于临床报道的病例数量和不良反应表现形式愈发增多，临床用药时加以警惕是十分必要的。

以往对于孟鲁司特钠不良反应的报道较少，但随着该药临床上使用增加，尤其超说明书用药情况的出现，其不良反应需要引起我们高度关注。医师和药师应熟练掌握该药品的注意事项：

1. 注意适应证，不超说明书用药。该药不适用于急性哮喘发作，包括哮喘持续状态；也不适用于治疗因阿司匹林或非甾体抗炎药（NSAIDs）摄入引起的支气管收缩。

2. 警惕不良反应，尤其是精神系统不良反应。对于有精神性疾病史的患者，在使用孟鲁司特钠改善原有疾病时，应密切关注该药引起的精神异常现象，若出现精神症状的复发或加重，应考虑可能与孟鲁司特钠有关，并及时给予处理。

3. 重视儿童和青少年人群用药，应密切监测其精神症状，要意识到患儿出现的症状体征可能系药物所致，以避免本药品不良反应导致的严重后果。

科学合理用药，安全用药，从你我做起！

> 【学做结合】6-2
> 孟鲁司特抗过敏的机制是（　　）。
> A. 选择性地激动半胱氨酰白三烯受体　　B. 活化 5-脂氧酶
> C. 抑制 5-脂氧酶　　D. 选择性地阻断半胱氨酰白三烯受体

点滴积累

> 1. 抗白三烯药物分为白三烯受体拮抗药（孟鲁司特、扎鲁司特等）以及 5-脂氧酶抑制剂（齐留通）。
> 2. 白三烯受体拮抗药孟鲁司特、扎鲁司特主要用于成人和儿童慢性哮喘的预防和长期治疗，阿司匹林哮喘及过敏性哮喘的预防与维持治疗等。

第三节　肥大细胞膜稳定剂

学习引导

变态反应是哮喘的重要病因之一，可导致气道平滑肌肥大细胞和嗜酸性粒细胞释放炎症介质，引起气道炎症和平滑肌痉挛。抗过敏平喘药的主要作用是阻止过敏反应的靶细胞，如肥大细胞、嗜碱性粒细胞等释放过敏介质，从而预防支气管哮喘的发生。肥大细胞膜稳定剂可稳定肺组织肥大细胞、抑制过敏介质的释放；因起效慢，主要用于预防哮喘的发作，对急性发作的患者无效。那么，肥大细胞膜稳定剂有哪些？其药理作用、临床应用是怎样的？主要不良反应及注意事项有哪些？怎样合理用药？下面我们来学习。

学习目标

知识目标
1. 掌握　色甘酸钠的药理作用、临床应用、不良反应及注意事项。
2. 熟悉　酮替芬的作用及应用。

能力目标
能对本类药品分类识别，为患者提供用药咨询、用药指导。

素质目标
1. 具有用药安全意识，具有人文关怀精神。
2. 养成良好的职业素质和严谨的工作作风。

肥大细胞脱颗粒是过敏反应的最重要环节。肥大细胞稳定剂主要作用是稳定肥大细胞膜，阻止过敏介质释放，常用的药物有色甘酸钠、酮替芬等。

色甘酸钠（Sodium Cromoglicate）

【药理作用】
本品是一种抗变态反应药，对速发型变态反应有良好的预防及治疗作用，其主要机制在于稳定肥大细胞及嗜碱细胞膜，从而抑制组胺、5-羟色胺、白三烯等过敏介质的释放，通过抑制细胞内环磷酸腺苷磷酸二酯酶，使细胞内环磷酸腺苷的水平升高，阻止肥大细胞或嗜碱性粒细胞的钙离子内流，以防止各种过敏介质的释放。

【临床应用】

1. 用于预防过敏性哮喘的发作。可明显改善病人主观症状，且能提高运动性哮喘病人的运动耐受阈，改善呼吸功能。对于依赖皮质激素的病人可以减少激素用量。对于儿童哮喘患者，如用法得当，效果尤好。但本品起效较慢，一般需连续用药数周后方逐渐起效。对于已经发作的哮喘，无迅速控制发作的作用。

2. 除哮喘外，也可用于常年性及季节性过敏性鼻炎。季节性花粉症应于花粉播散早期即开始用药。

3. 其他过敏性疾病。对于过敏性结膜炎或角膜炎病人，用色甘酸钠滴眼亦有较好效果。对过敏性结肠炎用色甘酸钠口服或灌服亦有效。对于过敏性湿疹、接触性皮炎等，色甘酸钠霜剂外用亦有一定疗效。

【不良反应及注意事项】

1. 用粉雾或气雾吸入治疗哮喘时，对少数病人有局部刺激作用，可引起咳嗽，甚或诱发哮喘加重，应减量用药或更换别药。

2. 少数用滴鼻、滴眼或气雾鼻内吸入色甘酸钠的患者，初用药时有局部刺激感，应适当减量用药。

3. 极少数口服本药者，服后有恶心或食欲不振等反应，如症状持续，宜减量或另换其他药物治疗。

酮替芬 （Ketotifen）

【药理作用】

1. 兼具变态反应病的预防及治疗双重功能，属于致敏活性细胞肥大细胞或嗜碱性粒细胞的过敏介质释放抑制剂，即具有保护肥大细胞或嗜碱性粒细胞的细胞膜，使之在变应原攻击下，减少膜变构，减少释放过敏活性介质的作用，故有肥大细胞膜保护剂之称。

2. 较强的 H_1 受体拮抗作用。它的 H_1 受体拮抗作用为氯苯那敏的 10 倍，且作用时间较长，故亦可将之看作抗组胺药。

3. 抑制白三烯。除对皮肤、胃肠、鼻部变态反应有效外，对于支气管哮喘亦有较好的作用。但本药亦有一定的中枢抑制作用及抗胆碱能作用。

【临床应用】

用于多种以 IgE 介导的变态反应病，包括支气管哮喘、喘息性支气管炎、过敏性咳嗽、过敏性鼻炎、过敏性花粉症、过敏性结膜炎、急性或慢性荨麻疹、异位性皮炎、接触性皮炎、光敏性皮炎、食物变态反应、药物变态反应、昆虫变态反应等。对于由免疫复合物引起的血管炎性病变如过敏性紫癜等亦有一定疗效。

【不良反应及注意事项】

1. 本品有与抗组胺药物相类似的中枢抑制作用，服后可出现困倦感、乏力感等。但在程度上比大多数传统的抗组胺药为轻。一般出现于用药初期，不必停药，持续用药一段时间后，中枢抑制反应即逐步减轻乃至消失。

2. 少数病人于服药后有口干、恶心、胃肠不适等反应，但随着用药时间延长，症状亦可逐渐缓解。

3. 个别病人于服药后可出现过敏症状，主要表现为皮疹瘙痒、局部皮肤水肿等。如遇此情况应及时停药。

【学做结合】6-3

关于色甘酸钠作用说法正确的是（　　）。
A. 抑制过敏性介质的释放　　B. 口服和喷雾吸入均有效
C. 可用于正在发生的哮喘　　D. 可拮抗炎症介质

点滴积累

1. 肥大细胞膜稳定剂如色甘酸钠、酮替芬等，通过稳定肥大细胞膜，抑制肥大细胞裂解、脱粒，阻止过敏介质释放，预防哮喘的发作。

2. 色甘酸钠起效较慢，一般需连续用药数周后方逐渐起效；对于已发作的哮喘无迅速控制发作作用。

学习评价

一、单项选择题

1. H_1 受体阻断剂药理作用是（　　）。
   A. 能与组胺竞争 H_1 受体，拮抗组胺作用
   B. 和组胺起化学反应，使组胺失效
   C. 和组胺有相反的药理作用，发挥生理对抗效应
   D. 能稳定肥大细胞膜，抑制组胺的释放

2. 无明显中枢副作用的 H_1 受体阻断药是（　　）。
   A. 苯海拉明　　B. 异丙嗪　　C. 氯苯那敏　　D. 阿司咪唑

3. 下列药物不是 H_1 受体阻断药的是（　　）。
   A. 阿司咪唑　　B. 氯苯那敏　　C. 氯丙嗪　　D. 异丙嗪

4. 对异丙嗪的叙述，错误的是（　　）。
   A. 是 H_1 受体阻断药　　B. 有明显的中枢抑制作用
   C. 能抑制胃酸分泌　　D. 有止吐作用

5. H_1 受体阻断药的各项叙述，错误的是（　　）。
   A. 主要用于治疗变态反应性疾病　　B. 主要代表药有法莫替丁
   C. 可用于治疗妊娠呕吐　　D. 最常见的不良反应是中枢抑制现象

6. 雷尼替丁抑制胃酸分泌的机制是（　　）。
   A. 阻断 M 受体　　B. 阻断 H_1 受体　　C. 阻断 H_2 受体　　D. 阻断 α 受体

7. 扑尔敏即（　　）。
   A. 阿司咪唑　　B. 特非那定　　C. 氯苯那敏　　D. 氯雷他定

8. 预防过敏性哮喘发作的平喘药是（　　）。
   A. 沙丁胺醇　　B. 特布他林　　C. 色甘酸钠　　D. 氨茶碱

9. 为过敏介质阻释剂，兼有 H_1 受体阻断作用，可预防哮喘发作的是（　　）。
   A. 倍氯米松　　B. 口服氨茶碱　　C. 吸入色甘酸钠　　D. 酮替芬

10. 氯苯那敏能够产生中枢抑制作用是因为此药物能够（　　）。
    A. 透过胎盘屏障　　B. 透过肌肉组织　　C. 抗菌消炎　　D. 透过血脑屏障

二、问答与用药

第一代 H_1 受体拮抗药氯苯那敏的临床应用有哪些？

第七章 呼吸系统药物

 课前导语

　　人体的呼吸系统由呼吸道和肺组成。呼吸系统疾病是最常见的疾病类型，其常见症状有咳嗽、咳痰、喘息等，三者可单独出现也可同时出现。其他系统器官疾病如心脏疾病、某些中枢因素等也会导致上述症状。作用于呼吸系统药物，主要针对咳嗽、咳痰、喘息这三大症状，通过多种作用机制，产生镇咳、祛痰、平喘作用。本章主要介绍镇咳药、祛痰药、平喘药这三类呼吸系统药物的药理作用及临床应用、不良反应、注意事项及用药指导。

 学习要求

1. **掌握**　平喘药的分类、作用特点、用途、不良反应。
2. **熟悉**　不同类型平喘药的应用注意事项。
3. **了解**　镇咳药、祛痰药的分类、作用特点、用途、不良反应及注意事项。

 知识导图

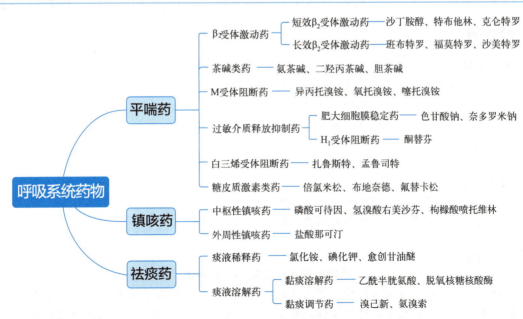

【衔接 1+X 证书】

中级	高级
1. 能熟识常用呼吸系统药物的商品名、英文名。 2. 能介绍常用呼吸系统药物的作用机理及体内过程特点。 3. 能介绍新药的特点并进行同类药品的比较。 4. 能根据咳嗽、咳痰、喘息等呼吸系统疾病常见症状提供药学咨询和用药安全指导。	1. 能介绍常见复方制剂的配伍原理。 2. 能解释处方中联合用药的目的。 3. 能判断处方中起协同作用的药品。 4. 能判断处方中起拮抗作用的药品。 5. 能对老人、小儿、孕妇、哺乳期妇女及其他特殊群体进行用药指导。

第一节　平喘药

学习引导

支气管哮喘，简称哮喘，是由多种细胞（嗜酸性粒细胞、肥大细胞、T 淋巴细胞、中性粒细胞、气道上皮细胞等）和细胞组分参与的一种慢性变态反应性炎症性疾病。支气管哮喘反复发作可引起肺和气道炎症、超敏感性、支气管平滑肌痉挛和气道重塑。其发病机制复杂，涉及变态反应、炎症、药物、遗传、环境、精神心理等诸多因素。

根据作用机制的不同可将临床常用的平喘药分为肾上腺素受体激动药（目前常用 β_2 受体激动药）、茶碱类、M 受体阻断药、过敏介质释放抑制药、白三烯受体阻断药和糖皮质激素类等。

上述平喘药具体作用特点如何？应用过程中需要注意哪些问题？下面我们来具体学习。

学习目标

知识目标

1. 掌握　平喘药的分类、作用特点、用途及不良反应。
2. 熟悉　不同类型平喘药的应用注意事项。
3. 了解　不同类型平喘药的具体作用机制。

能力目标

能根据平喘药的不同类型进行用药指导。

素质目标

1. 具有用药安全意识，具有人文关怀精神。
2. 养成严谨的工作作风和良好的职业素养。

拓展链接

呼吸系统疾病专家——钟南山

中国工程院院士钟南山教授，生于 1936 年，是著名呼吸系统疾病专家，长期从事呼吸系统疾病的医疗、教学、科研工作，重点开展哮喘、慢性阻塞性肺疾病、呼吸衰竭等呼吸系统常见疾病的规范化诊疗，注重中药对哮喘、慢性阻塞性肺疾病的临床疗效及作用机制研究。2014年主持"玉屏风颗粒用于慢性阻塞性肺疾病稳定期临床疗效及机制研究"，发现常规治疗联合使用玉屏风颗粒52周，能显著减少中重度慢性阻塞性肺疾病患者急性加重的风险32.3%，能预防患者第二次出现急性加重的风险，改善患者生活质量。由于钟南山院士在呼吸系统疾病诊疗研究中的巨大贡献，多次获得国家科技进步奖一等奖、二等奖等多项奖励。

钟南山院士是中国抗击非典型病原体肺炎、新冠肺炎疫情的领军人物，为抗击非典、新冠肺炎作出卓越贡献。2003年被评为"感动中国2003年度"十大人物之一。2020年8月11日，习近平签署主席令，授予钟南山"共和国勋章"。

钟南山院士不但医术精湛，医德高尚，科研贡献突出，而且注重专业人才培养，是一位桃李满天下、锐意创新的教学名师。以其名字命名的广州医科大学及广东实验中学"南山班"是示范性教学集体，其领衔的教师团队被认定为首批"全国高校黄大年式教师团队"，为呼吸疾病领域培养了大量接班人。

$β_2$受体激动药、茶碱类药、M受体阻断药主要通过缓解支气管平滑肌痉挛、扩张支气管产生平喘作用；过敏介质释放抑制药主要通过抑制过敏介质释放预防哮喘发作；白三烯受体阻断药和糖皮质激素类通过抗炎抗过敏等产生平喘作用。见图7-1。

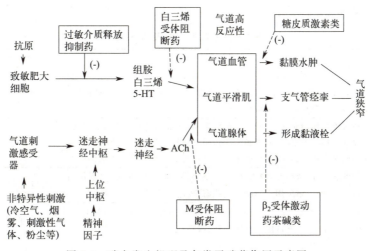

图7-1 喘息发生机理及各类平喘药作用示意图

一、$β_2$受体激动药

$β_2$受体激动药

$β_2$受体激动药主要通过激动人气道中的$β_2$受体，导致受体构型改变，通过一系列酶促级联反应引起平滑肌松弛。此外，本类药物还通过抑制肥大细胞与中性粒细胞释放炎症介质与过敏介质、增强气道纤毛运动、促进气道分泌、降低血管通透性、减轻气道黏膜下水肿等，缓解或消除支气管痉挛和气道狭窄。

本类药物一般指选择性$β_2$受体激动药。非选择性β受体激动药包括β受体激动药异丙肾上腺素、α、β受体激动药肾上腺素等。肾上腺素和异丙肾上腺素平喘作用强大，但由于对主要分布于心脏的$β_1$受体兴奋作用强，可引起严重的心脏不良反应，故临床已很少应用。选择性$β_2$受体激动药对主要分布于气道的$β_2$受体兴奋作用强，对主要分布于心血管的$β_1$受体作用弱，常规剂量口服或吸入给药时很少产生心血管反应，是临床常用的平喘药。

选择性 $β_2$ 受体激动药又分为短效 $β_2$ 受体激动药和长效 $β_2$ 受体激动药。短效 $β_2$ 受体激动药适用于快速解痉平喘，如沙丁胺醇、特布他林、克仑特罗等；长效 $β_2$ 受体激动药适用于长期控制喘息发作，如班布特罗、福莫特罗、沙美特罗等。

沙丁胺醇（Salbutamol）

【体内过程】

口服有效，口服15～30分钟起效，作用维持4～6小时，气雾吸入5～15分钟起效，1小时作用达高峰，作用维持2～4小时。大部分经肝脏代谢，肾脏排泄。

【药理作用】

选择性激动支气管平滑肌 $β_2$ 受体，对支气管平滑肌松弛作用强大而持久。平喘作用强度与异丙肾上腺素相似或略强，但维持时间长，兴奋心脏作用较弱。

【临床应用】

临床适用于治疗支气管哮喘、喘息性支气管炎和慢性阻塞性肺疾病合并支气管痉挛的患者。预防哮喘发作多采用口服给药，控制急性发作多采用气雾吸入给药。近年来有缓释剂型和控释剂型，可延长作用时间，适用于预防夜间哮喘突然发作。

【不良反应及注意事项】

一般剂量可导致手指震颤、恶心、头晕等。过量应用可导致心动过速和血压波动，长时间用药可产生耐受性。高血压、心功能不全、糖尿病和甲亢患者慎用。

其他常用 $β_2$ 受体激动药见表7-1。

表7-1　其他常用 $β_2$ 受体激动药

药品名称	作用特点及用途	不良反应及注意事项
特布他林	短效 $β_2$ 受体激动药，吸入5分钟起效，维持4～6小时；口服1～2小时起效，维持4～8小时；静注15分钟起效，维持1.5～4小时。作用与沙丁胺醇相似，临床应用同沙丁胺醇	手颤、头痛、心悸等
克仑特罗	吸入给药作用时间短，吸入5分钟起效，维持4小时；口服15分钟起效，维持6～8小时，但直肠给药作用时间长，可持续24小时。平喘作用同时有溶解黏痰作用，临床用于哮喘等支气管狭窄病人的治疗	口干、心悸、肌肉震颤等
福莫特罗	长效 $β_2$ 受体激动药，吸入2～5分钟起效，维持12小时，口服作用维持24小时。临床用于哮喘持续状态、夜间哮喘、运动性哮喘	头痛、心悸、肌肉震颤等
班布特罗	长效 $β_2$ 受体激动药，是特布他林的前药，口服给药作用可维持24小时。用于哮喘、慢性阻塞性肺疾病、喘息性支气管炎的治疗	头痛、心悸、肌肉震颤等
沙美特罗	长效 $β_2$ 受体激动药，吸入给药10～20分钟起效，作用维持12小时。临床用于哮喘的长期治疗，及夜间哮喘、慢性阻塞性肺疾病等	偶见震颤、心悸、头痛。有潜在的低血钾作用

拓展链接

瘦肉精

β受体激动剂，如克仑特罗、沙丁胺醇、特布他林等，可抑制动物脂肪生成，促进瘦肉生长，称为"瘦肉精"。狭义"瘦肉精"通常指克仑特罗。将克仑特罗大量饲养猪等动物后，在猪的内脏和猪肉中残留。而且克仑特罗化学性质稳定，172℃以下不能分解。

人食用瘦肉精后的危害：急性中毒时出现心悸，肌肉颤动，手指震颤，头痛、头晕、恶心、呕吐、乏力、面部潮红、皮肤过敏等。高血压、冠心病、甲状腺功能亢进者上述症状更易发生，严重者可导致猝死。

因食用被"瘦肉精"污染的食物导致的中毒事件屡有发生,后果极其严重。我国于2000年提出禁止饲料中添加"瘦肉精"类药物,严厉打击违禁使用"瘦肉精"行为。

二、茶碱类药

茶碱类属于甲基黄嘌呤类药物,临床常用的有氨茶碱、二羟丙茶碱、胆茶碱、茶碱缓释及控释制剂等。茶碱类药物平喘作用机制如下:

① 抑制磷酸二酯酶,使细胞内 cAMP 水平升高而舒张支气管平滑肌。然而,茶碱在体内有效浓度低,对酶活性的抑制作用不明显。

② 阻断腺苷受体,减轻内源性腺苷所致的气道收缩作用。

③ 增加内源性儿茶酚胺的释放,间接舒张支气管。

④ 抑制肥大细胞、嗜酸性粒细胞、巨噬细胞、T淋巴细胞等功能,减少炎症介质释放,降低微血管通透性而减轻气道炎症反应。

⑤ 增加膈肌收缩力并促进支气管纤毛运动,有助于慢性阻塞性肺疾病和哮喘治疗。

氨茶碱(Aminophylline)

【体内过程】

茶碱水溶性差,茶碱和乙二胺成盐后水溶性增加。口服吸收好,生物利用度达96%。用药1~3小时血药浓度达峰值,静脉注射10~15分钟平喘作用达最强。主要经肝脏代谢,其血浆半衰期个体差异较大,老人及肝硬化患者血浆半衰期会明显延长。

【药理作用】

1. 平喘作用　支气管平滑肌松弛作用较强,但弱于β受体激动药。

2. 强心利尿　可增强心肌收缩力,增加心排血量,进而增加肾血流量和肾小球滤过率,同时还能抑制肾小管对钠的重吸收,产生利尿作用。

3. 其他作用　可解除胆道痉挛,松弛胆管平滑肌,还有扩张外周血管和兴奋中枢等作用。

【临床应用】

1. 口服用于防治支气管哮喘、喘息性支气管炎、慢性阻塞性肺疾病引起的支气管炎。重症哮喘采用静脉滴注给药。可与 β_2 受体激动药及糖皮质激素类药合用以提高疗效。

2. 因其强心利尿作用,可用于心源性哮喘和心源性水肿的辅助治疗。

3. 因其松弛胆管平滑肌,可用于治疗胆绞痛。

【不良反应及用药注意事项】

1. 局部刺激　碱性较强,局部刺激性大,口服刺激胃黏膜,引起恶心、呕吐等胃肠道反应,餐后服用可减轻。因肌内注射引起局部红肿疼痛,现已少用。长期应用可产生耐受性。

2. 中枢兴奋性　少数人治疗剂量出现烦躁不安、失眠等反应。静脉注射过快或过量可引起头痛头晕、恶心呕吐,甚至发生惊厥。儿童更易导致惊厥,应慎用。

3. 急性中毒　安全范围小,静脉注射过快或过量,可引起心悸、血压骤降,严重时出现心律失常,甚至心脏突然停搏或猝死等中毒反应。故静脉注射时应充分稀释后缓慢注射。老年人及心、肝、肾功能不全者减量应用。必要时监测茶碱的血药浓度。低血压、休克、急性心肌梗死患者禁用。

其他茶碱类药见表7-2。

表7-2　其他茶碱类药

药品名称	作用特点及用途	不良反应及注意事项
二羟丙茶碱	平喘作用与氨茶碱相似,但生物利用度低等原因导致疗效弱于氨茶碱	不良反应如胃肠刺激作用、心脏兴奋作用、中枢兴奋作用均弱于氨茶碱

续表

药品名称	作用特点及用途	不良反应及注意事项
胆茶碱	为茶碱和胆碱的复盐,水溶性提高,口服吸收快,作用维持时间长	口服胃肠道刺激弱于氨茶碱
茶碱缓释制剂及控释制剂	血药浓度稳定,平喘作用维持时间长,适用于慢性反复发作性哮喘,对夜间频发哮喘患者尤为适宜	胃肠道刺激等不良反应弱于氨茶碱

三、M受体阻断药

本类药物只有雾化吸入制剂。吸入后通过阻断呼吸道M受体,使气道平滑肌松弛,扩张支气管。常用药物有异丙托溴铵、氧托溴铵、噻托溴铵等。

异丙托溴铵(Ipratropine,异丙托品)

为阿托品的季铵盐衍生物,口服不易吸收,雾化吸入给药5分钟左右起效,30~60分钟作用达峰值,维持4~6小时。其扩张支气管作用强,抑制腺体分泌和兴奋心脏作用弱。临床主要用于防治哮喘,缓解慢性阻塞性肺疾病合并的喘息症状。尤其适用于合并心血管疾病、糖皮质激素疗效差或禁用β受体激动药的患者。全身不良反应少,大剂量应用可产生口干、喉部不适等反应。

氧托溴铵(Oxitropium Bromide,溴乙东莨菪碱)

本药扩张支气管作用与异丙托溴铵相似、略强,雾化吸入后5分钟起效,2小时作用达高峰,作用维持时间比异丙托溴铵长1/3。临床用途同异丙托溴铵。

噻托溴铵(Tiotropium Bromide,泰乌托品)

本药为季铵衍生物,与人体气道M受体亲和力高,解离缓慢,可持久扩张支气管,是一种长效抗胆碱药。临床可用于老年性哮喘,特别是对高迷走神经活性的哮喘患者尤为适用。本药常用于慢性阻塞性肺疾病的维持治疗,能降低慢性阻塞性肺疾病加重的频率,改善通气功能,遏止病情恶化,提高生活质量。不良反应常见口干、咳嗽等。

四、过敏介质释放抑制药

本类药物有抗过敏作用和轻度的抗炎作用。通过抑制免疫球蛋白E介导的肥大细胞释放介质起作用。对嗜酸性粒细胞、巨噬细胞、单核细胞等炎症细胞的活性也有抑制作用。

本类药物平喘作用起效慢,对哮喘急性发作期无效,临床上主要用于预防哮喘的发作。常用药物包括肥大细胞膜稳定药,如色甘酸钠、奈多罗米钠;H_1受体阻断药如酮替芬等。

色甘酸钠(Sodium Cromoglicate)

【体内过程】

色甘酸钠口服吸收少(仅1%),临床必须采用粉剂定量雾化器(MDI)方式吸入。

【药理作用及机制】

能抑制抗原以及非特异性刺激引起的气道痉挛,无扩张气道的作用。作用机制包括:

稳定肥大细胞膜,抑制肥大细胞脱颗粒,减少肺肥大细胞由抗原诱发的过敏介质释放;抑制气道感觉神经末梢功能与气道神经源性炎症;阻断嗜酸性粒细胞与巨噬细胞介导的炎症反应,长期应用减轻气道高反应性。

【临床应用】

在抗原和刺激物接触前 7～10 天给药预防哮喘发作，对运动性、过敏性、非特异的外源性刺激引起的哮喘效果较好。

【不良反应】

不良反应少见，偶有支气管痉挛或咽部刺痛感，与 β_2 受体激动药同时吸入可预防。

奈多罗米钠（Sodium Nedocromil）

作用与色甘酸钠相似，但强于色甘酸钠。有明显的抗炎作用，但较糖皮质激素为弱。吸入给药，用于哮喘早期的维持治疗。是长期预防性平喘药。

酮替芬（Ipratropine，噻哌酮）

酮替芬有强大的 H_1 受体阻断作用。除了有类似色甘酸钠的作用外，还能加强 β_2 受体激动药的平喘作用。本药显效慢，对已发作的哮喘无效。主要用于各型支气管哮喘的预防，疗效优于色甘酸钠。与茶碱类或 β_2 受体激动药合用用于防治轻中度哮喘。也可用于过敏性鼻炎等过敏性疾病。不良反应少，偶有口干、头晕、嗜睡等。从事高空作业及驾驶工作者慎用。

> 【学做结合】7-1
>
> 对哮喘发作无效的药物是（ ）。
> A. 沙丁胺醇　　B. 异丙托溴铵　　C. 色甘酸钠　　D. 丙酸倍氯米松

五、白三烯受体阻断药

白三烯是一组炎性介质，可刺激黏液分泌，增加血管通透性，促进黏膜水肿形成。体外实验表明，白三烯对人体支气管平滑肌的收缩作用是组胺、血小板活化因子的 1000 倍。白三烯受体阻断药可阻断支气管平滑肌上的白三烯受体，拮抗上述作用（详见本教材第六章抗过敏药物）。常用药物有扎鲁司特、孟鲁司特等。

扎鲁司特（Zafirlukast）

口服吸收好，口服后约 3 小时血药浓度达峰值，主要在肝脏代谢，消除半衰期约 10 小时。主要经粪便排泄，少部分经尿排泄。适用于支气管哮喘的长期预防。耐受性好，常见不良反应有轻微头痛、胃肠道反应、咽炎、鼻炎等。

孟鲁司特（Montelukast）

药物代谢动力学特点与扎鲁司特相似，适用于哮喘的预防和长期治疗。近年来发现，本药能够提升年轻老鼠神经细胞生长率 50%，可有效减缓甚至阻止阿尔茨海默病。耐受性好，不良反应轻微，常见不良反应有超敏反应、胃肠道反应、嗜睡、兴奋等。

六、糖皮质激素类药

糖皮质激素（glucocorticoids，GCs）类药有强大的抗炎作用，通过抑制气道炎症反应，长期控制哮喘发作。糖皮质激素类药用于治疗哮喘，全身应用作用广泛、不良反应多。雾化吸入应用可在气道内获得较高的药物浓度，从而充分发挥局部抗炎作用，避免或减少全身性的不良反应。因此，目前哮喘的防治常用吸入剂。全身应用糖皮质激素只有在重症患者本类吸入剂无效时使用。临床常用倍氯米松、布地奈德、氟替卡松等糖皮质激素的吸入剂型。

1. 药理作用

本类药物通过抑制多种参与哮喘发病的炎症细胞和免疫细胞功能，抑制细胞因子和炎症介质的产生，抑制气道高反应性从而抑制多种诱因导致的支气管收缩反应，增强支气管以及血管平滑肌对儿茶酚胺的敏感性以缓解支气管痉挛和黏膜肿胀等多种途径，产生强大的抗炎平喘作用。是目前控制哮喘最有效的药物。

2. 临床应用

本类药物主要用于支气管扩张药不能有效控制的慢性哮喘患者，长期应用可以减少或终止发作，减轻病情严重程度，但不能缓解急性症状。目前常与治疗哮喘急性发作的 β_2 受体激动药组成复方制剂应用，如沙美特罗替卡松气雾剂（长效 β_2 受体激动药昔萘酸沙美特罗与丙酸氟替卡松复方制剂）。

3. 不良反应及注意事项

吸入常用剂量的糖皮质激素时不良反应少见。但糖皮质激素在吸入后，有80%～90%的药物沉积在咽部。长期用药时，沉积在咽部的药物可引起声音嘶哑、声带萎缩变形、诱发口咽部念珠菌感染等。故应在每次吸入后立即漱口以预防。

常用吸入剂型糖皮质激素类药见表7-3。

表7-3 常用吸入剂型糖皮质激素类药

药品名称	作用特点及用途	不良反应及注意事项
倍氯米松	抗炎、抗过敏和止痒作用，气雾剂常用于慢性哮喘	气雾剂导致个别病人咽部不适，长期应用可导致咽部念珠菌感染。用后应立即漱口
布地奈德	高效局部抗炎作用糖皮质激素，适用于支气管哮喘等慢性气道阻塞性疾病	同倍氯米松
氟替卡松	抗炎作用强，约为地塞米松的18倍、布地奈德的3倍。吸入后0.5～1.5小时血药浓度达峰值，是一种长效糖皮质激素药物	同倍氯米松

4. 平喘药用药指导（见表7-4）

表7-4 平喘药用药指导

平喘药种类	用药指导要点
β_2 受体激动药	(1)分为短效 β_2 受体激动药(SABA)和长效 β_2 受体激动药(LABA)。 (2)SABA 起效快，是治疗哮喘急性发作的首选药，首选吸入给药，常用药物为沙丁胺醇和特布他林。 (3)LABA 平喘作用时间长，常用沙美特罗和福莫特罗。特别注意，LABA 单独应用有加重哮喘风险，故不宜单独应用。 (4)LABA 与糖皮质激素联合应用是目前最常用的哮喘控制方案。如氟替卡松/沙美特罗吸入干粉剂、布地奈德/福莫特罗吸入干粉剂
茶碱类药	(1)口服用于防治支气管哮喘、喘息性支气管炎、慢性阻塞性肺疾病合并喘息。重症哮喘采用静脉滴注给药。 (2)安全范围小，口服选择茶碱的缓释控释制剂，或选用平喘作用较茶碱弱、安全性强于茶碱的二羟丙茶碱。静脉应用必要时应监测茶碱的血药浓度
吸入型M受体阻断药	(1)异丙托溴铵为短效制剂，用于哮喘和慢性阻塞性肺疾病，尤其适用于合并心血管疾病、糖皮质激素疗效差或禁用β受体激动药的患者。 (2)噻托溴铵为长效制剂，临床用于老年哮喘和慢性阻塞性肺疾病的维持治疗
过敏介质释放抑制药	(1)本类药物平喘作用起效慢，对哮喘急性发作期无效。临床上主要用于预防哮喘的发作。 (2)常用药物有色甘酸钠、奈多罗米钠、酮替芬

续表

平喘药种类	用药指导要点
白三烯受体阻断药	(1)起效慢,比糖皮质激素作用弱,可单独用于哮喘的预防和轻度哮喘的长期治疗。尤其适用于阿司匹林哮喘、运动性哮喘和伴有过敏性鼻炎的哮喘患者。目前常用药物有扎鲁司特、孟鲁司特等。 (2)与糖皮质激素联合应用控制中重度哮喘。两类药物可协同平喘,减少糖皮质激素用量
糖皮质激素类药	(1)有强大的抗炎抗过敏作用,是目前控制哮喘最有效药物,有吸入、口服和注射制剂。 (2)吸入剂型糖皮质激素首选用于哮喘的长期治疗。吸入后药物易沉积在咽部,长期应用导致咽部不适和咽部真菌感染,故吸入后应立即漱口以预防。常用吸入剂型糖皮质激素制剂有倍氯米松、布地奈德、氟替卡松。 (3)吸入剂型糖皮质激素无效,可短期应用口服制剂加强治疗。常用泼尼松和泼尼松龙。 (4)重症哮喘发作可及早静脉给予糖皮质激素。常用琥珀酸氢化可的松或甲泼尼龙。 (5)由于吸入剂型糖皮质激素起效慢,故不适宜单独用于哮喘急性发作,可联合应用糖皮质激素和 β_2 受体激动药

🌐 点滴积累

1. 沙丁胺醇选择性激动支气管平滑肌 β_2 受体,松弛支气管平滑肌产生平喘作用。临床用于支气管哮喘、喘息性支气管炎和慢性阻塞性肺疾病合并支气管痉挛的患者。预防哮喘发作多采用口服给药,控制急性发作多采用气雾吸入给药。

2. 氨茶碱松弛支气管平滑肌产生平喘作用,用于防治支气管哮喘、喘息性支气管炎、慢性阻塞性肺疾病。增强心肌收缩力产生强心利尿作用,用于心源性哮喘和心源性水肿的辅助治疗。此外,可松弛胆管平滑肌,用于胆绞痛。还有扩张外周血管和兴奋中枢等作用。

3. 平喘药按作用机制可分为: β_2 受体激动药如沙丁胺醇;茶碱类如氨茶碱;M受体阻断药如异丙托溴铵;过敏介质释放抑制药如色甘酸钠;白三烯受体阻断药如孟鲁司特;糖皮质激素类药物如倍氯米松。

第二节 镇咳药

📖 学习引导

咳嗽是一种保护性反射,具有促进呼吸道痰液和异物排出,保持呼吸道清洁与通畅的作用。在应用镇咳药前,应该寻找引起咳嗽的原因,并针对病因进行治疗。对于无痰的剧咳,为了减轻患者的痛苦,防止原发疾病的发展,避免剧烈咳嗽引起的并发症,应采用镇咳药物进行治疗。若咳嗽有痰,伴有大量痰液或咳痰困难,则应使用祛痰药,慎用镇咳药,否则积痰难排易继发感染,并且阻塞呼吸道引起窒息。

目前常用的镇咳药物根据其作用机制分为抑制延髓咳嗽中枢发挥镇咳作用的中枢性镇咳药和抑制咳嗽反射弧各个环节发挥作用的外周性镇咳药。

上述镇咳药具体作用特点如何?应用过程中需要注意哪些问题?下面我们来具体学习。

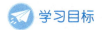 学习目标

知识目标
了解　不同类型镇咳药的作用特点与应用注意事项。
能力目标
能根据患者病情指导患者是否选用镇咳药。
素质目标
1. 具有用药安全意识,具有人文关怀精神,杜绝药物滥用。
2. 养成严谨的工作作风和良好的职业素质。

 拓展链接

合理使用镇咳药,避免药物滥用

部分中枢性镇咳药具有良好的镇咳作用,但是管理和使用不当会带来用药风险,产生依赖性。复方甘草片为复方制剂,每片含甘草浸膏112.5毫克、阿片粉4毫克、樟脑2毫克、八角茴香油2毫克、苯甲酸钠2毫克。甘草浸膏粉为保护性镇咳祛痰剂;阿片粉主要成分为吗啡、可待因,有较强镇咳作用;樟脑及八角茴香油能刺激支气管黏膜,反射性地增加腺体分泌,稀释痰液,使痰易于咳出;苯甲酸钠为防腐剂。上述成分组成复方,有镇咳祛痰的协同作用。

因含有阿片粉,此药不宜长期服用,连续服用不宜超过7天。运动员慎用,服药期间和停药后3~4天内,对尿液吗啡检测有阳性影响。复方甘草片、磷酸可待因等药物作为处方药管理和使用,要合理使用,防止滥用。

一、中枢性镇咳药

可分为依赖性和非依赖性两类镇咳药。中枢性依赖性镇咳药主要指阿片类生物碱类,其中作用最强的是吗啡,它对咳嗽中枢有强大的作用,但依赖性强,临床不用于镇咳。目前临床上应用药物依赖性弱的可待因代替吗啡作为强镇咳药。非依赖性中枢性镇咳药目前发展快,品种较多,临床应用广泛。主要包括氢溴酸右美沙芬和枸橼酸喷托维林。

磷酸可待因(Codeine Phosphate)

【体内过程】
口服或注射均可吸收。口服后约20分钟起效,0.75~1小时血药浓度达峰值;肌注后0.25~1小时血药浓度达峰值。

【药理作用】
磷酸可待因选择性抑制延髓咳嗽中枢,镇咳作用强而迅速,其镇咳作用强度约为吗啡的1/10。具有中等镇痛作用,镇痛强度为吗啡的1/10~1/7。药物依赖性、呼吸抑制作用、便秘等均弱于吗啡。

【临床应用】
临床用于剧烈无痰干咳,对胸膜炎干咳伴胸痛者尤为适用。

【不良反应】
大剂量(成人一次用量大于60mg)时明显抑制呼吸中枢,小儿用量过大可致惊厥。长期用药可产生药物依赖性。因镇咳作用强,对痰量多的病例易造成气道阻塞及继发感染,不宜应用。由于其对支气管平滑肌有轻度收缩作用,故应慎用于呼吸不畅及支气管哮喘性咳嗽的患者。

枸橼酸喷托维林（Pentoxyverine Citrate）

枸橼酸喷托维林的镇咳作用为可待因的1/3。直接抑制咳嗽中枢，具有中枢性镇咳作用；也可轻度抑制支气管内感受器及传入神经末梢，同时兼有外周性镇咳作用。此外，有轻度的阿托品样作用和局部麻醉作用。主要用于各种原因引起的干咳。偶有口干、头痛、头晕、恶心、腹泻等不良反应。青光眼、前列腺增生和心功能不全者慎用。

二、外周性镇咳药

盐酸那可汀（Noscapine Hydrochloride）

盐酸那可汀可抑制肺牵张反射引起的咳嗽，发挥外周性镇咳作用，同时具有兴奋呼吸中枢作用。口服后镇咳作用约维持4小时。无药物依赖性，有轻度嗜睡和头痛作用，痰多患者不宜应用。

> 【学做结合】7-2
> 可待因主要用于（　　）。
> A．长期慢性咳嗽　B．无痰剧咳　C．多痰咳嗽　D．支气管哮喘

> **点滴积累**
> 1. 中枢性镇咳药包括依赖性和非依赖性中枢性镇咳药。中枢性依赖性镇咳药主要指阿片类生物碱类，目前临床上常用药是可待因，其镇咳作用强度约为吗啡的1/10。药物依赖性等均弱于吗啡，临床用于剧烈无痰干咳。非依赖性中枢性镇咳药临床应用广泛，主要包括氢溴酸右美沙芬和枸橼酸喷托维林。
> 2. 外周性镇咳药有盐酸那可汀。

第三节　祛痰药

学习引导

祛痰药包括痰液稀释药和黏痰溶解药。痰液稀释药口服后增加痰液水分含量，从而稀释痰液，使痰液易于排出，包括恶心性祛痰药和刺激性祛痰药。黏痰溶解药调节黏液成分，使痰液黏稠度降低，从而使痰液易于排出，包括黏痰溶解药和黏液调节药。

上述祛痰药具体作用特点如何？应用过程中需要注意哪些问题？下面我们来具体学习。

学习目标

知识目标
了解　祛痰药的类型，常用祛痰药的作用特点。
能力目标

能根据患者病情指导患者选用祛痰药。

素质目标

1. 具有用药安全意识，具有人文关怀精神。
2. 养成严谨的工作作风和良好的职业素质。

一、痰液稀释药

1. 恶心性祛痰药

本类药物口服后刺激胃黏膜，通过迷走神经反射使支气管腺体分泌增加，从而使痰液稀释易于咳出；同时提高呼吸道管腔渗透压，保留水分稀释痰液。适用于干咳及痰液不易咳出者。本类药物有氯化铵、碘化钾，愈创甘油醚也具有此作用。

氯化铵（Ammonium Chloride）

服用后可有恶心、呕吐，过量或长期服用可导致酸中毒、低血钾。溃疡病、肝肾功能不全者慎用。

2. 刺激性祛痰药

本类药物刺激支气管分泌，使痰液稀释易于咳出。愈创甘油醚为本类药物代表。本类药物除了具有祛痰作用外，还有微弱抗菌作用，减少痰液恶臭，是祛痰合剂的主要成分。

二、痰液溶解药

1. 黏痰溶解药

本类药物裂解痰液中的黏蛋白，从而溶解脓性痰液。适用于痰液黏稠引起的咳痰困难、呼吸困难。临床应用的药物有乙酰半胱氨酸、羧甲司坦、厄多司坦、美司坦和脱氧核糖核酸酶。

乙酰半胱氨酸（Acetylcysteine）

乙酰半胱氨酸为巯基化合物，通过裂解黏痰中的二硫键，降低痰液的黏稠度，对黏稠的脓性以及非脓性痰液均有良好疗效。有口服制剂和雾化吸入制剂。乙酰半胱氨酸有特殊刺激性臭味，哮喘及肺功能不全的老年患者慎用。

脱氧核糖核酸酶（Deoxyribonuclease，DNAase）

脱氧核糖核酸酶是从哺乳动物中提取的核酸内切酶，能使脓痰中的 DNA 迅速水解成核苷酸片段，进而产生继发性蛋白溶解，降低痰液黏稠度，使痰液易于咳出。雾化吸入可用于治疗伴有大量脓痰的呼吸道感染。因用药后有咽部疼痛感，需立即漱口。长期应用有皮疹、发热等变态反应。

2. 黏痰调节药

本类药物作用于气管、支气管，使其分泌物黏性降低，痰液变稀而容易咳出。

溴己新（Bromhexine）

溴己新抑制气管和支气管腺体分泌，使黏稠度降低，痰液易于咳出；通过促进呼吸道黏膜纤毛运动而促进痰液排出；此外还有恶心祛痰的作用。可口服、雾化、静脉给药，口服后 1 小时起效，3~5 小时达到高峰，维持 6~8 小时，临床常用于支气管炎、肺气肿、慢性肺部炎症、支气管扩张症、硅沉着病等有白色黏痰不易咳出者。不良反应偶有转氨酶升高，溃疡患者慎用。

氨溴索（Ambroxol）

氨溴索为溴己新在体内的活性代谢产物，祛痰作用强于溴己新，不良反应比溴己新轻，目前是临床最常用的祛痰药。

【体内过程】

口服吸收好，作用迅速，0.5～3 小时血药浓度达峰值，肝脏代谢，肾脏排泄，血浆 $t_{1/2}$ 为 4～5 小时，作用持续达 9～10 小时。除口服制剂外，氨溴索还有注射制剂和雾化吸入制剂。

【药理作用】

氨溴索能促使呼吸道表面活性物质的形成，调节浆液性与黏液性物质的分泌，增加中性糖胺聚糖分泌，减少酸性糖胺聚糖合成，使黏蛋白纤维断裂，从而降低痰液黏稠度，进一步使痰容易咳出，且减轻咳嗽。实验证实，用药后，氨溴索可使痰黏度下降 50%，并可改善纤毛运动，增强呼吸道的消除作用。

【临床应用】

用于急、慢性支气管炎及支气管哮喘、支气管扩张、肺气肿、肺结核、肺尘埃沉着病、术后的咳嗽困难等，与溴己新相似。注射给药可用于术后肺部并发症的预防及早产儿、新生儿呼吸窘迫综合征的治疗。本品大剂量（每次 250～500mg，一日 2 次）降低血浆尿酸浓度和促进尿酸排泄，可用于治疗痛风。

【不良反应】

不良反应较少，仅少数患者出现轻微的胃肠道反应如胃部不适、胃痛、腹泻等。

> 【学做结合】7-3
> 下列关于祛痰药的叙述不正确的是（　　）。
> A. 可使痰液变稀或溶解，易于咳出
> B. 可以作为平喘药的辅助药使用
> C. 能促进痰液的排出，间接消除咳嗽
> D. 有弱的防腐消毒作用，可减轻痰液恶臭

点滴积累

1. 祛痰药包括痰液稀释药和黏痰溶解药。痰液稀释药口服后增加痰液水分含量，从而稀释痰液，使痰液易于排出。包括恶心性祛痰药（氯化铵）、刺激性祛痰药（愈创甘油醚）。

2. 黏痰溶解药调节黏痰成分，使痰液黏稠度降低，易于排出。黏痰溶解药能降低痰液的黏稠度，有乙酰半胱氨酸、羧甲司坦、厄多司坦和脱氧核糖核酸酶等，黏液调节药有溴己新、氨溴索。

学习评价

一、单项选择题

1. 具有利尿作用的药物是（　　）。
   A. 异丙托溴铵　　B. 特布他林　　C. 麻黄碱　　D. 氨茶碱
2. 糖皮质激素治疗哮喘的主要机制是（　　）。
   A. 提高中枢神经系统兴奋性　　　　B. 激动支气管平滑肌上 $β_2$ 受体

C. 抗炎抗过敏作用　　　　　　　　　　D. 阻断 M 受体
3. 色甘酸钠预防哮喘发作的主要机制是（　　）。
   A. 直接松弛支气管平滑肌　　　　　　B. 稳定肥大细胞膜，抑制过敏介质释放
   C. 阻断腺苷受体　　　　　　　　　　D. 促进儿茶酚胺释放
4. 常用于支气管哮喘发作，也可用于心源性哮喘辅助治疗的药物是（　　）。
   A. 异丙肾上腺素　　B. 沙丁胺醇　　　C. 氨茶碱　　　　　D. 地塞米松
5. 对 β_2 受体具有较高选择性激动作用的是（　　）。
   A. 肾上腺素　　　　B. 异丙肾上腺素　 C. 麻黄碱　　　　　D. 沙丁胺醇
6. 沙丁胺醇的平喘机制是（　　）。
   A. 阻断腺苷受体　　B. 激动 α 受体　　C. 阻断 M 受体　　　D. 激动 β_2 受体
7. 目前控制支气管哮喘最有效的药物是（　　）。
   A. 茶碱类　　B. 短效 β_2 受体阻断药　C. 长效 β_2 受体阻断药　D. 糖皮质激素类
8. 既可以平喘又可以强心利尿的药物是（　　）。
   A. 沙丁胺醇　　　　B. 氨茶碱　　　　 C. 色甘酸钠　　　　D. 肾上腺素
9. 异丙托溴铵治疗哮喘的机制是（　　）。
   A. 抗炎抗过敏　　　B. 阻断 M 受体　　C. 抗休克　　　　　D. 激动 β_2 受体
10. 支气管哮喘患者应禁用（　　）。
    A. 特布他林　　　　B. 沙丁胺醇　　　 C. 普萘洛尔　　　　D. 异丙嗪

二、多项选择题

1. 具有选择性激动 β_2 受体作用的药物有（　　）。
   A. 沙丁胺醇　　B. 特布他林　　C. 麻黄碱　　D. 去甲肾上腺素　E. 克仑特罗
2. 可产生平喘作用的肾上腺素受体激动剂有（　　）。
   A. 沙丁胺醇　　B. 特布他林　　C. 麻黄碱　　D. 去甲肾上腺素　E. 克仑特罗
3. 以下属于平喘药的是（　　）。
   A. 沙丁胺醇　　B. 异丙托溴铵　C. 氨溴索　　D. 倍氯米松　　　E. 氨茶碱
4. 以下属于痰液溶解药的是（　　）。
   A. 氯化铵　　　　　　　B. 乙酰半胱氨酸　　　　　C. 溴己新
   D. 枸橼酸喷托维林　　　E. 氨溴索
5. 以下属于镇咳药的是（　　）。
   A. 沙丁胺醇　　　　　　B. 磷酸可待因　　　　　　C. 那可汀
   D. 枸橼酸喷托维林　　　E. 氨溴索

第八章 消化系统药物

课前导语

消化系统由消化管和消化腺组成，可将蛋白质、糖类、脂肪等食物成分分解为人体能吸收和利用的小分子物质。常见的消化系统疾病有消化性溃疡、急慢性胃炎、消化不良、便秘、腹泻等。作用于消化系统的药物种类较多，本章主要介绍抗消化性溃疡药、助消化药、止吐药、胃肠动力药、泻药、止泻药、肝胆疾病用药的药理作用及临床应用、不良反应、注意事项及用药指导。

学习要求

1. **掌握** 常用抗消化性溃疡药的作用机制、药理作用、临床应用和不良反应。
2. **熟悉** 常用助消化药的药理作用和临床应用；硫酸镁不同给药途径时不同的临床应用。
3. **了解** 常用止吐药、胃肠动力药、泻药、止泻药、肝胆疾病用药的药理作用和临床应用。

知识导图

【衔接 1+X 证书】

中级	高级
1. 能熟识常用消化系统药物的商品名、英文名。 2. 能介绍常用消化系统药物的作用机理及体内过程特点。 3. 能介绍新药的特点并进行同类药品的比较。 4. 能根据消化性溃疡、消化不良、便秘、腹泻等常见疾病症状提供药学咨询和用药安全指导。	1. 能介绍常见复方制剂的配伍原理。 2. 能解释处方中联合用药的目的。 3. 能判断处方中起协同作用的药品。 4. 能判断处方中起拮抗作用的药品。 5. 能对老人、小儿、孕妇、哺乳期妇女及其他特殊群体进行用药指导。

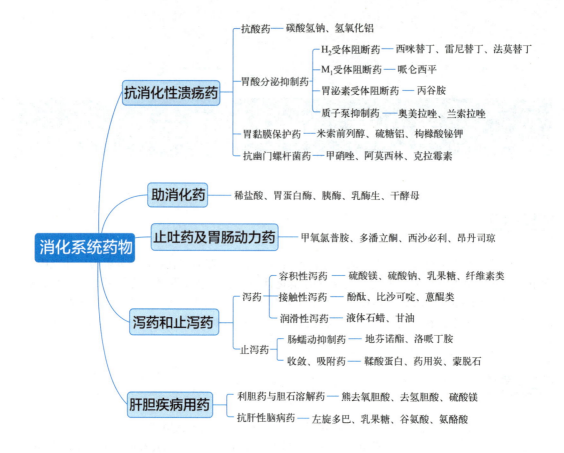

第一节　抗消化性溃疡药

学习引导

消化性溃疡是常见的消化系统疾病，绝大多数的溃疡发生于胃和十二指肠，因此又称胃、十二指肠溃疡。目前认为消化性溃疡的发生主要是由于攻击因子（胃酸、胃蛋白酶、幽门螺杆菌感染等）和防御因子（胃黏膜防御系统等）之间平衡失调引起的，如胃酸分泌过多、胃黏膜防御功能下降、长期服用阿司匹林等药物、不良的生活习惯等都是引起消化性溃疡的主要因素。抗消化性溃疡药可通过抑制攻击因子或（和）增强防御因子发挥作用。那么，抗消化性溃疡药按作用机制可分为哪几类？每一类中有哪些药物？不同药物在临床应用中有哪些注意事项？下面我们来学习。

学习目标

知识目标

1. 掌握　H_2 受体阻断药、质子泵抑制药的药理作用、临床应用及不良反应；幽门螺杆菌感染的治疗方案。
2. 熟悉　胃黏膜保护药的作用及应用，消化性溃疡的预防及合理用药。
3. 了解　抗酸药的作用及不良反应，本类药品的其他药物。

能力目标

能对本类药品分类识别，能解读处方，为消化性溃疡患者提供用药咨询、用药指导。

素质目标

1. 养成良好的生活习惯，具有用药安全意识。
2. 关爱患者，具有人文关怀精神。

  拓展链接

使用公筷公勺　远离幽门螺杆菌

幽门螺杆菌是螺旋形的革兰阴性细菌，属于微厌氧的细菌类型，常存在于人或动物体的胃部及十二指肠等区域，是目前所知能够在人体胃部生存的唯一微生物。1982年由澳大利亚医生巴里·马歇尔及罗宾·沃伦首先从人胃黏膜中分离出。我国居民幽门螺杆菌人群感染率近50%，不同人群感染率在35.4%~66.4%之间，感染幽门螺杆菌后多数感染者无症状，少部分人会出现消化性溃疡等消化系统疾病；更少部分人会发生胃癌或胃黏膜相关淋巴组织淋巴瘤。幽门螺杆菌传染性强，感染源存在于被感染者的胃液、唾液和粪便中，可通过"胃-口""口-口""粪-口"传播。良好的生活方式和饮食习惯可避免幽门螺杆菌的传播，提倡使用公筷公勺，共建文明餐桌，远离幽门螺杆菌。

目前常用的抗消化性溃疡药包括抗酸药、胃酸分泌抑制药、胃黏膜保护药、抗幽门螺杆菌药。

一、抗酸药

抗酸药为弱碱性化合物，口服后能在胃内直接中和过多的胃酸，降低胃内酸度及胃蛋白酶的活性，减轻胃酸和胃蛋白酶对胃黏膜的侵蚀及对溃疡面的刺激，从而缓解疼痛症状，促进溃疡面的愈合。此外，部分抗酸药如氢氧化铝、三硅酸镁等在中和胃酸的同时可在胃液中形成胶状物质，覆盖于溃疡和胃黏膜表面，产生保护和收敛作用。抗酸药主要用于消化性溃疡及胃酸分泌过多症的辅助治疗。抗酸药的作用与胃内充盈度有关，空腹服用时作用仅维持30分钟左右，餐后1~2小时服用作用维持时间长。临睡前加服一次，可达到较好的抗酸疗效。为提高疗效，减少不良反应，临床治疗中常采用复方制剂，如复方氢氧化铝片、复方铝酸铋、胃得乐、胃仙-U等。

碳酸氢钠（Sodium Bicarbonate）

碳酸氢钠口服易吸收，抗酸作用强，起效快而作用维持时间短。中和胃酸时产生大量的二氧化碳，增加胃内压力，可引起嗳气、腹胀等反应，对严重溃疡患者，甚至可能引起胃穿孔或继发性胃酸分泌增加。过量吸收，引起碱血症。

氢氧化铝（Aluminium Hydroxide）

口服不吸收，抗酸作用较强，起效缓慢而作用持久，无产生二氧化碳及继发性胃酸分泌增加等不良反应。凝胶可覆盖于溃疡面起保护作用。其中和产物具有收敛和止血作用，因此可引起便秘，与氢氧化镁合用可减轻。氢氧化铝中的铝离子在肠中与磷酸盐结合形成不溶性的磷酸盐，长期服用可影响肠道磷的吸收。铝离子与四环素类药物同服可形成不溶性络合物影响后者吸收，因此二者不宜合用。

二、胃酸分泌抑制药

胃酸由胃黏膜壁细胞分泌，壁细胞表面有三种受体参与胃酸分泌，分别为 H_2 受体、M_1 受体和胃泌素受体。它们分别被组胺、乙酰胆碱和胃泌素激动后，都可进一步激活壁细胞小管膜上的 H^+-K^+-ATP 酶（质子泵或 H^+ 泵），通过 H^+-K^+ 交换，将壁细胞内的 H^+ 转运至胃腔，从而使胃酸分泌增加。因此阻断三种受体或抑制质子泵的药物均可使胃酸的分泌减少，促进溃疡愈合，从而治疗消化性溃疡。胃酸分泌抑制药有 H_2 受体阻断药、M_1 受体阻断药、胃泌素受体阻断药、质子泵抑制药。

（一）H_2 受体阻断药

H_2 受体阻断药通过选择性阻断胃壁细胞上 H_2 受体，抑制胃酸分泌。常用药物有西咪替丁、雷尼替丁、法莫替丁、尼扎替丁、罗沙替丁等。

H_2 受体阻断药

西咪替丁（Cimetidine）

【体内过程】

口服吸收迅速，生物利用度为 60%～70%，1 小时左右血药浓度达峰值。吸收后广泛分布于全身组织，少部分可通过血脑屏障进入脑组织，$t_{1/2}$ 约 2 小时，有效血药浓度可维持约 5 小时。部分在肝脏代谢，主要经肾排泄，可经胎盘转运和从乳汁排出。

【药理作用】

西咪替丁为第一代 H_2 受体阻断药，对 H_2 受体具有高度选择性，可抑制基础胃酸、夜间胃酸分泌，对各种刺激（如组胺、五肽胃泌素、氨甲酰胆碱、食物等）引起的胃酸分泌也有抑制作用。

【临床应用】

主要用于治疗消化性溃疡，此外也可用于反流性食管炎、上消化道出血、卓-艾综合征。

【不良反应及注意事项】

1. 常见有头痛、乏力、腹泻、便秘、肌肉痛、皮疹、皮肤干燥、脱发等，长期或大剂量应用可引起转氨酶升高、肝肾功能损伤。
2. 中枢神经系统反应可见嗜睡、焦虑，少数患者可见幻觉、妄想等。
3. 内分泌系统反应表现为抗雄激素作用，用药剂量较大时出现男性乳腺发育、女性溢乳等。

【药物相互作用】

1. 西咪替丁为肝药酶抑制剂，可抑制华法林、苯妥英钠、苯巴比妥、茶碱、奎尼丁等药物的代谢。
2. 抗酸药可影响西咪替丁的吸收，如需合用，两药至少间隔 1 小时。

【用药指导】

用药步骤	用药指导要点
用药前	(1)熟悉西咪替丁的适应证和禁忌证，了解各种剂型和用法。 (2)询问用药史，告知患者消化性溃疡的防治知识及用药注意事项
用药中	长期用药应监测肝肾功能
用药后	密切观察用药后的疗效和不良反应

雷尼替丁（Ranitidine）

雷尼替丁为第二代 H_2 受体阻断药，具有速效、高效、长效的特点。抑制胃酸分泌作用比西咪替丁强 5～10 倍，作用可维持 8～12 小时。对胃溃疡及十二指肠溃疡的远期疗效优于西咪替丁，且复发率低。不良反应较少，偶见白细胞、血小板减少、血清转氨酶升高等，停药后可恢复。8 岁以下儿童禁用，孕妇慎用。

法莫替丁（Famotidine）

法莫替丁为第三代 H_2 受体阻断药，抑制胃酸分泌作用比西咪替丁强 30～100 倍，作用可维持 12 小时。不良反应少，无肝药酶抑制作用，无抗雄激素作用。

（二）M_1 受体阻断药

哌仑西平（Proglumide）

哌仑西平选择性阻断胃壁细胞的 M_1 胆碱受体，抑制胃酸的分泌，并能减少胃蛋白酶的分泌，临床上主要用于治疗胃及十二指肠溃疡，疗效与西咪替丁相似。对唾液腺、平滑肌、心脏等部位的 M 受体亲和力低，治疗量不良反应轻微，大剂量可产生 M 样副作用。

同类药物有替仑西平、唑仑西平等。

（三）胃泌素受体阻断药

丙谷胺（Proglumide）

丙谷胺竞争性阻断胃壁细胞上的胃泌素受体，对抗胃泌素的作用，抑制胃酸及胃蛋白酶分泌，并可促进胃黏膜黏液合成，保护胃黏膜，促进溃疡愈合。用于消化性溃疡治疗时疗效不及 H_2 受体阻断药，很少单独使用。

（四）质子泵抑制药（H^+-K^+-ATP 酶抑制药）

奥美拉唑（Omeprazole）

奥美拉唑为第一个用于临床的质子泵抑制药。

【体内过程】

口服易吸收，单次口服生物利用度约为 35%，重复用药的生物利用度增加至约 60%，胃内食物充盈时可减少吸收，故宜空腹服用。血浆蛋白结合率 95% 左右，主要在肝内代谢，绝大部分代谢产物由尿液排出，少量经粪便排出。

【药理作用】

1. 抑制胃酸分泌　奥美拉唑口服后可选择性浓集于胃壁细胞分泌小管周围，转变为有活性的次磺酰胺衍生物，活性物质的硫原子能选择性与胃壁细胞上 H^+-K^+-ATP 酶的巯基结合，形成酶-抑制剂复合物，抑制 H^+-K^+-ATP 酶，从而抑制了胃酸的分泌。抑酸作用强大，可抑制基础胃酸和各种刺激因素引起的胃酸分泌。

2. 促进溃疡愈合　抑制胃酸分泌，胃内酸度降低，反射性引起胃泌素分泌增加，增加胃黏膜血流量，有利于溃疡愈合。

3. 抗幽门螺杆菌作用　通过干扰幽门螺杆菌的生存环境，较弱地抑制幽门螺杆菌的生长，与抗菌药物联合应用，可杀灭幽门螺杆菌，并明显降低其复发率。

【临床应用】

奥美拉唑主要用于治疗胃及十二指肠溃疡。与 H_2 受体阻断药相比，该药溃疡愈合率高，且复发率低。对 H_2 受体阻断药无效者，应用本药仍可取得较好效果。也可用于治疗反流性食管炎、卓-艾综合征、胃泌素瘤等。

【不良反应及注意事项】

不良反应较轻，主要有头痛、头昏、嗜睡、口干、恶心、腹痛、腹泻等。偶有皮疹、男性乳腺发育等。长期用药可抑制胃酸分泌，引起胃内细菌过度滋长及亚硝酸类物质增多，应定期检查胃黏膜有无肿瘤样增生。

【药物相互作用】

本药为肝药酶抑制剂，可延缓经肝代谢药物如地西泮、苯妥英钠、华法林等的消除，合用时应注意调整用药剂量。

【用药指导】

用药步骤	用药指导要点
用药前	(1)熟悉奥美拉唑的适应证和禁忌证，了解各种剂型和用法。 (2)询问用药史，告知患者消化性溃疡的防治知识及用药注意事项
用药中	长期服用者，应定期检查胃黏膜有无肿瘤样增生
用药后	密切观察用药后的疗效和不良反应

兰索拉唑（Lansoprazole）

兰索拉唑为第二代质子泵抑制药，作用机制同奥美拉唑，抑制胃酸分泌及抗幽门螺杆菌作用均优于奥美拉唑。

泮托拉唑（Pantoprazole）与雷贝拉唑（Rabeprazole）为第三代质子泵抑制药。

▶【学做结合】8-1

除下列哪种药物外，均可抑制胃酸分泌。（　　）
A. 西咪替丁　　B. 氢氧化铝　　C. 奥美拉唑　　D. 哌仑西平

三、胃黏膜保护药

米索前列醇（Misoprostol）

米索前列醇性质稳定，口服吸收良好，吸收后可促进胃黏液和 HCO_3^- 盐分泌，增强黏液-HCO_3^- 盐屏障作用。可增加胃黏膜血流量，对胃黏膜产生强大的保护作用。可通过激动前列腺素受体抑制胃酸的分泌。临床上主要用于胃及十二指肠溃疡等。不良反应有恶心、腹部不适、腹痛、腹泻等。孕妇及前列腺素类过敏者禁用。

硫糖铝（Sucralfate）

硫糖铝在胃液酸性环境中聚合形成黏稠的胶冻，牢固黏附于胃、十二指肠黏膜表面，并与溃疡面的黏蛋白结合形成保护膜，保护胃黏膜免受胃酸、胃蛋白酶的刺激和侵蚀。促进胃、十二指肠黏膜合成前列腺素 E_2，增强胃、十二指肠黏膜的细胞屏障和黏液-HCO_3^- 盐屏障。增强表皮生长因子、碱性成纤维细胞生长因子的作用，使之聚集于溃疡区，促进溃疡愈合。常用于消化性溃疡的治疗。不宜与抗酸药和胃酸分泌抑制药同服，以免影响疗效。不良反应较轻，久用可引起便秘。

枸橼酸铋钾（Colloidal Bismuth Subcitrate）

枸橼酸铋钾口服后在酸性环境下形成氧化铋胶体，覆盖于溃疡表面或肉芽组织，形成不溶性保护膜，隔绝胃酸、胃蛋白酶等对溃疡面的刺激和侵蚀。此外还具有抑制胃蛋白酶活性，促进黏膜合成前列腺素，增加黏液和 HCO_3^- 盐分泌，增强胃黏膜屏障能力，抑制幽门螺杆菌等作用。主要用于治疗胃及十二指肠溃疡。不良反应少，服药期间可使舌、大便染黑，停药后可消失。

四、抗幽门螺杆菌药

常用的抗幽门螺杆菌药有两类：第一类为抗溃疡病药，如含铋制剂、质子泵抑制药等，抗幽门螺杆菌作用较弱，单用疗效较差。第二类为抗菌药，如甲硝唑、阿莫西林、克拉霉素等。幽门螺杆菌在体外对多种抗菌药敏感，但在体内单用一种药物，几乎无效。临床上常用含铋制剂或质子泵抑制剂与抗菌药联合应用。

> ▶【学做结合】8-2
>
> 患者，女性，41岁，近几个月来经常出现上腹部疼痛，诊断为胃溃疡，医生开出药物治疗处方，给予奥美拉唑和阿莫西林进行治疗，以上两药合用的治疗方案合理吗？为什么？

点滴积累

1. 抗消化性溃疡药包括抗酸药、胃酸分泌抑制药、胃黏膜保护药、抗幽门螺杆菌药。
2. 胃酸分泌抑制药有 H_2 受体阻断药、M_1 受体阻断药、胃泌素受体阻断药、质子泵抑制药。H_2 受体阻断药的常用药物有西咪替丁、雷尼替丁、法莫替丁等。质子泵抑制药的常用药物有奥美拉唑、兰索拉唑等。
3. 抗幽门螺杆菌感染临床上常用含铋制剂或质子泵抑制剂与抗菌药联合应用。

第二节　助消化药

学习引导

消化不良是消化系统疾病的常见症状，表现为上腹部疼痛、早饱、腹胀、嗳气、呃逆等不适症状，部分患者可以表现为腹泻，大便中包含很多未消化的食物。消化不良可以由多种疾病或原因导致，如胃动力障碍、胃食管反流病等。助消化药主要用于消化不良或消化道分泌功能减弱的治疗，其多为消化液的成分或促进消化液分泌的物质，用以补充消化液分泌不足，促进食物的消化。那么，助消化药有哪些？临床应用是怎样的？有哪些不良反应？使用时有哪些注意事项？怎样合理用药？下面我们来学习。

学习目标

知识目标

1. 掌握　稀盐酸、胃蛋白酶、胰酶、乳酶生、干酵母的用药注意事项。
2. 熟悉　稀盐酸、胃蛋白酶、胰酶、乳酶生、干酵母的作用及应用，消化不良的预防及合理用药。
3. 了解　稀盐酸、胃蛋白酶、胰酶、乳酶生、干酵母的成分。

能力目标

能为消化不良患者提供用药咨询、用药指导，并对患者进行健康教育。

素质目标

1. 养成良好的生活习惯，具有用药安全意识。
2. 秉承视病犹亲的同理心，用心倾听、有效沟通，体现医者仁心。

常用的助消化药见表 8-1。

表 8-1　常用的助消化药

药物	来源和成分	药理作用及临床应用	注意事项
稀盐酸	10%盐酸溶液	增加胃内酸度,增强胃蛋白酶活性,促进胰液和胆汁分泌,适用于胃酸缺乏症及发酵性消化不良等	用水稀释后服用,胃酸过多者禁用
胃蛋白酶	动物胃黏膜	在酸性环境中水解蛋白质,用于胃蛋白酶缺乏症	遇碱易失效,常与稀盐酸同服
胰酶	动物胰脏,含胰淀粉酶、胰蛋白酶、胰脂肪酶	在中性或碱性环境下,促进淀粉、蛋白质、脂肪的分解,用于胰液分泌不足等引起的消化不良	在酸性环境下易破坏,常用肠溶片,整片吞服,不可嚼碎
乳酶生	活乳酸肠球菌和乳酸杆菌的干燥制剂	在肠道内分解糖类产生乳酸,抑制肠内腐败菌繁殖,防止蛋白质发酵,减少产气,用于消化不良、腹胀及小儿饮食失调所引起的腹泻、绿便等	不宜与抗菌药、吸附药等同时服用,不宜用热水送服
干酵母	麦酒酵母的干燥体	含 B 族维生素,用于食欲减退、消化不良及 B 族维生素缺乏症	宜咀嚼服用,剂量过大可引起腹泻

▶【学做结合】8-3

下列药物配伍正确的是（　　）。
A. 胰酶＋碳酸氢钠　　B. 乳酶生＋阿莫西林　　C. 胰酶＋稀盐酸　　D. 胃蛋白酶＋碳酸氢钠

点滴积累

1. 助消化药多为消化液的成分或促进消化液分泌的物质，用以补充消化液分泌不足，促进食物的消化。
2. 助消化药主要用于消化不良或消化道分泌功能减弱的治疗。
3. 助消化药常用药物有稀盐酸、胃蛋白酶、胰酶、乳酶生、干酵母。

第三节　止吐药及胃肠动力药

学习引导

恶心、呕吐是多种疾病的常见症状，药物、胃肠疾病、晕动病等均可引起胃肠道蠕动导致呕吐。呕吐是一个复杂的过程，中枢的催吐化学感受区、孤束核参与呕吐中枢的活动，中枢和外周的多种受体如多巴胺受体、组胺受体、M 受体、5-羟色胺受体等与呕吐有关，阻断相关受体均可发挥止吐作用，缓解呕吐症状或防止呕吐的发生。不同止吐药作用机制不同，治疗时应先找出病因进行对因治疗，再根据具体情况选择合适的药物。那么，止吐药有哪些？适用于什么原因引起的呕吐？使用时有哪些注意事项？怎样合理用药？下面我们来学习。

> 学习目标

知识目标
1. 掌握 多潘立酮的药理作用、临床应用及不良反应。
2. 熟悉 甲氧氯普胺的作用及应用。
3. 了解 本类药品的其他药物。

能力目标
能对本类药品分类识别，能解读处方，为呕吐患者及胃肠功能低下患者提供用药咨询、用药指导。

素质目标
1. 关爱患者、用心倾听、有效沟通。
2. 具有科学用药理念、药品安全意识和科学严谨的工作态度。

除 H_1 受体阻断药苯海拉明、异丙嗪等，M 受体阻断药东莨菪碱，抗精神病药氯丙嗪等具有止吐作用外，胃肠动力药甲氧氯普胺、多潘立酮等也可用于多种原因引起的呕吐。

胃肠运动在神经、体液和胃肠神经丛的综合调节下，有高度的节律性和协调性，如果调控失常，就会出现胃肠功能低下或亢进，导致多种消化道症状，临床上常采用对症治疗。胃肠动力药能增强并协调胃肠节律性运动，主要用于上腹部饱胀、恶心、呕吐、嗳气等胃肠功能低下引起的消化道症状。

甲氧氯普胺（Metoclopramide，胃复安）

【体内过程】
口服生物利用度约 75%，易通过血脑屏障和胎盘屏障，$t_{1/2}$ 约 4～6 小时。

【药理作用】
甲氧氯普胺为多巴胺受体阻断药，阻断延髓催吐化学感受器的多巴胺受体，发挥较强的中枢止吐作用。阻断胃肠多巴胺受体，加强从食管至近段小肠平滑肌运动，加速胃排空作用和肠内容物从十二指肠向回盲部推进，发挥胃肠促动作用。阻断下丘脑多巴胺受体，减少催乳素抑制因子释放，使催乳素分泌增加。

【临床应用】
临床可用于治疗肿瘤化疗、放疗、胃部疾病、脑部疾病、药物等因素引起的各种呕吐。还可用于治疗慢性功能性消化不良、反流性食管炎、胆汁反流性胃炎、产后少乳等。

【不良反应】
常见不良反应有嗜睡、倦怠、偶见便秘、腹泻、皮疹、男性乳房发育。用药过量或长期应用可产生锥体外系反应，可用中枢性抗胆碱药苯海索对抗。

多潘立酮（Domperidone，吗丁啉）

【体内过程】
口服吸收迅速，但口服吸收率仅 15%，15～30 分钟血液浓度达峰值。不易通过血脑屏障，$t_{1/2}$ 约 7～8 小时，全部经肝代谢，主要由肠道排出。

【药理作用】
多潘立酮为强效的外周多巴胺受体阻断药。通过阻断胃肠多巴胺受体，增强胃肠道动力，促进胃肠蠕动，加速胃排空；扩张幽门，还能提高食管下段压力，促进食管蠕动，防止胃-食管反流。对中枢多巴胺受体无明显影响，几乎无锥体外系反应。

【临床应用】

临床上用于胃排空缓慢、反流性食管炎、胆汁反流性胃炎、慢性萎缩性胃炎等引起的消化不良。也可用于偏头痛、放射治疗、药物等多种原因引起的恶心、呕吐等。

【不良反应及注意事项】

不良反应轻，偶有轻度腹痛、腹泻、头痛、乏力等，可促进催乳素释放，引起溢乳和男性乳房发育，停药后可恢复正常。罕见的不良反应包括血管神经性水肿、过敏反应、瘙痒、肝功能检查异常、惊厥、荨麻疹、锥体外系副作用（如流涎、手颤抖等，停药后即可自行完全恢复）。

孕妇慎用，哺乳期妇女使用本品期间应停止哺乳。心脏病患者（心律失常）以及接受化疗的肿瘤患者应用时需慎重，有可能加重心律失常。

【药物相互作用】

不宜与抗胆碱药合用，否则疗效降低。抗酸药或胃酸分泌抑制药可降低多潘立酮口服的生物利用度，不应与多潘立酮同时服用。多潘立酮应在饭前服用，抗酸药或胃酸分泌抑制药应于饭后服用。禁止与酮康唑口服制剂、红霉素或其他可能会延长 QTC 间期的 CYP3A4 酶强效抑制剂（例如氟康唑、伏立康唑、克拉霉素、胺碘酮、泰利霉素）合用。

【用药指导】

用药步骤	用药指导要点
用药前	(1) 熟悉多潘立酮的适应证和禁忌证，了解各种剂型和用法。 (2) 询问用药史，告知患者消化不良的防治知识及用药注意事项
用药中	(1) 多潘立酮用药 3 天，如症状未缓解，请咨询医师或药师。药物使用时间一般不得超过 1 周。 (2) 哺乳期妇女使用本品期间应停止哺乳。 (3) 如出现可能与心律失常相关的体征或症状，应停止多潘立酮治疗，并迅速咨询医师。 (4) 使用多潘立酮后曾观察到头晕和嗜睡。在确定多潘立酮对自身影响之前，建议患者不要从事驾驶、操控机器或其他需要意识清醒和协调的活动
用药后	密切观察用药后的疗效和不良反应

西沙必利（Cisapride）

西沙必利激动胃肠壁肌间神经丛胆碱能神经节后纤维突触后膜 5-HT_4 受体，促进释放乙酰胆碱，引起食管、胃、小肠直至结肠的协调运动，增强食管下部括约肌张力，改善胃及十二指肠排空，促进食物在小肠和大肠中转运，发挥胃肠促动作用，改善功能性消化不良患者的胃肠道症状。作用强于甲氧氯普胺。临床上主要用于治疗胃肠运动障碍性疾病，包括胃食管反流、慢性功能性和非溃疡性消化不良、慢性功能性便秘、结肠运动减弱等，效果显著。无锥体外系反应、催乳素释放增加、胃酸分泌增多等不良反应。

本品为 CYP3A4 强效抑制剂，故不应与主要被 CYP3A4 代谢的药物，如咪唑类、大环内酯类等药物并用，以免发生严重不良反应。

同类药物有莫沙必利等。

昂丹司琼（Ondansetron）

选择性阻断中枢及迷走神经传入神经纤维 5-HT_3 受体，阻断呕吐反射，产生明显的止吐作用。对一些强致吐作用的化疗药（如顺铂、环磷酰胺、阿霉素等）引起的呕吐有迅速强大的抑制作用，还可用于外科术后呕吐。但对晕动病和多巴胺受体激动剂阿扑吗啡引起的呕吐无效。临床用于化疗、放疗引起的恶心呕吐。不良反应较轻，有头痛、疲劳、便秘、腹泻等。锥体外系不良反应较少。

> 【学做结合】8-4
> 通过阻断多巴胺受体发挥止吐作用的药物是（　　）。
> A. 异丙嗪　B. 西沙必利　C. 多潘立酮　D. 昂丹司琼

点滴积累

> 1. 胃肠动力药能增强并协调胃肠节律性运动。
> 2. 胃肠动力药主要用于上腹部饱胀、恶心、呕吐、嗳气等胃肠功能低下引起的消化道症状。
> 3. 常用药物有甲氧氯普胺、多潘立酮、西沙必利、昂丹司琼等。

第四节　泻药和止泻药

学习引导

便秘主要表现为排便次数减少和排便困难，严重影响人们的生活质量。便秘的发生与年龄、不良生活习惯、肠道病变等因素有关。便秘的治疗除合理饮食、坚持体育锻炼、培养良好的排便习惯外，可合理使用泻药。腹泻是多种疾病的症状，引起腹泻的原因众多，治疗时应以对因治疗为主。但是剧烈而持久的腹泻，可引起脱水、电解质紊乱、营养吸收障碍、肠道菌群失调等，因此必要时适当给予止泻药辅助治疗缓解症状也很重要。那么，泻药和止泻药有哪些？在临床上有哪些应用？使用时有哪些注意事项？怎样合理用药？下面我们来学习。

学习目标

知识目标
1. 掌握　硫酸镁不同给药途径时不同的临床应用。
2. 熟悉　硫酸镁的药理作用、不良反应及注意事项。
3. 了解　本类药品的其他药物。

能力目标
能对本类药品分类识别，能解读处方，为腹泻和便秘患者提供健康教育和用药咨询，指导腹泻和便秘患者合理用药。

素质目标
1. 用心倾听、有效沟通、关爱患者、具有人文关怀精神。
2. 养成良好的饮食习惯，坚持体育锻炼，安全用药。

一、泻药

泻药为能刺激肠蠕动或增加肠内水分，软化粪便，润滑肠道，促进粪便排出的药物，按作用机制可分为容积性泻药、接触性泻药、润滑性泻药三类。

（一）容积性泻药

口服后在肠道很少吸收，增加肠容积而促进肠道推进性蠕动，产生泻下作用。

硫酸镁（Magnesium Sulfate，泻盐）

【作用及应用】

硫酸镁给药途径不同，作用完全不同。

1. 局部作用

（1）导泻　口服后，SO_4^{2-}、Mg^{2+}在肠道难吸收，在肠内形成高渗，而抑制肠内水分的吸收，增大肠容积，刺激肠壁，反射性引起肠道蠕动加快，产生泻下作用。导泻作用强大迅速，一般空腹服用，并大量饮水，约1~3小时排出流体样粪便。常用于急性便秘、肠内毒物的排出、加速服用驱虫药后肠内寄生虫体的排出和外科术前及结肠镜检查前的肠内容物排出。

（2）利胆　口服高浓度的硫酸镁溶液（33%）或用导管直接将其导入十二指肠，可刺激局部肠黏膜，反射性引起胆总管括约肌松弛、胆囊收缩，促进胆汁排出，发挥利胆作用。可用于阻塞性黄疸、慢性胆囊炎。

2. 全身作用

（1）抗惊厥　注射给药后，血中Mg^{2+}浓度升高，竞争性拮抗Ca^{2+}，可抑制中枢，减少运动神经末梢乙酰胆碱释放，使骨骼肌松弛，产生抗惊厥作用。临床常用于破伤风和子痫所致的惊厥。

（2）降血压　注射硫酸镁后，竞争性拮抗Ca^{2+}，可抑制心脏，松弛血管平滑肌，使外周阻力降低，血压下降。临床常用于高血压脑病、高血压危象、妊娠高血压综合征。

【不良反应】

1. 注射过快或过量，血中Mg^{2+}浓度过高，易引起中毒。表现为血压急剧下降、腱反射消失、呼吸抑制等。一旦发生应立即静脉注射钙剂抢救。

2. 硫酸镁主要经肾排泄，肾功能障碍病人可能发生毒性反应。

3. 导泻时，因刺激肠壁易致盆腔充血，妊娠妇女、月经期妇女慎用。

4. 硫酸镁少量吸收后，可抑制中枢，中枢抑制药中毒时不宜选用硫酸镁导泻，应选用硫酸钠。

硫酸钠（Sodium Sulfate）

导泻作用机制同硫酸镁，作用稍弱，无中枢抑制作用。临床上多用于中枢抑制药中毒时的导泻。肾功能不全者，应用硫酸钠导泻较硫酸镁安全。

> **【学做结合】8-5**
>
> 硫酸镁不具有下列哪种药理作用？（　　）
> A. 抗消化性溃疡　　B. 导泻　　C. 抗惊厥　　D. 降血压

乳果糖（Lactulose）

乳果糖口服不吸收，在肠腔内形成高渗，引起水分滞留，到结肠后被细菌分解成乳酸及其他有机酸，刺激结肠，引起局部渗出增加，肠蠕动增快，而促进排便。可用于慢性或习惯性便秘。此外乳酸及其他有机酸显著降低肠内pH，可抑制肠道内产氨细菌，使氨的生成减少，也可使已经生成的氨与H^+结合成难吸收的NH_4^+，所以有降低血氨的作用。可用于预防和治疗各种肝病引起的高血氨症和高血氨所致的肝性脑病。

纤维素类（Celluloses）

如植物纤维素、甲基纤维素、羧甲基纤维素等，具有较强亲水性，口服后不被肠道吸收，可吸水膨胀呈胶状，增加肠内容积，促进肠蠕动，保持粪便湿度，产生良好的通便作用。用于防治功能性便秘。

（二）接触性泻药

接触性泻药又称为刺激性泻药，可刺激肠道，促进肠道蠕动，也可使肠黏膜的通透性改变，使电解质和水分向肠腔扩散，肠腔水分增加，产生作用。

酚酞（Phenolphthalein）

口服后酚酞与碱性肠液形成可溶性钠盐，刺激结肠肠壁蠕动，同时抑制肠内水分吸收。导泻作用温和，服药后6～8小时排出软便。该药口服后约15%被吸收，主要经肾排泄，尿液为碱性时，可使尿液呈现红色。部分吸收药物随胆汁排泄，并有肝肠循环现象，一次服药可维持3～4天。适用于慢性便秘。偶有过敏反应如皮炎、肠炎、出血倾向等。

比沙可啶（Bisacodyl）

与酚酞同属二苯甲烷类刺激性泻药。口服或直肠给药后在结肠内被细菌迅速转换成有活性的代谢物，对结肠产生较强刺激作用。一般口服6小时内、直肠给药后15～60分钟，排出软便。适用于急慢性功能性便秘或术前需排出肠内容物患者。有较强刺激性，反复使用可致胃肠痉挛、直肠炎等。

蒽醌类（Anthraquinones）

大黄、番泻叶和芦荟等中药含有蒽醌苷类物质，可在肠道内被细菌分解，释出蒽醌，刺激结肠推进性蠕动，4～8小时可排软便或引起腹泻。常用于急慢性便秘。丹蒽醌是游离的蒽醌，口服6～12小时后出现导泻作用。

（三）润滑性泻药

通过局部润滑并软化粪便发挥作用。

液体石蜡（Liquid Paraffin）

液体石蜡为矿物油，肠道不吸收，有润滑肠壁和软化大便作用。此外，适用于老人及幼儿便秘。久用可影响脂溶性维生素及钙、磷吸收。

甘油（Glycerol）

常用50%浓度甘油制剂直肠给药。润滑并刺激肠壁，作用快而温和，主要用于轻度便秘，尤其适用于儿童和老年人。

二、止泻药

止泻药主要通过抑制肠蠕动或保护肠道免受刺激发挥止泻作用，包括肠蠕动抑制药和收敛、吸附药。

（一）肠蠕动抑制药

地芬诺酯（Diphenoxylate，苯乙哌啶）

地芬诺酯为人工合成的哌替啶衍生物，对肠道运动的影响类似于阿片类，具有减少肠蠕动和收敛作用。无镇痛作用。适用于急、慢性功能性腹泻。不良反应轻而少见，长期大量应用可产生依赖性。

洛哌丁胺（Loperamide，苯丁哌胺）

洛哌丁胺除直接抑制肠蠕动外，可减少肠壁神经末梢释放乙酰胆碱。止泻作用较强而迅速，适用于急慢性腹泻或回肠造瘘术、肛门直肠术后患者。不良反应有皮疹、恶心、呕吐、腹胀、胃肠不适等。

（二）收敛、吸附药

鞣酸蛋白（Tannalbin）

鞣酸蛋白口服后在碱性肠液中可分解释放出鞣酸，鞣酸具有收敛作用，使肠黏膜表面蛋白凝固、沉淀，附着在肠黏膜上，形成一层保护膜，从而减轻刺激，降低炎性渗出物，发挥收敛、止泻作用。临床上用于各种腹泻的治疗。

药用炭（Medical Charcoal，活性炭）

药用炭吸附性强，能吸附肠道内气体、毒物、细菌毒素等，减少毒物和细菌毒素的吸收，减轻其对肠道的刺激，发挥止泻作用。用于腹泻、胃肠胀气、食物中毒等。

蒙脱石（Smectite）

蒙脱石具有层纹状结构和非均匀性电荷分布，覆盖于消化道黏膜，加强黏膜屏障作用，可吸附细菌、病毒及其释放的毒素，将其固定在肠腔表面，而后随肠蠕动排出体外。可用于急慢性腹泻，对儿童急性腹泻效果尤佳。少数患者可出现轻微便秘。

> 【学做结合】8-6
>
> 张某，男，28岁，因苯巴比妥片过量服用，导致发绀、血压下降、呼吸浅慢、昏睡，送医急救，医生除对其进行对症处理和支持疗法外，采用硫酸镁导泻加速患者体内苯巴比妥的排泄。此治疗方案合理吗？为什么？

点滴积累

1. 泻药按作用机制可分为容积性泻药、接触性泻药、润滑性泻药三类。
2. 容积性泻药有硫酸镁、硫酸钠、乳果糖、纤维素类等；接触性泻药有酚酞、比沙可啶、蒽醌类等；润滑性泻药有液体石蜡、甘油等。
3. 硫酸镁给药途径不同时，作用不同。口服硫酸镁可产生导泻和利胆作用，注射硫酸镁可产生抗惊厥和降血压的作用。
4. 止泻药包括肠蠕动抑制药和收敛、吸附药。
5. 肠蠕动抑制药有地芬诺酯、洛哌丁胺等；收敛、吸附药有鞣酸蛋白、药用炭、蒙脱石等。

第五节　肝胆疾病用药

 学习引导

　　肝胆疾病是常见多发慢性疾病，急慢性肝炎、胆结石、急慢性胆囊炎等均为常见的肝胆疾病。由于胆疾病易反复发作，治疗周期偏长，因此胆结石、急慢性胆囊炎等多采用手术治疗。此外药物治疗在肝胆疾病的治疗和恢复中也起着非常重要的作用。肝胆疾病治疗药包括胆疾病治疗药和肝疾病辅助治疗药两类，主要用于胆结石、急慢性胆囊炎等胆道疾病的治疗以及急慢性肝炎等的辅助治疗。本节主要介绍利胆药与胆石溶解药、抗肝性脑病药。那么，每一类有哪些药物？在临床上有哪些应用？使用时有哪些注意事项？怎样合理用药？下面我们来学习。

 学习目标

知识目标
了解　熊去氧胆酸、去氢胆酸、谷氨酸的作用及应用。
能力目标
能对本类药品分类识别，为肝胆疾病患者提供健康教育和用药咨询。
素质目标
1. 关爱患者、具有人文关怀精神。
2. 具备大健康理念，具有科学用药理念、药品安全意识。

一、利胆药与胆石溶解药

　　利胆药为促进胆汁分泌或胆囊排空的药物，常用药物有熊去氧胆酸、去氢胆酸、硫酸镁等。

熊去氧胆酸（Ursodeoxycholic Acid）

　　熊去氧胆酸能增加胆汁酸的分泌，并使胆汁酸成分发生变化，增加其在胆汁中的含量。此外可以抑制胆固醇的合成及分泌，降低胆汁中胆固醇含量，阻止胆结石形成，促进胆结石溶解。适用于不适合手术治疗的胆固醇型胆结石，对胆囊炎、胆管炎也有治疗作用。不良反应主要有腹泻、头痛等。

去氢胆酸（Dehydrocholic Acid）

　　去氢胆酸能促进胆汁的分泌，使胆汁变稀，对脂肪的消化和吸收也有促进作用。可用于胆囊及胆管功能失调、慢性胆囊炎、胆石症、胆囊切除后综合征等。对胆道完全梗阻和严重肝肾功能减退者禁用。

二、抗肝性脑病药

　　除左旋多巴、乳果糖外，谷氨酸、氨酪酸也可用于治疗肝性脑病。

谷氨酸（Glutamic Acid）

　　谷氨酸参与血氨合成尿素的过程。谷氨酸能与血液中多余的氨结合，形成无毒的谷氨酰胺，由尿液排出体外。谷氨酸还参与脑内糖代谢和蛋白质代谢，促进氧化过程，改善中枢神经系统功能。可用于各种原因引起的肝性脑病。

> **点滴积累**
> 1. 利胆药可促进胆汁分泌或胆囊排空，常用药物有熊去氧胆酸、去氢胆酸、硫酸镁等。
> 2. 抗肝性脑病药有左旋多巴、乳果糖、谷氨酸等。

学习评价

一、单项选择题

1. 奥美拉唑抗消化性溃疡的作用机制是（　　）。
   A. 阻断 H_2 受体
   B. 阻断 M_1 受体
   C. 阻断胃泌素受体
   D. 抑制胃壁细胞 H^+-K^+-ATP 酶
2. 治疗消化性溃疡时应用某些抗菌药的目的是（　　）。
   A. 抗幽门螺杆菌　　B. 抑制胃酸分泌　　C. 保护胃黏膜　　D. 抑制肠道菌群
3. 蒙脱石止泻的作用机制是（　　）。
   A. 收敛作用，凝固蛋白质
   B. 抑制肠黏膜感受器，减少肠蠕动
   C. 吸附和固定细菌、病毒及其释放的毒素
   D. 抗菌作用
4. 肠内毒物的排出可选用下列哪种泻药？（　　）
   A. 硫酸镁　　B. 酚酞　　C. 大黄　　D. 液体石蜡
5. 下列药物中对溃疡面具有收敛和保护作用的是（　　）。
   A. 奥美拉唑　　B. 西咪替丁　　C. 哌仑西平　　D. 氢氧化铝
6. 硫酸镁静脉注射过快或过量易引起中毒，一旦发生应该如何抢救？（　　）。
   A. 洗胃
   B. 立即静脉注射肾上腺素
   C. 立即静脉注射钙剂
   D. 导泻
7. 下列哪类药不属于抗消化性溃疡药？（　　）
   A. 胃肠解痉药　　B. 胃黏膜保护药　　C. 抑制胃酸分泌药　　D. 抗酸药
8. 助消化药稀盐酸的浓度是（　　）。
   A. 40%　　B. 30%　　C. 20%　　D. 10%
9. 口服中枢抑制药中毒后导泻可选用哪种药物？（　　）
   A. 硫酸镁　　B. 硫酸钠　　C. 硫酸镁或硫酸钠　　D. 硫酸镁和硫酸钠
10. 下列哪个抗消化性溃疡药属于 H_2 受体阻滞剂？（　　）
    A. 哌仑西平　　B. 奥美拉唑　　C. 法莫替丁　　D. 丙谷胺

二、多项选择题

1. 与胃酸分泌有关的受体包括（　　）。
   A. N 受体　　B. M_1 受体　　C. 胃泌素受体　　D. D_2 受体　　E. H_2 受体
2. 下列药物中具有抗幽门螺杆菌作用的药物是（　　）。
   A. 氢氧化铝　　B. 阿莫西林　　C. 克拉霉素　　D. 甲硝唑　　E. 枸橼酸铋钾
3. 治疗消化性溃疡药可选用（　　）。
   A. 氢氧化铝　　B. 西咪替丁　　C. 哌仑西平　　D. 枸橼酸铋钾　　E. 奥美拉唑
4. 可用于治疗肝性脑病的药物有（　　）。
   A. 左旋多巴　　B. 卡比多巴　　C. 乳果糖　　D. 谷氨酸　　E. 氨酪酸

5. 可用于治疗反流性食管炎的药物包括（   ）。
   A. 多潘立酮   B. 甲氧氯普胺   C. 西咪替丁   D. 奥美拉唑   E. 比沙可啶
6. 以下止吐药中属于胃肠动力药的是（   ）。
   A. 氯丙嗪   B. 甲氧氯普胺   C. 多潘立酮   D. 苯海拉明   E. 东莨菪碱
7. 多潘立酮的临床应用包括（   ）。
   A. 胃排空缓慢   B. 反流性食管炎   C. 胆汁反流性胃炎
   D. 慢性萎缩性胃炎   E. 放疗引起的恶心、呕吐
8. 以下药物中无利胆作用的有（   ）。
   A. 口服硫酸镁   B. 注射硫酸镁   C. 熊去氧胆酸   D. 地芬诺酯   E. 去氢胆酸
9. 通过抑制胃肠蠕动发挥止泻作用的止泻药包括（   ）。
   A. 地芬诺酯   B. 洛哌丁胺   C. 鞣酸蛋白   D. 药用炭   E. 蒙脱石
10. 以下有关奥美拉唑作用叙述正确的是（   ）。
    A. 奥美拉唑具有抑制胃酸分泌的作用
    B. 奥美拉唑无中和胃酸作用
    C. 奥美拉唑可促进溃疡愈合
    D. 奥美拉唑具有肝药酶诱导作用
    E. 奥美拉唑具有较弱的抗幽门螺杆菌作用

三、问答与用药

1. 消化性溃疡患者，男性，42岁，针对此患者临床可选择哪些药物进行治疗？
2. 试述硫酸镁不同给药途径的药理作用与临床应用。
3. 简述胃酸分泌抑制药的分类及代表药物。

第九章 血液及造血系统药物

　　血液由血浆和血细胞组成，在心血管系统中不断地循环流动，发挥着重要的生理功能。血液流动性的正常、血细胞数量和功能的稳定、血容量的维持等是发挥血液正常生理功能的基础，任何部分出现问题均会导致血液系统疾病。常见的血液系统疾病有出血性疾病、血栓栓塞性疾病、贫血、白细胞减少症、低血容量性休克等。作用于血液及造血系统的药物种类繁多，本章主要介绍止血药、抗凝血药和抗血栓药、抗贫血药、促白细胞生成药、血容量扩充药的药理作用及临床应用、不良反应、注意事项及用药指导。

1. **掌握**　维生素 K、肝素、香豆素类、铁剂的作用机制、药理作用、临床应用和不良反应。
2. **熟悉**　其他止血药、枸橼酸钠、叶酸、维生素 B_{12} 的药理作用和临床应用。
3. **了解**　常用促白细胞生成药、血容量扩充药的药理作用和临床应用。

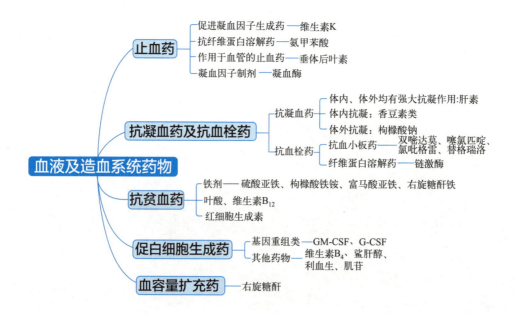

【衔接 1+X 证书】

中级
1. 能熟识常用血液及造血系统药物的商品名、英文名。
2. 能介绍常用血液及造血系统药物的作用机理及体内过程特点。
3. 能介绍新药的特点并进行同类药品的比较。
4. 能根据出血性疾病、贫血等常见疾病症状提供药学咨询和用药安全指导。

高级
1. 能介绍常见复方制剂的配伍原理。
2. 能解释处方中联合用药的目的。
3. 能判断处方中起协同作用的药品。
4. 能判断处方中起拮抗作用的药品。
5. 能对老人、小儿、孕妇、哺乳期妇女及其他特殊群体进行用药指导。

第一节 止血药

 学习引导

出血性疾病是正常止血功能障碍所引起的一类疾病，表现为轻微损伤后出血不止或自发性出血。出血性疾病种类繁多，发病机制各异。血管壁异常、凝血功能障碍、血小板数量或功能异常等均为出血性疾病的诱发因素。临床治疗时，应根据不同病因及发病机制给予相应治疗措施，而出血性疾病治疗的基础在于掌握各类止血药的相关知识。那么，临床常用的止血药有哪些？不同药物的作用机制是否相同？不同药物适用于何种类型的出血性疾病？临床应用中有哪些注意事项？下面我们来学习。

 学习目标

知识目标
1. 掌握 维生素 K 的药理作用、临床应用及不良反应。
2. 熟悉 氨甲苯酸的作用及应用，出血性疾病的合理用药。
3. 了解 本类药品的其他药物。

能力目标
能对本类药品分类识别，能解读处方，为出血性疾病患者提供用药咨询、用药指导。

素质目标
1. 养成良好的生活习惯，具有用药安全意识。
2. 关爱患者，具有人文关怀精神。

机体中存在凝血系统和抗凝血系统，正常情况下，二者保持着动态平衡，从而维持了血管内血液的流动性，凝血过程和纤溶过程见图 9-1。当上述平衡受到某些病理因素的影响而失调时，则会出现出血性疾病或血栓栓塞性疾病。

生理止血过程由一系列生化过程组成，此过程需要多种凝血因子参与，最终使可溶性的纤维蛋白原变成难溶性的纤维蛋白，产生血凝块。止血药是通过促进凝血过程或抑制纤溶过程，使出

第九章 血液及造血系统药物

血停止的药物。临床主要用于出血性疾病。

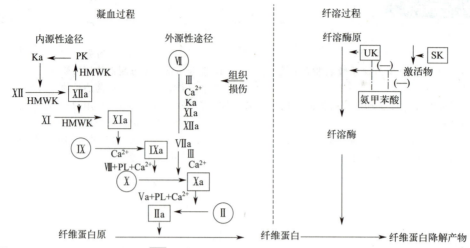

图 9-1 凝血过程和纤溶过程示意图

一、促进凝血因子生成药

维生素 K（Vitamine K）

维生素 K 的基本结构为甲萘醌。天然维生素 K 有维生素 K_1 和维生素 K_2，其中维生素 K_1 存在于绿色植物中，维生素 K_2 由肠道细菌产生或由腐败鱼粉制得，二者均为脂溶性维生素。维生素 K_3 和维生素 K_4 为人工合成品，均为水溶性维生素。

【体内过程】

口服维生素 K_1 和维生素 K_2 需胆汁协助吸收。维生素 K_1 口服后经近端小肠吸收，肌内注射和静脉注射的维生素 K_1 则由 β 脂蛋白转运，经肝脏代谢后，以氧化衍生物、葡萄糖醛酸结合形式和少量游离型从胆汁排泄，少部分经肾脏排出。维生素 K_3 和维生素 K_4 口服吸收不需胆汁协助，可直接吸收进入血液循环。

【药理作用】

维生素 K 作为羧化酶的辅酶，参与凝血因子Ⅱ、Ⅶ、Ⅸ、Ⅹ等在肝脏的合成，从而促进凝血过程。当维生素 K 缺乏时，上述凝血因子合成受阻，导致凝血障碍，凝血酶原时间延长而出血。

【临床应用】

维生素 K 用于治疗维生素 K 缺乏引起的出血。如梗阻性黄疸、胆瘘、慢性腹泻所致的出血，长期应用香豆素类口服抗凝血药、水杨酸类等所致的低凝血酶原血症，长期应用广谱抗生素致肠道正常菌群缺乏或新生儿、早产儿因维生素 K 产生不足所致的出血。

【不良反应】

维生素 K 毒性较低。维生素 K_1 静注速度过快，可出现面部潮红、呼吸困难、胸痛、血压下降，甚至发生虚脱，故一般宜用肌注。维生素 K_3、维生素 K_4 口服可引起恶心、呕吐等。维生素 K_3 剂量较大时，新生儿、早产儿可发生溶血性贫血及高胆红素血症。葡萄糖-6-磷酸脱氢酶缺乏的患者也可诱发溶血。

【药物相互作用】

维生素 K 与香豆素类口服抗凝药合用，作用相互抵消。水杨酸类、磺胺、奎宁、奎尼丁等也影响维生素 K 的作用。

【用药指导】

用药步骤	用药指导要点
用药前	(1)熟悉维生素 K 的适应证和禁忌证,了解各种剂型和用法。 (2)询问用药史,告知患者出血性疾病的防治知识及用药注意事项
用药中	(1)食物中维生素 K 缺乏或应用广谱抗生素抑制肠道细菌,使体内维生素 K 含量降低,可使维生素 K 作用加强。 (2)维生素 K 用于静脉注射宜缓慢,给药速度不应超过 1mg/min。 (3)维生素 K 应避免冻结,如有油滴析出或分层则不宜使用,但可在避光条件下加热至 70～80℃,振摇使其自然冷却,如澄明度正常则仍可继续使用
用药后	密切观察用药后的疗效和不良反应

▶【学做结合】9-1

预防新生儿出血宜选用的药物是(　　)。
A. 氨甲苯酸　　　B. 维生素 K　　　C. 叶酸　　　D. 维生素 D

二、抗纤维蛋白溶解药

氨甲苯酸(*p*-Aminomethyl Benzoic Acid,PAMBA)

氨甲苯酸能竞争性抑制纤溶酶原激活物,阻止纤溶酶原被激活为纤溶酶,从而抑制纤维蛋白的溶解,产生止血的效果。临床主要用于纤维蛋白溶解过程亢进所致的出血,如肺、肝、脾、前列腺、甲状腺、肾上腺等部位术后的异常出血,鼻、喉、口腔的局部止血和链激酶、尿激酶过量导致的出血。对一般慢性渗血效果显著,但对癌症出血及创伤出血无止血作用。用量过大可促进血栓形成,甚至诱发心肌梗死。有血栓形成倾向或有血栓栓塞病史者禁用。

三、作用于血管的止血药

垂体后叶素(Pituitrin)

垂体后叶素是脑垂体后叶分泌的激素,包括缩宫素(催产素)和加压素(抗利尿激素)。加压素能直接作用于血管平滑肌,收缩小动脉、小静脉和毛细血管,对内脏血管尤其是肺血管和肠系膜血管作用明显,可使肺及门静脉血流量减少,降低肺循环压力和门静脉压,促进血管破裂处的凝血过程而止血。主要用于治疗肺咯血、产后大出血、肝硬化食管静脉曲张破裂出血等。加压素还可促进肾脏远曲小管和集合管对水的重吸收,产生抗利尿作用。临床可用于治疗尿崩症。

垂体后叶素需注射给药。静脉注射过快,可出现面色苍白、心悸、腹痛、胸闷等,因此应缓慢注射。偶见过敏反应。高血压、冠心病、动脉硬化等患者禁用。

四、凝血因子制剂

凝血酶(Thrombin)

凝血酶是从牛、猪血提取和精制而成的凝血酶无菌制剂。可直接作用于血液中纤维蛋白原,促进其转变为纤维蛋白,而发挥止血作用。还可促进上皮细胞的有丝分裂,加速创伤愈合。临床上用于术中不易结扎的小血管止血、毛细血管止血或实质性脏器止血,也可用于外伤、手术、口腔、泌尿道、消化道等部位的止血。因其具有抗原性,可产生过敏反应。消化道止血严禁注射给药,否则可导致血栓形成,引起局部坏死而危及生命。

> **点滴积累**
>
> 1. 止血药是通过促进凝血过程或抑制纤溶过程，使出血停止的药物。
> 2. 止血药包括维生素K、氨甲苯酸、垂体后叶素、凝血酶等。
> 3. 维生素K作为羧化酶的辅酶，参与凝血因子Ⅱ、Ⅶ、Ⅸ、Ⅹ等在肝脏的合成，从而促进凝血过程，主要用于治疗维生素K缺乏引起的出血。
> 4. 氨甲苯酸能竞争性抑制纤溶酶原激活物，阻止纤溶酶原被激活为纤溶酶，从而抑制纤维蛋白的溶解，产生止血的效果。

第二节　抗凝血药及抗血栓药

学习引导

血栓栓塞性疾病主要包括血栓形成和血栓栓塞，可发生在血液循环中任何一处心腔、动脉或静脉。血栓形成是指血管内血液异常凝集，造成血管部分或完全堵塞，相应部位血供障碍的病理过程。血管壁损伤、血流状态的改变、凝血因子异常均可能导致血栓形成。血栓栓塞是指血栓由形成部位脱落，在随血流移动的过程中部分或全部堵塞某些血管，引起相应组织器官缺血、缺氧、坏死及瘀血、水肿的病理过程。血栓栓塞性疾病发病率高，严重威胁了人类的生命健康。那么，如何对血栓栓塞性疾病进行预防和治疗呢？预防和治疗过程中使用哪些药物呢？药物有哪些不良反应？使用时有哪些注意事项？怎样合理用药？下面我们来学习。

学习目标

知识目标
1. 掌握　肝素、香豆素类的药理作用、临床应用及不良反应。
2. 熟悉　枸橼酸钠的作用及应用，血栓栓塞性疾病的合理用药。
3. 了解　本类药品的其他药物。

能力目标
能为血栓栓塞性疾病患者提供用药咨询、用药指导，并对患者进行健康教育。

素质目标
1. 养成良好的生活习惯，具有用药安全意识。
2. 秉承视病犹亲的同理心，用心倾听、有效沟通，体现医者仁心。

拓展链接

华法林的发现史

1940年，化学家卡尔·保罗·林克，从发霉的牧草中分离出了具有抗凝血作用的物质，命名为"双香豆素"。研究发现，天然的香豆素在发霉的牧草中与霉菌作用被氧化为双香豆素，进而产生了抗凝作用。之后，为将双香豆素用作灭鼠药，林克对双香豆素的结构进行了改造，并得到了具有更强抗凝作用的物质——华法林。在很长时间内，华法林作为灭鼠药使用,并受到了广泛欢迎。1951 年,一个美国大兵企图通过服用华法林结束自己的生命,然而他在接受维生素 K 治疗后竟然完全康复了,这一意外事件引起了人们对华法林用于人体抗凝作用的兴趣。于是,研究者们开始了将华法林开发成抗凝药物的研究。1954 年,华法林被 FDA 正式批准使用。从此,人类抗凝药物的历史上翻开了崭新的一页。在新药研发的道路上,没有捷径可走,科研工作者要具有探索精神和创新意识,求真务实,不懈努力,方有可能成功。

一、抗凝血药

抗凝血药是一类干扰凝血因子功能,阻止血液凝固的药物。临床主要用于防止血栓的形成和已形成血栓的进一步发展,用于预防和治疗血栓栓塞性疾病。

抗凝血药

肝素（Heparin）

肝素存在于哺乳动物的许多脏器中,但以肺和肠黏膜的含量最高,药用肝素多从猪肠黏膜或牛肺中提取得到,是一种糖胺聚糖硫酸酯,带有大量负电荷,呈强酸性。

【体内过程】

肝素为大分子物质,不易通过细胞膜,口服不吸收。皮下注射血药浓度低,肌内注射易引起局部血肿,常静脉给药。静脉注射 10 分钟后即可出现抗凝作用,作用维持 3～4 小时。

【药理作用】

肝素在体内、体外均有强大抗凝作用。肝素的抗凝作用主要依赖于抗凝血酶-Ⅲ（AT-Ⅲ）介导。抗凝血酶-Ⅲ为体内作用缓慢的生理性抗凝物质,可使以丝氨酸为活性中心的凝血酶Ⅱa 及因子Ⅻa、Ⅺa、Ⅸa、Ⅹa 失去活性。肝素与 AT-Ⅲ结合,使 AT-Ⅲ构象改变,加速 AT-Ⅲ对凝血酶Ⅱa 及因子Ⅻa、Ⅺa、Ⅸa、Ⅹa 等的灭活。此外肝素还有抗血小板聚集、调血脂、降低血液黏稠度、抗感染等作用。

【临床应用】

肝素可用于防治血栓栓塞性疾病,如心肌梗死、深静脉血栓、肺栓塞、脑栓塞等疾病,可防止血栓的形成和扩大,但对已形成的血栓无溶解作用。可用于治疗弥散性血管内凝血（DIC）,早期应用肝素可防止微血栓形成,改善重要器官的供血,并可避免纤维蛋白原及其他凝血因子的耗竭,以防止继发性出血。此外肝素可用于体外抗凝,如心导管检查、体外循环、血液透析及输血等,防止血液凝固。

【不良反应】

肝素用药过量可引起自发性出血,表现为各种黏膜出血、关节腔积血、伤口出血等。轻度者,停药即可自行恢复,但严重出血须缓慢静脉注射硫酸鱼精蛋白（Protamine Sulfate）解救,硫酸鱼精蛋白带有正电荷,呈强碱性,每 1mg 硫酸鱼精蛋白约中和 100U 的肝素,每次用量不能超过 50mg。长期应用肝素,少数可见血小板减少症。偶见过敏反应、骨质疏松和自发性骨折。对肝素过敏、有自发出血倾向、严重肝肾功能不全、消化性溃疡、创伤、产后出血等患者禁用。

【药物相互作用】

肝素与碱性药物合用可失去抗凝作用,与阿司匹林、右旋糖酐、双嘧达莫等合用,可增加出血危险,与肾上腺皮质激素、依他尼酸合用可致消化道出血,与胰岛素等合用可致低血糖。

【用药指导】

用药步骤	用药指导要点
用药前	(1)熟悉肝素的适应证和禁忌证,了解各种剂型和用法。 (2)询问用药史,告知患者血栓栓塞性疾病的防治知识及用药注意事项
用药中	(1)用药期间应定时测定凝血时间。 (2)60岁以上老年人,尤其是老年妇女对肝素较敏感,用药期间容易出血,应减量并加强用药随访
用药后	密切观察用药后的疗效和不良反应

▶【学做结合】9-2

肝素用药过量引发的自发性出血可选用的解救药物是(　　)。
A. 硫酸鱼精蛋白　　B. 氨甲苯酸　　C. 维生素K　　D. 垂体后叶素

香豆素类（Coumarins）

香豆素类又称口服抗凝药,具有4-羟基香豆素的基本结构,口服吸收后参与体内代谢发挥抗凝作用。包括双香豆素（Dicoumarol）、华法林（Warfarin,苄丙酮香豆素）和醋硝香豆素（Acenocoumarol,新抗凝）等,它们的作用和用途基本相似。目前临床常用的制剂为华法林。

【体内过程】

双香豆素口服吸收慢且不规则,华法林口服吸收快而完全,吸收后约99%与血浆蛋白结合,主要在肝中代谢,最后以代谢物形式由肾排出。

【药理作用】

香豆素类与维生素K结构相似,能竞争性拮抗维生素K的作用,影响凝血因子Ⅱ、Ⅶ、Ⅸ、Ⅹ的活化,使这些凝血因子停留于无活性的前体阶段,产生抗凝作用。本药口服只能阻止凝血因子的活化过程,对已具有活性的凝血因子无抑制作用,须待体内有活性的凝血因子耗竭后才能显效,因此起效较慢。无体外抗凝作用。

【临床应用】

本类药物主要用于防治血栓栓塞性疾病,如心房纤颤和心脏瓣膜病所致血栓栓塞。因起效较慢,对需快速抗凝者,一般先用肝素发挥治疗作用后,再用香豆素类维持疗效。香豆素类与抗血小板药合用,可减少外科大手术、风湿性心脏病、人工瓣膜置换术后的静脉血栓发生率。

【不良反应】

口服过量易引起自发性出血,表现为牙龈出血、皮肤和黏膜瘀斑以及胃肠道、泌尿系统、呼吸和生殖系统的出血症状,最严重者可引起颅内血肿等。对轻度出血者,减量或停药即可缓解;但中度或严重出血者,应给予维生素K_1治疗。维生素K_3对香豆素类过量引起的出血无效。因维生素K_1需数小时后才能发挥作用,严重出血应立即同时输注新鲜血、血浆或凝血酶原复合物以迅速恢复凝血因子的功能。

【药物相互作用】

苯巴比妥、苯妥英钠等肝药酶诱导剂可加速香豆素类代谢而降低其抗凝作用。口服避孕药可增加凝血作用使香豆素类作用减弱。维生素K的吸收障碍或合成下降可影响香豆素类的抗凝作用。氯霉素、西咪替丁等肝药酶抑制剂,保泰松、甲苯磺丁脲、奎尼丁等血浆蛋白结合率高的药物可使香豆素类抗凝作用增强。

【用药指导】

用药步骤	用药指导要点
用药前	(1)熟悉双香豆素、华法林等的适应证和禁忌证,了解各种剂型和用法。 (2)询问用药史,告知患者血栓栓塞性疾病的防治知识及用药注意事项

用药步骤	用药指导要点
用药中	(1)个体差异较大,治疗期间应严密观察病情。 (2)治疗期间应严密观察口腔黏膜、鼻腔、皮下出血及大便隐血、血尿等。 (3)用药期间应避免不必要的手术操作
用药后	密切观察用药后的疗效和不良反应

枸橼酸钠（Sodium Citrate）

枸橼酸钠为体外抗凝血药。枸橼酸钠的枸橼酸根离子能与血浆中的 Ca^{2+} 形成不易解离的可溶性络合物，从而降低血中 Ca^{2+} 的浓度，使血凝过程受阻，发挥抗凝作用。仅适用于体外抗凝。输入含有枸橼酸钠的血液过速或过量时，可引起血钙下降，导致手足抽搐、心功能不全、血压骤降的发生，必要时可静脉注射氯化钙或葡萄糖酸钙解救。婴幼儿因缺乏枸橼酸钠氧化酶，进入体内的枸橼酸钠不能及时被氧化，应慎用。

> 【学做结合】9-3
> 一位正在服用华法林钠治疗的35岁男性患者，因发热就医，医生给予阿司匹林退热，分析此治疗方案是否合理？为什么？

二、抗血栓药

（一）抗血小板药

双嘧达莫（Dipyridamole，潘生丁）

双嘧达莫具有抗血小板作用。其能抑制血小板磷酸二酯酶活性，减少 cAMP 水解。也能抑制腺苷摄取，激活血小板腺苷环化酶，使 cAMP 浓度增高。用于治疗血栓栓塞性疾病，单独应用作用较弱，一般与阿司匹林合用抗血小板聚集，与华法林合用防止心脏瓣膜置换术后血栓形成。

噻氯匹定（Ticlopidine）

噻氯匹定为噻吩吡啶衍生物，是强效血小板抑制剂，抑制二磷酸腺苷（ADP）、胶原、凝血酶、血小板活化因子等所引起的血小板聚集。口服吸收良好，临床主要用于预防急性心肌再梗死、一过性脑缺血、脑卒中等，特别适用于不能耐受阿司匹林的患者。

氯吡格雷（Clopidogrel）

【体内过程】

口服吸收迅速，不受食物和抑酸剂影响，疗效好。氯吡格雷是前体药物，在体内经肝脏细胞色素 P450 酶活化后，发挥作用，其活性受酶的影响，存在明显的个体差异，会影响抗血小板效果，慢代谢型不适合使用。

【药理作用】

血小板聚集抑制药。为前体药物，必须通过 CYP450 酶代谢，生成能抑制血小板聚集的活性代谢物，选择性地抑制二磷酸腺苷（ADP）与其血小板 P2Y12 ADP 受体的结合及继发的 ADP 介导的糖蛋白 GPIIb/IIIa 复合物的活化，因此可抑制血小板聚集。

【临床应用】

用于预防动脉粥样硬化血栓形成事件，心肌梗死患者，缺血性卒中患者或确诊外周动脉性疾病的患者，急性冠脉综合征的患者，包括经皮冠状动脉介入术后置入支架的患者，可与阿司匹林合用。

【不良反应及注意事项】

常见胃肠道反应（如胃肠出血、腹泻、腹部疼痛和消化不良）、皮疹、皮肤黏膜出血（鼻出血、瘀伤）。罕见白细胞减少、血小板减少和粒细胞缺乏等。

警惕出血和血液学不良反应，服用前需要做基因检测，确定患者是否适用，并合理调整用量。出血危险增加时应慎用。

替格瑞洛（Ticagrelor）

【体内过程】

替格瑞洛为非前体药，不经肝脏代谢激活即可直接起效，用前不需要做基因检测，尤其适用于氯吡格雷无效的患者。口服吸收迅速，不受食物等影响，可在饭前或饭后服用，疗效好，但价格较高。替格瑞洛及其代谢产物与人血浆蛋白广泛结合（血浆蛋白结合率>99%），主要代谢产物通过肝脏代谢消除。

【药理作用】

替格瑞洛是一种环戊三唑嘧啶（CPTP）类化合物，替格瑞洛及其主要代谢产物能可逆性地与血小板 P2Y12 ADP 受体相互作用，阻断 ADP 介导的信号传导和血小板活化，发挥抑制血小板聚集、抗血小板作用。

【临床应用】

用于急性冠脉综合征患者，包括接受药物治疗和经皮冠状动脉介入（PCI）治疗的患者，降低血栓性心血管事件的发生率。

【不良反应及注意事项】

有高尿酸血症、脑出血、呼吸困难、消化道溃疡及出血、皮下血肿、瘀斑、尿道出血及血管穿刺部位出血等。有出血倾向（例如近期创伤、近期手术、凝血功能障碍、活动性或近期胃肠道出血）的患者慎用。

（二）纤维蛋白溶解药

链激酶（Streptokinase, SK）

链激酶是乙型溶血性链球菌培养液中提取的蛋白质，现已可用基因重组方法制备重组链激酶。链激酶可与纤溶酶原结合成复合物，促使纤溶酶原转变成纤溶酶，迅速水解血栓中的纤维蛋白，使血栓溶解。对新形成的血栓溶栓效果好，对形成已久且已机化的血栓效果较差，因此需早期用药，血栓形成不超过 6 小时疗效较好。链激酶具有抗原性，可引起过敏反应。严重不良反应为出血。

点滴积累

1. 抗凝血药是一类干扰凝血因子功能、阻止血液凝固的药物，主要用于预防和治疗血栓栓塞性疾病。
2. 抗凝血药包括肝素、香豆素类、枸橼酸钠。
3. 肝素在体内、体外均有强大抗凝作用；香豆素类又称口服抗凝药，无体外抗凝作用；枸橼酸钠仅适用于体外抗凝。
4. 双嘧达莫、噻氯匹定为抗血小板药，链激酶为纤维蛋白溶解药。

第三节 抗贫血药

 学习引导

贫血是指循环血液中红细胞数或血红蛋白含量持续低于正常值的病理现象。根据病理机制不同，贫血可分为三种类型。①缺铁性贫血：因慢性失血、铁需要量增加、摄入量不足或胃肠道吸收铁不良等所致，红细胞呈小细胞低色素性；②巨幼红细胞性贫血：因叶酸和（或）维生素 B_{12} 缺乏引起的 DNA 合成障碍所致，红细胞呈大细胞高色素性；③再生障碍性贫血：因骨髓造血功能障碍所致，以全血细胞减少为主要表现。不同类型贫血，治疗措施不同，应根据不同病因选用不同的抗贫血药。那么，抗贫血药有哪些？适用于何种类型的贫血？使用时有哪些注意事项？怎样合理用药？下面我们来学习。

 学习目标

知识目标
1. 掌握　铁剂的药理作用、临床应用及不良反应。
2. 熟悉　叶酸、维生素 B_{12} 的作用及应用，贫血的合理用药。
3. 了解　本类药品的其他药物。

能力目标
能对本类药品分类识别，能解读处方，为贫血患者提供用药咨询、用药指导。

素质目标
1. 关爱患者、用心倾听、有效沟通。
2. 具有科学用药理念、药品安全意识和科学严谨的工作态度。

抗贫血药主要用于贫血的补充治疗，常用的抗贫血药物有铁剂、叶酸、维生素 B_{12} 等。治疗贫血应遵循"缺什么，补什么"的原则，缺铁性贫血用铁剂治疗，巨幼红细胞性贫血用叶酸和（或）维生素 B_{12} 治疗。

铁剂

常用的口服铁剂有硫酸亚铁（Ferrous Sulfate）、枸橼酸铁铵（Ferric Ammonium Citrate）和富马酸亚铁（Ferrous Fumarate）；注射铁剂为右旋糖酐铁（Iron Dextran）、山梨醇铁（Iron Sorbitex）等。

【体内过程】

口服铁剂或食物中外源性铁在十二指肠和空肠上段吸收，其吸收的形式为 Fe^{2+}，Fe^{3+} 很难被吸收。一般食物中铁的吸收率约为 10%，吸收入肠黏膜后，一部分 Fe^{2+} 被氧化为 Fe^{3+}，与黏膜细胞的去铁蛋白结合，以铁蛋白形式贮存；另一部分进入血液循环，被氧化为 Fe^{3+}，并与血浆中的转铁蛋白结合，转运到肝、脾、骨髓等组织中，供机体利用。铁主要通过肠黏膜细胞脱落排出体外，少部分经胆汁、尿液、汗液等排出体外。

【药理作用】

铁是构成血红蛋白、肌红蛋白和某些组织酶的重要原料，吸收至骨髓的铁，进入骨髓幼红细胞,在线粒体内与原卟啉结合形成血红素,后者再与珠蛋白结合形成血红蛋白,进而促使红细胞发育成熟。成人每天补充 1.0~1.5mg 铁即可满足生理需要。

【临床应用】

铁剂主要用于缺铁性贫血的治疗,如失铁过多(月经过多、痔疮出血、子宫肌瘤等)、需铁增加(妊娠、儿童生长发育等)、铁吸收障碍(慢性腹泻、萎缩性胃炎等)、红细胞大量破坏(疟疾、溶血等)所引起的缺铁性贫血。在给予铁剂治疗的同时应配合对因治疗。

一般口服铁剂 1 周,血液中网织红细胞数即可上升,10~14 天达到高峰,2~4 周后血红蛋白明显增加,但血红蛋白恢复正常值常需 4~12 周。为使体内铁贮存恢复正常,待血红蛋白正常后仍需减半量继续服用 2~3 个月。

治疗时最常用的口服铁剂为硫酸亚铁,其吸收良好且价格较低;枸橼酸铁铵为三价铁制剂,吸收差,但刺激性小,可制成糖浆应用于儿童。注射用铁剂可迅速增加体内储存铁,但血液中网织红细胞和血红蛋白的上升与口服制剂类似,且副作用较多,如右旋糖酐铁仅用于少数不能耐受口服制剂的严重贫血患者。

【不良反应】

1. 胃肠道刺激症状　口服铁剂有恶心、呕吐、上腹痛及腹泻等症状,饭后服用可减轻。亦可出现便秘,可能是铁与肠腔中的硫化氢相结合,减弱了硫化氢对肠壁的刺激所致。

2. 急性中毒　小儿误服 1g 以上铁剂可引起急性中毒,表现为坏死性胃肠炎、呕吐、腹痛、血性腹泻、休克、呼吸困难,甚至死亡。一旦发生应用磷酸盐或碳酸盐洗胃,并以特殊解毒剂去铁胺经鼻饲管注入胃内以结合残存的铁,减轻毒性反应。

【药物相互作用】

胃酸、维生素 C、果糖、半胱氨酸等还原性物质,有助于 Fe^{3+} 被还原成 Fe^{2+},可促进铁吸收。抗酸药、鞣酸、磷酸盐等物质可使铁沉淀,阻碍铁吸收。四环素、喹诺酮类等与铁形成络合物,相互影响吸收。

【用药指导】

用药步骤	用药指导要点
用药前	(1)熟悉铁剂等的适应证和禁忌证,了解各种剂型和用法。 (2)询问用药史,告知患者缺铁性贫血的防治知识及用药注意事项
用药中	(1)不应与浓茶同服。 (2)宜在饭后或饭时服用,以减轻胃部刺激。 (3)治疗期间应定期检查血象和血清铁水平
用药后	密切观察用药后的疗效和不良反应

▶【学做结合】9-4

某缺铁性贫血患者因尿路感染就医,医生给予硫酸亚铁片、四环素片治疗,分析此治疗方案是否合理?为什么?

叶酸(Folic Acid)

叶酸广泛存在于动植物类食品中,尤以酵母、肝及绿叶蔬菜中含量比较多。动物细胞自身不能合成叶酸,人体所需叶酸全部从食物中摄取。叶酸现已可人工合成。

【药理作用】

食物中的叶酸和叶酸制剂进入人体内,被叶酸还原酶还原为二氢叶酸,再被二氢叶酸还原酶还原为四氢叶酸,再甲基化为具有活性的 5-甲基四氢叶酸。进入细胞后,5-甲基四氢叶酸提供甲基,使维生素 B_{12} 转化为甲基维生素 B_{12},而自身变为有活性的四氢叶酸。四氢叶酸能与多种一碳基团结合成四氢叶酸类辅酶,传递一碳基团,参与体内多种生化过程,参与核酸合成和氨基酸代谢。当叶酸缺乏时,一碳基团传递障碍,核酸代谢过程受阻,其中最为明显的是胸腺嘧啶脱氧核苷酸合成受阻,导致 DNA 合成障碍,细胞有丝分裂减少,而对 RNA 和蛋白质合成影响较少,使红细胞出现体积大而核发育幼稚的形态,形成巨幼红细胞性贫血。

【临床应用】

1. 叶酸用于治疗各种原因引起的巨幼红细胞性贫血,尤其对营养性和妊娠期、婴儿期巨幼红细胞性贫血疗效好。治疗时以叶酸为主,辅以维生素 B_{12},可提高疗效。

2. 对叶酸对抗剂如甲氨蝶呤、乙胺嘧啶、甲氧苄啶等所致的巨幼红细胞性贫血,因二氢叶酸还原酶受抑制,四氢叶酸生成障碍,直接应用叶酸无效,需用甲酰四氢叶酸钙(亚叶酸钙)治疗。

3. 对维生素 B_{12} 缺乏所致"恶性贫血",叶酸仅能改善血象,但不能改善神经症状。治疗时应以维生素 B_{12} 为主,叶酸为辅。

【不良反应】

不良反应较少,偶可见过敏反应,长期用药可以出现畏食、恶心、腹胀等胃肠症状。大量服用叶酸时,可使尿液呈黄色。

维生素 B_{12}(Vitamin B_{12})

维生素 B_{12} 为含钴的卟啉类化合物组成的 B 族维生素,有氰钴胺、羟钴胺、甲钴胺等多种形式,广泛存在于动物内脏、蛋黄、牛奶中,而植物性食物中几乎不含维生素 B_{12}。人体的生理需要量为每日 $1\sim2\mu g$,需要从外界摄取。药用维生素 B_{12} 为氰钴胺和羟钴胺,性质稳定。

【体内过程】

口服维生素 B_{12} 必须与胃壁细胞分泌的糖蛋白即"内因子"(IF)结合,才能避免被胃液破坏。维生素 B_{12}-IF 复合物进入空肠与微绒毛上的特殊受体结合进入细胞,释放出内因子和维生素 B_{12},即转入血。胃黏膜萎缩、胃切除等可致"内因子"缺乏,影响维生素 B_{12} 吸收,引起"恶性贫血"。治疗"恶性贫血",口服维生素 B_{12} 不能被吸收,必须注射给药。

【药理作用】

1. 促进叶酸的循环利用 细胞内的 5-甲基四氢叶酸在维生素 B_{12} 的参与下转化为四氢叶酸,维生素 B_{12} 缺乏时,从 5-甲基四氢叶酸上转移甲基团的活动减少,四氢叶酸的循环利用受到影响,患者出现与叶酸缺乏相似的巨幼红细胞性贫血。

2. 维护有鞘神经纤维的代谢与功能 维生素 B_{12} 可促进甲基丙二酰辅酶 A 转化成琥珀酰辅酶 A,参与三羧酸循环,有助于神经髓鞘脂蛋白的合成。缺乏维生素 B_{12} 时,甲基丙二酰辅酶 A 积聚,异常脂肪酸合成,影响正常神经髓鞘脂质合成,出现神经损害症状。

【临床应用】

维生素 B_{12} 主要用于治疗恶性贫血及其他巨幼红细胞性贫血,与叶酸合用效果更好。临床也作为神经系统疾病如多发性神经炎、神经痛、神经萎缩等的辅助治疗。

【不良反应】

较少,极少数患者可出现过敏反应,甚至过敏性休克,故不宜滥用。

红细胞生成素(Erythropoietin,EPO)

红细胞生成素是由肾脏近曲小管管壁细胞分泌的糖蛋白,现临床应用药物为基因重组人红细胞生成素。红细胞生成素可与红系干细胞的红细胞生成素受体结合,引起细胞内磷酸化和 Ca^{2+} 浓度升高,刺激红系干细胞增生和成熟,并促使网织红细胞入血,使红细胞数量增加,血红蛋白含量提高。

临床上主要用于红细胞生成素缺乏所致的贫血，尤其是慢性肾衰竭所致贫血，对尿毒症血液透析所致贫血疗效显著。也可用于肿瘤化疗、抗艾滋病药物治疗所致贫血。不良反应主要有流感样症状、血压升高等，随着红细胞压积增高，血液黏度可明显增高，应注意防止血栓形成。

> ▶【学做结合】9-5
> 以下有关贫血的治疗方案不正确的是（   ）。
> A. 缺铁性贫血选用硫酸亚铁　　　　　B. 巨幼红细胞性贫血选用叶酸
> C. 恶性贫血选用口服维生素 B_{12} 治疗　　D. 恶性贫血选用注射维生素 B_{12} 治疗

点滴积累

1. 贫血是指循环血液中红细胞数或血红蛋白含量持续低于正常值的病理现象。
2. 贫血可分为三种类型：缺铁性贫血、巨幼红细胞性贫血、再生障碍性贫血。
3. 缺铁性贫血用铁剂治疗，巨幼红细胞性贫血用叶酸和（或）维生素 B_{12} 治疗。
4. 维生素 B_{12} 缺乏所致"恶性贫血"，治疗时应以维生素 B_{12} 为主、叶酸为辅。

第四节　促白细胞生成药

学习引导

健康成人血液中白细胞计数一般在 $(4.0\sim10.0)\times10^9/L$，可随机体的功能状态而在一定范围内变化。白细胞根据其形态、功能和来源部位可以分为三大类：粒细胞、单核细胞和淋巴细胞。其中粒细胞又可根据胞质中颗粒的染色性质不同，分为中性粒细胞、嗜酸性粒细胞和嗜碱性粒细胞。若成人外周血白细胞计数持续低于 $4.0\times10^9/L$ 时，称为白细胞减少症。成人外周血中性粒细胞绝对值低于 $2.0\times10^9/L$ 时，称为粒细胞减少症；若低于 $0.5\times10^9/L$ 则称为粒细胞缺乏症。中性粒细胞减少的危害在于容易发生感染，感染的危险程度与中性粒细胞减少的程度有关，因此在治疗过程中升高白细胞及中性粒细胞计数，增强其功能很重要。那么促白细胞生成药有哪些？使用时有哪些注意事项？下面我们来学习。

知识目标
了解　粒细胞集落刺激因子和粒细胞-巨噬细胞集落刺激因子的作用和应用。
能力目标
能对本类药品分类识别，能解读处方，为白细胞减少症患者提供健康教育和用药咨询，指导白细胞减少症患者合理用药。
素质目标
1. 用心倾听、有效沟通、关爱患者、具有人文关怀精神。
2. 养成良好的饮食习惯，坚持体育锻炼，安全用药。

维生素 B_4、鲨肝醇等虽作为升白细胞药物使用多年，但疗效较差。粒细胞集落刺激因子、粒细胞-巨噬细胞集落刺激因子已用于临床。

一、基因重组类

粒细胞集落刺激因子（Granulocyte Colony Stimulating Factor，G-CSF，非格司亭）

粒细胞集落刺激因子是由血管内皮细胞、单核细胞和成纤维细胞合成的糖蛋白。现临床应用的 G-CSF 为基因重组产品，为由基因重组技术生产的含有 174 个氨基酸的糖蛋白造血因子，即重组人粒细胞集落刺激因子（rhG-CSF）。

G-CSF 能与靶受体结合，促进粒细胞集落的形成，促使造血干细胞向中性粒细胞增殖、分化；刺激成熟的粒细胞从骨髓释出，增强中性粒细胞趋化及吞噬能力。对巨噬细胞、巨核细胞影响很小。

本药不能口服，仅可静脉滴注或皮下注射给药。可用于肿瘤化疗、放疗引起骨髓抑制所致的中性粒细胞减少，也用于自体骨髓移植，以促进减少的中性粒细胞恢复。可升高中性粒细胞数量，减少感染发生率。一般剂量患者耐受良好，偶有发热、皮疹、胃肠道反应、骨痛等。长期静脉滴注可引起静脉炎。用药期间应定期检查血常规，关注中性粒细胞数量。

粒细胞-巨噬细胞集落刺激因子（Granulocyte-Macrophage Colony-stimulating Factor，GM-CSF）

粒细胞-巨噬细胞集落刺激因子主要由 T 细胞在抗原或有丝分裂原的刺激下产生，单核细胞、成纤维细胞、血管内皮细胞也可产生。现临床应用的 GM-CSF 为基因重组产品。GM-CSF 作用于粒细胞、单核-巨噬细胞系的前体细胞表面的受体，能刺激粒细胞、单核细胞、巨噬细胞等多种细胞集落的形成和增生，促进成熟中性粒细胞的释放，增加循环血液中中性粒细胞的数量，增强成熟中性粒细胞的吞噬功能和细胞毒性作用。临床可用于骨髓移植、肿瘤化疗等相关的粒细胞减少症及并发的感染，也可用于血小板减少症。不良反应有皮疹、发热、骨痛、肌痛、皮下注射部位红斑。

二、其他药物

维生素 B_4（Vitamine B_4）

维生素 B_4 为核酸的前体物质，参与 RNA 与 DNA 的合成，可促进白细胞增生，使白细胞数量增加。一般用药后 2~3 周，白细胞数量可明显增加，临床用于治疗各种原因引起的白细胞减少症。

鲨肝醇（Batilol）

鲨肝醇为从鲨鱼肝脏中提取的十八烷基甘油醚，对肿瘤放疗、化疗引起的骨髓抑制有一定的疗效，可用于放射线及其他原因引起的白细胞减少。

利血生（Leucogen）

利血生可增强造血系统功能，临床用于防治各种原因引起的白细胞减少、血小板减少和再生障碍性贫血。

肌苷（Inosine）

肌苷又称次黄嘌呤核苷酸，参与体内核苷酸代谢、蛋白质合成和能量代谢，活化丙酮酸氧化酶类，使细胞在缺氧状态下进行正常代谢，有助于受损细胞功能的恢复。临床上用于各种原因引起的白细胞减少、血小板减少、肝炎、肝硬化等的辅助治疗。

> 【学做结合】9-6
> 无促进白细胞生成作用的药物是（　　）。
> A. 利血生　　B. 维生素 B_{12}　　C. 肌苷　　D. 粒细胞集落刺激因子

> **点滴积累**
> 1. 促白细胞生成药的代表药物有粒细胞集落刺激因子、粒细胞-巨噬细胞集落刺激因子等。
> 2. 粒细胞集落刺激因子和粒细胞-巨噬细胞集落刺激因子可用于各种原因引起的白细胞减少症。
> 3. 可用于白细胞减少症的其他药物有维生素 B_4、鲨肝醇、利血生、肌苷等。

第五节　血容量扩充药

学习引导

血容量是指血细胞容量与血浆容量的总和，大量失血或失血浆会引起血容量降低，从而使有效循环血量与心排血量减少、组织灌注不足、细胞代谢紊乱和功能受损，引起休克。积极纠正低血容量性休克的病因，迅速补足血容量是治疗的基本措施。扩充血容量除可应用全血和血浆外，也可应用人工合成的血容量扩充药。血容量扩充药，被称为血浆代用品，是一类能提高血浆胶体渗透压、增加血容量、改善微循环的高分子物质，具有作用持久、无抗原性等优点。那么，血容量扩充药有哪些？在临床上有哪些应用？使用时有哪些注意事项？怎样合理用药？下面我们来学习。

学习目标

知识目标
了解　右旋糖酐的作用及应用。
能力目标
能对本类药品分类识别，为患者提供健康教育和用药咨询。
素质目标
1. 关爱患者、具有人文关怀精神。
2. 具备大健康理念，具有科学用药理念、药品安全意识。

右旋糖酐（Dextran）

右旋糖酐是葡萄糖的聚合物，由于聚合的葡萄糖分子数目不同，可得不同分子量的产品。临床应用的有右旋糖酐 70（中分子右旋糖酐，平均分子量为 70000）、右旋糖酐 40（低分子右旋糖酐，平均分子量为 40000）和右旋糖酐 10（小分子右旋糖酐，平均分子量为 10000）。

【药理作用】

1. 扩充血容量　右旋糖酐 70 和右旋糖酐 40 分子量较大，不易渗出血管，静脉注射后可提高血浆胶体渗透压，从而扩充血容量，维持血压。

2. 改善微循环和抗血栓　右旋糖酐 40 和右旋糖酐 10 分子量小，可附着在红细胞和血小板表面，抑制其聚集，加之可扩充血容量及稀释血液，因此可改善微循环和阻止血栓形成。

3. 渗透性利尿　右旋糖酐 40 和右旋糖酐 10 分子量小，可迅速由肾小球滤过，但不被肾小管重吸收，产生渗透性利尿作用。

【临床应用】

1. 防治低血容量性休克　如急性失血、创伤性和烧伤性休克，右旋糖酐 70 血容量扩充作用强，疗效与血浆相似。

2. 防治血栓栓塞性疾病　如心肌梗死、脑血栓形成和血栓性静脉炎等。右旋糖酐 40 和右旋糖酐 10 效果更好。

3. 防治急性肾衰竭　右旋糖酐 10 作用更强。

【不良反应】

少数患者用药后出现皮肤过敏反应，极少数人可出现过敏性休克。故首次用药应严密观察 5～10 分钟，发现症状，立即停药，及时抢救。用量过大可出现凝血障碍，血小板减少症及出血性疾病患者禁用，心功能不全患者慎用。

▶【学做结合】9-7

扩充血容量作用强、维持时间较长的药物是（　　）。

A. 右旋糖酐 70　　　B. 右旋糖酐 40　　　C. 右旋糖酐 10　　　D. 葡萄糖注射液

● 点滴积累

1. 血容量扩充药主要用于防治低血容量性休克、血栓栓塞性疾病及急性肾衰竭。
2. 目前最常用的血容量扩充药是右旋糖酐。

学习评价

一、单项选择题

1. 小细胞低色素性贫血应选用（　　）。

A. 维生素 B_{12}　　　B. 硫酸亚铁　　　C. 肌苷　　　D. 叶酸

2. 有关肝素的叙述，正确的是（　　）。

A. 不能用于体外抗凝　　　　　　　B. 可用于体内、体外抗凝
C. 可口服给药　　　　　　　　　　D. 呈强碱性

3. 下列物质中有利于铁剂吸收的是（　　）。

A. 牛奶　　　B. 咖啡　　　C. 维生素 C　　　D. 茶

4. 氨甲苯酸的作用机制是（　　）。

A. 抑制凝血因子的合成　　　　　　B. 促进血小板聚集
C. 抑制纤溶酶　　　　　　　　　　D. 促进凝血酶原合成

5. 可减弱双香豆素抗凝作用的药物是（　　）。

A. 苯巴比妥　　　B. 氯霉素　　　C. 阿司匹林　　　D. 保泰松

6. 华法林过量引起的出血可选用哪种药物解救？（　　）
   A. 肝素　　　　B. 鱼精蛋白　　　　C. 尿激酶　　　　D. 维生素 K
7. 输入含有枸橼酸钠的血液过量导致肾功能不全时的抢救药物为（　　）。
   A. 氯化钙　　　B. 氯化钠　　　　　C. 碳酸氢钠　　　D. 维生素 K
8. 脑血栓新形成后，可选用的溶栓药物为（　　）。
   A. 链激酶　　　B. 华法林　　　　　C. 肝素　　　　　D. 枸橼酸钠
9. 以下药物应用后可出现流感样症状的是（　　）。
   A. 硫酸亚铁　　B. 叶酸　　　　　　C. 维生素 B_{12}　D. 红细胞生成素
10. 仅用于体外抗凝的抗凝血药是（　　）。
    A. 肝素　　　　B. 华法林　　　　　C. 维生素 K　　　D. 枸橼酸钠

二、多项选择题

1. 可用于防治血栓栓塞性疾病的是（　　）。
   A. 华法林　　　B. 右旋糖酐 40　C. 氨甲苯酸　　D. 垂体后叶素　　E. 阿司匹林
2. 下列药物中可升高白细胞的是（　　）。
   A. 肌苷　　　　B. 粒细胞集落刺激因子　　　　C. 粒细胞-巨噬细胞集落刺激因子
   D. 维生素 B_4　E. 鲨肝醇
3. 关于右旋糖酐的叙述，正确的是（　　）。
   A. 低分子量和小分子量右旋糖酐均可用于防治血栓栓塞性疾病
   B. 具有渗透性利尿作用　　　　　　　　　　C. 无改善微循环作用
   D. 血小板减少症及出血性疾病禁用　　　　　E. 心功能不全患者慎用
4. 下列哪种原因引起的贫血可选用铁剂治疗？（　　）
   A. 月经过多　　B. 慢性腹泻　　C. 妊娠　　D. 内因子缺乏　　E. 儿童生长发育
5. 过量应用可引起出血的药物包括（　　）。
   A. 肝素　　　　B. 华法林　　　C. 链激酶　　D. 氨甲苯酸　　　E. 垂体后叶素
6. 肝素可用于（　　）。
   A. 输血抗凝　　B. 术后出血　　C. 肺栓塞　　D. 深静脉血栓　　E. 心肌梗死
7. 下列联合用药不合理的是（　　）。
   A. 铁剂＋四环素　　B. 铁剂＋抗酸药　　C. 铁剂＋喹诺酮类
   D. 铁剂＋鞣酸　　　E. 铁剂＋果糖
8. 可用于治疗巨幼红细胞性贫血的药物有（　　）。
   A. 铁剂　　　　B. 叶酸　　　　C. 维生素 B_{12}　D. 肝素　　　　E. 华法林
9. 垂体后叶素可用于（　　）。
   A. 肝硬化食管静脉曲张破裂出血　　B. 产后大出血　　C. 高血压
   D. 冠心病　　　E. 尿崩症
10. 以下有关华法林的叙述，正确的是（　　）。
    A. 口服可吸收　　B. 维生素 K 的拮抗剂　　C. 对已具有活性的凝血因子无抑制作用
    D. 过量可引起自发性出血　　　　　　　　　E. 可用于体外抗凝

三、问答与用药

1. 肿瘤患者服用甲氨蝶呤化疗后出现巨幼红细胞性贫血，可否选用叶酸治疗，为什么？
2. 试述肝素抗凝血的作用机制及临床应用。
3. 简述不同类型贫血应分别选用何种药物治疗。

第十章　内分泌系统药物

课前导语

　　内分泌系统是人体重要的信息传递系统。在神经和体液调节过程中，内分泌系统与神经系统紧密联系、相互配合，共同调节机体的各种功能活动，维持内环境的稳态，发挥了重要的调节作用，使机体更好地适应内、外环境的变化。本章主要介绍肾上腺皮质激素类药、甲状腺激素与抗甲状腺药、胰岛素与口服降血糖药和骨代谢调节药及抗骨质疏松药的药理作用及临床应用、不良反应、注意事项及用药指导。

学习要求

　　1. **掌握**　肾上腺皮质激素类药、甲状腺激素与抗甲状腺药、胰岛素与口服降血糖药和骨代谢调节药及抗骨质疏松药的药理作用及临床应用和不良反应。
　　2. **熟悉**　内分泌药物的分类、体内过程等。
　　3. **了解**　内分泌药物的作用特点和药物相互作用。

知识导图

【衔接 1+X 证书】

中级	高级
1. 能熟识常用内分泌系统药物的商品名、英文名。 2. 能介绍常用内分泌系统药物的作用机理及体内过程特点。 3. 能介绍新药的特点并进行同类药品的比较。 4. 能根据自身免疫性疾病、过敏性疾病、甲状腺功能亢进、骨质疏松症等常见疾病症状提供药学咨询和用药安全指导。	1. 能介绍常见复方制剂的配伍原理。 2. 能解释处方中联合用药的目的。 3. 能判断处方中起协同作用的药品。 4. 能判断处方中起拮抗作用的药品。 5. 能对老人、小儿、孕妇、哺乳期妇女及其他特殊群体进行用药指导。

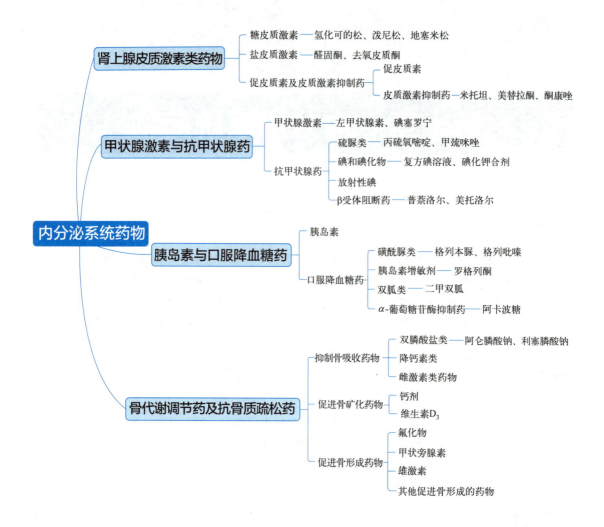

第一节　肾上腺皮质激素类药物

学习引导

肾上腺皮质能够分泌多种激素，这些激素具有抗炎、免疫抑制、抗毒素、抗休克等作用；除此之外，还对代谢、血液和造血系统等起作用。此类激素在化学结构上属于甾醇类，均为环戊烷多氢菲的衍生物。大都在水中不溶，具有脂溶性及电中性、化学性质非常相似等特点，人们对天然肾上腺皮质激素的化学结构进行改造，人工合成了一些具有皮质激素的性质和生理功能、副作用小、疗效好的化合物。此类物质及具有天然肾上腺皮质激素结构的化合物被统称为肾上腺皮质激素类药物，在临床上被广泛应用。那么，肾上腺皮质激素类药物有哪些分类？有哪些应用？作用特点如何？应用上有哪些注意事项？下面我们来学习。

📄 **学习目标**

知识目标

1. 掌握　糖皮质激素类药物（氢化可的松、泼尼松和地塞米松等）的药理作用、临床应用和不良反应。
2. 熟悉　糖皮质激素类药物的分类、体内过程、用法和禁忌证。
3. 了解　盐皮质激素和促皮质激素类药物的作用特点和临床应用。

能力目标

能够正确合理地应用肾上腺皮质激素类药物；具有相关实验能力和处方分析能力。

素质目标

1. 具有用药安全意识，具有人文关怀精神。
2. 养成良好的职业素养和严谨的工作作风。

肾上腺皮质分泌的激素总称为肾上腺皮质激素，简称皮质激素，属于甾体类化合物。肾上腺皮质由外向内分别为球状带、束状带和网状带；球状带分泌盐皮质激素，以醛固酮、去氧皮质酮和皮质酮为代表，主要调节水盐平衡；束状带合成和分泌糖皮质激素，以氢化可的松和可的松等为代表，又称皮质醇和皮质素，其受促皮质素（ACTH）调节，影响糖和蛋白质代谢；网状带分泌性激素，以雌激素和雄激素为代表，但其生理和临床意义不大，所以通常指肾上腺皮质激素不包括性激素。临床上常用的肾上腺皮质激素类药物主要是糖皮质激素类。

📖 **拓展链接**

糖皮质激素的生理意义

在人体内分泌激素中，糖皮质激素举足轻重，具有重要的生理调节作用，如：调控许多组织和器官的发育和功能、调节机体的主要物质代谢、参与机体的应激反应、维持机体内环境的稳定等。机体在受到体内外各种因素的刺激时，可通过中枢神经系统和免疫系统调节下丘脑-腺垂体-肾上腺皮质轴（HPA轴）分泌糖皮质激素，分泌的糖皮质激素又可反馈性抑制 HPA 轴的分泌功能，达到较为完善的生理调节平衡。HPA 轴是神经-内分泌以及神经-免疫-内分泌调节网络的重要组成部分，糖皮质激素在其中起到了关键作用，不仅调节机体生长、发育和代谢功能，而且在机体受到损害时起到积极的保护作用。临床使用糖皮质激素类药物要防止长期大量应用，影响 HPA 轴功能。

一、糖皮质激素

糖皮质激素（glucocorticoid）作用广泛、复杂，且随着剂量的改变而改变。在生理情况下所分泌的糖皮质激素主要影响正常的物质代谢，缺乏时将引起代谢失调以致死亡。在应激状态下，机体分泌大量糖皮质激素，通过允许作用等，使机体适应内、外环境变化所产生的强烈刺激。超生理剂量时，糖皮质激素除影响物质代谢外，还具有抗炎、免疫抑制和抗休克等药理作用。不适当使用或长期大剂量使用糖皮质激素可导致多种不良反应和并发症，甚至危及生命。

（一）化学结构

临床应用的肾上腺皮质激素类药物多数是半合成品。肾上腺皮质激素的基本结构为甾核，即由 17 个碳原子组成的 3 个 6 元环和 1 个 5 元环，4 个环分别称为 A、B、C、D 环的甾核，如图 10-1 所示。

（二）体内过程

糖皮质激素制剂注射、口服吸收快而完全。可的松或氢化可的松口服后 1~2 小时血药浓度达峰值。氢化可的松进入血液后，90% 以上与血浆蛋白呈可逆性结合，其中约 80% 与皮质激素运载蛋白（corticosteroid binding globulin，CBG）结合，10% 与白蛋白结合，结合后不易进入细胞，因此无生物活性；具有活性的游离型约占 10%。人工合成品与皮质激素转运蛋白结合较少（约 70%），因而作用较强。肝、肾疾病时皮质激素转运蛋白合成减少，故此时可使游离型药物增多，故肝、肾功能不全时，糖皮质激素类药物 $t_{1/2}$ 延长。可的松

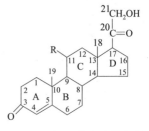

图 10-1 肾上腺皮质激素的基本化学结构

与泼尼松（Prednisone）等第 11 位碳原子（C）上的氧在肝中转化为羟基，生成氢化可的松（Hydrocortisone）和泼尼松龙（Prednisolone）方有活性，因此严重肝功能不全患者只宜用氢化可的松或泼尼松龙。再有，甲状腺功能亢进时肝灭活加速，使 $t_{1/2}$ 缩短。药酶诱导剂（苯巴比妥、利福平和苯妥英钠）可加快糖皮质激素的代谢，合用时需加大糖皮质激素的用量。

按作用时间的长短，糖皮质激素类药物可分为短效、中效及长效三类。常用的糖皮质激素类药物作用特点比较见表 10-1。

表 10-1 常用糖皮质激素类药物的比较

药物		药理活性			等效剂量/mg	半衰期/分钟	作用持续时间/小时
		水盐代谢（比值）	糖代谢（比值）	抗炎作用（比值）			
短效	氢化可的松	1.0	1.0	1.0	20.00	90	8~12
	可的松	0.8	0.8	0.8	25.00	30	8~12
中效	泼尼松	0.8	4.0	3.5	5.00	60	12~36
	泼尼松龙	0.8	4.0	4.0	5.00	200	12~36
	甲泼尼龙	0.5	5.0	5.0	4.00	180	12~36
	曲安西龙	0	5.0	5.0	4.00	>200	12~36
长效	地塞米松	0	20~30	30	0.75	100~300	36~54
	倍他米松	0	20~30	25~35	0.60	100~3	36~54

注：表中水盐代谢、糖代谢、抗炎作用的比值均以氢化可的松为 1 计；等效剂量以氢化可的松为标准计。

（三）药理作用

糖皮质激素类药物作用广泛而复杂，且与剂量大小有关。生理剂量的糖皮质激素主要影响糖、蛋白质、脂肪等物质代谢过程，缺乏时将引起代谢失调甚至死亡；当应激状态时，机体分泌大量的糖皮质激素，通过允许作用等，使机体能适应内、外环境变化所产生的强烈刺激。超生理剂量（药理剂量）时，糖皮质激素除影响代谢外，还有抗炎、抗免疫、抗毒、抗休克等药理作用，其临床应用广泛。

1. 影响代谢

表现在以下几个方面：

（1）糖代谢　糖皮质激素能增加肝糖原、肌糖原含量，能促进糖原异生，减少机体组织对葡萄糖的利用，升高血糖。

（2）蛋白质代谢　糖皮质激素能促进淋巴、胸腺、肌肉、骨骼和皮肤等组织的蛋白质分解，并抑制其合成。

（3）脂肪代谢　短期应用对脂肪代谢无明显影响，长期大量使用会升高血浆胆固醇，激活四肢皮下的脂酶，促进皮下脂肪分解，重新分布在脸、上胸、颈背、腹部，形成如"满月脸""水牛背"等向心性肥胖。

(4) 水盐代谢　糖皮质激素能保钠排钾，大量时还可引起低血钙，长期应用可致骨质脱钙。

2. 抗炎作用

糖皮质激素具有强大的抗炎作用，能抑制物理性、化学性、免疫性及病原生物性等多种原因所引起的炎症反应。在急性炎症早期，通过增高血管的紧张性、减轻充血、降低毛细血管的通透性，同时抑制白细胞浸润及吞噬反应，减少各种炎症因子的释放，减轻渗出、水肿，改善红、肿、热、痛等症状。在炎症后期，糖皮质激素通过抑制毛细血管和成纤维细胞的增生，抑制胶原蛋白、糖胺聚糖的合成及肉芽组织增生，防止粘连及瘢痕形成，减轻后遗症。但须注意的是，炎症反应是机体的一种防御性机制，炎症反应的后期更是组织修复的重要过程。因此，糖皮质激素在抑制炎症及减轻症状的同时也可导致感染扩散、创面愈合延迟。

 拓展链接

糖皮质激素的抗炎作用机制

糖皮质激素抗炎作用可在分子水平上进行。其基本机制为：糖皮质激素与靶细胞内的糖皮质激素受体相结合而影响参与炎症的一些基因转录而产生抗炎效应。糖皮质激素的靶细胞广泛分布于全身各组织和器官，如肝、肺、脑、骨、胃肠平滑肌、骨骼肌、淋巴组织、成纤维细胞、胸腺等处，故其抗炎作用十分广泛。

抑制磷脂酶 A_2 活性，影响花生四烯酸代谢，减少前列腺素（PGE_2、PGI_2 等）和白三烯等炎症介质生成。

抑制一氧化氮合酶（NOS）和环氧酶（COX-2）的表达，阻断 NO、PGE_2 等相关介质的产生。

诱导炎症蛋白质的合成，促进缓激肽的降解。

抑制炎症因子 TNF-α、IL-1、IL-2、IL-5、IL-6、IL-8 等的产生。

抑制 E-选择素（ELAM-1）和细胞间黏附分子-1（ICAM-1）等的表达。

引起 C-myc、C-myb 等细胞增殖相关基因表达下调，特异性核酸内切酶表达增加，诱导炎性细胞的凋亡。

3. 抗免疫作用

糖皮质激素对免疫过程的许多环节均有抑制作用。首先抑制巨噬细胞对抗原的吞噬和处理。其次对敏感动物淋巴细胞的破坏和解体，使血中淋巴细胞迅速减少；造成人淋巴细胞暂时性减少，其原因可能与淋巴细胞移行至血液以外的组织有关，而不是淋巴细胞溶解所致。小剂量使用主要抑制细胞免疫；大剂量使用则能抑制由 B 细胞转化成浆细胞的过程，使抗体生成减少，干扰体液免疫。但在人体尚未证实糖皮质激素在治疗剂量时能抑制抗体产生。

4. 抗内毒素与退热作用

糖皮质激素能提高机体对细菌内毒素的耐受力，减轻各种内毒素对机体的损害。实验证明，它可保护机体耐受 500 倍内毒素的致死量，但不能中和内毒素，也不能防御外毒素对机体的损害。此外，它还直接作用于下丘脑体温调节中枢，降低其对致热原的敏感性；并能稳定溶酶体膜，减少内热原的释放，因而有良好的退热作用，缓解毒血症状，改善一般病况。

5. 抗休克作用

常用于严重休克，特别是感染中毒性休克的治疗。大剂量糖皮质激素抗休克作用的可能机制：①抑制某些炎症因子的产生，减轻全身炎症反应综合征及组织损伤，使微循环血流动力学恢复正常，改善休克状态；②稳定溶酶体膜，减少心肌抑制因子的形成；③扩张痉挛收缩的血管和兴奋心脏、加强心脏收缩力；④提高机体对细菌内毒素的耐受力。但对外毒素则无防御作用。

6. 其他作用

(1) 允许作用 糖皮质激素对有些组织细胞虽无直接活性，但可给其他激素发挥作用创造有利条件，称为允许作用。例如糖皮质激素可增强儿茶酚胺的血管收缩作用和胰高血糖素的血糖升高作用等。

(2) 血液和造血系统 能刺激骨髓造血功能，使红细胞和血红蛋白含量增加；大剂量可使血小板增多，提高纤维蛋白原浓度，缩短凝血时间；加快骨髓中性粒细胞释放进入血液循环，使中性粒细胞数目增多，但却抑制其游走、吞噬及消化等功能；还可使淋巴组织萎缩，使血中淋巴细胞和嗜酸性粒细胞减少。

(3) 退热作用 糖皮质激素可能抑制体温中枢对致热原的反应性，稳定溶酶体膜，减少内源性致热原的释放，产生迅速而良好的退热作用。

(4) 中枢神经系统作用 提高中枢的兴奋性，引起欢快、激动、失眠等，可能与糖皮质激素减少脑中抑制性神经递质氨酪酸有关。

(5) 消化系统 能增加胃酸及胃蛋白酶的分泌，增加食欲，促进消化，但大剂量应用时可诱发或加重溃疡。

(6) 骨骼 大剂量长期应用可出现骨质疏松，出现腰背疼痛，甚至发生压缩性骨折、股骨头坏死等。

(7) 增加应激能力 在应激状态下，机体对肾上腺皮质激素的需求量大增，而分泌量往往不能满足需要，应及时适当使用糖皮质激素。

(四) 临床应用

1. 严重急性感染

主要用于中毒性感染或同时伴有休克者，如中毒性菌痢、中毒性肺炎、暴发型流行性脑膜炎及败血症等，在应用有效抗菌药物治疗感染的同时，可用糖皮质激素做辅助治疗。因其能增加机体对有害刺激的耐受性，减轻中毒反应，有利于争取时间，进行抢救。对无特效治疗药的病毒性感染，原则上不用本类药物；对于多种结核病的急性期，特别是以渗出为主的结核病，如结核性脑膜炎、胸膜炎、心包炎、腹膜炎，在早期应用抗结核药物的同时辅以短程糖皮质激素，可迅速退热，减轻炎症渗出，使积液消退，减少愈合过程中发生的纤维增生及粘连。但剂量宜小，一般为常规剂量的1/2～2/3。目前认为，在有效抗结核药物的作用下，糖皮质激素的治疗并不引起结核病灶的恶化。带状疱疹、水痘患者禁用。

2. 防止某些炎症的后遗症

主要器官及重要部位出现炎症后，如结核性脑膜炎、脑炎、心包炎、风湿性心瓣膜炎、损伤性关节炎、睾丸炎以及烧伤等，早期应用糖皮质激素可防止炎症后期的组织粘连和瘢痕组织形成。对虹膜炎、角膜炎、视网膜炎和视神经炎等非特异性眼炎，应用后也可迅速消炎止痛、防止角膜混浊和瘢痕粘连的发生。

3. 免疫相关疾病

(1) 自身免疫性疾病 对多发性皮肌炎，糖皮质激素为首选药。严重风湿热、风湿性心肌炎、风湿性及类风湿关节炎、系统性红斑狼疮、自身免疫性贫血和肾病综合征等，应用糖皮质激素后可缓解症状。一般采用综合疗法，不宜单用，以免引起不良反应。

(2) 过敏性疾病 如荨麻疹、血管神经性水肿、支气管哮喘和过敏性休克等。此类疾病一般发作快，消失也快，治疗主要应用肾上腺素受体激动药和抗组胺药物。对严重病例或其他药物无效时，可应用本类激素做辅助治疗，目的是抑制抗原-抗体反应所引起的组织损害和炎症过程。吸入型糖皮质激素防治哮喘效果较好且安全可靠，极少有副作用。

(3) 器官移植排异反应　对异体器官移植术后所产生的免疫性排异反应，可使用糖皮质激素预防，与环孢素等免疫抑制剂合用则疗效更好，并可减少两药的剂量。

4. 抗休克治疗

对感染中毒性休克，须与有效足量的抗菌药物合用；对过敏性休克，宜首选肾上腺素；对病情较重的患者可合用糖皮质激素；对心源性休克，应与对因治疗相结合；对低血容量性休克，在补充血容量效果不佳时，可用大剂量的糖皮质激素。

5. 血液病

可用于治疗儿童急性淋巴细胞性白血病、再生障碍性贫血、粒细胞减少症、血小板减少症和过敏性紫癜等。

6. 局部应用

对湿疹、肛门瘙痒、接触性皮炎、银屑病等均有疗效，多采用氢化可的松、泼尼松龙或氟轻松等软膏、霜剂或洗剂局部用药。

7. 替代疗法

用于急、慢性肾上腺皮质功能不全者，脑垂体前叶功能减退及肾上腺次全切除术后，皮质激素分泌不足的患者。

> **【学做结合】10-1**
> 糖皮质激素对血液成分的影响，描述正确的是（　　）。
> A. 减少血中中性粒细胞　　B. 减少血中红细胞　　C. 减少血小板
> D. 减少血中淋巴细胞　　　E. 延长凝血时间

（五）不良反应及注意事项

1. 长期大剂量应用引起的不良反应

(1) 医源性肾上腺皮质功能亢进　又称类肾上腺皮质功能亢进综合征，是指长期过量激素引起脂质代谢和水盐代谢的紊乱。表现为满月脸、水牛背、皮肤变薄、多毛、水肿、低血钾、高血压、糖尿病等，停药后症状可自行消失。必要时可加用抗高血压药、抗糖尿病药治疗，并采用低盐、低糖、高蛋白饮食及加用氯化钾等措施。

(2) 诱发或加重感染　由于糖皮质激素抑制机体免疫功能，长期应用可诱发感染或使体内潜在病灶扩散。在治疗严重感染时，必须给予有效、足量、敏感的抗菌药物。

(3) 消化系统并发症　糖皮质激素可刺激胃酸、胃蛋白酶的分泌并抑制胃黏液分泌，降低胃肠黏膜的抵抗力，故可诱发或加剧胃、十二指肠溃疡，甚至造成消化道出血或穿孔。

(4) 心血管系统并发症　长期应用，由于钠、水潴留和血脂升高可引起高血压和动脉粥样硬化。

(5) 骨质疏松、肌肉萎缩、伤口愈合迟缓等　骨质疏松多见于儿童、绝经期妇女和老人，严重者可产生自发性骨折。由于糖皮质激素还抑制生长激素的分泌和造成负氮平衡，可影响生长发育。妊娠头3个月使用偶可引起胎儿畸形。

(6) 糖尿病　糖皮质激素促进糖原异生，降低组织对葡萄糖的利用，抑制肾小管对葡萄糖的重吸收作用，因而长期应用超生理剂量糖皮质激素者，可引起糖代谢的紊乱，约半数患者出现糖耐量受损或糖尿病（类固醇性糖尿病）。

2. 停药反应

(1) 医源性肾上腺皮质功能不全　长期大量应用糖皮质激素，负反馈作用于腺垂体及下丘脑，使ACTH分泌减少，可引起肾上腺皮质萎缩和功能不全。突然停用糖皮质激素或减药过快，体内糖皮质激素突然降低，在应激状态下，如创伤、感染、分娩，患者出现肾上腺皮质危象，表现为呕吐、乏力、低血压甚至休克，需及时抢救。长期大量应用糖皮质激素的患者停药时应逐渐减量、停药，或停药前应用 ACTH 7 天左右以促进肾上腺皮质功能的恢复；停药后 1 年内遇应激情况时，应及时给予足量的糖皮质激素。

（2）反跳现象　某些疾病使用激素治疗后，症状完全控制或部分缓解，突然停药后原病复发或恶化，称为反跳现象。这并非肾上腺皮质功能不全，此时可恢复激素治疗，症状缓解后再缓慢停药。

3. 注意事项

抗菌药不能控制的病毒或霉菌感染、活动性肺结核、胃及十二指肠溃疡、动脉硬化、严重高血压、糖尿病、骨折、骨质疏松、早期妊娠、角膜溃疡、创伤或手术恢复期、肾上腺皮质功能亢进症等禁用；有严重精神病和癫痫病史者禁用或慎用。当适应证与禁忌证同时并存时，应全面分析，权衡利弊，慎重决定。一般来说，病情危重的适应证，虽有禁忌证存在，仍不得不用，待病情缓解后，尽早停药或减量。

（六）药物相互作用

1. 苯巴比妥、苯妥英钠等肝药酶抑制剂能加快糖皮质激素类药物的代谢，合用时需根据疗效调整剂量。

2. 本品可加快水杨酸盐的消除，降低其疗效，且两者合用可增加诱发消化性溃疡的危险性。

3. 与利尿药都有降低血钾的作用，强心苷在血钾降低时容易诱发心律失常，因此与这两类药物合用时应注意补钾。

4. 可升高血糖，降低胰岛素或口服降糖药的疗效；还可降低口服抗凝血药的疗效，合用时需增加口服抗凝血药剂量。

（七）用药指导

糖皮质激素用药指导见表 10-2。

表 10-2　糖皮质激素用药指导

用药步骤	用药指导要点
用药前	1. 充分了解糖皮质激素的适应证和禁忌证，了解各种剂型和用法。 2. 对本类药有过敏或者禁忌的慎重选择，告知患者糖皮质激素类药物的治疗特点及用药注意事项
用法与疗程	1. 大剂量冲击疗法。适用于急性、重度、危及生命的疾病的抢救，如休克、急性移植排异反应等，常用氢化可的松静脉给药，首剂 200～300mg，一日量可超过 1g，以后逐渐减量，疗程不超过 3～5 天。大剂量应用时宜合用氢氧化铝凝胶等以防止急性消化道出血。 2. 一般剂量长期疗法。多用于结缔组织病和肾病综合征等。常用波尼松口服，开始每日 10～30mg，一日 3 次，获得临床疗效后逐渐减量，每 3～5 天减量 1 次，每次按 20%左右递减，直到最小有效维持量。需要长期用药维持疗效的患者，可采取两种方式：(1)每日清晨一次给药法：一般采用短效类的可的松或氢化可的松，在每日清晨 7～8 时一次服用。这种给药法使外源性糖皮质激素血浆浓度与内源性糖皮质激素分泌昼夜节律重合，可减少药物对内源性糖皮质激素分泌功能的抑制。生理条件下，糖皮质激素在清晨为分泌高峰，午夜(0 时)前后为低谷，在分泌低谷时反馈性促进下丘脑-垂体激素(如 ACTH)分泌，继而引起糖皮质激素新的分泌高峰。如清晨一次给药，可使内外糖皮质激素浓度高峰重合，作用增强；而午夜时分浓度降低，不致显著抑制下丘脑-垂体激素分泌，因而可减少糖皮质激素分泌功能抑制的不良反应。(2)隔日清晨给药法：即每隔一日，早晨 7～8 时给药 1 次。一般采用中效类的波尼松及波尼松龙，可减轻对内源性糖皮质激素分泌的抑制作用。 3. 小剂量替代疗法。适用于治疗急慢性肾上腺皮质功能不全症(包括肾上腺危象、艾迪生病)、脑垂体前叶(腺垂体)功能减退及肾上腺次全切除术后。一般维持量，可的松每日 12.5～25mg，或氢化可的松每日 10～20mg。在长时间使用糖皮质激素治疗过程中，遇下列情况之一者，应撤去或停用糖皮质激素：(1)维持量已减至正常基础需要量，如波尼松每日 5.0～7.5mg，经过长期观察，病情已稳定不再活动者；(2)因治疗效果差，不宜再用糖皮质激素，应改药者；(3)因严重副作用或并发症，难以继续用药者
用药后	1. 密切观察用药后的疗效和不良反应。 2. 指导患者定期进行检查，以配合药物治疗

氢化可的松（Hydrocortisone）

为短效天然糖皮质激素。有一定程度的盐皮质激素的活性，具有留水、留钠及排钾作用。用于肾上腺功能不全所引起的疾病、类风湿关节炎、风湿热、痛风、支气管哮喘等。用于过敏性皮炎、脂溢性皮炎、瘙痒症等。用于虹膜睫状体炎、角膜炎、巩膜炎、结膜炎等。用于神经性皮炎、结核性脑膜炎、胸膜炎、关节炎、腱鞘炎、急慢性挫伤、腱鞘劳损等。

抗炎作用为可的松的 1.25 倍。氢化可的松及其醋酸酯均为临床常用，价格低且剂型多，故临床应用广泛，销售量比较大。

【不良反应】
① 参见本类药品概述部分。
② 有中枢抑制症状或肝功能不全患者慎用，大剂量更应注意。

【注意事项】
参见本类药品概述部分。本品的醋酸酯注射液含 50％乙醇，不能直接静注，只能充分稀释后静脉滴注。单纯疱疹或溃疡性角膜炎禁用本品眼膏剂。

泼尼松（Prednisone）

本品具有抗炎及抗过敏作用，其水钠潴留及排钾作用比可的松小，抗炎及抗过敏作用较强。主要用于各种急性严重细菌感染、严重的过敏性疾病、结缔组织病（红斑狼疮、结节性动脉周围炎等）、风湿病、肾病综合征、严重的支气管哮喘、血小板减少性紫癜、粒细胞减少症、各种肾上腺皮质功能不全症、剥脱性皮炎等。

为中效糖皮质激素，但抗炎作用强，水盐代谢作用很弱。

【不良反应】
长期大量服用引起库欣综合征，诱发神经精神症状以及消化系统溃疡、骨质疏松、生长发育受抑制、诱发或加重感染。

【注意事项】
① 已长期应用本药的患者，在手术时及术后 3～4 日内常需酌增用量，以防皮质功能不足。一般外科患者应尽量不用，以免影响伤口愈合。
② 本品及可的松均需经肝脏代谢活化为氢化泼尼松或氢化可的松才有效，故肝功能不良者不宜应用。
③ 盐皮质激素活性很弱，故不适用于原发性肾上腺皮质功能不全症。
④ 其余注意事项，参见本类药物概述部分。

地塞米松（Dexamethasone）

为人工合成的长效糖皮质激素，抗炎作用及抑制皮肤过敏作用比泼尼松更为显著，而水钠潴留及促进排钾作用较轻微，对垂体-肾上腺皮质的抑制作用较强。主要用于抗炎抗过敏，如活动性风湿病、类风湿关节炎、全身性红斑狼疮等结缔组织病，严重支气管哮喘、皮炎等。

糖代谢作用和抗炎作用比氢化可的松强 30 倍。

【不良反应】
物质代谢和水盐代谢紊乱，诱发或加重感染，但不良反应较轻。

【注意事项】
① 较大量服用，易引起尿糖及类库欣综合征。
② 长期服用，较易引起精神症状及精神病，有癔病史及精神病史者最好不用。
③ 溃疡病、血栓性静脉炎、活动性肺结核、肠吻合术后患者忌用或慎用。

④ 其余注意事项，参见本类药物概述部分。

二、盐皮质激素

盐皮质激素对维持机体正常的水、电解质代谢起重要作用，主要有醛固酮和去氧皮质酮。醛固酮主要作用为保钠排钾。去氧皮质酮与糖皮质激素（如氢化可的松）合用作为临床替代疗法，治疗慢性肾上腺皮质功能减退症，以纠正患者失钠、失水和钾潴留等，恢复水和电解质的平衡。在替代治疗中，有人单用糖皮质激素即可见效，较重的患者或单用糖皮质激素无效的患者，可加用去氧皮质酮治疗。替代疗法的同时，每天需补充食盐 6～10g。

三、促皮质素及皮质激素抑制药

（一）促皮质素

促皮质素（corticotropin）是维持肾上腺正常形态和功能的重要激素。它的合成和分泌是垂体前叶在下丘脑促肾上腺皮质激素释放激素的作用下，在腺垂体嗜碱性粒细胞内进行的。糖皮质激素对下丘脑及垂体前叶起着长负反馈作用，抑制促肾上腺皮质激素释放激素及促皮质素的分泌。在生理情况下，下丘脑、垂体和肾上腺三者处于相对的动态平衡中，促皮质素缺乏，将引起肾上腺皮质萎缩、分泌功能减退。促皮质素还有控制本身释放的短负反馈调节作用。促皮质素口服后在胃内被胃蛋白酶破坏而失效，只能注射应用。血浆 $t_{1/2}$ 约为 15 分钟。其主要作用是促进糖皮质激素的分泌，但必须在皮质功能完好时方能发挥作用。

（二）皮质激素抑制药

皮质激素抑制药可代替外科的肾上腺皮质切除术，临床常用的有米托坦和美替拉酮等。

米托坦（Mitotane，双氯苯二氯乙烷）

米托坦为杀虫剂滴滴涕（DDT）一类的化合物。它能相对选择性地作用于肾上腺皮质细胞，对肾上腺皮质的正常细胞或瘤细胞都有损伤作用，尤其是选择性地作用于肾上腺皮质束状带及网状带细胞，使其萎缩、坏死。用药后血、尿中氢化可的松及其代谢物迅速减少。但不影响球状带，故醛固酮分泌不受影响。

米托坦在临床上主要用于无法切除的皮质癌、切除后复发癌以及皮质癌术后辅助治疗。

米托坦可有消化道不适、中枢抑制及运动失调等不良反应，减小剂量这些症状可以消失。当由于严重肾上腺功能不全而出现休克或严重的创伤时，可给予肾上腺皮质类固醇类药物。

美替拉酮（Metyrapone，甲吡酮）

美替拉酮能抑制氢化可的松的生成，临床上用于治疗肾上腺皮质肿瘤和产生促皮质素的肿瘤所引起的氢化可的松过多症和皮质癌，还可用于垂体释放促皮质素功能试验。

美替拉酮的不良反应少而轻，可有眩晕、消化道反应等。

酮康唑（Ketoconazole）

酮康唑是一种抗真菌药，能阻断真菌类固醇的合成。但由于哺乳类动物组织对其敏感性远较真菌低，因此它对人体类固醇合成的抑制作用仅在高剂量时才会出现。目前，酮康唑主要用于治疗肾上腺皮质功能亢进综合征和前列腺癌。

> 【学做结合】10-2 处方分析
> 卞某，男，32岁，患风湿性关节炎4年，因受凉感冒，医生为该患者开下列处方，试分析该处方是否合理，为什么？
> Rp：①醋酸泼尼松片 5mg×60   Sig.   10mg   t.i.d.
> 　　②阿司匹林片 0.5g×30   Sig.   0.5g   t.i.d.

点滴积累

1. 糖皮质激素类药物的作用有"四抗"：抗炎、抗毒、抗免疫及抗休克等。
2. 长期使用糖皮质激素类药物可引起"一亢进、五诱发"等不良反应：类肾上腺皮质功能亢进症，诱发或加重溃疡、诱发或加重感染、诱发糖尿病、诱发精神病、诱发高血压等。
3. 长期使用糖皮质激素类药物突然停药，可出现医源性肾上腺皮质功能不全、反跳现象等。应逐渐减量、停药，或停药前7天应用ACTH以促进肾上腺皮质功能的恢复。
4. ACTH的主要作用是在皮质功能完好时促进糖皮质激素分泌。口服后在胃内被胃蛋白酶破坏而失效，故只能注射应用。
5. 皮质激素抑制剂有米托坦、美替拉酮和氨鲁米特等，可代替外科的肾上腺皮质切除术。

第二节　甲状腺激素与抗甲状腺药

学习引导

甲状腺激素由甲状腺分泌，包括甲状腺素（四碘甲状腺原氨酸，T_4）和碘甲腺氨酸（三碘甲状腺原氨酸，T_3），是维持机体正常代谢和生长发育所必需的激素。当甲状腺功能低下时，甲状腺素合成分泌减少，可引起呆小病和黏液性水肿等甲状腺功能减退症，需要用甲状腺激素类药物补充治疗。当甲状腺功能亢进时，甲状腺激素分泌增多，可引起弥漫性甲状腺肿或毒性结节性甲状腺肿等甲状腺功能亢进症，需要用抗甲状腺药物治疗。那么，针对甲减或甲亢的治疗，临床可采用哪些治疗方法？可选择哪些药物？下面我们开始学习。

学习目标

知识目标
1. 掌握　甲状腺激素、硫脲类药物的药理作用、临床应用和不良反应。
2. 熟悉　碘和碘化物的作用特点和临床应用。
3. 了解　放射性碘、β受体阻断药的作用特点和临床应用。

能力目标
能对本类药品分类识别，能解读处方，为患者提供用药咨询、用药指导。

素质目标
1. 养成严谨的工作习惯，关爱患者，安全用药。
2. 建立良好的生活习惯，合理掌控自己的情绪，有坚定的自控力。

> **拓展链接**
>
> **甲状腺结节与情绪的关系**
>
> 　　一般情况下甲状腺结节和情绪有一定关系,大部分患者在确诊甲状腺结节之后,可能会出现心理压力过大、精神高度紧张的情况,从而出现焦虑、失眠。部分患者可能由于甲状腺结节造成甲状腺功能亢进,也会出现情绪异常、脾气增大等症状。而甲状腺结节可以分为良性和恶性两种情况,良性的甲状腺结节通常不需要进行特殊治疗,一般通过调整饮食习惯,可以得到较好的改善,但也需要定期去医院进行彩超检查,确定结节是否发生恶性病变。如果是恶性甲状腺结节,建议及时进行手术切除。部分出现甲状腺功能亢进的患者,可以通过应用药物来缓解症状。在患者的沟通上,让其充分了解此类疾病,根据症状及时掌握疾病状态,增强对病人的关怀,定期进行检查,科学合理地用药。

一、甲状腺激素

甲状腺激素（Thyroid Hormone）

　　临床使用的甲状腺激素多由家畜（牛、羊等）甲状腺提取,也可人工合成。

> **拓展链接**
>
> **甲状腺激素的合成、贮存、分泌与调节**
>
> 　　1. 摄碘　血液循环中的碘化物被甲状腺细胞通过碘泵主动摄取。正常时甲状腺腺泡细胞中碘化物的浓度为血浆浓度的 25 倍,甲亢时可高达 250 倍。
>
> 　　2. 合成　碘化物被过氧化物酶氧化为活性碘,活性碘与甲状腺球蛋白（TG）上的酪氨酸残基结合,生成一碘酪氨酸（MIT）和二碘酪氨酸（DIT）,这一过程称为酪氨酸碘化。在过氧化物酶的作用下,1 个 MIT 和 1 个 DIT 耦联成 T_3,两个 DIT 耦联成 T_4。合成的 T_3、T_4 与 TG 结合贮存于滤泡腔的胶质中。
>
> 　　3. 分解和释放　在促甲状腺激素和蛋白水解酶作用下,T_3、T_4 从甲状腺球蛋白上分离下来,释放进入血液。
>
> 　　4. 调节　甲状腺激素受下丘脑-垂体前叶-甲状腺轴调节。下丘脑分泌的促甲状腺素释放激素（TRH）促进腺垂体释放促甲状腺激素（TSH）,TSH 可促使甲状腺细胞增生,增加 T_3、T_4 合成和释放。当血液中游离 T_3、T_4 的浓度增高时,又对 TSH 和 TRH 的释放产生负反馈调节作用。

1. 药理作用

（1）维持生长发育　甲状腺激素促进蛋白质的合成,为人体正常生长发育所必需,对中枢神经系统和骨骼系统的发育尤为重要。甲状腺功能低下时,小儿可致呆小症（克汀病）;成人可引起黏液性水肿。

（2）促进代谢　甲状腺激素能促进糖、蛋白质、脂肪代谢,促进物质氧化,增加耗氧量,提高基础代谢率,使产热和散热增多。

（3）提高交感神经系统的敏感性　甲状腺激素能提高机体对儿茶酚胺类的敏感性,故甲亢时患者出现心率加快、心排血量增加及血压增高等现象。

2. 临床应用

（1）甲状腺功能减退

① 呆小病　甲状腺功能减退始于胎儿或新生儿,若尽早诊治,发育仍可正常;若治疗过晚,

则躯体发育可正常，而智力发育仍然低下。治疗应从小剂量开始，逐渐加量，有效者需终身治疗，并随时调整剂量。

② 黏液性水肿　宜由小剂量开始，逐渐增至足量，2～3周后如基础代谢率正常，可逐渐减至维持量，可消除浮肿、缓脉、困倦、体温低和肌无力等症状。剂量不宜过大，以免加重心脏疾患。垂体功能低下的患者宜先用皮质激素再给予甲状腺激素，以免发生急性肾上腺皮质功能不全。黏液性水肿昏迷者必须立即静注大量 T_3，同时给予足量氢化可的松，以后给左甲状腺素（$L-T_4$）每天 50μg，待患者苏醒后改为口服。

(2) 单纯性甲状腺肿　因缺碘所致者补碘，不明原因者给予适量甲状腺激素，以补充内源性激素的不足，并可抑制 TSH 过多分泌，以缓解甲状腺组织代偿性增生肥大。

(3) T_3 抑制试验　该试验可用于甲状腺功能辅助检查。服用 T_3 后，摄碘率比用药前下降 50% 以上者，为单纯性甲状腺肿；摄碘率下降小于 50% 者为甲亢。

> **拓展链接**
>
> **甲减与甲亢**
>
> 甲状腺功能减退（简称甲减），是由于甲状腺激素合成和分泌减少，导致基础代谢降低和交感神经系统兴奋性减弱的一组疾病。甲状腺功能不足时，儿童可致躯体和智力发育均低下（即呆小病），成人可引起黏液性水肿。而甲状腺功能亢进是由于甲状腺分泌过多的甲状腺激素或由于各种原因引起机体内甲状腺激素含量增高所引起的甲状腺功能亢进综合征（简称甲亢），以代谢率增高和高血清游离甲状腺激素为特征。其中弥漫性甲状腺肿（Graves 病）最常见。临床多表现为多食易饥、怕热多汗、乏力消瘦、情绪激动、焦躁易怒、失眠、心率加快和体重明显下降等症状。严重时可发生心律失常、手指震颤，甚至心绞痛、心衰等。甲亢属于自身免疫性疾病，有显著的遗传倾向。

3. 不良反应及注意事项

(1) 不良反应　甲状腺激素过量可引起心悸、手震颤、多汗、体重减轻、失眠等甲亢症状，重者可有腹泻、呕吐、发热、脉搏快而不规则，甚至有心绞痛、心力衰竭、肌肉震颤或痉挛。一旦出现上述现象应立即停药，用 β 受体阻断药对抗，停药 1 周后再从小剂量开始应用。

(2) 注意事项　动脉硬化、心功能不全、糖尿病、高血压患者慎用。对病程长、病情重的甲状腺功能减退症或黏液性水肿患者使用本类药应谨慎小心，开始用小剂量，以后缓慢增加直至生理替代剂量。伴有垂体前叶功能减退症或肾上腺皮质功能不全患者应先服用糖皮质类固醇激素，待肾上腺皮质功能恢复正常后再用本类药。

4. 药物相互作用

糖尿病患者服用甲状腺激素应视血糖水平适当增加胰岛素或降糖药剂量。甲状腺激素与抗凝剂如双香豆素合用时，后者的抗凝作用增强，可能引起出血；应根据凝血酶原时间调整抗凝药剂量。本类药与三环类抗抑郁药合用时，两类药的作用及毒副作用均有所增强，应注意调整剂量。服用雌激素或避孕药者，因血液中甲状腺素结合球蛋白水平增加，合用时甲状腺激素剂量应适当调整。考来烯胺或考来替泊可以减弱甲状腺激素的作用，两类药配伍应用时，应间隔 4～5 小时服用，并定期测定甲状腺功能。β 肾上腺素受体阻滞剂可减少外周组织 T_4 向 T_3 的转化，合用时应注意。

5. 用药指导（见表 10-3）

表 10-3　甲状腺激素用药指导

用药步骤	用药指导要点
用药前	(1) 充分了解甲状腺素药物的适应证和禁忌证，了解各种剂型和用法。 (2) 对本类药有禁忌的慎重选择，明确使用本药的注意事项

续表

用药步骤	用药指导要点
用药中	(1)请于早餐前半小时将1日总剂量一次性用水送服。 (2)一般说来,需要终身服用左甲状腺素片治疗;本药起效缓慢,需服药几周后才能达到最高药效。 (3)在治疗开始阶段,需要每隔2~4周到门诊就诊,检测相关激素指标,以便观察药物治疗的效果,调整用药剂量,检测有关不良反应。在以后继续服药期间,仍需每隔3~6个月到门诊复查一次相关的激素指标。 (4)在药物治疗过程中,请不要随意调整药物的用量,或者停用药物,调整用量或者停用药物均应征求专业医师或药师的意见。 (5)如果需同时服用补钙、含铁或含铝的药物,应与左甲状腺素片间隔4~5小时。 (6)如果需同时服用降糖药物、华法林、避孕药、抗癫痫药及抗抑郁药的其中一种或多种,请及时通知医师或药师,以便更好地设计治疗方案。 (7)如果服药期间出现下述症状,如心慌、头痛、无力、发热、坐立不安、失眠多汗、腹泻等,应及时联系医师或药师,以免发生本可以避免的药物不良反应。
用药后	(1)密切观察用药后的疗效和不良反应。 (2)指导患者定期进行检查,以配合药物治疗

左甲状腺素（Levothyroxine）

左甲状腺素为人工合成制剂,常用其钠盐。起效慢,作用弱,但维持时间长,$t_{1/2}$为6~7天。主要在肝中代谢,大部分由尿中排泄。作用、临床应用及不良反应与甲状腺激素相似。黏液性水肿昏迷者多采用静脉注射,待症状改善后改用口服制剂。

碘塞罗宁（Liothyronine）

碘塞罗宁为人工合成制剂,作用与甲状腺激素相似,效力为甲状腺激素的3~5倍,口服吸收率约90%,起效快、排泄亦快,维持时间较短。主要用于治疗严重的甲状腺功能减退症。不良反应同甲状腺激素。

二、抗甲状腺药

应用药物抑制甲状腺功能是治疗甲亢的一种主要手段;通过减少分泌过多的甲状腺激素,达到短时或持续缓解临床症状的目的。常用药物有四类:①抗甲状腺药,如硫脲类药物,可直接抑制甲状腺激素的合成;②大剂量碘剂,减少甲状腺激素的合成与释放;③放射性碘,利用射线破坏腺体组织。辅助治疗药物通常不影响甲状腺激素的合成,但可减轻甲亢症状,如β受体阻断药等。

（一）硫脲类

硫脲类（thioureas）是最常用的抗甲状腺药。可分为2类:①硫氧嘧啶类,包括甲硫氧嘧啶（Methylthiouracil,MTU）和丙硫氧嘧啶（Propylthiouracil,PTU）;②咪唑类,包括甲巯咪唑［Mhiamazole,又称他巴唑（mapazole）］和卡比马唑（Carbimazole,又称甲亢平）。

1. 药理作用

（1）抑制甲状腺激素的合成 通过抑制过氧化酶,阻止酪氨酸碘化及耦联,从而抑制T_3、T_4的生物合成。对已合成的甲状腺激素无影响,待已合成的激素耗竭后才显效。一般用药2周后甲状腺功能亢进症状开始减轻,1~3个月后基础代谢率恢复正常。

（2）免疫抑制作用 抑制甲状腺免疫球蛋白的生成,对甲状腺功能亢进症有一定的病因性治疗作用。

（3）抑制T_4转化为T_3 丙硫氧嘧啶还能抑制外周组织T_4转化为T_3,可较快控制血清中的

T_3 水平，故在重症甲亢、甲状腺危象时，该药可作为首选。

> 【学做结合】10-3
> 丙硫氧嘧啶的作用机制是（　　）。
> A. 抑制甲状腺激素的生物合成　　B. 抑制甲状腺摄取碘　　C. 抑制甲状腺素的释放
> D. 抑制 TSH 的分泌　　E. 抑制 TRH 的分泌

2. 临床应用

（1）甲亢的内科治疗　内科治疗适用于轻症和不宜手术或不宜接受 [131]I 治疗的甲亢患者。开始给予大剂量以抑制甲状腺激素合成，经 1～3 个月后症状可明显减轻，当血清甲状腺激素降至正常时，药量可递减至维持量，疗程 1～2 年。当遇到应激情况时，应增加剂量。内科治疗可使 40%～70% 患者获得痊愈。疗程过短则易复发。

（2）甲亢术前准备　对需做甲状腺部分切除手术的患者，宜先用硫脲类使甲状腺功能恢复到正常或接近正常，以减少患者在麻醉和术后的并发症，防止甲状腺危象发生。由于应用硫脲类药物后 TSH 分泌增多，使甲状腺腺体增生，组织脆而充血，不利于手术进行，需在术前两周加服大剂量碘剂。

（3）甲状腺危象的辅助治疗　甲状腺危象主要应用大剂量碘剂，以抑制甲状腺激素释放，同时合用大剂量硫脲类（两倍治疗量）阻断甲状腺激素的合成，常选用丙硫氧嘧啶，大剂量应用疗程一般不超过一周。

3. 用药指导（见表 10-4）

表 10-4　硫脲类药物用药指导

用药步骤	用药指导要点
用药前	(1)充分了解硫脲类药物的适应证和禁忌证，了解各种剂型和用法。 (2)对本类药有禁忌的慎重选择，明确使用本药的注意事项
用药中	(1)定期对血细胞计数进行严密监测，最好在治疗初期的前 3 个月，每周做一次血常规检查，在维持治疗期间每月做一次血常规检查。这是由于大约 0.3%～0.6% 的病例会发生粒细胞缺乏症(如果发现，应该立即停药)。粒细胞缺乏最初的表现一般为口腔炎症、发热等症状，因此容易误诊，应注意鉴别。 (2)治疗初期的前 3 个月，每月做一次肝功能检查。硫脲类药物具有肝损害，如甲巯咪唑，其肝损害多发生在治疗开始后的 12 周内，应注意如出现厌食、恶心、上腹部疼痛、尿黄、皮肤或巩膜黄染等症状时，应立即就诊。 (3)使用硫脲类药物治疗期间，会发生不同程度的过敏性皮肤反应(瘙痒症、皮疹、风疹)，大部分是轻微的，经常在继续治疗期间缓解。如果出现泛发性皮炎，建议立即停药，并到医院就诊。 (4)在治疗过程中关节痛可能会逐渐出现，而且即使在数月的治疗后也会出现。如果不能耐受，建议及时告知医师，尽快对是否继续用药进行评估。 (5)在甲状腺功能亢进的保守治疗中，通常疗程为 6 个月至 2 年(平均 1 年)。不建议私自停用，除非出现不可耐受的不良反应。 (6)甲巯咪唑片在餐后用适量液体(如半杯水)整片送服。肠溶片/胶囊应整个吞服
用药后	(1)密切观察用药后的疗效和不良反应。 (2)指导患者定期进行检查，以配合药物治疗

> **拓展链接**
>
> **甲状腺危象**
>
> 甲状腺危象又称甲亢危象，是甲状腺毒症急性加重的一个综合征，多见于老年患者，常因感染、精神创伤、手术、分娩、劳累过度、突然停药、药物反应及其他并发症等引起。典型甲状腺危象表现为高热、大汗淋漓、心动过速、频繁地呕吐及腹泻、谵妄，甚至昏迷，病死率较高，如不及时抢救，患者多因休克、呼吸、循环衰竭及电解质失衡而死亡。

4. 不良反应及注意事项

（1）过敏反应　最常见，多为瘙痒、药疹等，少数伴有发热，发生此类反应应密切观察，多数情况下不必停药也可消失。

（2）消化道反应　厌食、呕吐、腹痛、腹泻等。

（3）粒细胞缺乏症　为严重不良反应，发生率为 0.3%～0.6%。一般发生在治疗后的 2～3 个月内，故应定期检查血象，若用药后出现咽痛或发热，应立即停药进行相应检查。特别要注意与甲亢本身所引起的白细胞总数偏低相区别。停止给药粒细胞缺乏症可恢复，给予重组的人粒细胞集落刺激因子可促进恢复。

（4）甲状腺肿及甲状腺功能减退　长期用药后，可使血清甲状腺激素水平呈显著下降，反馈性增加 TSH 分泌而引起腺体肿大，还可诱导甲状腺功能减退，及时发现并停药常可恢复。

硫脲类药物能通过胎盘浓集于胎儿甲状腺，妊娠妇女慎用或不用；乳汁中浓度也高，服用本类药物的妇女应避免哺乳。相比之下，丙硫氧嘧啶具有更高的血浆蛋白结合率，通过胎盘的量相对较少，更适合于妊娠期甲亢患者。结节性甲状腺肿合并甲亢及甲状腺癌患者禁用。

5. 药物相互作用

锂、磺胺类、对氨基水杨酸、对氨基苯甲酸、保泰松、巴比妥类、酚妥拉明、磺酰脲类、维生素 B_{12} 等药物都能不同程度地抑制甲状腺功能，如与硫脲类同用，可能增加抗甲状腺效应。碘剂可明显延缓硫脲类起效时间，一般情况不应合用。

丙硫氧嘧啶（Propylthiouracil）

抑制过氧化酶系统，使被摄入到甲状腺细胞内的碘化物不能氧化成活性碘，从而使酪氨酸不能碘化；同时影响酪氨酸的缩合过程，以致不能生成甲状腺激素。此外，尚可抑制 T_4 转化成 T_3。对已合成的甲状腺激素无作用，待其耗竭后才能生效，故在用药后 10 天才显疗效。主要用于甲亢的内科治疗、甲状腺危象、甲亢术前准备及术后治疗。

本品疗效较好，不良反应较轻，使用方便，价格适中，是临床治疗甲亢的常用药品。

【不良反应】

① 大多发生在用药的前两个月，较多见的为皮疹或皮肤瘙痒。

② 严重的为血液系统异常，轻度白细胞减少较多见，应在用药的前两个月定期检查血常规。

【注意事项】

① 硫脲类抗甲状腺药物之间存在交叉过敏反应。

② 与抗凝药合用，可增强抗凝作用。

③ 高碘食物或药物的摄入可使甲亢病情加重，使抗甲状腺药需要量增加或用药时间延长。

④ 孕妇及哺乳妇女慎用。结节性甲状腺肿合并甲状腺功能亢进者、甲状腺癌患者忌用。

甲巯咪唑（Methimazole）

抑制甲状腺内过氧化物酶，从而阻碍甲状腺内碘的氧化（活化）及酪氨酸的偶联，阻碍甲状腺素（T_4）和三碘甲状腺原氨酸（T_3）的合成。用于各种类型的甲状腺功能亢进症，包括 Graves 病（伴自身免疫功能紊乱、甲状腺弥漫性肿大、可有突眼）、甲状腺腺瘤、结节性甲状腺肿及甲状腺癌所引起者。

本品作用强于丙硫氧嘧啶，且起效快，维持时间长。

【不良反应】

较多见皮疹或皮肤瘙痒及白细胞减少；较少见严重的粒细胞缺乏症；可能出现再生障碍性贫血；还可能致味觉减退等。

【注意事项】
① 服药期间宜定期检查血常规。
② 哺乳期妇女禁用,孕妇、肝功能异常、外周血白细胞数偏低者应慎用。
③ 可对诊断造成干扰,如甲巯咪唑可使凝血酶原时间延长。

(二) 碘和碘化物

碘 (Iodine) 和碘化物 (Iodide) 是治疗甲状腺病最古老的药物,不同剂量的碘化物对甲状腺功能可产生不同的影响。目前常用的有复方碘溶液(卢戈氏液)、碘化钾合剂等。

1. 药理作用

不同剂量的碘化物对甲状腺功能产生不同的作用。

(1) 小剂量 作为合成甲状腺激素的原料,可预防单纯性甲状腺肿。

(2) 大剂量 产生抗甲状腺作用,主要通过抑制甲状腺球蛋白水解酶,抑制 T_3、T_4 的释放;拮抗 TSH 促进激素的释放;抑制甲状腺过氧化物酶,使 T_3、T_4 的合成减少。

大剂量碘的抗甲状腺作用快而强,用药 1~2 天起效,10~15 天达最大效应。但当腺泡细胞内碘离子浓度达一定程度时,细胞摄碘自动降低,细胞内碘离子浓度下降,从而失去抑制 T_3、T_4 的合成和释放的作用。因此,大剂量碘不能单独用于甲状腺功能亢进症的内科治疗。

2. 临床应用

(1) 单纯性甲状腺肿 在单纯性甲状腺肿流行地区,我国长期供应加碘食盐(简称碘盐)综合防治,常用稳定性较好的碘酸钾加食盐,含碘比例为 (1∶20000)~(1∶50000)。早期治疗用复方碘溶液或碘化钾,必要时加用甲状腺片,晚期应考虑手术治疗。

(2) 甲状腺危象 使用大剂量碘的目的是抑制甲状腺激素释放,消除甲状腺危象,须同时使用硫脲类药物。甲状腺危象缓解后,立即停用,否则可使甲亢复发。

(3) 甲亢术前准备 在硫脲类药物控制的基础上,术前 2 周加用大剂量碘能抑制垂体分泌促甲状腺素,使甲状腺腺体缩小,血管减少,组织变韧,有利于手术进行及减少出血。

3. 不良反应

碘的不良反应相对较少,大多数在停药后均可恢复。

(1) 一般反应 咽喉不适、口内金属味、呼吸道刺激、鼻窦炎和眼结膜炎症状及唾液分泌增多、唾液腺肥大等,停药后可消退。

(2) 过敏反应 于用药后立即或几小时内发生,表现为发热、皮疹、皮炎,也可有血管神经性水肿,严重者有喉头水肿、可致窒息。一般停药可消退,加服食盐和增加饮水量可促进碘排泄。必要时采取抗过敏措施。

(3) 诱发甲状腺功能紊乱 长期或过量服用碘剂可能诱发甲亢,已用硫脲类控制症状的甲亢患者,也可因服用少量碘而复发。另一方面,碘剂也可诱发甲状腺功能减退和甲状腺肿,原有甲状腺炎者不易发生。碘能进入乳汁和通过胎盘,可能引起新生儿和婴儿甲状腺功能异常或甲状腺肿,严重者可压迫气管而致命,孕妇和哺乳期妇女应慎用。

(三) 放射性碘

常用的放射性碘为 ^{131}I,其 $t_{1/2}$ 为 8 天,用药后 1 个月其放射性可消除 90% 以上,56 天消除 99% 以上。

1. 药理作用

甲状腺有高度摄碘能力,^{131}I 被甲状腺摄取后,参与甲状腺激素的合成和贮存,可放出 β 射线(占 99%)和 γ 射线(占 1%)。β 射线的射程为 0.5~2mm,其辐射作用仅限于甲状腺内,而很少波及周围组织；增生组织对射线的敏感性大，故 ^{131}I 能起到类似手术切除部分甲状腺的作用。^{131}I 产生的 γ 射线可在体外测得，因而可用作甲状腺摄碘功能的测定。

2. 临床应用

^{131}I 适用于不宜手术、术后复发及抗甲状腺药治疗无效或过敏的患者。用药 1 个月后见效，3～4 个月后甲状腺功能可恢复正常，可用于治疗甲状腺癌。小剂量 ^{131}I 可用于检查甲状腺功能。

3. 不良反应

^{131}I 剂量过大易致甲状腺功能减退，应严格掌握剂量并密切观察，一旦发生可补充甲状腺激素。

（四）β受体阻断药

甲状腺功能亢进时产生交感-肾上腺系统过度兴奋的症状，这是组织内儿茶酚胺浓度增加和肾上腺素受体增多所致，β受体被激动后又可增加甲状腺激素的分泌，进一步加重甲状腺功能亢进症状。β受体阻断药通过阻断β受体，拮抗儿茶酚胺的作用，并可抑制外周组织中 T_4 脱碘转变为 T_3，从而控制心悸、心律失常、多汗、手震颤等甲状腺功能亢进的症状。临床上β受体阻断药如普萘洛尔、美托洛尔是甲亢及甲状腺危象时有价值的辅助用药，可用于控制甲亢症状、甲状腺危象和甲状腺术前准备。

> 【学做结合】10-4 处方分析
>
> 某甲亢患者，因并发细菌性肺炎，出现高热、大汗虚脱，实验室检查提示体内电解质紊乱。临床诊断为甲状腺危象，医生采取下列药物予以治疗、抢救。
>
> Rp：
> 丙硫氧嘧啶 200mg　　p.o.　　q.6h.
> 普萘洛尔 40mg　　p.o.　　q.6～8h.
> 碘化钠 1.0g　葡萄糖注射液 500ml　　iv.gtt
> 氢化可的松 300mg　生理盐水 500ml　　iv.gtt
> 试问该处方是否合理，为什么？

> **点滴积累**
>
> 1. 甲状腺激素具有维持生长发育和促进代谢等作用，临床上用作替代疗法。
> 2. 硫脲类通过抑制过氧化物酶的活性而抑制甲状腺激素的合成，适用于甲亢的内科治疗及甲亢术前的准备。
> 3. 大剂量的碘和碘化物通过抑制蛋白水解酶的活性，减少甲状腺激素的释放而发挥抗甲状腺激素作用，临床上用于甲亢术前准备和甲亢危象的治疗。

第三节　胰岛素与口服降血糖药

治疗糖尿病的药物

> 学习引导

糖尿病是以糖代谢紊乱为主要症状的代谢紊乱性疾病，其基本病理为生理胰岛素绝对或相对分泌不足和胰高血糖素增高所引起的代谢紊乱，以慢性高血糖为主要表现，伴有糖尿、口渴多饮、多尿多食等典型的临床症状。慢性并发症有血管和神经等病变，可遍及全身各重要器官；急性并发症有糖尿病酮症酸中毒、高渗性非酮症糖尿病昏迷等。那么，糖尿病有哪些类型？如何治疗和控制？药物作用机制是什么？怎样合理使用药物？下面我们来学习。

 学习目标

知识目标

1. 掌握　胰岛素和磺酰脲类降血糖药的作用、临床应用和不良反应。
2. 熟悉　胰岛素增敏剂、双胍类和α-葡萄糖苷酶抑制药的药理作用。
3. 了解　口服降血糖药物的作用特点。

能力目标

能对本类药品分类识别，能解读处方，为患者提供用药咨询、用药指导。

素质目标

1. 养成严谨的工作习惯，关爱患者，安全用药。
2. 建立良好的自信心，具有勇于攀登科学高峰的意志，有荣辱与共和肝胆相照的团队精神。

 拓展链接

我国科学家克服重重困难，首次结晶出牛胰岛素

1958年，中国科学院提出了"完成世界上第一次人工方法合成蛋白质"的目标之后，同年12月，项目正式启动。当时的中国科学界可以用"一穷二白"来形容。要人工合成蛋白质，蛋白质的结构是什么？生物活性是什么？物理特性是什么？这几个问题都尚未搞清楚，而选择胰岛素作为人工合成蛋白质的对象在当时更如"云里雾里"。由王应睐等专家组成的团队先是对上述问题展开了攻关，随即利用当时简陋的条件解决了氨基酸原料的供应问题及硫硫键能否重新链接成胰岛素蛋白分子的难题。最终，历经7年的日夜奋斗以及无数的波折，于1965年9月17日，我国的科研团队终于完成了世界首次人工合成牛胰岛素，这也是多肽链物质首次被人工合成。中国科学工作者首次人工合成结晶牛胰岛素的成功，表明中国在这个领域里的科学研究在世界上取得了领先地位。人工牛胰岛素的合成，标志着人类在认识生命、探索生命奥秘的征途中迈出了关键性的一步，促进了生命科学的发展，开辟了人工合成蛋白质的时代，在我国基础研究，尤其是生物化学的发展史上具有重大意义和影响。历史从不忘记，让我们向老一辈科学家致敬。

临床上糖尿病可分为：①1型（胰岛素依赖型糖尿病），胰岛素分泌缺乏，多见于青少年，常发生酮症，必须用胰岛素治疗。②2型（非胰岛素依赖型糖尿病）：胰岛素相对缺乏，多见于40岁以上中老年人，多数经严格控制饮食或口服降血糖药后可控制病情，少数需要用胰岛素治疗。③其他型糖尿病，包括营养临床不良性和继发性糖尿病等。糖尿病必须采取综合治疗，在饮食疗法和运动治疗的基础上，根据病情使用胰岛素和口服降血糖药物等治疗，使患者血糖控制在正常范围或者接近正常值，防止或延缓并发症的发生。因此，合理控制血糖，有效预防和治疗糖尿病并发症是目前治疗糖尿病的基本原则。根据各种药物的作用及作用机制不同，可将降血糖药物分为五类，见表10-5所示。

表 10-5　降血糖药物的分类

药物分类		代表药
胰岛素	胰岛素	短效人胰岛素、中效低精蛋白锌胰岛素、长效精蛋白锌胰岛素、重组人胰岛素
	胰岛素类似物	门冬胰岛素、赖脯胰岛素、甘精胰岛素
促胰岛素分泌药	作用于 K^+ATP 通道药	磺酰脲类：甲苯磺丁脲、氯磺丙脲、格列本脲、格列吡嗪、格列美脲、格列齐特等
		氯茴苯酸类/苯丙氨酸衍生物：瑞格列奈、那格列奈
	胰高血糖素样肽-1 激动剂	依克那肽
	二肽基肽酶Ⅳ抑制剂	磷酸西他列汀
双胍类	双胍类	二甲双胍
胰岛素增敏剂	噻唑烷二酮类化合物	罗格列酮、吡格列酮、环格列酮、曲格列酮
	脂肪酸代谢干扰剂	依托莫司
其他	α-葡萄糖苷酶抑制剂	阿卡波糖、米格列醇、伏格列波糖
	胰淀粉样多肽类似物	醋酸普兰林肽
	醛糖还原酶抑制剂	依帕司他

一、胰岛素

胰岛素（insulin）是由两条多肽链组成的酸性蛋白质，A 链含 21 个氨基酸残基，B 链含 30 个氨基酸残基，A、B 两链通过两个二硫键以共价相连。人胰岛素分子量为 5808Da，但药用胰岛素多从猪、牛胰腺提取。胰岛素结构有种属差异，虽不直接妨碍在人体发挥作用，但可引起过敏反应。目前通过 DNA 重组技术人工合成胰岛素，还可将猪胰岛素 B 链第 30 位的丙氨酸用苏氨酸替代而获得人胰岛素。

拓展链接

胰岛素的发现

1921 年，加拿大医生 Banting 和生理学家 Best 在多伦多大学著名生理学教授 J.J.R.Mcleod 的实验室里，从动物胰岛中提取分离得到了胰岛素，并确定它有抗糖尿病的作用。由于这一贡献，Banting 和 J.J.R.Mcleod 获得了 1923 年诺贝尔生理学或医学奖。胰岛素的发现挽救了无数糖尿病患者的生命，也因此世界卫生组织和国际糖尿病联合会确定每年 11 月 14 日为"世界糖尿病日"，旨在纪念胰岛素发明人 Banting 的生日。

20 世纪 80 年代，人们通过基因工程生物合成人胰岛素，其结构和人体自身分泌的胰岛素一样。对比动物胰岛素，人胰岛素较少发生过敏反应或者胰岛素抵抗，所以皮下脂肪萎缩的现象也随之减少；由于人胰岛素抗体少，所以注射量比动物胰岛素平均减少 30%；人胰岛素的稳定性高于动物胰岛素，常温 25℃左右可保存人胰岛素 4 周。但是，在起效时间、峰值时间、作用持续时间上不能模拟生理性人胰岛素分泌模式，需在餐前 30 分钟注射、有较高的夜间低血糖风险。

20 世纪 90 年代末，在对人胰岛素结构和成分的深入研究中，通过对肽链进行修饰等研究，开发了更适合人体生理需要的胰岛素类似物（insulin similitude）。胰岛素类似物可紧临用餐使用，也称为餐时胰岛素或速效胰岛素。目前应用于临床的主要有两类。一类是速效胰岛素类似物，可模拟餐时胰岛素分泌模式，主要有门冬胰岛素、赖脯胰岛素等。另一类是中、长效胰岛素类似物，有精蛋白门冬胰岛素、甘精胰岛素、德谷胰岛素等，可单独使用或与速效胰岛素类似物联合应用，能很好地模拟正常人的生理性胰岛素分泌，使糖尿病患者的血糖水平在 24 小时内得到理想控制。

1. 体内过程

胰岛素口服易被消化酶破坏而失效，皮下注射吸收迅速。胰岛素代谢快，主要在肝、肾灭活，$t_{1/2}$ 约 10 分钟，但作用可维持数小时。严重肝肾功能不全能影响其灭活。为延长胰岛素作用时间，可制成中长效制剂。用碱性蛋白质（如精蛋白、珠蛋白）与之结合，使等电点接近体液 pH 值，再加入微量锌使之稳定，这类制剂经皮下注射或肌内注射后，在注射部位发生沉淀，再缓慢释放、吸收。预混胰岛素为双时相胰岛素制剂，是含有可溶性短效胰岛素和中效胰岛素的混悬液。30R 预混胰岛素，由 30% 可溶性短效胰岛素和 70% 中效胰岛素组成；50R 预混胰岛素，由 50% 可溶性短效胰岛素和 50% 中效胰岛素组成。一般于注射后 0.5 小时后起作用，最佳作用时间 2～12 小时，持续 16～24 小时。每天早餐前 30～60 分钟皮下注射。所有中长效制剂、双时相制剂均为混悬剂，不可静脉注射（表 10-6）。

表 10-6 常用胰岛素分类和特征

分类	速效胰岛素	中效胰岛素	长效胰岛素	预混胰岛素
代表药	正规胰岛素 生物合成人胰岛素 门冬胰岛素 赖脯胰岛素	低精蛋白锌胰岛素 珠蛋白锌胰岛素 精蛋白重组人胰岛素 精蛋白门冬胰岛素	精蛋白锌胰岛素 甘精胰岛素	30R 预混胰岛素 50R 预混胰岛素
起效时间	0.25～1 小时开始起效，2～4 小时作用达高峰	1～1.5 小时起效	4～8 小时起效	0.25 小时起效
作用维持时间	5～7 小时	持续 24 小时	持续 24～36 小时	持续 16～24 小时
临床应用	溶解度高；可静脉注射，适用于重症糖尿病初治及有酮症酸中毒等严重并发症者	注射后逐渐释出胰岛素。不能静脉给药	接近中性，注射后逐渐释出胰岛素。不能静脉给药	短效显效快，中效逐渐释出胰岛素。不能静脉给药
给药方式	每天 3 次，餐前或餐前 15～30 分钟皮下注射	每天 2 次，早餐前 30～60 分钟皮下注射	每天 1～2 次，餐前 30～60 分钟皮下注射	每天 1～2 次，早餐前或餐前 30～60 分钟皮下注射

2. 药理作用

胰岛素主要促进肝脏、脂肪、肌肉等靶组织糖原和脂肪的储存。

① 促进脂肪合成，抑制脂肪分解，减少游离脂肪酸和酮体的生成，增加脂肪酸和葡萄糖的转运，使其利用率增加。

② 促进糖原的合成和贮存，加速葡萄糖的氧化和酵解，并抑制糖原分解和糖异生而降低血糖。

③ 增加氨基酸的转运和核酸、蛋白质的合成，抑制蛋白质的分解。

④ 加快心率，加强心肌收缩力，减少肾血流，在伴发相应疾病时应予充分注意。

⑤ 促进钾离子进入细胞，降低血钾浓度。

3. 临床应用

（1）糖尿病 对胰岛素缺乏的各型糖尿病均有效，注射用普通胰岛素制剂现在仍然是治疗 1 型糖尿病的重要药物。主要适应证有：①1 型糖尿病，胰岛素是目前唯一有效的药物，需终身用药；②2 型糖尿病，经饮食控制无效和口服降血糖药未能控制者；③糖尿病急性并发症，如酮症酸中毒及非酮症性高渗性昏迷；④糖尿病并发症，合并严重感染、消耗性疾病、高热、妊娠、创伤以及手术等各型糖尿病。

（2）纠正细胞内缺钾 临床上将胰岛素、氯化钾与葡萄糖组成极化液静滴，可用于心肌梗死时的心律失常。

4. 不良反应

（1）低血糖症 临床最为常见。多因胰岛素过量、未按时进餐、摄食过少和（或）剧烈体力活动所致，表现疲乏、头晕、饥饿感、出汗、心跳加快、焦虑、震颤等，严重者引起昏迷、惊厥及休克，甚至脑损伤及死亡。长效胰岛素降血糖作用较慢，常以头痛和精神情绪、运动障碍为主要表现。

（2）过敏反应 多数为使用牛胰岛素所致，作为异体蛋白进入人体后可导致人体产生相应抗体引起过敏反应。一般反应（瘙痒、荨麻疹）轻微而短暂，偶可引起过敏性休克。

（3）胰岛素耐受性 产生急性耐受常由于并发感染、创伤、手术、情绪激动等应激状态所致。此时血中抗胰岛素物质增多，或因酮症酸中毒时，血中存在大量游离脂肪酸和酮体，妨碍了葡萄糖的摄取和利用。出现急性耐受时，需短时间内增加胰岛素剂量达数千单位。产生慢性耐受的原因（系指每日需用200U以上的胰岛素并且无并发症者）较为复杂，此时换用其他动物胰岛素或改用高纯度胰岛素，并适当调整剂量常可有效。

（4）脂肪萎缩或增生 在注射局部出现皮下脂肪萎缩，可能与胰岛素的免疫反应有关；局部出现脂肪增生，现认为与局部高浓度胰岛素的脂肪合成作用或在同一部位反复注射有关。因脂肪萎缩或增生均可使胰岛素吸收不规则，应注意经常改变注射部位。

5. 注意事项

① 低血糖反应，严重者低血糖昏迷，严重肝、肾病变等患者应密切观察血糖。

② 患者伴有下列情况，胰岛素需要量减少：肝功能不正常，甲状腺功能减退，恶心呕吐，肾功能不正常，肾小球滤过率每分钟10～50ml，胰岛素的剂量减少75%～95%；肾小球滤过率减少到每分钟10ml以下，胰岛素剂量减少到50%。

③ 患者伴有下列情况，胰岛素需要量增加：高热、甲状腺功能亢进、肢端肥大症、糖尿病酮症酸中毒、严重感染或外伤、重大手术等。

④ 用药期间应定期检查血糖、尿常规、肝肾功能、视力、眼底视网膜血管、血压及心电图等，以了解病情及糖尿病并发症情况。

6. 用药指导（见表10-7）

表10-7 胰岛素用药指导

用药步骤	用药指导要点
用药前	（1）熟悉疾病类型和状态，熟知胰岛素的适应证,正确选择胰岛素及制剂。 （2）询问患者病情,告知患者糖尿病的防治知识及用药注意事项。
用药中	（1）治疗目标：在应用胰岛素治疗期间，在合理膳食和适当运动的同时，应做好自我血糖监测，使血糖、血脂、血电解质等都维持在正常水平，避免发生急性并发症，延缓病情进展，延长寿命，提高生活质量。 （2）保存和携带：胰岛素应避免高温和阳光直射，未启封的胰岛素应储藏在2～10℃的冷藏环境中；已经启封的胰岛素可在25℃的室温中保存4～6周,注明开启时间。正在应用的胰岛素笔不要放入冰箱中,于阴凉、干燥处保存即可；外出乘坐飞机时,可随身携带,不可托运。冷冻过的胰岛素不得再使用。 （3）注射部位：胰岛素常用的注射部位是下腹部（距肚脐5cm之外）、上臂上侧及外侧、大腿前侧及外侧和臀部，为防止脂肪萎缩及硬结的出现，应规律地轮换注射部位，每次注射间距在2cm以上，同时避免在已形成瘢痕或硬结的部位注射。 （4）使用方法：预混胰岛素在使用前应使药液充分混匀，呈均匀的混悬状态或乳浊液。不要剧烈振摇笔芯，否则产生的泡沫将影响剂量的准确测量。注射后及时进食含有碳水化合物的食物。如出现情绪激动、增加运动、改变日常饮食或伴发其他疾病等情况时，需密切监测血糖，适当调整胰岛素用量。 （5）注射时间：速效或超短效胰岛素应于餐前注射，根据胰岛素的起效时间按时进餐（不同种类的胰岛素注射时间有所不同）；注射中效和预混胰岛素之前，应充分混匀。 （6）关注低血糖反应：及时检测血糖，如显示血糖偏低，尽快食用含糖的食物；外出或运动时，带上碳水化合物类食品。 （7）监测指标：每周监测1～2天的血糖情况，每3个月检测糖化血红蛋白，每6个月检测肝功能、肾功能、血脂，每年检测眼底、下肢血管和心电图。如果有其他问题，应与医生或临床药师联系
用药后	（1）密切观察用药后的疗效和不良反应。 （2）指导患者定期进行身体指标检查，以配合药物治疗。

二、口服降血糖药

本类药物具有口服有效、使用方便的特点。临床常用的口服降血糖药物有磺酰脲类、双胍类、α-葡萄糖苷酶抑制药和胰岛素增敏药。

（一）磺酰脲类

常用的磺酰脲类药物有甲苯磺丁脲（Tolbutamide，D_{860}）、氯磺丙脲（Chlorpropamide）、格列本脲（Glibenclamide，又称优降糖）、格列吡嗪（Glipizide）、格列齐特（Gliclazide，又称达美康）、格列喹酮（Gliquidone，又称糖适平）等。

1. 体内过程

口服吸收迅速而完全，血浆蛋白结合率高达90%以上，起效慢，作用维持时间长，多数药物经肝脏代谢，代谢产物由肾排出。甲苯磺丁脲作用最弱、维持时间最短，而氯磺丙脲半衰期（$t_{1/2}$）最长，且排泄慢，每日只需给药一次。新型磺酰脲类作用较强，可维持24小时，每日只需给药1～2次。

2. 药理作用

（1）降血糖　该类药降低正常人血糖，对胰岛功能尚存的患者有效，但对1型糖尿病患者及切除胰腺的动物则无作用。其机制是：①刺激胰岛B细胞释放胰岛素。当该类药物与胰岛B细胞膜上的磺酰脲受体结合后，可阻滞与受体相偶联的ATP敏感钾通道而阻止钾外流，致使细胞膜去极化，增强电压依赖性钙通道开放，促进胞外钙内流。胞内游离钙浓度增加后，触发胰岛素的释放。②降低血清糖原水平。③增加胰岛素与靶组织的结合能力。长期服用且胰岛素已恢复至给药前水平的情况下，其降血糖作用仍然存在，这可能与其增加靶细胞膜上胰岛素受体的数目和亲和力有关。

（2）对水排泄的影响　格列本脲、氯磺丙脲有抗利尿作用，但不降低肾小球滤过率，这是促进ADH分泌和增强其作用的结果，可用于尿崩症。

（3）对凝血功能的影响　第三代磺酰脲类能使血小板黏附力减弱，刺激纤溶酶原的合成。

3. 临床应用

（1）糖尿病　磺酰脲类药物用于胰岛功能尚未完全丧失且单用饮食控制无效的2型糖尿病患者；对胰岛素产生抵抗的患者用后可刺激内源性胰岛素的分泌而减少胰岛素的用量；对每天需用胰岛素40U以上的病例多无效。磺酰脲类药物与胰岛素或双胍类药物合用有协同作用。

（2）尿崩症　选用氯磺丙脲，0.125～0.5g/d，可使尿崩症患者尿量明显减少。

4. 不良反应

（1）消化系统反应　可出现胃肠不适、恶心、腹痛、腹泻、胆汁淤积性黄疸及肝损害。

（2）低血糖　常因药物过量所致，尤以氯磺丙脲为甚。老年人及肝、肾功能不良者较易发生，故老年糖尿病患者不宜用氯磺丙脲。

（3）中枢神经系统症状　大剂量氯磺丙脲还可引起精神错乱、嗜睡、眩晕、共济失调。

（4）造血系统反应　白细胞减少较多见；其他有粒细胞缺乏、再生障碍性贫血、溶血性贫血、血小板减少等。

（5）皮肤反应　可有瘙痒、皮疹、过敏性皮炎等。

5. 药物相互作用

由于磺酰脲类血浆蛋白结合率高，表观分布容积小，因此在蛋白结合上能与其他药物（如水杨酸钠、吲哚美辛、青霉素、双香豆素等）发生竞争，使游离药物浓度上升而引起低血糖反应。

消耗性患者血浆蛋白水平低，而黄疸患者血浆胆红素水平高，可竞争血浆蛋白结合部位，更易发生低血糖。乙醇抑制糖异生和肝葡萄糖输出，故患者饮酒会导致低血糖。肝药酶诱导剂利福平可加速磺酰脲类药物在肝脏的代谢。另一方面，氯丙嗪、糖皮质激素、噻嗪类利尿药以及口服避孕药均可降低磺酰脲类的降血糖作用，须予注意。

6. 用药指导（见表 10-8）

表 10-8　磺酰脲类药物用药指导

用药步骤	用药指导要点
用药前	（1）熟悉疾病类型和状态，熟知磺酰脲类药物的适应证，正确选择药物及制剂。 （2）询问患者病情，告知患者糖尿病的防治知识及用药注意事项
用药中	（1）磺酰脲类药物用于 2 型糖尿病、有一定胰岛功能的糖尿病患者。 （2）磺酰脲类药物要求在餐前半小时服用。 （3）从小剂量开始，根据血糖监测结果，逐渐调整剂量，注意避免低血糖，单剂疗效差可联合其他降糖药物。 （4）肝肾功能不全的患者应慎用磺酰脲类药物。 （5）老年人不宜服用格列本脲，以免发生严重而持久的低血糖，宜选作用缓和、半衰期短的格列喹酮、格列吡嗪等。 （6）磺酰脲类药物存在继发失效的问题，注意定期复查血糖，及时调整治疗方案
用药后	（1）密切观察用药后的疗效和不良反应。 （2）指导患者定期进行身体指标检查，以配合药物治疗

格列本脲（Glibenclamide）

为第二代口服中效磺酰脲类降糖药。作用于胰岛 B 细胞，促进胰岛素的分泌和释放，增加周围组织对糖的利用而降低血糖。其作用较甲苯磺丁脲强 100 倍。主要用于轻、中型及稳定型糖尿病。

口服吸收迅速完全，耐受性好，疗效肯定，价格也较便宜。

【不良反应】

① 有时可见低血糖反应及腹胀、腹痛、恶心、呕吐等胃肠道反应。

② 少见而严重的有黄疸、肝功能损害、骨髓抑制、粒细胞减少、血小板减少症等。

【注意事项】

① 易产生低血糖反应，对轻度、中度及老年人 2 型糖尿病患者应从小剂量开始使用本品。孕妇及哺乳期妇女不宜使用。

② 1 型糖尿病、2 型糖尿病伴酮症酸中毒、昏迷、感染等应激情况及肝、肾功能不全者禁用。

③ 用药期间应定期测血糖、尿糖、尿酮体、尿蛋白和肝、肾功能，并进行眼科检查等。

④ 本品与长效磺胺、保泰松、四环素、氯霉素、单胺氧化酶抑制剂等合用会增强其降血糖作用，一般不宜合用。

格列吡嗪（Glipizide）

本品主要作用于胰岛 B 细胞，促进内源性胰岛素分泌；也可抑制肝糖原分解，并促进肌肉利用葡萄糖，从而发挥降糖作用。主要用于单用饮食控制治疗未能取得良好疗效的轻、中度 2 型糖尿病。

【不良反应及注意事项】

可单独口服或与胰岛素联用治疗 2 型糖尿病，是广泛应用于临床的口服降糖药物。作用强度次于格列本脲，是一种比较安全的降糖药，不容易引发低血糖。个别患者可有皮肤过敏反应和轻度胃肠道反应。治疗 2 型糖尿病的剂量因人而异，治疗期间应定期测定尿糖和血糖以调整剂量。

妊娠及对磺脲类药过敏者，严重肝、肾功能不全者及大多数 1 型糖尿病者禁用。

(二) 胰岛素增敏剂

胰岛素抵抗和胰岛 B 细胞功能受损是目前临床糖尿病治疗所面临的两大难题，改善患者的胰岛素抵抗状态对糖尿病治疗具有重要意义。胰岛素抵抗有获得性及遗传性两种，1 型糖尿病患者仅有获得性胰岛素抵抗，在控制血糖后胰岛素抵抗可消失；2 型患者的胰岛素抵抗是遗传性的，需给予提高机体胰岛素敏感性的药物进行治疗。目前对 2 型糖尿病的治疗从单纯增加胰岛素的数量转移到提高组织对胰岛素的敏感性上来。

噻唑烷酮类化合物（thiazolidinediones，TZDs）具有 2,4-二酮噻唑烷结构，包括吡格列酮（Pioglitazone）、罗格列酮（Rosiglitazone）、曲格列酮（Troglitazone）、环格列酮（Ciglitazone）、恩格列酮（Englitazone）等，能改善 B 细胞功能，显著改善胰岛素抵抗及相关代谢紊乱，对 2 型糖尿病及其心血管并发症均有明显疗效。

1. 药理作用

（1）改善胰岛素抵抗、降低高血糖　胰岛素增敏药降低骨骼肌、脂肪组织和肝的胰岛素抵抗，与磺酰脲类药物或二甲双胍合用效果更显著。胰岛素增敏药可增加肌肉及脂肪组织对胰岛素的敏感性，改善胰岛 B 细胞功能，发挥降血糖作用。

（2）改善脂质代谢紊乱　胰岛素增敏药可纠正胰岛素抵抗患者的脂质代谢异常，能显著降低血浆中游离脂肪酸、甘油三酯水平，增加高密度脂蛋白（HDL）水平，增强低密度脂蛋白（LDL）对氧化的抵抗力。

（3）防治 2 型糖尿病血管并发症　胰岛素增敏药可抑制血小板聚集、炎症反应和内皮细胞的增生，抗动脉粥样硬化。

2. 临床应用

主要用于其他降血糖药疗效不佳的 2 型糖尿病，尤其是有胰岛素抵抗者。胰岛素增敏剂可单用，也可与磺酰脲类药物或胰岛素合用。

3. 不良反应

该类药物常见的不良反应是体重增加和水肿，与胰岛素联合使用时表现更加明显。由于罗格列酮具有潜在的导致心血管事件、脑卒中、骨折等不良反应，目前在欧盟和美国已不再使用。在我国只有无法使用或使用其他降糖药不能达到有效控制血糖目标的情况下才考虑使用罗格列酮或其复方制剂，但对已有潜在心力衰竭危险、缺血性心脏病病史、骨质疏松等患者仍应禁用。其他不良反应包括嗜睡、肌肉和骨骼痛、头痛、消化道症状等。

罗格列酮（Rosiglitazone）

本品属噻唑烷二酮类口服降糖药。通过提高胰岛素敏感性而控制血糖水平。作用机制为激活脂肪、骨骼肌和肝脏等胰岛素所作用组织的过氧化物酶体增殖物激活受体（PPAR-γ），从而调节胰岛素应答基因的转录，控制血糖的生成、转运和利用。本品仅适用于其他降糖药无法达到血糖控制目标的 2 型糖尿病患者。

罗格列酮降血糖作用较曲格列酮强约 100 倍，为吡格列酮的 30~40 倍。

【不良反应】

罗格列酮不需要与食物一起服用，其副作用是引起舒张压明显下降、体重增加、水肿、胆固醇水平升高；发生心梗、心肌缺血、心绞痛、冠心病等缺血性心血管疾病、心衰和骨折等风险增大。

【注意事项】

禁用于以下患者：有心衰病史或有心衰危险因素的患者；有心脏病病史，尤其是缺血性心脏病病史的患者；骨质疏松症或发生过非外伤性骨折病史的患者；严重血脂紊乱的患者。65岁以上老年患者慎用本品。

(三) 双胍类

国内常用的有二甲双胍（Petformin，甲福明）、苯乙双胍（Phenformin，苯乙福明）。本类药物可明显降低糖尿病患者的血糖，但对正常人血糖无明显影响。二甲双胍 $t_{1/2}$ 约1.5小时，在体内不与蛋白质结合，大部分原型从尿中排出。苯乙双胍 $t_{1/2}$ 约3小时，约1/3以原型从尿中排出，作用维持4~6小时。

根据美国糖尿病协会（American diabetes association，ADA）《糖尿病诊疗指南》的建议，如果没有禁忌证且能够耐受，二甲双胍是2型糖尿病起始治疗的首选药物。

二甲双胍（Metformin）

【药理作用】
能促进周围组织细胞对葡萄糖的摄取和利用，改善机体对胰岛素的敏感性。促进肌肉组织内糖的无氧酵解；抑制葡萄糖在肠道的吸收及糖异生；抑制胰高血糖素释放。

【临床应用】
主要用于2型糖尿病患者，尤适用于肥胖及单用饮食控制无效者。可单独用于单纯饮食控制不理想的轻、中度患者，也可与磺酰脲类合用，也可与胰岛素合用治疗2型糖尿病，减少胰岛素用量。

二甲双胍可降低血脂，延缓糖尿病血管并发症的发生，使心肌梗死的发生率降低39%；与磺酰脲类相比，二甲双胍降糖作用相对缓和，低血糖发生少。

【不良反应】
① 有时可见低血糖反应及腹胀、腹痛、恶心、呕吐等胃肠道反应。
② 少见而严重的有黄疸、肝功能损害、骨髓抑制、粒细胞减少、血小板减少症等。

【注意事项】
二甲双胍以原型从尿中排出，所以肾功能损害及肝功能不全等患者禁用。

> **【学做结合】10-5**
>
> 患者，男，60岁，因出现多饮、多尿等症状就诊，查空腹血糖和餐后血糖均高于正常，2型糖尿病，体型肥胖，宜选用（ ）。
> A. 格列本脲　　　B. 罗格列酮　　　C. 二甲双胍　　　D. 甲苯磺丁脲　　　E. 胰岛素

(四) α-葡萄糖苷酶抑制药

目前用于临床的有阿卡波糖（Acarbose，又称拜糖平）、伏格列波糖（Voglibose）和米格列醇（Miglitol）等。本类药物可在小肠黏膜部位竞争性地抑制葡萄糖苷酶，使双糖水解减少，从而延缓肠腔内双糖、低聚糖及多糖中葡萄糖的释放和吸收，降低餐后血糖。临床上可用于各型糖尿病，可单用，也可与其他降糖药合用。由于吸收量少，患者无全身不良反应，主要不良反应为腹胀、肠道多气等胃肠道反应。腹痛、便秘或溃疡病患者慎用。

阿卡波糖（Acarbose）

为α-葡萄糖苷酶抑制药，通过抑制小肠的α-葡萄糖苷酶，抑制食物的多糖分解，使糖的吸收相应减缓，减少餐后高血糖。与胰岛素或二甲双胍合用于单一药物治疗无效的2型糖尿病患者。由于这种抑制作用是可逆的，所以向葡萄糖的转化仅仅是推迟，而不是完全阻断。本品还有一定的降血脂作用，能防治糖尿病的慢性并发症。

本品可单独使用，也可与其他相关药物联合使用，能有效抑制餐后和空腹血糖，降低糖化血红蛋白。

【不良反应】

可引起腹胀、腹痛、腹泻等，个别亦可出现低血糖反应，宜从小剂量开始服用以减少胃肠不适症状。

【注意事项】

① 若与其他降糖药合用出现低血糖时，应将其他降糖药减量。若出现严重低血糖时，应直接补充葡萄糖。

② 必须吃饭时服药，但应避免与抗酸药或消化酶制剂同时服用。

> 【学做结合】10-6 处方分析
>
> 李某，47岁，患2型糖尿病10年，现因头晕、心悸，前往医院诊治，医生诊断为糖尿病伴发高血压和窦性心动过速。医生为其开具下列处方，请分析是否合理，为什么？
>
> Rp：
> 格列本脲片　2.5mg×60　　Sig.　5mg/次　　t.i.d.
> 普萘洛尔片　10mg×30　　Sig.　10mg/次　　t.i.d.

> 点滴积累
>
> 1. 磺酰脲类口服降血糖药通过促进胰岛B细胞合成和释放胰岛素而发挥降血糖作用。对正常人和胰岛功能尚未完全丧失的轻至中度糖尿病患者有效。
>
> 2. 双胍类口服降血糖药通过促进组织细胞对葡萄糖的摄取和利用，增强葡萄糖的无氧酵解，抑制葡萄糖的吸收和异生而发挥降血糖作用。对正常人无降血糖作用，对胰岛功能完全丧失者仍有效，尤其适用于成年肥胖的轻至中度糖尿病患者。
>
> 3. α-葡萄糖苷酶抑制剂可降低餐后血糖水平，格列奈类与磺酰脲类相似，可通过促进胰岛素分泌而起作用，尤其适合餐后高血糖的2型糖尿病患者。胰岛素增敏剂适用于胰岛素抵抗明显的2型糖尿病患者。

第四节　骨代谢调节药及抗骨质疏松药

学习引导

骨质疏松症是以骨量减少、骨组织的微观结构退化为特征的，骨矿成分和骨基质等比例不断减少，骨皮质变薄，骨小梁数量减少，致使骨的脆性增加以及易于发生骨折的一种全身性骨骼疾病，多发于老年人和绝经后妇女。我国是世界上老年人口最多的国家，现有骨质疏松症患者约为9000万。那么，骨质疏松的症状如何？疾病有哪些分类？如何进行药物治疗？治疗药物有哪些不良反应及注意事项？怎样合理用药？下面我们来学习。

学习目标

知识目标

1. 掌握　双膦酸盐类、降钙素、钙剂和维生素 D 的药理作用、临床应用及不良反应。
2. 熟悉　氟化物和甲状旁腺素的作用及应用。
3. 了解　骨质疏松的发生机制和分类。

能力目标

能对本类药品分类识别，能解读处方，为患者提供用药咨询、用药指导。

素质目标

1. 养成严谨的工作习惯，关爱特殊人群，安全合理用药。
2. 树立良好的健康意识，有博爱精神，有坚韧不拔和锲而不舍的态度。

拓展链接

关注骨质疏松，让生活更健康！

世界骨质疏松日是在 1996 年最早由英国国家骨质疏松学会创办，从 1997 年由国际骨质疏松基金会（IOF）赞助和支持，随着参与国和组织活动逐年稳定地增长，世界骨质疏松日的影响日益扩大，1998 年世界卫生组织（WHO）开始参与并作为联合主办人，担当了一个非常重要的角色，并将世界骨质疏松日改定为每年 10 月 20 日。

随着老龄化加剧，我国骨质疏松症患者已接近 1 亿，并且有至少 2.1 亿人骨量低于正常值，是骨质疏松患者数量和潜在数量最多的国家。事实上，不仅老年人，现在骨质疏松正在向低龄化发展，很多年轻人，30 多岁就已经患有骨质疏松，尤其是运动较少的室内工作者。骨质疏松预防要从青少年期就加强运动、保证足够的钙质摄入，同时防止和积极治疗各种疾病，尤其是慢性消耗性疾病与营养不良、吸收不良等，防止各种性腺功能障碍性疾病和生长发育性疾病；避免长期使用影响骨代谢的药物等，可以尽量获得理想的峰值骨量，减少今后发生骨质疏松的风险。成人期补充钙剂是预防骨质疏松的基本措施，不能单独作为骨质疏松治疗药物，仅作为基本的辅助药物。特别是要关爱老年人，加大宣传，提供指导，预防骨质疏松，预防骨折发生。

骨质疏松症依据病因可分为原发性骨质疏松、继发性骨质疏松和特发性骨质疏松；依据病理特点可分为高转换型骨质疏松和低转换型骨质疏松。原发性骨质疏松分为绝经后骨质疏松（Ⅰ型骨质疏松）和老年性骨质疏松（Ⅱ型骨质疏松）。Ⅰ型骨质疏松均为绝经后妇女，Ⅱ型骨质疏松则发生于 60 岁以上的老人。

目前认为激素、营养状态、物理因素、免疫功能、遗传因素与骨质疏松的发生均有关联，主要有以下几方面：①性激素分泌减少。绝经后雌激素水平下降，破骨细胞凋亡减少，生成增加；破骨细胞寿命延长而成骨细胞和骨细胞寿命缩短，骨重建的速度加快，且骨吸收比骨形成增加更快，造成骨量丢失。雄激素可促进蛋白质合成，促进骨基质的合成。②钙调节激素的分泌失调致使骨代谢紊乱。甲状腺"C细胞"所分泌的降钙素（PTH）使骨代谢活跃，促进骨吸收。③蛋白质、钙、磷、维生素及微量元素摄入不足。钙是影响骨密度的一个重要因素，$1,25-(OH)_2D_3$ 可促进钙的吸收利用，其缺乏会影响钙的吸收。蛋白质摄入不足或过量都对钙的平衡和骨钙含量起负性调节作用。④户外运动减少。运动对促进骨量形成和骨矿物质增加、提高骨密度起重要作用。⑤与维生素 D 受体（VDR）基因变异有密切关系。

治疗骨质疏松症的药物按照作用机制可分为：①抑制骨吸收药物，如双膦酸盐类、降钙素类、雌激素类（雌激素替代类药物、选择性雌激素受体调节剂）等；②促进骨矿化药物，如钙剂

和维生素 D_3；③促进骨形成药物，如氟化物、甲状旁腺激素、胰岛素样生长因子-1、他汀类药物等。

一、抑制骨吸收药物

（一）双膦酸盐类

双膦酸盐类（diphosphonates），如阿仑膦酸钠、利塞膦酸钠、唑来膦酸钠，是目前临床上应用最为广泛的抗骨质疏松药物。双膦酸盐是一种内源性焦磷酸盐类似物，可以与骨表面的羟基磷灰石强有力的结合，而且由于与内源性焦磷酸盐的侧链不同而不易被水解，可靶向地沉积在骨骼中，被破骨细胞摄取。不含氮双膦酸盐被破骨细胞内吞后在细胞内代谢为 ATP 的类似物，对细胞有直接毒性作用，进而诱导细胞凋亡。含氮双膦酸盐被摄取后可抑制细胞内胆固醇代谢的甲羟戊酸途径中关键酶法尼基焦磷酸合酶的活性，法尼基焦磷酸合酶被抑制后，小分子 GTP 酶如 Ras、Rho、Rac 的异戊烯化受阻，它们是破骨细胞执行关键功能如维持细胞骨架及褶皱缘形成所必需的信号转导分子，从而抑制破骨细胞活性并促进其凋亡，继而抑制骨吸收。也有研究表明，双膦酸盐可通过影响成骨细胞对骨溶解的过程发挥作用。

目前用于临床的该类药物有多种，按药效学分为 3 代：①第 1 代，如依替膦酸钠、氯膦酸钠；②第 2 代，如替鲁膦酸钠和帕米膦酸钠；③第 3 代，如阿仑膦酸钠和利塞膦酸钠等。目前临床使用的主要为阿仑膦酸钠。

阿仑膦酸钠（Alendronate Sodium）

阿仑膦酸钠为双膦酸盐类骨吸收抑制药。能显著增加骨密度，降低骨折发生率，作用持久，具有良好的治疗效果和较高的安全性，是目前国际临床评价较高的骨质疏松防治药物，也是首先通过 FDA 认证的双膦酸盐。

【体内过程】

口服吸收后主要在小肠内吸收，但吸收差，生物利用度约为 0.7%，且食物和矿物质等可显著减少其吸收。血浆蛋白结合率约 80%，血清半衰期短，吸收后的药物 20%～60% 被骨组织迅速摄取，骨浓度达峰时间约为用药后 2 小时，其余部分能迅速以原型经肾排出。服药后 24 小时内 99% 以上的体内存留药物集中于骨，在骨内的半衰期为 10 年以上。

【药理作用】

阿仑膦酸钠为氨基双膦酸盐，进入骨基质羟基磷灰石晶体中后，当破骨细胞溶解晶体时药物被释放，能抑制破骨细胞活性，并通过对成骨细胞的作用间接起抑制骨吸收作用。抗骨吸收活性强，无骨矿化抑制作用。能够增加骨质疏松症患者的腰椎和髋部骨密度，降低发生椎体及髋部等部位骨折的风险。

【临床应用】

适用于绝经后妇女的骨质疏松症治疗，以预防髋部和脊柱骨折（椎骨压缩性骨折）。也可增加骨量用于男性骨质疏松的治疗。

【不良反应及注意事项】

过敏反应：包括荨麻疹、罕见的血管性水肿、皮肤皮疹（偶伴对光过敏）、瘙痒。在开始服用双膦酸盐时，会发生一过性的急性期反应，如肌痛、不适和罕见发热。

胃肠道反应：恶心、呕吐、食管炎、食管糜烂、食管溃疡、罕见食管狭窄或穿孔、口咽溃疡、罕见胃和十二指肠溃疡。

肌肉骨骼反应：可致骨、关节、肌肉疼痛或肿胀，罕见严重或致残的情况。

其他罕见：眼色素层炎、巩膜炎或巩膜外表层炎。

【药物相互作用】

抗酸药、导泻剂因常含钙或其他金属离子（如镁、铁等），会影响本药吸收。与氨基糖苷类抗生素合用可诱发低钙血症。

【用药指导】

用药步骤	用药指导要点
用药前	(1)充分了解双膦酸盐类药物的适应证和禁忌证，了解各种剂型和用法。 (2)对本类药有禁忌的慎重选择，告知患者骨质疏松症药物的治疗特点及用药注意事项
用药中	(1)早餐前至少30分钟，用200ml温开水送服，用药后至少30分钟方可进食或服用补钙剂、抗酸剂及其他药物。 (2)与橘子汁和咖啡同时服用，会显著影响吸收。 (3)在服用前后30分钟内，不宜饮用牛奶、奶制品和含较高钙的饮料，服药后即卧床，有可能引起食管刺激，或溃疡性食管炎。 (4)胃肠道功能紊乱，胃炎、食管不适，十二指肠炎，溃疡病患者慎用。 (5)轻、中度肾功能异常患者慎用。 (6)开始使用前，必须纠正钙代谢和矿物质代谢紊乱，维生素D缺乏和低钙血症。 (7)应警惕可能发生食管反应的任何症状和体征，如出现吞咽困难、吞咽痛、胸骨后疼痛，或新发胃灼热，或胃灼热加重，立即停药并就医。 (8)不要咀嚼或吮吸药片，以防口咽部溃疡。 (9)孕妇不宜使用，不适用于儿童
用药后	(1)密切观察用药后的疗效和不良反应。 (2)指导患者定期进行检查，以配合药物治疗

利塞膦酸钠（Risedronic acid）

第三代双膦酸盐药物利塞膦酸钠与阿仑膦酸钠疗效相当，但利塞膦酸钠胃肠道不良反应小于阿仑膦酸钠，可用于不能耐受阿仑膦酸钠治疗的患者。

伊班膦酸（Ibandronic acid）

伊班膦酸口服片剂每个月应用1次，用于预防或治疗绝经后妇女骨质疏松症。注射剂用于治疗绝经后骨质疏松症；也用于治疗恶性肿瘤溶骨性骨转移引起的骨痛和伴有或不伴有骨转移的恶性肿瘤引起的高钙血症。口服主要不良反应是上消化道反应，可引起食管炎、胃/十二指肠溃疡、骨骼肌肉疼痛、低血钙等。静脉输注常见发热，偶见流感样综合征包括发热、寒战、骨和（或）肌肉疼痛等。

唑来膦酸（Zoledronic acid）

唑来膦酸是长效双膦酸盐药物，一年注射1次即可降低绝经后骨质疏松症的髋部、脊椎和非脊椎在内的关键部位骨折的风险。用于治疗绝经后妇女的骨质疏松或变形性骨炎。

（二）降钙素类

1. 体内过程

降钙素经肌内注射和皮下注射后，绝对生物利用度为70%、1小时内达到血药浓度峰值。皮下注射，约23分钟达到血药浓度峰值。肌内注射约1小时，皮下注射1~1.5小时，95%的药物及其代谢物经肾排出，2%以原型排出。

2. 药理作用

降钙素（Calcitonin）是人体调节骨钙代谢的一种内源性激素。降钙素对骨的作用是直接与破骨细胞的受体结合，激活蛋白激酶，抑制破骨细胞的活性和增生，从而抑制骨吸收，降低骨转换率；还可以抑制骨钙释放入血，抑制肾脏近曲小管对钙磷的重吸收。长期应用可抑制骨吸收，减少骨破坏。此类药物对骨骼有特异的治疗作用。另外，降钙素有良好的止痛作用，其机制可能与其作用于中枢感受区的特异性受体，抑制前列腺素合成及刺激内源性镇痛物质 β-内啡肽的释放有关。

3. 临床应用

降钙素适用于不能使用常规雌激素/钙联合治疗的早、晚期停经后骨质疏松症患者。

4. 不良反应及注意事项

可出现恶心、呕吐、头晕、轻度的面部潮红伴发热感。

5. 药物相互作用

为防止骨质进行性丢失，使用本药的患者必须根据需要补充适量的钙和维生素 D 类药物。

6. 用药指导（见表 10-9）

表 10-9　降钙素类药物用药指导

用药步骤	用药指导要点
用药前	（1）充分了解降钙素类药物的适应证和禁忌证，了解各种剂型和用法。 （2）对本类药有禁忌的慎重选择，告知患者骨质疏松症药物的治疗特点及用药注意事项
用药中	以鲑降钙素为例： （1）根据病情严重程度，确定给药剂量和疗程； （2）治疗期间根据病情，每日服钙元素 0.5～1.0g，维生素 D 400U；痉挛性低钙症会在钙离子降低时发生，若有此反应可补充钙离子剂； （3）在长期大剂量注射本品后，可能产生少量抗体但不影响疗效； （4）若出现局部和全身的过敏反应，应停药
用药后	（1）密切观察用药后的疗效和不良反应。 （2）指导患者定期进行检查，以配合药物治疗

（三）雌激素类药物

雌激素能增加降钙素分泌，抑制 PTH，抑制骨钙溶出，且雌激素可使成骨细胞活动增强，骨形成大于骨吸收，使骨骼变得坚硬、强壮。雌激素能帮助活性维生素 D 在肾内的合成，促进骨的重建过程，促进钙在肠内的吸收。雌激素有天然和人工合成两大类。

1. 雌激素

雌激素（estrogen）对成年女性的骨代谢有重要的调节作用，停经后妇女体内雌激素水平下降，骨骼失去雌激素保护成为骨质疏松的重要原因之一。补充雌激素能有效地抑制绝经期后高转换型骨质疏松的激活速率，通过调整每个重建周期的吸收与形成之间的平衡来快速提高骨量，特别是脊椎的骨量，显著减少骨丢失。雌激素替代类药物包括雌二醇、雌三醇等结合型雌激素。

雌二醇（Estradiol）

【药理作用与机制】

通过与成骨细胞上的雌激素受体结合进入细胞核，与核受体结合，调控基因的转录。进一步促进成骨细胞释放细胞因子和生长因子等发挥骨形成作用。雌激素还能通过雌激素受体途径一方面作用于破骨细胞前体，直接抑制破骨细胞的分化、成熟；另一方面作用于分化成熟的破骨细胞，抑制其活性，并通过促进破骨细胞凋亡而缩短破骨细胞的寿命，从而减少破骨细胞数量，减弱骨吸收效应。雌二醇直接刺激成骨细胞形成新骨，抑制破骨细胞吸收旧骨，调控骨再建周期，增加绝经后骨质疏松妇女的骨质量，降低骨折率。

【临床应用】

雌激素替代类药物作为替补治疗，可预防或延缓未到自然绝经期而切除卵巢的妇女发生骨质疏松症，减少骨折发生的危险性。需要结合钙和维生素D类药物共同使用。本药最有效的用途是在尚未发生明显的骨质缺失前开始服药，以防止骨质疏松，必须长期给药以维持疗效。

【不良反应及注意事项】

本类药物短期无不良反应。但如长期使用，子宫内膜癌、乳腺癌及静脉血栓的发生率增加。

【药物相互作用】

本类药物具有加速凝血酶原时间、增加促凝血酶原激酶时间和血小板凝集时间的作用（其中雌二醇可引起凝血前因子FⅠ、FⅨ、FⅩ、FⅪ和FⅩⅧ水平增加，抗凝因子蛋白S和抗凝血酶水平减少），故应避免与促凝血药物合用。

2. 选择性雌激素受体调节剂

选择性雌激素受体调节剂是人工合成的非甾体类化合物，在骨骼及心血管系统发挥雌激素样作用，在子宫内膜、乳房等组织则表现为雌激素拮抗作用。目前应用于临床的选择性雌激素受体调节剂为雷洛昔芬。

雷洛昔芬（Raloxifene）

【药理作用与机制】

与雌激素一样，是通过与高亲和力的雌激素受体结合和调节基因表达而发挥作用。雷洛昔芬可增加骨质，降低骨折危险，改善脂质代谢，且起效迅速、能较好地预防首次骨折、多处骨折和椎体骨折。

【临床应用】

雷洛昔芬主要用于预防和治疗绝经后妇女的骨质疏松症。

【不良反应及注意事项】

雷洛昔芬不良反应主要有恶心、呕吐、腹痛和消化不良、皮疹、血压升高及包括偏头痛在内的头痛。静脉血栓栓塞事件有深静脉血栓、肺栓塞和视网膜静脉血栓发生。

【药物相互作用】

雷洛昔芬与华法林或其他香豆素类衍生物合用时，需要监测凝血酶原时间。雷洛昔芬不宜与考来酰胺或其他阴离子交换树脂同时服用，后者可显著降低雷洛昔芬的吸收和肠肝循环。

二、促进骨矿化药物

钙剂（Calcium）与维生素D是用于骨质疏松症的基本补充剂。Ca^{2+}是维持骨代谢平衡和骨矿化过程的必需物质。对于绝经后和老年性骨质疏松患者，适量的钙补充可有效减缓骨丢失，改善骨矿化。钙剂单独使用可以有效降低绝经期女性骨折的风险，并且与维生素D联合应用效果更佳。同时，研究证明，不仅对于绝经期骨质疏松，对于老年性骨质疏松，钙剂单独用药或联合维生素D用药均可有效抑制骨丢失。

（一）钙剂

钙剂是治疗骨质疏松疗效和安全性都较为肯定的药物之一。常用的钙剂分为无机钙和有机钙两大类。无机钙包括：氯化钙、乳酸钙、碳酸钙、葡萄糖酸钙、枸橼酸钙、活性钙等；有机钙有L-门冬氨酸钙等。

正常口服钙剂约1/5～1/3被小肠吸收。钙以羟基磷灰石的形式存在于骨，骨钙和血钙不断地交换保持动态平衡。当机体摄取钙不足或需要突然增加时,可引起一系列钙调节激素的水平变化,如甲状旁腺素、降钙素、维生素D_3等,动员骨中的贮存钙释放出来,以满足机体的需要。

钙剂

【体内过程】

钙剂口服吸收后,血浆中约45%钙与血浆蛋白结合,70%～80%自粪便排出,20%～30%自尿排出。

【临床应用】

用作妊娠、哺乳、更年期妇女以及老年人等的钙补充剂,为防治骨质疏松症的基础用药,其单用效果不够理想,常与维生素D合用预防骨折的发生。

【不良反应及注意事项】

静脉注射可有全身发热,静注过快可产生心律失常甚至心跳停止、恶心、呕吐。可致高钙血症,早期可表现为便秘、嗜睡、持续头痛、食欲缺乏、口中有金属味、异常口干,晚期则表现为精神错乱、高血压、眼和皮肤对光敏感、恶心、呕吐、心律失常等。

【药物相互作用】

与噻嗪类利尿药合用时,因增加肾小管对钙的重吸收而易发生高钙血症。与含钾药物合用时,易出现心律失常。

(二) 维生素D

维生素D_3

【药理作用】

维生素D_3可以促进人体小肠上皮吸收钙和磷,加速钙、磷入血;促进钙盐沉着,直接刺激骨骼中的成骨细胞,促进成骨;也能促进骨骼中破骨细胞活性,促进骨吸收,使旧骨质中的骨盐溶解,而增加骨钙释放。维生素D_3缺乏将导致肠道对Ca^{2+}的吸收减少,血钙浓度下降。

【体内过程】

口服吸收迅速而完全,分布于肝和脂肪组织,时长19～48小时,在肾、肝分别代谢为活性骨化三醇。维生素D_3及其代谢产物主要经胆道排泄,少量经肾排出。

【临床应用】

主要用作妊娠、哺乳、更年期妇女以及老年人等的钙补充剂,为防治骨质疏松症的基础用药。

【不良反应及注意事项】

长期服用可能引起维生素D_3中毒伴高钙血症。

【药物相互作用】

苯巴比妥、苯妥英钠、扑米酮等可减弱本药的作用。硫糖铝、氢氧化铝可减少本药的吸收。大剂量钙剂、利尿药、洋地黄类药物与本药合用,可能发生高钙血症,应尽量避免。

▶【学做结合】10-7

适用于不能使用常规雌激素/钙联合治疗的早、晚期停经后骨质疏松症患者的药物是(　　)。
A. 钙剂和维生素D　　B. 双膦酸盐类　　C. 降钙素类
D. 雄性激素　　E. 雌性激素

三、促进骨形成药物

（一）氟化物

氟化物

【药理作用与机制】

氟化物通过促使成骨细胞的有丝分裂，使成骨细胞数量增多且功能增强。氟也有助于钙和磷形成羟基磷灰石。氟与钙、磷酸盐组成的羟基磷灰石有相当大的亲和力，在骨内沉积而促进骨形成。长期使用氟化物除了增加骨体积，还能增加其矿物密度。

【临床应用】

氟化物为防治骨质疏松症的基础用药。治疗骨质疏松症时，需要联合应用钙和维生素 D 类药物；与其他骨吸收抑制剂联合服用有良好的效果。

【不良反应及注意事项】

主要不良反应为胃肠道反应、周围关节痛，肾功能不良时血清氟化物易蓄积，故不适宜老年患者。

（二）甲状旁腺素

甲状旁腺素

【药理作用与机制】

甲状旁腺素为刺激骨分解的骨代谢调节激素。它直接作用于骨和肾，靶细胞为成骨细胞及肾小管细胞，促进骨钙动员以及肾对钙的重吸收，通过促进 α-羟化酶使 25-OH-D_3 转化为活性 1,25-$(OH)_2D_3$，间接起到加强肠钙吸收的功能。甲状旁腺素既刺激骨质吸收，又可促进成骨细胞的增殖和分化。间歇服用甲状旁腺素能刺激成骨细胞的生成和骨质量的增加，尤其在小梁间隔区。甲状旁腺素类似物如特立帕肽（Teriparatide）能增加骨密度并改善骨微结构，降低骨折风险。

【临床应用】

甲状旁腺素的治疗对象是易患有骨质疏松性骨折的高危人群，其具有良好的成骨作用。

【不良反应及注意事项】

注射后可出现恶心、头痛、关节痛等不良反应，多为一过性。

（三）雄激素

每个正常的男性和女性的成骨细胞中都存在雄激素受体，雄激素在两性的骨骼内环境稳定方面均发挥作用。雄激素作用于受体后促进骨细胞的增殖、分化，促进骨基质蛋白的合成，刺激骨形成。雄激素也能抑制破骨细胞前体细胞向破骨细胞的转化。同化激素通过蛋白同化的作用促进骨形成。常用雄激素药物有丙酸睾酮和苯丙酸诺龙的注射剂。用雄激素替代疗法预防和治疗男性原发性骨质疏松仍有待进一步全面临床评估。

（四）其他促进骨形成的药物

前列腺素 E_2 如地诺前列酮是强效的骨形成促进药，通过刺激成骨细胞分化、增殖而促进骨形成。但因全身作用多，选择性低，未推广于临床。同样，他汀类降脂药也仍处于基础和临床研究阶段。

> **【学做结合】10-8 案例分析**
>
> 李大妈，76岁，腰背部弥漫性疼痛6年，医院曾诊断为"骨质疏松症"，未按照治疗方案正规服药，也未在饮食上加强相应的营养，曾因不慎摔倒导致髋骨骨折。李大妈家住农村，生活拮据，三餐以面食为主，喜高盐饮食。
>
> 问题：1. 试分析导致李大妈骨质疏松的原因有哪些？
> 2. 目前李大妈最主要的诊断/问题是什么？
> 3. 针对李大妈的情况，需做哪些健康指导？

点滴积累

> 1. 骨吸收抑制剂主要是阻断机体破坏骨骼的过程和途径。不仅可以用于治疗，还可以用于疾病的预防。这类药物主要包括双膦酸盐类、降钙素类、雌激素类。
> 2. 骨形成促进剂的作用机理是促进骨骼的生长和重建。甲状旁腺素是这类药物的代表。研究表明，甲状旁腺素能增加成骨细胞数目和活性，通过引导骨内衬细胞转化为成骨细胞，而不需要刺激前体细胞的增殖，其还可阻止成骨细胞凋亡。在临床试验中得到良好的效果，并且未见有高钙血症出现，不良反应（间断性恶心和头痛）较小，依从性好。

学习评价

一、单项选择题

1. 糖皮质激素诱发和加重感染的主要原因是（　　）。
   A. 没有同时应用有效抗菌药物　　B. 激素用量不足
   C. 激素能直接促进病原微生物繁殖　　D. 激素抑制免疫反应，降低抵抗力
2. 经体内转化后才有效的糖皮质激素是（　　）。
   A. 可的松和泼尼松　　B. 可的松和氢化可的松
   C. 泼尼松和泼尼松龙　　D. 倍他米松和地塞米松
3. 长期应用糖皮质激素后，突然停药所产生的反跳现象是由于病人（　　）。
   A. 对糖皮质激素产生了耐药性　　B. 对糖皮质激素产生了依赖或病情未能完全控制
   C. 肾上腺皮质功能减退　　D. ACTH分泌减少
4. 患者甲亢，已不宜手术，且对硫脲类过敏，可以考虑应用的药物是（　　）。
   A. 丙硫氧嘧啶　　B. 甲巯咪唑　　C. 放射性碘　　D. 碘盐
5. 甲亢的内科治疗，给药的方法宜选用（　　）。
   A. 大剂量冲击疗法　　B. 先大剂量，后用维持量
   C. 小剂量长程治疗　　D. 先小剂量，后用维持量
6. 下列长期使用可能会引起甲状腺肿大的药物是（　　）。
   A. 放射性碘　　B. β受体拮抗药　　C. 丙硫氧嘧啶　　D. 碘化钾
7. 磺酰脲类降血糖药的作用机制是（　　）。
   A. 提高胰岛细胞功能　　B. 刺激胰岛B细胞释放胰岛素
   C. 加速胰岛素合成　　D. 抑制胰岛素降解
8. 胰岛素制剂一般不采用（　　）。
   A. 皮下注射　　B. 肌内注射　　C. 静脉滴注　　D. 口服给药
9. 不属于骨吸收抑制药的是（　　）。

A. 依替膦酸钠　　　　B. 阿仑膦酸　　　　C. 利塞膦酸　　　　D. 雷洛昔芬
10. 可用于不能耐受阿仑膦酸钠治疗的药物是（　　）。
A. 依替膦酸钠　　　　B. 替鲁膦酸钠　　　C. 帕米膦酸钠　　　D. 伊班膦酸钠

二、多项选择题

1. 肾上腺皮质分泌的所有激素中，包含（　　）。
A. 醛固酮　　　B. 性激素　　　C. 氢化可的松　　　D. 泼尼松龙
E. 少量甲状腺激素
2. 糖皮质激素对血液系统的影响是（　　）。
A. 升高红细胞　B. 升高血小板　C. 增加淋巴细胞　D. 减少淋巴细胞　E. 减少血红蛋白
3. 下列哪些现象可能是用了糖皮质激素引起的。（　　）
A. 溃疡加重　　B. 畸胎　　　C. 白内障　　　D. 癫痫发作　　E. 骨质疏松
4. 丙硫氧嘧啶的主要不良反应包括（　　）。
A. 过敏　　　B. 白细胞下降　C. 刺激性干咳　D. 消化道反应　E. 甲状腺肿大
5. 碘和碘化物临床可用于（　　）。
A. 甲亢术前准备　B. 甲亢内科治疗　C. 甲状腺危象　D. 单纯性甲状腺肿　E. 呆小病
6. 下列哪些药物可用于2型糖尿病。（　　）
A. 普通胰岛素　B. 丙硫氧嘧啶　C. 格列本脲　D. 甲巯咪唑　E. 瑞格列奈
7. 下列哪些药物一般不用于1型糖尿病。（　　）
A. 双胍类药物　B. 精蛋白锌胰岛素　C. 普通胰岛素　D. 磺酰脲类　E. 阿卡波糖
8. 长期使用磺酰脲类药物，可能出现的不良反应有（　　）。
A. 粒细胞减少　B. 血小板减少　C. 肝损害　D. 心律不齐　E. 消化道反应
9. 阿仑膦酸钠不良反应包括（　　）。
A. 荨麻疹、罕见的血管性水肿
B. 皮肤皮疹（偶伴对光过敏）、瘙痒恶心、呕吐、食管炎、食管糜烂、食管溃疡
C. 肌肉骨骼反应：可致骨、关节、肌肉疼痛或肿胀
D. 眼色素层炎、巩膜炎或巩膜外表层炎
E. 血压升高及包括偏头痛在内的头痛
10. 维生素 D_3 的作用是（　　）。
A. 可以促进人体小肠上皮吸收钙和磷，加速钙、磷入血
B. 促进钙盐沉着，直接刺激骨骼中的成骨细胞，促进成骨
C. 通过与成骨细胞上的雌激素受体结合进入细胞核，与核受体结合，调控基因的转录
D. 促进骨骼中破骨细胞活性，促进骨吸收，使旧骨质中的骨盐溶解，而增加骨钙释放
E. 维生素 D_3 缺乏将导致肠道对 Ca^{2+} 的吸收减少

三、问答题

1. 长期大剂量使用糖皮质激素类药物会出现哪些不良反应，可采取哪些措施预防？
2. 简述硫脲类药物的作用机制及临床应用。
3. 比较磺酰脲类和双胍类口服降血糖药的药理依据、临床应用及主要不良反应。
4. 简述双膦酸盐类药物的作用机制。

第十一章 抗病原微生物药物

　　病原微生物是一类可以侵入人体，引起感染甚至传染病的微生物，常见的病原微生物包括细菌、病毒、真菌、支原体、衣原体、螺旋体、立克次体等。抗病原微生物药物可以通过干扰病原微生物生化代谢过程的某些环节，破坏其结构或功能，从而达到抑制或杀灭病原微生物的作用。本章主要介绍抗菌药物概述、抗生素、人工合成抗菌药、抗结核病药、抗真菌药、抗病毒药的药理作用及临床应用、不良反应、注意事项及用药指导。

　　1. **掌握**　抗病原微生物药物的相关术语；代表药的不良反应及注意事项。
　　2. **熟悉**　抗病原微生物药物的作用机制；常见药物的用药指导。
　　3. **了解**　细菌耐药性的产生机制；抗菌药物的合理应用；抗病原微生物药物的制剂及用法；药物相互作用。

中级	高级
1. 能熟识常用抗病原微生物药物的商品名、英文名。 2. 能介绍常用抗病原微生物药物的作用机理及体内过程特点。 3. 能介绍新药的特点并进行同类药品的比较。 4. 能根据细菌感染、病毒感染、真菌感染、结核病等常见感染性疾病提供药学咨询和用药安全指导。	1. 能介绍常见复方制剂的配伍原理。 2. 能解释处方中联合用药的目的。 3. 能判断处方中起协同作用的药品。 4. 能判断处方中起拮抗作用的药品。 5. 能对老人、小儿、孕妇、哺乳期妇女及其他特殊群体进行用药指导。

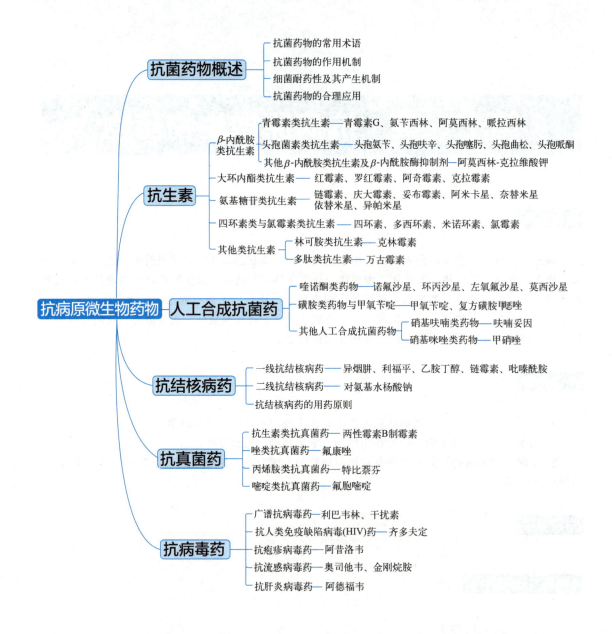

第一节 抗菌药物概述

学习引导

化学治疗（chemotherapy）主要是指针对病原微生物、寄生虫和肿瘤细胞所致疾病的药物治疗，简称化疗。用于治疗病原微生物所致感染性疾病的药物称为抗病原微生物药物，主要包括抗菌药物、抗真菌药和抗病毒药。抗菌药物在临床应用广泛，为人类对抗病原菌的侵袭作出了重要贡献，但抗菌药物的不合理应用或滥用造成了许多不良反应及耐药性，因此应用抗菌药物治疗细菌所致疾病的过程中，要注意机体、抗菌药物、病原菌三者之间的关系，如图11-1所示。

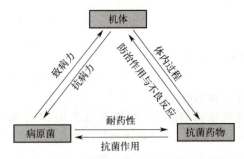

图 11-1　机体、抗菌药物与病原菌之间的关系示意图

在学习抗菌药物之前，应该掌握抗菌药物的常用术语。抗菌药物怎样发挥抗菌作用？抗菌药物为什么会产生耐药性？如何合理使用抗菌药物？下面我们来学习。

学习目标

知识目标

1. 掌握　抗菌药物、抑菌药、杀菌药、抗菌活性、抗菌谱、化疗指数、抗菌后效应等概念。
2. 熟悉　抗菌药物的作用机制、抗菌药物的合理应用。
3. 了解　细菌耐药性产生的机制。

能力目标

学会运用药理知识，正确地分析、解释抗菌药物处方的合理性，能够正确指导患者安全、合理用药。

素质目标

1. 具有以人为本的意识，具有爱国主义情怀。
2. 养成良好的职业素质和严谨的工作作风，增强民族自豪感、国家认同感。

拓展链接

陈芥菜卤——最早的青霉素在中国

英国细菌学家弗莱明在 1928 年首先发现了青霉素，后在英国病理学家弗洛里、德国生物化学家钱恩的帮助下，成功地将其用于治疗人类的细菌感染性疾病。

其实，青霉素早就被用来治病。我国清代中医学者、本草学家赵学敏编著的《本草纲目拾遗》（成书于 1765 年）中就有记载，明代各地众多寺院里，僧人用许多极大的缸，缸中放的是芥菜，并注意防雨水，先日晒夜露使芥菜霉变，长出绿色的霉毛来，长达三四寸，即"青霉"。僧人将缸密封，埋入泥土之中，要等到多年之后方能开缸使用。这个缸内的芥菜经过这么长的时间，已完全化为液体，连长长的霉毛也不见了，名为"陈芥菜卤"。这种陈芥菜卤，专治高热病症，如小儿"肺风痰喘"，即细菌性肺炎；大人"咯吐脓血脓痰"，即化脓性的呼吸系统疾病。这种陈芥菜卤其实就是我国古代朴素版的、原始的、未提纯的口服青霉素，比弗莱明 1928 年发现的青霉素早了上百年。

中医药是一个伟大的宝库，应该努力提倡和挖掘，陈芥菜卤是我国古代劳动人民劳动经验和生活智慧的结晶，我们为之而自豪。

但是为什么很多中药材现代都在应用，而陈芥菜卤却没有呢？那是因为现代青霉素类药物高度纯化，有的可以注射，有的可以口服。而陈芥菜卤没有提纯，更没有试敏，青霉素过敏的人服很危险，而且天然青霉素进入胃肠道后容易被消化液破坏，疗效会被减弱。

一、抗菌药物的常用术语

1. 抗菌药物（antibacterial drugs）

指对病原菌具有抑制或杀灭作用的化学物质，包括抗生素和人工合成抗菌药物。

2. 抗菌活性（antibacterial activity）

指抗菌药物抑制或杀灭病原菌的能力。抗菌活性常用 MIC 和 MBC 表示。最低抑菌浓度（minimal inhibitory concentration，MIC）是指能抑制培养基内细菌生长繁殖的最低药物浓度。最低杀菌浓度（minimal bactericidal concentration，MBC）是指能杀灭培养基内细菌的最低药物浓度。

3. 抑菌药（bacteriostatic drugs）

指仅能抑制病原菌生长繁殖的药物。如大环内酯类、四环素类、氯霉素类、磺胺类等。

4. 杀菌药（bactericidal drugs）

指既能抑制病原菌生长繁殖，又能杀灭病原菌的药物。如 β-内酰胺类、喹诺酮类等。

5. 抗菌谱（antibacterial spectrum）

抗菌谱是指抗菌药物的抗菌范围，包括窄谱和广谱。窄谱抗菌药仅对单一菌种或单一菌属有抗菌作用，如异烟肼仅对结核分枝杆菌有抗菌作用等。广谱抗菌药不仅对多数革兰阳性、革兰阴性细菌有抗菌作用，对某些衣原体、支原体、立克次体、螺旋体及原虫等也有抑制或杀灭作用，如四环素类、氯霉素、广谱青霉素类、头孢菌素类、第三代和第四代喹诺酮等。

6. 化疗指数（chemotherapeutic index，CI）

通常用药物半数致死量（LD_{50}）与半数有效量（ED_{50}）的比值来表示，即 $CI = LD_{50}/ED_{50}$。化疗指数是评价化疗药物安全性的重要参数，其值越大，表明疗效越高，毒性越低，用药越安全。但并非绝对，如青霉素，化疗指数很大，却有引起过敏性休克甚至死亡的危险。

7. 抗菌后效应（post-antibiotic effect，PAE）

细菌与抗菌药物短暂接触后，当药物浓度降至最低抑菌浓度（MIC）以下或消失，细菌的生长繁殖仍受到抑制的现象，又称抗生素后效应。

PAE 是评价抗菌药物活性的重要指标之一，几乎所有抗菌药物都有不同程度的 PAE。氨基糖苷类和喹诺酮类有明显的 PAE，属于浓度依赖性抗菌药，即药物浓度越高，抗菌活性越强；而多数 β-内酰胺类却无明显的 PAE，其抗菌活性主要与药物浓度维持在 MIC 以上的持续时间长短有关，属于时间依赖性抗菌药。

> 【学做结合】11-1
>
> 抗菌药物的抗菌范围称为（　　）。
>
> A. 耐药性　　　　B. 抗菌活性　　　　C. 抗菌谱　　　　D. 抗菌后效应

二、抗菌药物的作用机制

抗菌药物主要通过干扰病原菌生化代谢过程的不同环节，破坏其正常结构和功能，从而产生抑制或杀灭病原菌的作用（见图 11-2），其作用机制主要有以下几个方面：

1. 抑制细菌细胞壁的合成

细菌细胞壁是位于细菌最外层的坚韧结构，具有维持细菌正常外形和菌体内高渗透压的作用。革兰阳性菌细胞壁较厚，黏肽含量高；革兰阴性菌细胞壁较薄，黏肽含量低。

β-内酰胺类（青霉素类、头孢菌素类等）、万古霉素、杆菌肽等抗菌药通过影响黏肽合成的不同环节，抑制细菌细胞壁的合成，导致细菌细胞壁缺损，菌体内外的渗透压差使水分渗入细菌

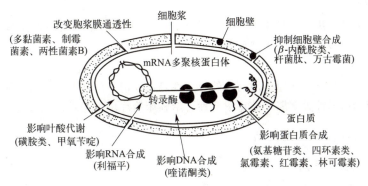

图 11-2 抗菌药物的作用机制示意图

内,引起细菌膨胀、变形最终破裂、溶解而死亡。

2. 改变胞浆膜的通透性

细菌胞浆膜是一层由类脂质和蛋白质分子构成的半透膜,具有渗透屏障和运输物质的功能。多黏菌素类能选择性地与病原菌胞浆膜中的磷脂结合,使胞浆膜通透性增加,细菌体内物质外漏而发挥抗菌作用。两性霉素 B 等能与真菌胞浆膜中的麦角固醇结合,引起胞浆膜通透性增加,真菌体内的蛋白质、氨基酸、核苷酸等重要内容物外漏,导致真菌死亡。

3. 抑制细菌蛋白质的合成

抗菌药物一般不影响哺乳类动物蛋白质的合成,而对细菌核糖体却有高度选择性。

细菌蛋白质的合成包括始动、肽链延伸和合成终止 3 个阶段。大环内酯类、林可胺类、氯霉素能与细菌核糖体 50S 大亚基结合,四环素类能与细菌核糖体 30S 小亚基结合,阻碍肽链的形成和延伸,抑制蛋白质的合成而产生抑菌作用。氨基糖苷类能与细菌核糖体 30S 小亚基结合,抑制蛋白质合成的全过程而产生杀菌作用。

4. 抑制细菌核酸合成

喹诺酮类药物主要通过抑制细菌 DNA 回旋酶和拓扑异构酶 Ⅳ,抑制细菌 DNA 的合成而达到杀菌作用。利福平特异性地抑制细菌依赖于 DNA 的 RNA 多聚酶,阻碍 mRNA 合成而产生抗菌作用。

5. 影响细菌叶酸代谢

细菌不能直接利用周围环境中的叶酸,必须以对氨基苯甲酸(PABA)等为原料自身合成。磺胺类抗菌药物可抑制细菌二氢叶酸合成酶,甲氧苄啶(TMP)可抑制二氢叶酸还原酶,妨碍细菌叶酸代谢,细菌核酸的合成受阻,细菌的生长繁殖受到抑制。

▶【学做结合】11-2

青霉素类、头孢菌素类抗生素的抗菌机制是(　　)。
A. 抑制细菌蛋白质的合成　　B. 抑制细菌细胞壁的合成
C. 影响细菌叶酸的代谢　　D. 抑制细菌 RNA 的合成

三、细菌耐药性及其产生机制

(一)细菌耐药性

细菌耐药性(resistance)是指细菌对抗菌药物不敏感,分为固有耐药性(又称天然耐药性)和获得耐药性。

1. 固有耐药性

由细菌染色体基因决定，是某些细菌固有的特点。例如肠道革兰阴性杆菌对青霉素天然耐药；铜绿假单胞菌对多数抗生素天然耐药。

2. 获得耐药性

反复使用抗菌药物后，病原体对药物的敏感性降低或消失的现象。多由质粒介导，也可由染色体介导。细菌的耐药性大多属于获得耐药性，给临床治疗增加困难。

（二）细菌耐药性的产生机制

1. 产生灭活酶或钝化酶

（1）β-内酰胺酶　使青霉素类、头孢菌素类抗生素的 β-内酰胺环水解而失去抗菌作用。

（2）氨基糖苷类钝化酶　使氨基糖苷类抗生素的化学结构发生改变，游离氨基（—NH_2）被乙酰化等，失去抑制蛋白质合成的作用，从而引起耐药性。

（3）其他酶类　细菌产生酯酶使大环内酯类抗生素失去抗菌活性，产生氯霉素乙酰转移酶使氯霉素灭活等。

2. 靶位改变或靶位被保护

链霉素作用靶位 30S 亚基上 P10 蛋白的构象变化，青霉素作用靶位 PBPs（青霉素结合蛋白）的改变，均使药物不易与之结合而产生耐药性；细菌表达 Qnr 蛋白，阻碍喹诺酮类与细菌 DNA 回旋酶和拓扑异构酶Ⅳ的结合，使细菌产生耐药性。

3. 改变细胞膜的通透性

细菌多次接触抗菌药物后，细菌体通道蛋白的结构和数量发生改变，导致抗菌药物难以透过细胞膜进入细菌体内，从而形成耐药性。可通过此种途径产生耐药性的抗菌药物有喹诺酮类、四环素类、氯霉素等。

4. 主动外排机制

有些细菌能将进入菌体内的药物泵出菌体外，称为主动外排。细菌的主动外排机制使细菌体内的药物浓度不足，难以发挥抗菌作用而产生耐药性。如金黄色葡萄球菌、大肠埃希菌、铜绿假单胞菌等均可通过主动外排机制而对四环素、喹诺酮类、大环内酯类、氯霉素和 β-内酰胺类抗菌药物产生多重耐药性。

5. 改变代谢途径

对磺胺类药物耐药的细菌可通过产生大量对氨基苯甲酸或直接从周围环境中摄取叶酸并转化成二氢叶酸，从而使磺胺类药物失效。

四、抗菌药物的合理应用

抗菌药物自应用于临床以来，为人类对抗感染性疾病起到了重要作用。但是如果不合理应用或滥用，也会对人体造成毒性反应、二重感染等诸多危害以及引起细菌耐药性等。因此只有合理应用抗菌药物，才能最大限度地发挥抗菌药物的抗菌效力，降低其毒副反应和减少细菌耐药性。

（一）尽早明确病原菌

尽早明确致病菌是合理应用抗菌药的前提。在开始用药前，应尽早从患者的感染部位、血液等取样培养分离出病原微生物（主要为细菌），并进行体外抗菌药物敏感实验，有针对性地选用抗菌药物。但是严重感染时，应在临床诊断基础上预测可能的病原菌种类，立即开始经验性治疗。

（二）按适应证选药

由于不同的抗菌药物可能会有不同的抗菌谱或存在药动学和药效学的差异，因此不同的抗菌药物其适应证也有可能不同。此外，选用抗菌药物时，还应从其抗菌活性、耐药性发生的可能性、不良反应、药源、价格等综合考虑，再作出科学的用药方案。

（三）根据患者的生理、病理状态合理用药

患者的生理、病理状态不同，抗菌药物在体内的吸收、分布、代谢、排泄等药动学过程也会不同，从而导致抗菌药物疗效出现差异，因此患者的生理、病理状态不同，选用抗菌药物的品种及其用法用量等也应有所不同。

严重肝功能不全的患者应避免使用或慎用主要在肝脏代谢、具有肝肠循环及对肝脏有损害的抗菌药物，如红霉素酯化物、利福平、四环素类、氯霉素、异烟肼、磺胺类等；严重肾功能不全的患者应尽量避免使用主要经肾脏排泄或对肾脏有损害的抗菌药物，如四环素类、磺胺类、第一代头孢菌素等；妊娠期及哺乳期属于特殊生理时期，应避免使用致畸和影响小儿生长发育的抗菌药物，如氨基糖苷类、四环素类、氯霉素、磺胺类、喹诺酮类、利福平等；新生儿肝药酶系统发育不全，应尽量避免使用主要经肝代谢的药物，如氯霉素、磺胺类；老年人因肝、肾功能减退，应避免使用毒性大的氨基糖苷类等。

（四）抗菌药物的预防应用

不适当的预防用药，不仅不会减少感染的发生，有时反而促进细菌耐药性的形成和导致二重感染等，因此预防性应用抗菌药物时，应遵循抗菌药物预防应用的基本原则，严格掌握预防性应用抗菌药物的适应证。

（五）抗菌药物的联合应用

1. 抗菌药物联合应用的适应证

（1）病原菌未明的严重感染　为扩大抗菌范围，可联合使用抗菌药物，待确定病原菌后再调整用药。

（2）单一抗菌药物不能控制的严重感染　如草绿色链球菌引起的亚急性或急性心内膜炎，采用青霉素和庆大霉素的联合抗菌治疗与单用青霉素的抗菌治疗相比，联合用药的治愈率更高，复发率更低，疗程更短。

（3）单一抗菌药物不能控制的需氧菌及厌氧菌混合感染　如胃肠穿孔所致的腹膜炎等。

（4）长期用药易产生耐药性的感染　如治疗结核病需长期用药，但单独使用一种抗结核病药，容易导致结核分枝杆菌耐药，所以临床上常联合用药，来延缓结核分枝杆菌耐药性的形成，确保抗结核治疗有效。

（5）联合用药的目的是利用药物的协同抗菌作用来减少用药剂量，从而降低其毒性反应。如治疗深部真菌感染时，联合使用两性霉素B和氟胞嘧啶，可减少前者的用药剂量而降低其毒性反应。

2. 抗菌药物联合应用的结果

抗菌药物按作用性质分为四类：

（1）Ⅰ类为繁殖期杀菌剂，如头孢菌素类、青霉素类、喹诺酮类等；

（2）Ⅱ类为静止期杀菌剂，如氨基糖苷类等；

（3）Ⅲ类为速效抑菌剂，如大环内酯类、四环素类、氯霉素类等；

（4）Ⅳ类为慢效抑菌剂，如磺胺类等。

抗菌药物联合应用可能产生协同作用、相加作用、拮抗作用、无关作用4种结果。Ⅰ类和Ⅱ类合用常可获得协同作用，是由于Ⅰ类药物可破坏细菌细胞壁，使Ⅱ类药物易于进入细胞内作用于靶位

所致；Ⅰ类与Ⅲ类合用常可获得拮抗作用，Ⅲ类药物可迅速抑制细菌蛋白质的合成而使细菌处于静止状态，因此Ⅰ类与Ⅲ类合用时可能会导致Ⅰ类药物的抗菌活性减弱；Ⅰ类与Ⅳ类合用，可产生相加或无关作用；Ⅱ类与Ⅲ类合用，可获得相加或协同作用；Ⅲ类和Ⅳ类合用，常可获得相加作用。

> 【学做结合】11-3
>
> 赵女士，30岁。因"发热、咽痛、咳嗽3天"就诊。诊断：急性上呼吸道感染。医生开出处方如下：
>
> Rp：
>
> 罗红霉素分散片 0.15g×12　　0.15g　2次/天　口服
>
> 阿莫西林胶囊　0.25g×48　　0.5g　4次/天　口服
>
> 本处方是否合理？为什么？

点滴积累

1. 抗菌药物包括抗生素和人工合成抗菌药。抗菌谱是抗菌药物抑制或杀灭病原菌的范围。抗菌活性是指药物抑制或杀灭病原菌的能力。

2. 抗菌药物的作用机制包括：抑制细菌细胞壁的合成、抑制细菌蛋白质合成、改变细菌胞浆膜的通透性、抑制细菌核酸合成、影响细菌叶酸代谢等。

3. 细菌耐药性的产生机制包括：产生灭活酶或钝化酶、靶位改变或靶位被保护、改变代谢途径、改变细胞膜的通透性、主动外排机制等。

第二节　抗生素

学习引导

抗生素是细菌、真菌、放线菌等微生物在生命活动过程中产生的对病原体或肿瘤细胞具有抑制或杀灭作用的物质。抗生素有天然品和合成品，按其结构不同分为 β-内酰胺类、大环内酯类、氨基糖苷类、四环素类和氯霉素类、其他抗生素等。那么，不同类型抗生素各有哪些药理作用？临床应用是怎样的？主要不良反应及注意事项有哪些？怎样合理用药？下面我们来学习。

学习目标

知识目标

1. 掌握　半合成青霉素的作用特点；各代头孢菌素的作用特点；青霉素G、红霉素的抗菌作用、临床应用、不良反应。

2. 熟悉　氨基糖苷类的共同特点；氨苄西林、阿莫西林、哌拉西林、头孢氨苄、头孢呋辛、头孢噻肟、头孢曲松、头孢哌酮、罗红霉素、阿奇霉素、克拉霉素、阿莫西林-克拉维酸钾、链霉素、庆大霉素、妥布霉素、阿米卡星、奈替米星、依替米星、异帕米星、四环素、多西环素、米诺环素的抗菌特点及临床应用。

3. 了解　其他 β-内酰胺类、林可胺类、多肽类、氯霉素类药物。

能力目标

能对抗生素药品分类识别,能正确解读处方,为患者提供用药咨询、用药指导。

素质目标

1. 养成严谨的工作习惯,关爱患者,安全用药。
2. 培养学生科学严谨的作风、实事求是的科学态度,增强民族自豪感、国家认同感。

拓展链接

合理应用抗生素,远离超级细菌

"超级细菌"是对多种抗生素产生多重耐药的细菌的总称。由于人类不合理使用或滥用抗生素,细菌为躲避抗生素的作用不断改变结构,就从普通细菌变异成了"超级细菌"。

1961 年,首次发现耐甲氧西林金黄色葡萄球菌(MRSA),后来还发现了产碳青霉烯酶肺炎克雷伯菌(CRKP)、耐万古霉素肠球菌(VRE)、耐多药肺炎链球菌(MDRSP)、多重耐药性结核分枝杆菌(MDR-TB)、多重耐药铜绿假单胞菌(MDR-PA)、新德里金属-β-内酰胺酶 1(NDM-1)基因阳性细菌、产超广谱 β-内酰胺酶(ESBL)的肠杆菌、对喹诺酮类耐药的大肠埃希菌(QREC)等多种超级细菌。超级细菌对多种抗生素耐药,目前尚无特效治疗药物。若人们继续不合理使用或滥用抗生素,还会继续出现新的"超级细菌",因此,抗生素后时代的我们必须慎用和合理使用抗生素。

一、β-内酰胺类抗生素

β-内酰胺类抗生素(β-lactam antibiotics)是一类分子中含有 β-内酰胺环的抗生素,包括青霉素类(见图 11-3)、头孢菌素类(见图 11-4)和非典型 β-内酰胺类药物。β-内酰胺环是此类抗生素的主要活性基团。本类抗生素可通过与细菌胞浆膜的青霉素结合蛋白(PBPs)结合,抑制细菌细胞壁黏肽的合成,造成细胞壁缺损,菌体膨胀、溶解而死亡,属于繁殖期杀菌药。某些细菌在生活过程中能产生破坏 β-内酰胺环的 β-内酰胺酶,此时,此类抗生素的抗菌活性也随即消失,而且还会对细菌产生耐药性。

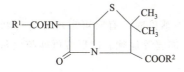

图 11-3 青霉素类的化学结构示意图

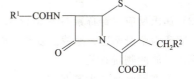

图 11-4 头孢菌素类的化学结构示意图

(一)青霉素类抗生素

青霉素类(penicillins)抗生素的化学结构是由含有一个 β-内酰胺环的 6-氨基青霉烷酸(6-APA)及侧链 RCO—组成的。青霉素类抗生素包括天然青霉素类和半合成青霉素类。

1. 天然青霉素类

青霉素 G(Penicillin G,苄青霉素)

青霉素 G 是一种有机酸,常用其钠盐和钾盐。其干燥粉末在室温中保存数年仍有抗菌活性,但溶于水后,性质极不稳定,易被酸、碱、醇、氧化剂、金属离子分解破坏。不耐热,在室温中放置 24 小时,大部分降解失效,产生具有抗原性的青霉烯酸和青霉噻唑酸,易致过敏反应,故临床应现用现配。

【体内过程】

青霉素G口服易被胃酸和消化酶破坏，临床一般采用注射给药，肌内注射后约0.5h达血药浓度峰值，能广泛分布于全身各组织，难以通过血-脑脊液屏障，但脑膜炎时可较易进入脑脊液中而达到有效浓度。本品排泄快，几乎全部以原型经肾排泄。

为延长青霉素G的作用时间，可采用混悬剂普鲁卡因青霉素和油剂苄星青霉素，前者一次肌注80万单位，可维持24h；后者一次肌注120万单位，可维持15天。但由于二者血药浓度低，故不适用于急性或重症感染，只用于轻症患者或风湿病患者预防细菌感染。

【抗菌作用】

属于繁殖期杀菌药，抗菌谱较窄。

1. 对多数革兰阳性球菌（对青霉素敏感的金黄色葡萄球菌、溶血性链球菌、肺炎链球菌）和革兰阴性球菌（淋病奈瑟菌、脑膜炎奈瑟菌）作用强。

2. 对革兰阳性杆菌（破伤风杆菌、白喉杆菌、炭疽杆菌、产气荚膜杆菌）、放线菌、螺旋体（钩端螺旋体、回归热螺旋体和梅毒螺旋体）有抗菌作用。

3. 对大多数革兰阴性杆菌作用弱，对真菌、立克次体、支原体等无效。

【临床应用】

青霉素G高效、低毒，临床应用广泛，是各种敏感菌所致感染的首选治疗药。

1. 用于对青霉素敏感的金黄色葡萄球菌感染引起的疖、痈、肺炎、脓肿、急性乳腺炎、化脓性骨髓炎、伤口感染等；溶血性链球菌引起的咽炎、扁桃体炎、猩红热、心内膜炎、丹毒、蜂窝织炎、产褥热等；肺炎链球菌引起的肺炎、脓胸、中耳炎等。

2. 用于破伤风、白喉、气性坏疽、炭疽病的治疗，需联合使用相应的抗毒素血清。

3. 用于淋病奈瑟菌引起的淋病；脑膜炎奈瑟菌引起的流行性脑脊髓膜炎。

4. 其他：放线菌引起的慢性化脓性疾病；钩端螺旋体引起的钩端螺旋体病；梅毒螺旋体引起的梅毒等。

【不良反应及注意事项】

1. 不良反应

（1）过敏反应　最常见，包括药疹、皮炎、哮喘、血清病型反应等，严重者可出现过敏性休克。

（2）赫氏反应　青霉素G在治疗梅毒、钩端螺旋体等感染时，有时可出现原有症状加剧的现象，表现为全身不适、寒战、发热、咽痛、肌痛、心率加速等症状。此反应可能与大量病原体被杀死后释放的物质有关。

（3）青霉素脑病　大剂量应用，可出现中枢神经系统症状，如头痛、知觉障碍、幻觉、抽搐、昏睡、短暂的精神失常等，停药或降低剂量可恢复。

（4）局部刺激　红肿、疼痛、硬结，以钾盐尤为明显。

2. 注意事项

（1）详细询问过敏史，有过敏史者禁用。

（2）初次使用、用药间隔3天以上或换批号者，用药前应进行皮试，呈阴性反应时始可用药，有时虽皮试局部呈阴性反应，但患者有胸闷、头晕、哮喘、皮肤发痒等症状出现，也不给予注射。一旦出现过敏性休克症状，应立即停药，皮下或肌内注射肾上腺素注射液0.5～1mg，必要时配合其他急救措施。皮试呈阴性者，在用药过程中也有可能出现过敏。因此，在注射药物后，应严密观察患者30分钟，无反应发生方可离开。

（3）钾盐大剂量给药时，可引起高钾血症。

【药物相互作用】

1. 与氨基糖苷类合用，可产生协同作用，抗菌活性加强，抗菌谱扩大。但不能混合静脉给药,以防相互作用导致药效降低。

2. 丙磺舒、阿司匹林、吲哚美辛、保泰松可竞争性抑制青霉素从肾小管的分泌,使之排泄减慢,合用可增强青霉素的抗菌活性,并延长作用时间。

3. 与红霉素类、四环素类、氯霉素类等快速抑菌药合用时,可产生拮抗作用,因青霉素是繁殖期杀菌药,而快速抑菌药可快速抑制细菌蛋白质的合成,使细菌处于静止期。

4. 不可与去甲肾上腺素、间羟胺、苯妥英钠、异丙嗪、林可霉素、万古霉素、两性霉素B、B族维生素、维生素C等混合后静脉给药,以免引起溶液混浊;不能与重金属,尤其是铜、锌、汞配伍,以免影响其活性。

【用药指导】

用药步骤	用药指导要点
用药前	(1)熟悉青霉素G的适应证和禁忌证,了解其剂型和用法。 (2)询问过敏史,告知患者用药注意事项。 (3)青霉素化学性质不稳定,应现配现用
用药中	(1)无明确感染指征,应尽量避免使用青霉素,防止产生耐药性。 (2)在大剂量使用(每日超2000万单位)时,有时会出现幻觉、抽搐、昏睡、精神失常等症状。静脉滴注青霉素钾盐更应当注意浓度与速度,否则血钾快速升高会引起心搏骤停。 (3)静脉滴注过程中,若出现皮肤发痒、胸闷、头晕等任何不适,应立即告知医护人员
用药后	(1)密切观察用药后的疗效和不良反应。 (2)在注射药物后,应严密观察患者30分钟,无反应发生方可离开

2. 半合成青霉素

由于天然青霉素抗菌谱窄、不耐酸、不耐酶,人们以天然青霉素为原料进行改造,研制得到了克服上述缺点的半合成青霉素,但是不能克服青霉素的致敏性,且青霉素类药物间有完全交叉过敏反应,故青霉素过敏者禁用。

(1) 耐酸青霉素类 包括青霉素V(Penicilin V)、非奈西林(Phenethicillin)、丙匹西林(Propicillin)等,耐酸不耐酶,口服吸收好,抗菌谱与青霉素G相同,抗菌作用较青霉素G弱。主要用于敏感革兰阳性菌引起的轻度感染。

(2) 耐酶青霉素类 包括苯唑西林(Oxacillin)、双氯西林(Dicloxacillin)、氟氯西林(Flucloxacillin)、氯唑西林(Cloxacillin)、萘夫西林(Nafcillin)等,耐酶、耐酸,可口服。抗菌作用较青霉素G弱,对耐青霉素G的金黄色葡萄球菌有强大的杀菌作用,主要用于耐青霉素G的金黄色葡萄球菌感染。不良反应较少,少数人可出现胃肠道反应。

(3) 广谱青霉素类 包括氨苄西林(Ampicillin)、阿莫西林(Amoxicillin)等,抗菌谱较广,对革兰阳性菌和革兰阴性菌均有效。耐酸,但不耐酶,故对耐药金黄色葡萄球菌无效。

(4) 抗铜氯假单胞菌广谱青霉素类 包括羧苄西林(Carbenicillin)、哌拉西林(Piperacillin)、美洛西林(Mezlocillin)、阿洛西林(Azlocillin)、替卡西林(Ticarcillin)等,不耐酸不耐酶,抗菌谱广,对革兰阳性菌和革兰阴性菌都有效,尤其对铜绿假单胞菌有效。

(5) 抗革兰阴性菌青霉素类 本类药物包括美西林(Mecillinam)、替莫西林(Temocillin)、匹美西林(Pivmecillinam)等,抗菌谱窄,对革兰阴性菌作用强,对铜绿假单胞菌无效。主要用于革兰阴性菌引起的尿路感染等。可引起胃肠道反应和过敏反应等不良反应。

氨苄西林 (Ampicillin,氨苄青霉素)

【抗菌作用】

抗菌活性与青霉素G相似,抗菌谱较广,对革兰阳性菌和革兰阴性菌均有效,对革兰阴性菌如脑膜炎奈瑟菌、淋病奈瑟菌、流感杆菌、大肠埃希菌、伤寒杆菌、副伤寒杆菌、百日咳杆菌、痢疾杆菌作用较强,对革兰阳性菌作用不如青霉素G。对铜绿假单胞菌无效。

【临床应用】

用于治疗敏感菌所致的泌尿系统感染、伤寒、副伤寒、呼吸系统感染、胆道感染、肠道感染、脑膜炎等。

【不良反应及注意事项】

偶有皮疹、胃肠不适、转氨酶升高等。青霉素类过敏者禁用。

阿莫西林（Amoxicillin，羟氨苄青霉素）

【抗菌作用】

抗菌谱与氨苄西林相似，抗菌活性比氨苄西林稍强。对溶血性链球菌、肺炎链球菌、不产酶的金黄色葡萄球菌、肠球菌等需氧革兰阳性球菌和大肠埃希菌、奇异变形杆菌、沙门菌属（包括伤寒、副伤寒等）、流感杆菌、淋病奈瑟菌等需氧革兰阴性菌以及幽门螺杆菌均具有良好的抗菌活性。对铜绿假单胞菌无效。

【临床应用】

用于敏感菌所致的呼吸道感染、泌尿道感染、胆道感染以及伤寒等。与克拉霉素、质子泵抑制剂等联合用药抗幽门螺杆菌，治疗慢性活动性胃炎、胃溃疡及十二指肠溃疡。

【不良反应及注意事项】

不良反应以恶心、呕吐、腹泻等消化道反应和皮疹等过敏反应为主；偶有白细胞减少和二重感染等。青霉素类过敏者禁用。

哌拉西林（Piperacillin，哔哌西林）

【抗菌作用】

抗菌谱广，对革兰阳性菌的作用与氨苄西林近似，对革兰阴性菌如变形杆菌、大肠埃希菌、肺炎克雷伯杆菌、流感杆菌等的抗菌作用强于氨苄西林，尤其对铜绿假单胞菌的作用强。

【临床应用】

用于铜绿假单胞菌、敏感革兰阴性杆菌和革兰阳性杆菌所致的败血症、尿路感染、呼吸道感染、胆道感染、腹腔感染以及皮肤、软组织感染等。

【不良反应及注意事项】

1. 不良反应　该药可引起皮疹等过敏反应，腹泻、恶心、呕吐等消化系统症状，注射部位疼痛、血栓性静脉炎等局部症状，以及头痛、头晕、疲倦等中枢神经系统反应。

2. 注意事项　少数患者尤其是肾功能不全患者可导致出血，发生后应及时停药并予以适当治疗；肾功能减退者应适当减量。有青霉素过敏史、出血史、溃疡性结肠炎、克罗恩病或抗生素相关肠炎者慎用。

▶【学做结合】11-4

青霉素最常见的不良反应是（　　）。
A. 胃肠道反应　　B. 过敏反应　　C. 肝肾损害　　D. 听力损害

（二）头孢菌素类抗生素

头孢菌素类（cephalosporins）是以天然头孢菌素 C 为原料，经改造其侧链所得到的一类半合成 β-内酰胺类抗生素，又称为先锋霉素类。其分子结构的母核为具有 β-内酰胺环的 7-氨基头孢烷酸（7-ACA）。

头孢菌素类抗生素

头孢菌素类通过抑制细菌细胞壁的合成，发挥杀菌作用。本类药物具有抗菌谱广、毒性低、过敏反应少、对酸及对 β-内酰胺酶较稳定、与青霉素类具有部分交叉过敏反应和部分交叉耐药性等特点。按其开发先后、抗菌谱、对β-内酰胺酶的稳定性及肾毒性而分为一、二、三、四、五代。

第一代：对革兰阳性菌的抗菌作用强，对革兰阴性菌的抗菌作用较弱。对青霉素酶稳定，对其他β-内酰胺酶较稳定，有肾损害。常用口服品种有头孢氨苄（Cefalexin，先锋霉素Ⅳ）、头孢羟氨苄（Cefadroxil）等；常用注射品种有头孢唑啉（Cefazolin，先锋霉素Ⅴ）、头孢硫脒（Cefathiamidine，先锋霉素18）等；常用口服和注射品种有头孢拉定（Cefradine，先锋霉素Ⅵ）。主要用于敏感菌所致的呼吸系统、泌尿生殖系统及皮肤软组织感染等。

第二代：对革兰阳性菌的作用，与第一代相仿或略弱；扩大了对革兰阴性菌的抗菌谱，对革兰阴性菌作用强于第一代；对β-内酰胺酶稳定性强于一代；肾损害小于一代；部分品种对血脑屏障通透性高。常用口服品种有头孢呋辛酯（Cefuroxime Axetil）、头孢克洛（Cefaclor）、头孢丙烯（Cefprozil）；常用注射品种有头孢呋辛（Cefuroxime）、头孢尼西（Cefonicid）、头孢替安（Cefotiam）、头孢孟多（Cefamandole）。主要用于敏感菌引起的呼吸系统感染、泌尿系统感染、胆道感染及败血症等。

第三代：对革兰阳性菌作用更弱；但对革兰阴性菌的作用增强，对革兰阴性菌如肠杆菌属、铜绿假单胞菌及厌氧菌均有较强作用；对β-内酰胺酶稳定性强于一代、二代；几乎无肾损害；对血脑屏障通透性高。常用口服品种有头孢克肟（Cefixime）、头孢地尼（Cefdinir）等；常用注射品种有头孢曲松（Ceftriaxone）、头孢噻肟（Cefotaxime）、头孢他啶（Ceftazidime，本代中对铜绿假单胞菌作用最强）、头孢哌酮（Cefoperazone）、头孢唑肟（Ceftizoxime）等。主要用于重症耐药的革兰阴性杆菌感染，还可用于严重的铜绿假单胞菌感染。

第四代：对细菌产生的多种β-内酰胺酶稳定，抗菌谱广，对革兰阳性菌作用增强，对革兰阴性菌的作用增强；对血脑屏障通透性高。品种有注射用头孢吡肟（Cefepime）、头孢匹罗（Cefpirome）等。可用于对第三代头孢菌素耐药的细菌引起的中、重度感染。

第五代：对革兰阳性菌作用强于前四代，尤其是对耐甲氧西林金黄色葡萄球菌（MRSA）最为有效，对革兰阴性菌与第四代相似，对耐药菌株有效。品种有注射用头孢洛林酯（Ceftaroline Fosamil）等。主要用于复杂性皮肤及软组织感染、革兰阴性菌引起的糖尿病足的感染、社区和医院获得性肺炎等。

头孢菌素类药物毒性较低，不良反应较少，主要包括过敏反应、胃肠道反应、二重感染、双硫仑样反应等。与青霉素类有交叉过敏反应，故对青霉素过敏及过敏体质者应慎用头孢菌素。对头孢菌素类过敏者禁用。部分头孢菌素与乙醇联合应用可产生双硫仑样反应。广谱的头孢菌素类药物可抑制机体正常菌群，长期使用可导致菌群失调，引起二重感染，如伪膜性肠炎、白色念珠菌感染等。头孢孟多、头孢哌酮可致低凝血酶原血症和血小板减少，严重者可引起出血。

> **拓展链接**
>
> **头孢配酒，说走就走——"双硫仑样反应"真有那么可怕？**
>
> 双硫仑是一种戒酒药物，使用该药后即使饮用少量酒，也会出现面色潮红、头昏、头痛、呼吸困难、心悸、幻觉，甚至休克等严重不适，从而达到戒酒的目的。临床实践显示使用分子结构中含有甲硫四氮唑侧链或甲硫三嗪侧链的头孢菌素，如头孢哌酮、头孢曲松、头孢唑林、头孢孟多等后若饮酒也可产生类似反应，即双硫仑样反应。头孢哌酮致双硫仑样反应最多、最敏感，有些患者在使用该药后吃酒心巧克力、服用藿香正气水，甚至仅用酒精处理皮肤也会发生双硫仑样反应。双硫仑样反应还可发生于甲硝唑、替硝唑、奥硝唑、呋喃唑酮、氯霉素、酮康唑、灰黄霉素等。
>
> 提醒喜爱饮酒的朋友们，如果正在使用或准备使用头孢菌素类药物等，千万别喝酒或接触酒精，以防发生双硫仑样反应甚至危及生命。

头孢氨苄 (Cefalexin，先锋霉素Ⅳ)

【抗菌作用】

对肺炎链球菌、溶血性链球菌、产或不产青霉素酶葡萄球菌等大部分革兰阳性球菌敏感。对部分大肠埃希菌、奇异变形杆菌、肺炎杆菌、沙门菌和志贺菌等革兰阴性菌有一定抗菌作用。对铜绿假单胞菌无抗菌作用。

【临床应用】

用于敏感菌所致的呼吸道感染、尿路感染、皮肤及软组织感染等。

【不良反应及注意事项】

1. 不良反应 主要为恶心、呕吐、腹泻等胃肠道反应和药疹、药物热等过敏反应。可致肾损害，长期用药可致菌群失调。

2. 注意事项 对头孢菌素类过敏者禁用，对青霉素类过敏者、肾功能不全者慎用。

头孢呋辛 (Cefuroxime，头孢呋肟)

【抗菌作用】

具有广谱抗菌作用，对革兰阳性菌的抗菌作用略低于或接近于第一代头孢菌素，对革兰阴性菌的抗菌作用强于第一代头孢菌素。流感杆菌、淋病奈瑟菌、脑膜炎奈瑟菌、大肠埃希菌、奇异变形杆菌、肠杆菌属、枸橼酸杆菌、沙门菌属、志贺菌属以及某些吲哚阳性变形杆菌对本药敏感。对铜绿假单胞菌无抗菌作用。

【临床应用】

用于敏感菌所致的呼吸系统、胆道、皮肤及软组织、泌尿系统感染及败血症等。

【不良反应及注意事项】

1. 不良反应 主要为恶心、呕吐、腹泻、腹痛等胃肠道反应。过敏反应，常见为皮疹、荨麻疹，儿童较成人多见。

2. 注意事项 对头孢菌素类过敏者禁用。对青霉素过敏者或同时服用强利尿剂者慎用。

头孢噻肟 (Cefotaxime)

【抗菌作用】

对革兰阳性菌作用不如第一代、第二代头孢菌素，对除肠球菌以外的链球菌作用较强。对革兰阴性菌抗菌作用强。流感杆菌、大肠埃希菌、沙门菌、克雷伯菌、奇异变形杆菌、奈瑟菌属等对本药高度敏感。对铜绿假单胞菌、厌氧菌仅有低度抗菌作用。

【临床应用】

用于敏感细菌所致的呼吸道感染、尿路感染、胃肠道感染、腹腔感染、脑膜炎、败血症、软组织感染、耳鼻喉感染、生殖道感染、骨和关节感染等。

【不良反应及注意事项】

1. 不良反应 一般有皮疹等过敏反应，注射局部疼痛或静脉炎，腹泻、恶心、呕吐、食欲不振等胃肠道反应。长期使用可发生二重感染。

2. 注意事项 对青霉素过敏及严重肾功能不全者慎用，头孢菌素类过敏者禁用。

头孢曲松 (Ceftriaxone)

【抗菌作用】

抗菌谱与头孢噻肟类似。对革兰阳性菌有中度的抗菌作用，如金黄色葡萄球菌、链球菌、肺炎球菌。对革兰阴性菌的作用强，如大肠埃希菌、肺炎杆菌、流感杆菌、变形杆菌、枸橼酸杆菌、伤寒杆菌、痢疾杆菌、梭状芽孢杆菌等。铜绿假单胞菌、肠杆菌属、产酶金黄色葡萄球菌、耐氨苄西林的流感杆菌、耐第一代头孢菌素和庆大霉素的一些革兰阴性菌也对本药敏感。

【临床应用】

用于敏感细菌所致的脓毒血症、脑膜炎、腹膜炎、胆道感染、胃肠道感染、骨和关节感染、皮肤及软组织感染、泌尿生殖系统感染、呼吸系统感染、耳鼻喉感染、生殖系统感染、淋病；还可用于术前预防感染。

【不良反应及注意事项】

与头孢噻肟相似。可影响乙醇的代谢，出现双硫仑样反应。

头孢哌酮（Cefoperazone）

【抗菌作用】

抗菌谱广，抗菌活性与头孢噻肟相似。对革兰阳性菌作用较弱，溶血性链球菌、肺炎链球菌对其较为敏感；对大多数革兰阴性菌作用强，尤其对肠杆菌科细菌和铜绿假单胞菌有良好抗菌作用。

【临床应用】

用于敏感菌所致的呼吸道感染、泌尿道感染、胆道感染、皮肤软组织感染、败血症、腹膜炎、盆腔感染等。

【不良反应及注意事项】

1. 不良反应　毒性轻微，以皮疹为多见，少数病人尚有腹泻、腹痛及菌群失调症，应用本品期间饮酒或接受含酒精药物者可出现双硫仑样反应。

2. 注意事项　对头孢菌素类过敏者禁用，应用本品前后不可饮酒或接触酒精。可干扰体内维生素 K 的代谢，长期应用可引起出血。

▶【学做结合】11-5

抗铜氯假单胞菌作用最强的头孢菌素是（　　）。
A. 头孢氨苄　　　B. 头孢唑啉　　　C. 头孢呋辛　　　D. 头孢他啶

（三）其他 β-内酰胺类抗生素及 β-内酰胺酶抑制剂

1. 其他 β-内酰胺类抗生素

是指结构中也有 β-内酰胺环，但不同于青霉素或头孢菌素的基本结构，对 β-内酰胺酶稳定，又称为非典型 β-内酰胺类抗生素，包括单环 β-内酰胺类（monobactams）、碳青霉烯类（carbapenems）、氧头孢烯类（oxacephems）、头霉素类（cephamycins）。

（1）单环 β-内酰胺类　氨曲南（Aztreonam）、卡芦莫南（Carumonam），对包括铜绿假单胞菌和沙雷菌在内的革兰阴性杆菌有强大的抗菌作用。

（2）碳青霉烯类　亚胺培南（Imipenem）、美罗培南（Meropenem）、厄他培南（Ertapenem）、法罗培南（Faropenem）、多利培南（Doripenem）等。抗菌谱广，抗菌作用强，对许多革兰阳性菌、革兰阴性菌及厌氧菌有效。对 β-内酰胺酶高度稳定，且对其有抑制作用。

（3）氧头孢烯类　拉氧头孢（Latamoxef）、氟氧头孢（Flomoxef），抗菌谱及抗菌活性与第三代头孢相似。广谱，对革兰阴性菌作用强。

（4）头霉素类　头孢西丁（Cefoxitin）、头孢美唑（Cefmetazole）、头孢替坦（Cefotetan）、头孢米诺（Cefminox）等。前两个药物的抗菌谱、抗菌活性与第二代头孢相似，对厌氧菌作用强于第三代头孢；而后两个药物的作用与第三代头孢菌素相近。

2. β-内酰胺酶抑制剂

也具有 β-内酰胺环，其本身没有或有弱的抗菌作用，但对多数细菌产生的 β-内酰胺酶有抑制作用，如克拉维酸（Clavulanic Acid）、舒巴坦（Sulbactam）、他唑巴坦（Tazobactam）。β-内酰胺酶抑制剂常与青霉素类或头孢菌素类药物合用，从而使产酶的菌株有效，抗菌范围扩大。如阿莫西林-克拉维酸钾（奥格门汀）、替卡西林-克拉维酸钾（替门汀）、氨苄西林-舒巴坦钠（优立新）、头孢哌酮钠-舒巴坦钠（舒普深）、哌拉西林-他唑巴坦等。

氨曲南（Aztreonam）

【抗菌作用】

抗菌谱窄，对大多数需氧革兰阴性菌具有高度的抗菌活性，对铜绿假单胞菌有良好的抗菌作用，对葡萄球菌属、链球菌属等需氧革兰阳性菌以及厌氧菌无抗菌活性。

【临床应用】

1. 用于治疗敏感需氧革兰阴性菌所致的尿路感染、下呼吸道感染、败血症、腹腔内感染、妇科感染及术后伤口、烧伤、溃疡等皮肤软组织感染等。

2. 用于治疗医院内感染的上述类型感染（如免疫缺陷病人的医院内感染）。

【不良反应及注意事项】

1. 不良反应　较少且轻，包括恶心、呕吐、腹泻等消化道反应以及皮疹等。

2. 注意事项　过敏体质及对青霉素、头孢菌素等 β-内酰胺类抗生素有过敏反应者慎用；与萘夫西林、头孢拉定、甲硝唑有配伍禁忌。

亚胺培南-西司他丁（Imipenem Cilastatin，泰能）

【抗菌作用】

为亚胺培南与西司他丁钠组合而成的注射用复方制剂。亚胺培南又称亚胺硫霉素，抗菌谱广，抗菌活性强，对铜绿假单胞菌及厌氧菌也有效；对 β-内酰胺酶稳定，但在体内易被肾脏脱氢肽酶水解失活。西司他丁为一种肾脏脱氢肽酶抑制剂，能阻断亚胺培南在肾脏内的代谢，既提高泌尿道中亚胺培南原型药物的浓度，又能减轻亚胺培南代谢引起的毒性。

【临床应用】

主要用于多重耐药菌引起的严重感染以及革兰阳性需氧菌、革兰阴性需氧菌、厌氧菌所致的各种混合感染等。

【不良反应及注意事项】

1. 不良反应　少见，但可出现恶心、呕吐、腹泻等胃肠道反应，药疹，静脉炎，一过性肝脏氨基转移酶升高。剂量较大时可致惊厥、意识障碍等严重中枢神经系统反应，肾及肝功能损害。

2. 注意事项　对本品中的任何成分过敏者禁用，对 β-内酰胺类抗生素过敏者慎用。

阿莫西林-克拉维酸钾（Amoxicillin and Clavulanate Potassium，奥格门汀）

【抗菌作用】

为阿莫西林和克拉维酸钾的复方制剂。阿莫西林为广谱、耐酸、不耐酶的青霉素；克拉维酸钾本身只有微弱的抗菌活性，但具有强大的广谱 β-内酰胺酶抑制作用，两者合用，可保护阿莫西林免遭 β-内酰胺酶水解。抗菌谱与阿莫西林相似，且有所扩大。对产酶金黄色葡萄球菌、表皮葡萄球菌、凝固酶阴性葡萄球菌及肠球菌均具有良好作用，对某些产 β-内酰胺酶的肠杆菌科细菌、流感嗜血杆菌、卡他莫拉菌、脆弱拟杆菌等也有较好的抗菌活性。

【临床应用】

用于敏感菌引起的各种感染，如呼吸系统感染、泌尿系统感染、盆腔炎、淋球菌引起的尿路感染及软下疳、皮肤和软组织感染、中耳炎、骨髓炎、败血症、腹膜炎和术后感染等。

【不良反应及注意事项】

1. 不良反应　本药可引起腹泻、恶心和呕吐等胃肠道反应；皮疹、瘙痒等过敏反应。偶见血清氨基转移酶升高、嗜酸性粒细胞增多及念珠菌或耐药菌引起的二重感染。

2. 注意事项　青霉素过敏者禁用。本品可通过胎盘，故孕妇慎用。

▶【学做结合】11-6

克拉维酸与阿莫西林等配伍应用，主要是因为克拉维酸具有下列哪个特点？（　　）
A. 可与阿莫西林竞争肾小管分泌　　　　B. 广谱 β-内酰胺酶抑制剂
C. 可使阿莫西林用量减少、毒性降低　　D. 可使阿莫西林口服吸收更好

其他常用 β-内酰胺类抗生素见表 11-1。

表 11-1　其他常用 β-内酰胺类抗生素

药品名称（通用名）	抗菌作用及临床应用	不良反应及注意事项
苯唑西林	抗菌谱与青霉素 G 相似，作用弱于青霉素 G，但对耐青霉素 G 的金黄色葡萄球菌有强大的杀菌作用，主要用于耐青霉素 G 的金黄色葡萄球菌感染	不良反应较少，少数人可出现恶心、腹胀、腹痛等胃肠道反应。与青霉素有交叉过敏反应
头孢唑啉	第一代注射用头孢菌素类抗生素。抗菌谱类似头孢氨苄，对葡萄球菌（包括产酶菌株）、链球菌（肠球菌除外）、肺炎链球菌、流感嗜血杆菌以及产气肠杆菌等有抗菌作用。对革兰阴性菌的作用较强。用于敏感菌所致的呼吸道感染、尿路感染、皮肤及软组织感染等	不良反应发生率低。静脉注射发生的血栓性静脉炎和肌内注射区疼痛均较少而轻；肾功能减退病人大剂量应用时可出现脑病反应等。供肌注用的粉针剂内含利多卡因，不可注入静脉
头孢拉定	肾毒性最小的第一代头孢菌素，抗菌谱广，对革兰阳性菌与革兰阴性菌的作用与头孢氨苄相似，适用于敏感菌所致的呼吸道感染、泌尿生殖道感染、皮肤软组织感染等	不良反应与头孢唑啉相似。对有头孢菌素类、青霉素类过敏史者禁用；过敏体质者慎用
头孢羟氨苄	第一代口服头孢菌素，抗菌谱与头孢氨苄相似，抗菌活性比头孢氨苄稍强。可用于敏感细菌所致泌尿道、呼吸道、软组织和皮肤等轻、中度感染等	不良反应少而轻，比头孢氨苄发生率更低，以胃肠道反应为主
头孢克洛	第二代半合成口服头孢菌素，抗菌谱广。抗菌作用较头孢氨苄强。对革兰阳性菌和阴性菌均有效。对铜绿假单胞菌和厌氧菌无效。主要用于由敏感菌所致呼吸系统、泌尿系统、耳鼻喉科及皮肤、软组织感染等	不良反应较少，常见有腹泻、胃部不适、食欲不振、嗳气等胃肠道反应；偶有瘙痒、皮疹等
头孢丙烯	第二代口服头孢菌素类药物，耐酸，具有广谱抗菌作用。作用与其他第二代头孢相似。用于敏感菌所致的轻、中度上呼吸道感染；化脓性链球菌性咽炎及扁桃体炎等	不良反应主要为腹泻、恶心、呕吐和腹痛等胃肠道反应，亦可发生皮疹等过敏反应。儿童发生过敏反应较成人多见
头孢地尼	第三代口服头孢菌素类抗生素。抗菌谱广，特别是对革兰阳性菌中的金葡菌属、链球菌属等比其他第二代口服头孢菌素有更强的抗菌活性，对多种 β-内酰胺酶稳定。用于敏感菌所引起的各种轻、中度感染，如成人和青少年社区获得性肺炎、慢性支气管炎急性发作、急性上颌窦炎、咽炎或扁桃体炎、非复杂性皮肤和软组织感染等	不良反应与头孢噻肟相似。含镁或铝的抗酸药物、铁剂包括含铁的复合维生素影响头孢地尼的吸收，必须服用上述抗酸药物时，需间隔 2 小时以上
头孢克肟	第三代口服头孢菌素类抗生素，耐酸，具有广谱抗菌作用。作用与其他第三代头孢相似。用于敏感菌所致的轻、中度呼吸道感染、泌尿道感染、胆道感染、中耳炎、鼻窦炎、猩红热等	不良反应与头孢噻肟相似

续表

药品名称（通用名）	抗菌作用及临床应用	不良反应及注意事项
头孢他啶	第三代头孢菌素类抗生素，抗菌谱广，抗菌活性强，对抗铜绿假单胞菌作用为本代中最强，主要用于敏感革兰阴性杆菌所致的败血症、下呼吸道感染、腹腔感染、胆道感染、复杂性尿路感染和严重皮肤软组织感染等。对由多种耐药革兰阴性杆菌引起的免疫缺陷者感染、医院内感染以及革兰阴性杆菌或铜绿假单胞菌所致中枢神经系统感染尤为适用	不良反应少见而轻。少数患者可发生皮疹、皮肤瘙痒、药物热等过敏反应；恶心、腹泻、腹痛等胃肠道反应；注射部位轻度静脉炎等
头孢吡肟	第四代注射头孢菌素。抗菌谱广，对β-内酰胺酶稳定，对革兰阳性菌与革兰阴性菌的作用都增强，主要用于对第三代头孢菌素耐药的革兰阴性菌的重症感染	不良反应轻微且多为短暂。常见的不良反应主要是腹泻、皮疹和注射局部反应，如静脉炎、注射部位疼痛和炎症
氨苄西林-舒巴坦	临床常用钠盐，成分为氨苄西林和舒巴坦钠。氨苄西林为半合成青霉素类药物，舒巴坦钠为β-内酰胺酶抑制剂，二者优势互补。两药合用之后既可以保护氨苄西林免受β-内酰胺酶的水解，还扩大了抗菌谱，用于敏感细菌引起的呼吸系统感染、泌尿生殖系统感染、腹腔感染、盆腔感染、妇科感染、皮肤软组织感染等	不良反应主要为胃肠道反应，如轻度腹泻、恶心、呕吐等；还可见过敏反应，如药疹、药物热等
美罗培南	碳青霉烯类抗生素，抗菌谱比亚胺培南更广，抗菌活性强。对革兰阳性菌的抗菌活性低于亚胺培南，对阴性菌则强于亚胺培南，对铜绿假单胞菌作用强于亚胺培南，对厌氧菌作用与亚胺培南相当。对多种酶稳定，且对肾脏脱氢肽酶稳定，故可以单独使用。主要用于敏感菌引起的中、重度和难治性感染等	不良反应与亚胺培南相似。但胃肠道反应发生率明显低于亚胺培南；神经毒性进一步降低；偶有癫痫发生，但远比亚胺培南少
厄他培南	碳青霉烯类抗生素，抗菌谱广，抗菌活性强，对革兰阳性菌的抗菌活性略低于亚胺培南，对阴性菌则强于亚胺培南，但对铜绿假单胞菌无效。MRSA、不动杆菌也对本品耐药。对肾脏脱氢肽酶较亚胺培南稳定，故可以单独使用。主要用于中度至重度社区获得性肺炎、腹腔感染、尿路感染等的治疗	不良反应多为轻中度（包括腹泻、皮疹、注射区疼痛、静脉炎等）反应。对本药或其他同类药过敏、有β-内酰胺类药过敏史、怀疑中枢神经系统障碍（包括癫痫病史）者禁用
头孢西丁	头霉素类抗生素，对β-内酰胺酶高度稳定，抗菌谱广，抗菌活性强。对革兰阳性菌和革兰阴性菌均有较强的杀菌作用，与第二代头孢菌素相同，对厌氧菌作用强。对铜绿假单胞菌、肠球菌大多数菌株，阴沟杆菌等耐药。用于敏感菌引起的呼吸道感染、泌尿道感染、腹膜炎以及其他腹腔内、盆腔内感染、败血症（包括伤寒）、妇科感染、骨关节感染、软组织感染及心内膜炎。尤其适用于需氧菌及厌氧菌混合感染以及产β-内酰胺酶而对本品敏感细菌引起的感染	不良反应轻微。最常见的有局部反应，如静脉注射后可出现血栓性静脉炎，肌注后可有局部硬结压痛；偶见皮疹、瘙痒、嗜酸性粒细胞增多、发热、呼吸困难等过敏反应。与氨基糖苷类抗生素配伍时，会增加肾毒性
拉氧头孢	头霉素类抗生素，抗菌作用与第三代头孢菌素相近。抗菌谱与头孢噻肟相似，对革兰阴性菌有良好的抗菌作用。用于敏感菌所致肺炎、气管炎、胸膜炎、腹膜炎及皮肤软组织、骨和关节、耳鼻咽喉、创面等部位的感染，还可用于败血症和脑膜炎	不良反应轻微，主要为皮疹、瘙痒等过敏反应和恶心、呕吐、腹泻等胃肠道反应。其他如肾脏损害、血象改变、肝功能受损、菌群失调等；偶可致出血

二、大环内酯类抗生素

大环内酯类（macrolides）是一类由一个 14~16 元内酯环和连接在环上的糖基组成的抗

生素。

大环内酯类可与细菌核糖体 50S 亚单位结合,阻碍细菌蛋白质的合成而产生抗菌作用。大环内酯类的抗菌谱较窄,但比青霉素 G 略广,对革兰阳性菌、革兰阴性球菌、少数革兰阴性杆菌(流感杆菌、百日咳杆菌、布氏杆菌、军团菌等)有很好的抗菌效果,对支原体、衣原体、立克次体、螺旋体也有抗菌作用。

大环内酯类适用于对青霉素过敏或耐药患者的感染、支原体肺炎、沙眼衣原体引起的眼部或生殖泌尿道感染、军团菌病、百日咳、敏感菌引起的呼吸道感染、皮肤软组织感染等。

第一代大环内酯类药物有红霉素(Erythromycin)、乙酰螺旋霉素(Acetylspiramycin)、麦迪霉素(Medecamycin)、交沙霉素(Josamycin)等,主要用于治疗耐青霉素的金黄色葡萄球菌感染及对 β-内酰胺类抗生素过敏的患者。其特点是疗效肯定,无严重不良反应,但对胃酸不稳定,生物利用度低,且胃肠道反应较多。第二代药物有罗红霉素(Roxithromycin)、地红霉素(Dirithromycin)、克拉霉素(Clarithromycin)、阿奇霉素(Azithromycin)等,特点是生物利用度高,抗菌活性更强,毒性低,副作用少,是广泛用于治疗呼吸道感染的一线药物。第三代药物有泰利霉素(Telithromycin)、喹红霉素(Cethromycin),抗菌谱广,对第一、第二代大环内酯类耐药菌有良好效果,用于治疗呼吸道感染。

本类抗生素与 β-内酰胺类之间不存在交叉耐药性,可用于青霉素耐药或者过敏的患者。但是本类抗生素之间有部分交叉耐药性。

红霉素(Erythromycin)

【体内过程】

本品呈碱性,在酸性溶液中不稳定,口服多用肠溶片或制成琥乙红霉素、依托红霉素等酯类制剂。可广泛分布于组织和体液中,不易透过血-脑脊液屏障。主要经肝脏代谢和胆汁排泄,有肝肠循环。

【抗菌作用】

与细菌核糖体 50S 亚基可逆性结合,妨碍细菌蛋白质合成,属于快速抑菌剂,高浓度有杀菌作用。抗菌谱较窄,比青霉素 G 略广,对金黄色葡萄球菌、溶血性链球菌、肺炎链球菌、白喉杆菌、炭疽杆菌、破伤风杆菌、产气荚膜杆菌等革兰阳性菌有较强的抗菌活性,对军团、百日咳杆菌、淋球菌、肺炎支原体、放线菌、衣原体等均有抑制作用。

【临床应用】

1. 主要用于对青霉素过敏及对金黄色葡萄球菌感染耐药的患者。

2. 用于治疗军团菌病、肺炎支原体或肺炎衣原体肺炎、百日咳、白喉,可作为首选药;还可用于衣原体属及支原体属所致的泌尿生殖系统感染、沙眼衣原体结膜炎等的治疗。

【不良反应及注意事项】

1. 不良反应 恶心、呕吐、上腹痛、腹泻等胃肠道反应多见。少数患者可有肝功能异常、肝肿大、黄疸等肝损害表现。偶见药物热、皮疹、嗜酸性粒细胞增多等过敏反应。少数患者用药后偶有心律失常。

2. 注意事项 在酸性溶液中易被破坏降效,肠溶片应整片吞服。静脉滴注易引起静脉炎,滴注速度宜缓慢。婴幼儿及肝功能不全者慎用,对大环内酯类药物过敏者禁用。

【药物相互作用】

1. 与氯霉素或林可霉素合用,有拮抗作用。

2. 红霉素为快速抑菌药,可干扰青霉素的杀菌效果,不宜联合用药。

3. 可抑制茶碱、黄嘌呤类代谢,合用易引起中毒。

4. 与盐酸四环素混合于 5% 葡萄糖中,能产生沉淀,属于配伍禁忌。

【用药指导】

用药步骤	用药指导要点
用药前	(1)熟悉红霉素的适应证和禁忌证,了解各种剂型和用法。 (2)询问过敏史,告知患者红霉素的用药注意事项
用药中	(1)对本品或同类药物过敏者禁用;肝功能不全者慎用。 (2)无明确感染征象,应尽量避免使用红霉素,防止产生耐药性。 (3)同类抗生素不要重用,但是有时不同抗生素联合使用起协同作用。 (4)眼膏应涂于眼睑内,用药部位如有烧灼感、瘙痒、红肿等情况应停药,并将局部药物洗净;肠溶片应整片服用,不宜嚼碎;输液过程中若出现恶心、呕吐、腹痛等不适,应及时告知医护人员,采取相关措施,缓解症状,如适当减慢滴速等,缓解胃肠道反应。 (5)抗生素达到最大作用一般在用药3天之后,通常的用药1~2天认为无效而随意停用或更改药物是不合理的
用药后	(1)密切观察用药后的疗效和不良反应。 (2)指导患者,配合药物治疗

罗红霉素（Roxithromycin）

【抗菌作用】

抗菌谱与红霉素相似,主要作用于革兰阳性菌、厌氧菌、衣原体和支原体等。对革兰阳性菌、厌氧菌作用与红霉素相当,对军团菌、支原体、衣原体的抗菌作用较强。

【临床应用】

用于敏感菌所致的呼吸道感染、泌尿道感染、皮肤软组织感染、五官感染等。

【不良反应及注意事项】

1. 不良反应　比红霉素少,严重程度更轻。如胃肠道刺激、肝脏毒性等不良反应较红霉素少。

2. 注意事项　对红霉素或其他大环内酯类药物过敏者禁用,肝肾功能不全者、孕妇、哺乳期妇女慎用。

阿奇霉素（Azithromycin，阿红霉素）

【抗菌作用】

抗菌谱较红霉素广,作用较强。对革兰阳性菌作用与红霉素相近,对革兰阴性菌作用强于红霉素,对支原体、衣原体、梅毒螺旋体等也有良好作用。

【临床应用】

主要用于敏感菌引起的呼吸道感染、皮肤及软组织感染、泌尿生殖系统感染及性传播疾病等。

【不良反应及注意事项】

不良反应主要为轻度的胃肠道反应,绝大多数患者可以耐受。对红霉素等大环内酯类药物过敏者禁用。

克拉霉素（Clarithromycin，甲红霉素）

【抗菌作用】

抗菌谱与红霉素相近,抗菌活性强于红霉素。对革兰阳性菌、肺炎衣原体、军团菌的抗菌活性强于红霉素、阿奇霉素、罗红霉素。

【临床应用】

主要用于敏感菌引起的呼吸道感染、皮肤及软组织感染、泌尿生殖系统感染及消化道幽门螺杆菌感染等。

【不良反应及注意事项】

不良反应发生率低于红霉素，主要为轻度的胃肠道反应。对大环内酯类药物过敏者禁用。

▶【学做结合】11-7

对青霉素过敏的革兰阳性菌感染者可选用（　　）。
　A. 阿莫西林　　　　B. 头孢呋辛酯　　　　C. 红霉素　　　　D. 以上都可

其他常用大环内酯类抗生素见表11-2。

表 11-2　其他常用大环内酯类抗生素

药品名称（通用名）	抗菌作用及临床应用	不良反应及注意事项
乙酰螺旋霉素	半合成大环内酯类抗生素，抗菌谱与红霉素相似，体外抗菌作用低于红霉素，但其体内作用较强。主要用于革兰阳性菌所致的轻、中度感染，如咽炎、扁桃体炎、鼻窦炎、中耳炎、牙周炎、急性支气管炎、慢性支气管炎、肺炎、非淋菌性尿道炎、皮肤软组织感染等	不良反应主要为腹痛、恶心、呕吐等胃肠道反应，常发生于大剂量用药时，程度大多轻微，停药后可自行消失；过敏反应极少，主要为药疹

三、氨基糖苷类抗生素

氨基糖苷类（aminoglycosides）是一类具有氨基糖与氨基环醇结构的抗生素。常用品种有链霉素（Streptomycin）、卡那霉素（Kanamycin）、阿米卡星（Amikacin）、妥布霉素（Tobramycin）、庆大霉素（Gentamicin）、小诺霉素（Micronomicin）、新霉素（Neomycin）、奈替米星（Netilmicin）、大观霉素（Spectinomycin）、依替米星（Etimicin）、核糖霉素（Ribostamycin）、巴龙霉素（Paromomycin）、西索米星（Sisomicin）等。基本相似的化学结构使本类药物具有如下共同特点：

1. 体内过程

口服难吸收，仅用于肠道感染。肌内注射给药吸收迅速而完全。主要分布在细胞外液。肾皮质及内耳淋巴液中浓度高，因而易致肾毒性及耳毒性。可通过胎盘，但难以透过血脑屏障。在体内不被代谢灭活，约90%以原型由肾排泄，有利于泌尿道感染的治疗。

2. 抗菌作用

氨基糖苷类主要是通过与细菌核糖体30S亚基结合，干扰蛋白质的起始、延长和终止而抑制细菌蛋白质的合成，从而导致细菌死亡，属于静止期杀菌剂。其杀菌作用具有如下特点：

（1）杀菌速率和杀菌持续时间与浓度呈正相关；

（2）仅对需氧菌有效，抗菌活性显著强于其他类药物，对厌氧菌无效；

（3）PAE长，持续时间与浓度呈正相关；

（4）具有初次接触效应，即细菌首次接触氨基糖苷类时，能被迅速杀死；

（5）在碱性环境中抗菌活性增强。本类药物抗菌谱广，对革兰阴性菌和革兰阳性菌都有作用，尤其对革兰阴性菌作用强。对厌氧菌无效。有些品种，如链霉素、卡那霉素、阿米卡星还对结核分枝杆菌有杀菌作用，其中以链霉素的抗结核分枝杆菌作用最强；庆大霉素、阿米卡星、妥布霉素对铜绿假单胞菌有效。

3. 临床应用

主要用于敏感革兰阴性杆菌所致的呼吸道感染、泌尿道感染、胃肠道感染、皮肤软组织感染、烧伤或创伤感染及骨关节感染等。

4. 不良反应

较严重。

（1）耳毒性　包括耳蜗损害和前庭损害。耳蜗损害造成耳鸣、听力受损甚至耳聋，发生率依次为新霉素＞卡那霉素＞阿米卡星＞西索米星＞庆大霉素＞妥布霉素＞奈替米星＞链霉素＞依替米星。前庭损害表现有眩晕、共济失调和平衡障碍等，发生率依次为新霉素＞卡那霉素＞链霉素＞西索米星＞阿米卡星＞庆大霉素≥妥布霉素＞奈替米星＞依替米星。听力损害不可逆。

（2）肾毒性　较耳毒性常见。本类药物对肾组织有极大的亲和力，可大量蓄积在肾脏，引起肾小管损害，临床表现为蛋白尿、管型尿、血尿等，甚至可导致无尿、氮质血症、肾功能衰竭等，一般是可逆的。发生率依次为新霉素＞卡那霉素＞庆大霉素＞妥布霉素＞阿米卡星＞奈替米星＞链霉素＞依替米星。为防止和减少肾毒性的发生，临床用药时应定期监测肾功能。

（3）神经毒性　可阻断神经肌肉接头，导致呼吸肌麻痹。严重程度依次为新霉素＞链霉素＞卡那霉素＞奈替米星＞阿米卡星＞庆大霉素＞妥布霉素＞依替米星。抢救时应立即静脉注射新斯的明和钙剂。

（4）过敏反应　轻者皮疹、发热等，重则出现过敏性休克甚至死亡。链霉素可发生过敏性休克，发生率仅次于青霉素，抢救时先用肾上腺素，再用葡萄糖酸钙减轻毒性。

（5）耐药性　主要是因为细菌产生了钝化酶，导致药物失活，本类药物之间存在部分交叉耐药性。

链霉素（Streptomycin）

【抗菌作用】
本品为第一个氨基糖苷类天然抗生素，抗菌谱广，抗菌活性强，对革兰阴性杆菌、结核分枝杆菌作用强，对铜绿假单胞菌无效。

【临床应用】
1. 主要用于结核病，最好与其他抗结核病药合用。
2. 与四环素合用作为鼠疫和兔热病的首选治疗药物；与青霉素合用治疗溶血性链球菌、草绿色链球菌及肠球菌等引起的心内膜炎，可增强青霉素的作用。

【不良反应与注意事项】
1. 不良反应　毒性较大，易产生耐药性。但肾毒性在氨基糖苷类中较轻。耳毒性常见，严重者可致耳聋。可引起神经肌肉阻滞。过敏反应在本类中发生率最高（仅次于青霉素），且存在交叉过敏现象。
2. 注意事项　用药期间，定期监测血常规、尿常规和肾功能，以防止出现严重的肾毒性反应，需要检测听力和心电图，尤其是老年患者。新生儿、老年患者和肾功能减退患者，用药期间应监测血药浓度。对本品过敏者禁用。

庆大霉素（Gentamicin，正泰霉素）

【抗菌作用】
抗菌谱广，抗菌活性强。对大肠埃希菌、产气杆菌、肺炎杆菌、变形杆菌、沙门菌属、铜绿假单胞菌等革兰阴性菌作用强；耐药金黄色葡萄球菌对本药也有一定的敏感性。对结核分枝杆菌无效。

【临床应用】
主要用于敏感革兰阴性杆菌引起的败血症、肺部感染、肠道感染、盆腔感染、腹腔感染、皮肤及软组织感染、复杂性尿路感染等。还可用于结肠术前的肠道准备等。

【不良反应与注意事项】
1. 不良反应　较大，主要为耳毒性、肾毒性，还可发生神经肌肉阻滞、过敏反应等。
2. 注意事项　第8对脑神经损害、重症肌无力、脱水、肾功能不良者、老人、小儿及孕妇慎用；哺乳妇女用药期间应暂停哺乳；对本药过敏者禁用。有抑制呼吸作用，不得静脉推注。

妥布霉素 (Tobramycin，抗普霉素)

【抗菌作用】

抗菌谱与庆大霉素相似，对大多数肠杆菌科细菌及葡萄球菌抗菌作用强，对铜绿假单胞菌的作用强于庆大霉素，对庆大霉素耐药的铜绿假单胞菌仍有效。

【临床应用】

主要用于治疗铜绿假单胞菌引起的心内膜炎、烧伤、败血症、骨髓炎等，也可用于其他敏感革兰阴性杆菌所致的感染。

【不良反应与注意事项】

1. 不良反应 对肾有一定毒性，耳毒性以前庭神经损害多见，但比庆大霉素轻。
2. 注意事项 对氨基糖苷类药物过敏患者、肾功能不全或肾功能衰竭患者、孕妇禁用。听力障碍患者、老年人、小儿慎用。不可静脉推注和皮下注射。

阿米卡星 (Amikacin，丁胺卡那霉素)

【抗菌作用】

抗菌谱在氨基糖苷类抗生素中最广，对许多肠道革兰阴性菌和铜绿假单胞菌所产生的钝化酶稳定，对结核分枝杆菌、非结核性分枝杆菌和金黄色葡萄球菌都有很好的抗菌作用，抗菌力强于庆大霉素。

【临床应用】

1. 主要用于对其他氨基糖苷类耐药的严重革兰阴性菌感染，如败血症、细菌性心内膜炎、下呼吸道感染、骨关节感染、胆道感染、腹腔感染、复杂性尿路感染、皮肤软组织感染等，尤其是铜绿假单胞菌的严重感染。
2. 作为二线抗结核病药与其他药物合用治疗结核病。

【不良反应与注意事项】

1. 不良反应 主要包括耳毒性、肾毒性等，耳毒性大于庆大霉素，肾毒性小于庆大霉素。
2. 注意事项 肾功能不良、脱水、应用强效利尿药的患者及儿童、老年患者慎用。可透过胎盘屏障进入胎儿组织，可能引起胎儿听力损害，孕妇应慎用。对本品过敏者禁用。长期应用可致菌群失调。

奈替米星 (Netilmicin，奈替霉素)

【抗菌作用】

抗菌谱与庆大霉素相似，对多种钝化酶稳定，故对耐其他氨基糖苷类抗生素的革兰阴性杆菌及耐青霉素的金黄色葡萄球菌有效。

【临床应用】

主要用于敏感菌引起的呼吸道、消化道、尿路、皮肤软组织、骨和关节、腹腔及创伤部位的严重感染。

【不良反应与注意事项】

1. 不良反应 耳毒性、肾毒性较小，发生率较低。
2. 注意事项 不能与有耳毒性、肾毒性的药物合用，对氨基糖苷类药物过敏患者、肾功能不全或肾功能衰竭患者、孕妇禁用，听力障碍患者、老年患者、儿童慎用。

依替米星 (Etimicin)

【抗菌作用】

抗菌谱广，抗菌活性强。对大部分革兰阳性菌、革兰阴性菌有良好抗菌活性，对庆大霉素耐药的病原菌也有较强的抗菌作用。

【临床应用】

主要用于大肠埃希菌、肺炎克雷伯杆菌、沙雷菌属、流感嗜血杆菌等敏感菌所引起的呼吸道、泌尿生殖道、腹腔、皮肤软组织等部位感染和败血症等。

【不良反应与注意事项】

1. 不良反应 毒性低，耳毒性、肾毒性、神经肌肉阻滞等不良反应的发生率和严重程度与奈替米星相似。

2. 注意事项 服用本品治疗过程中应密切观察肾功能和第 8 对脑神经功能的变化，尤其是已明确或怀疑有肾功能不全者、大面积烧伤者、老年患者或脱水患者。哺乳期妇女服用本品需暂停哺乳。

异帕米星 (Isepamicin)

【抗菌作用】

抗菌谱类似庆大霉素。对大肠埃希菌、枸橼酸杆菌、克雷伯杆菌、肠杆菌、沙雷杆菌、变形杆菌、铜绿假单胞菌等有很强的抗菌活性。对多种钝化酶较同类其他药物稳定。

【临床应用】

主要用于革兰阴性杆菌所致的外伤或烧伤创面感染、肺炎、支气管炎、肾盂肾炎、膀胱炎、腹膜炎及败血症等。

【不良反应与注意事项】

1. 不良反应 耳毒性及肾毒性等少见。存在交叉过敏反应，对一种氨基糖苷类抗生素如链霉素、庆大霉素过敏的患者，可能对本品也过敏。

2. 注意事项 肾功能减退者、早产儿、新生儿、婴幼儿和老年患者，以及休克、心力衰竭、腹水或严重失水等患者慎用，孕妇禁用。

【学做结合】11-8

氨基糖苷类抗生素对哪类细菌不敏感？（　　）。
A. 需氧革兰阴性杆菌　　　　　B. 耐甲氧西林金黄色葡萄球菌
C. 厌氧菌　　　　　　　　　　D. 沙门菌属

其他常用氨基糖苷类抗生素见表 11-3。

表 11-3 其他常用氨基糖苷类抗生素

药品名称（通用名）	抗菌作用及临床应用	不良反应及注意事项
卡那霉素	氨基糖苷类天然抗生素，抗菌谱广，对多数革兰阴性菌、结核分枝杆菌、金黄色葡萄球菌的一些菌株有效。口服用于治疗敏感菌所致的肠道感染及用作肠道术前准备；肌内注射用于敏感菌所致肺炎、败血症、泌尿道感染等，常与其他抗菌药物联合应用；与其他抗结核病药联合用于对一线抗结核病药耐药的结核患者	肾毒性、耳毒性、神经肌肉阻滞等不良反应均较大。肾功能不全者慎用；毒性与其血药浓度密切相关，为了防止血药浓度骤然升高，只可作肌注和静滴，有呼吸抑制作用，不可静推，以防意外
大观霉素	氨基糖苷类天然抗生素，对淋病奈瑟菌作用强大。临床用于淋病奈瑟菌所致尿道炎、前列腺炎、宫颈炎、直肠感染。由于容易产生耐药性，主要用于对青霉素、四环素等耐药菌株引起的淋病或对青霉素过敏的淋病患者	偶可出现注射部位疼痛；发热、皮疹等过敏反应等。对严重过敏反应者可给予肾上腺素、皮质激素等药物，保持气道通畅，采取给氧等抢救措施。孕妇、新生儿禁用；哺乳期妇女使用本品，应暂停哺乳

四、四环素类与氯霉素类抗生素

(一) 四环素类抗生素

四环素类（tetracyclines）是一类结构中含并四苯基本骨架的广谱抗生素，包括天然四环素：金霉素（Chlortetracycline）、土霉素（Oxytetracycline）和四环素（Tetracycline），属于第一代四环素类；半合成四环素：美他环素（Methacycline）、多西环素（Doxycycline）、米诺环素（Minocycline）等属于第二代四环素类；替加环素（Tigecycline）属于第三代。

四环素类药物能特异性地与细菌核糖体 30S 亚基的 A 位置结合，妨碍细菌蛋白质的合成，产生抗菌作用，为广谱快速抑菌药，在极高浓度时有杀菌作用。

四环素类药物对革兰阳性细菌、革兰阴性细菌、立克次体、衣原体、支原体、螺旋体均有作用，用于多种细菌及立克次体、衣原体、支原体等所致感染。四环素类抗生素不良反应较多，临床常见病原菌对四环素多数耐药，同类品种之间存在交叉耐药，近年来使用较少。

四环素类药物的不良反应，包括：

(1) 消化道反应，如恶心、呕吐、腹痛、腹泻等。

(2) 大剂量使用时，可致肝损害和肾损害。

(3) 影响牙齿及骨骼的发育，故孕妇、哺乳期妇女及 8 岁以下小儿禁用。

(4) 局部刺激，故不可肌注，静滴应充分稀释。

(5) 过敏反应偶见，如皮疹、药物热等。

(6) 二重感染，又称菌群失调症，指长期使用四环素类等广谱抗菌药物，可使敏感菌群受到抑制，而一些不敏感菌乘机生长繁殖，导致菌群失调，产生新的感染，如艰难梭菌引起的假膜性肠炎，白色念珠菌引起的鹅口疮、阴道炎等。多见于婴儿、老年人、免疫力低下、合用糖皮质激素或抗肿瘤药的患者。

四环素（Tetracycline）

【抗菌作用】

广谱抑菌剂，高浓度时有杀菌作用。对革兰阳性菌的作用不及青霉素，对革兰阴性菌的作用不及庆大霉素和氯霉素，但是对立克次体、支原体、衣原体作用效果好，对螺旋体、某些原虫也有作用。对伤寒杆菌、铜绿假单胞菌、结核分枝杆菌、真菌和病毒等无效。

【临床应用】

因临床常见病原菌对四环素耐药现象严重，现应用受限。主要用于立克次体、支原体、衣原体和螺旋体病的治疗，一般不作首选。

【不良反应与注意事项】

1. 不良反应　较多。消化道反应，饭后服用可减轻。二重感染，如真菌感染，表现为鹅口疮、肠炎。对四环素耐药的艰难梭菌感染引起的假膜性肠炎，表现为剧烈的腹泻、发热、肠壁坏死、体液渗出甚至休克死亡。影响骨骼和牙齿的生长，造成恒齿永久性棕色色素沉着和婴儿骨骼发育不全。长期大剂量使用可引起严重肝损伤，加剧肾功能不全。偶见过敏反应。

2. 注意事项　孕妇、哺乳期妇女及 8 岁以下儿童禁用。

多西环素（Doxycycline，强力霉素）

【抗菌作用】

抗菌谱与四环素相似，但抗菌活性较四环素强 2～10 倍，抗菌作用具有强效、速效、长效的特点。对土霉素、四环素耐药的金黄色葡萄球菌有效。

【临床应用】

本品为四环素类药物各种适应证中的首选药或次选药,尤其适合伴肾功能不良的肾外感染及胆道感染,还可用于酒糟鼻、痤疮、前列腺炎、老年慢性气管炎、肺炎等。

【不良反应与注意事项】

1. 不良反应　常见胃肠道刺激性反应,如恶心、呕吐、腹泻、舌炎、口腔炎及肛门炎等,宜饭后服药。静脉注射可出现舌头麻木及口内特殊气味。

2. 注意事项　饭后服用可减轻胃肠道反应。口服药物时,大量水送服,保持直立体位30分钟以上,以免引起食管炎。有四环素类药物过敏史者及8岁以下儿童禁用。

米诺环素（Minocycline，二甲胺四环素）

【抗菌作用】

抗菌谱与四环素相似,抗菌活性强于同类其他药物,具有高效性和长效性的特点。对四环素或青霉素类耐药的A群链球菌、B群链球菌、金黄色葡萄球菌和大肠埃希菌仍敏感。

【临床应用】

一般不作为首选药,主要用于痤疮、酒糟鼻、沙眼衣原体所致的性传播疾病,以及上述耐药菌引起的感染。

【不良反应与注意事项】

1. 不良反应　除四环素类药物共有的不良反应外,还具有独特的前庭反应,出现恶心、呕吐、眩晕、运动失调等症状。

2. 注意事项　用药期间不宜从事高空、驾驶和精细作业。

（二）氯霉素类抗生素

氯霉素类（chloramphenicols）抗生素是一类由委内瑞拉链霉菌产生的抗生素,其结构由一个芳香环和一个短的侧链组成。品种有氯霉素（Chloramphenicol）和甲砜霉素（Thiamphenicol）,两者的抗菌谱、抗菌作用与不良反应相似。

氯霉素（Chloramphenicol，左霉素）

【抗菌作用】

与细菌核糖体的50S亚单位可逆性结合,抑制蛋白质合成过程中肽酰基转移酶的作用,阻止蛋白质的合成而发挥抗菌作用,属于快速抑菌药,高浓度时也起杀菌作用。抗菌谱广,对革兰阴性菌和革兰阳性菌均有抑制作用,且对革兰阴性菌的作用强于革兰阳性菌,尤其对伤寒沙门属和流感杆菌的作用最强。其对革兰阴性菌的作用不及氨基糖苷类,对革兰阳性菌的作用不如青霉素类和四环素类,对立克次体、衣原体和支原体也有效。对结核分枝杆菌、真菌、原虫和病毒无效。

【临床应用】

一般不作为全身细菌感染的常规用药。主要用于伤寒、副伤寒、立克次体及敏感菌所致的严重感染。也可眼科外用于结膜炎、沙眼、角膜炎和眼睑缘炎的治疗等。

【不良反应与注意事项】

1. 不良反应

（1）抑制骨髓造血功能。最严重,可逆性血细胞减少较常见,发生率和严重程度与剂量和疗程有关。再生障碍性贫血发病率与用药量和疗程无关,一次用药亦可发生,发生率低,但死亡率很高。

（2）恶心、呕吐、腹泻等胃肠道反应。

（3）长期用药易致二重感染。

(4) 皮疹、药热等过敏反应。

(5) 灰婴综合征。新生儿和早产儿肝、肾未发育完全，肝脏缺乏葡萄糖醛酸转移酶，对氯霉素代谢能力差，肾排泄功能差，故药物剂量过大易致急性中毒，表现为循环衰竭、呼吸困难、进行性血压下降、皮肤苍白和发绀，故称灰婴综合征。有时大龄儿童甚至成人亦可发生。

2. 注意事项

(1) 防止不可逆性骨髓抑制，避免重复疗程使用，肝、肾功能损害患者避免使用。

(2) 在治疗过程中应定期检查周围血象。

(3) 新生儿不宜使用，以防灰婴综合征，有指征必须应用本品时应在监测血药浓度的条件下使用。老年患者应慎用。妊娠期，尤其是妊娠末期或分娩期不宜应用本品，哺乳期妇女必须应用时应暂停哺乳。

> 【学做结合】11-9
> 伤寒患者可选下列哪组药治疗？（　　）
> A. 四环素、青霉素　　　　B. 青霉素、红霉素
> C. 氯霉素、阿莫西林　　　D. 氨苄西林、四环素

五、其他类抗生素

（一）林可胺类抗生素

林可胺类（lactams）抗生素包括：林可霉素（Lincomycin）和克林霉素（Clindamycin），林可霉素由链丝菌产生，克林霉素是林可霉素的半合成衍生物。两药的抗菌谱、抗菌机制相同，但克林霉素在药动学与药效学方面优于林可霉素，故临床常用。

克林霉素 (Clindamycin，氯林可霉素)

【抗菌作用】

与细菌核糖体的 50S 亚单位结合，抑制肽酰基转移酶，阻止肽链的延伸，从而抑制细菌蛋白质的合成。抗菌谱与红霉素相似，抗菌活性强于林可霉素。对耐青霉素的金黄色葡萄球菌在内的革兰阳性菌和大多数厌氧菌均有良好的抗菌作用。

【临床应用】

1. 主要用于厌氧菌引起的口腔、腹腔及女性生殖道感染。

2. 可用于链球菌、金黄色葡萄球菌和肺炎球菌引起的呼吸道感染、皮肤软组织感染、骨关节感染、心内膜炎、败血症等。

3. 对金黄色葡萄球菌引起的骨髓炎是首选药。

【不良反应与注意事项】

1. 不良反应　少。胃肠道反应如恶心、呕吐、腹泻等。最严重的是假膜性肠炎，长期用药时发生，但发生率较低。

2. 注意事项　与大环内酯类合用会产生拮抗作用，故不宜合用。与青霉素、氯霉素、头孢菌素类和四环素类之间无交叉耐药，与大环内酯类有部分交叉耐药。

（二）多肽类抗生素

多肽类（peptides）抗生素又可分为万古霉素类、多黏菌素类、杆菌肽类。万古霉素类（vancomycins）包括万古霉素（Vancomycin）、去甲万古霉素（Norvancomycin）、替考拉宁（Teicoplanin）等，国产的去甲万古霉素比万古霉素少一个甲基，二者的抗菌谱、作用、适应证

及不良反应相似。多黏菌素类（polymyxins）包括多黏菌素 B（Polymyxin B）、多黏菌素 E（Polymyxin E）。杆菌肽（Bacitracin）属于杆菌肽类。

万古霉素（Vancomycin，凡古霉素）

【抗菌作用】

通过抑制细菌的细胞壁黏肽的合成而杀灭细菌。主要对革兰阳性菌有强大的杀灭作用，特别对耐甲氧西林金黄色葡萄球菌（MRSA）、耐甲氧西林表皮葡萄球菌（MRSE）、耐药肠球菌有效。

【临床应用】

用于耐甲氧西林金黄色葡萄球菌（MRSA）、耐甲氧西林表皮葡萄球菌（MRSE）、耐药肠球菌及其他敏感细菌所致的严重感染，如败血症、感染性心内膜炎、骨髓炎、肺炎、肺脓肿、脓胸、腹膜炎、脑膜炎等。

【不良反应与注意事项】

1. 不良反应　发生率约为10%，多数轻微，但耳、肾毒性较大。大剂量使用出现耳鸣、听力减退甚至耳聋，肾功能不良、已有听觉丧失者或同时与其他耳毒性药物并用者容易发生。肾毒性通常发生在合并使用氨基糖苷类药物者或有肾功能不全者。快速静滴万古霉素时或之后，可能发生低血压、喘息、呼吸困难、荨麻疹或瘙痒，亦可能引起身体上部的潮红（"红颈"）或疼痛及胸部和背部的肌肉抽搐等反应。静脉滴注局部可出现静脉炎等。

2. 注意事项　不可肌内注射和静脉推注，静滴速度要缓慢。对本品过敏者禁用，严重肝功能或肾功能不全者、孕妇及哺乳期妇女慎用。避免与氨基糖苷类药物合用，以免发生肾毒性和耳毒性。

替考拉宁（Teicoplanin，太古霉素）

【抗菌作用】

抗菌机制、抗菌谱及抗菌活性与万古霉素相似，属于快速杀菌药。对金黄色葡萄球菌的作用比万古霉素更强，对革兰阳性菌如葡萄球菌、链球菌、肠球菌和大多厌氧性阳性菌敏感。对所有革兰阴性菌、分枝杆菌、真菌等均无效。

【临床应用】

用于耐甲氧西林金黄色葡萄球菌和耐氨苄西林肠球菌所致的感染，但对中枢感染无效。

【不良反应与注意事项】

1. 不良反应　与万古霉素近似而较轻。如肾毒性，耳毒性，引起白细胞减少和中性粒细胞减少，消化道反应，肝功能一时性障碍，过敏反应以及肌内注射部位红肿等。

2. 注意事项　肾功能不良者慎用，用药时监测肾功能。孕妇禁用，哺乳妇女使用应暂停哺乳。本品可与万古霉素和去甲万古霉素有交叉过敏反应，万古霉素过敏者慎用。

其他常用抗生素见表11-4。

表11-4　其他常用抗生素

药品名称（通用名）	抗菌作用及临床应用	不良反应及注意事项
替加环素	第三代四环素类抗生素，抗菌谱比其他四环素类药物更广。除假单胞菌属、变形杆菌属对其耐药外，多数菌属对其敏感。对耐甲氧西林金黄色葡萄球菌、耐青霉素肺炎链球菌和耐万古霉素肠球菌等革兰阳性菌以及多数革兰阴性杆菌均具有良好的活性，对其他四环素类药物耐药的病原菌仍对替加环素敏感。临床主要用于18岁以上患者由敏感菌所致的社区获得性肺炎、复杂性皮肤软组织感染、复杂性腹腔内感染等	本品主要不良反应为恶心、呕吐、腹泻等胃肠道反应；其他如血栓性静脉炎、皮疹、注射部位疼痛和水肿等

续表

药品名称（通用名）	抗菌作用及临床应用	不良反应及注意事项
多黏菌素	通过作用于细菌胞浆膜，破坏胞浆膜结构，增大通透性而发挥抗菌作用。抗菌谱窄，仅对某些革兰阴性杆菌具有强大抗菌活性。多黏菌素B抗菌活性稍高于多黏菌素E，属于慢效杀菌剂。主要用于铜绿假单胞菌引起的败血症、泌尿道和烧伤创面感染。还可用于大肠埃希菌、肺炎杆菌等革兰阴性杆菌引起的脑膜炎、败血症等。与利福平、磺胺类和TMP等合用，可以提高治疗多重耐药的革兰阴性杆菌导致的医院内感染的疗效。口服用于肠道术前准备和消化道感染等	不良反应明显，发生率高。多黏菌素B较多黏菌素E更明显。肾毒性多见且突出，严重时出现急性肾小管坏死肾衰竭，及时停药后部分可恢复。神经毒性，轻者表现为头晕、面部麻木和周围神经炎；重者出现意识混乱、昏迷、共济失调、神经肌肉麻痹等，停药后可消失；新斯的明抢救无效

【学做结合】11-10

陈某，男，40岁，被医生诊断为急性上呼吸道感染，经检查为溶血性链球菌所引起。

处方：

注射用青霉素钠　　80万单位×6　　　80万单位　　2次/天　　肌内注射

盐酸四环素片　　　250mg×18　　　　500mg　　　3次/天　　口服

请问该处方是否合理，为什么？

点滴积累

1. 青霉素类包括天然青霉素和半合成青霉素。天然青霉素抗菌谱窄，对革兰阳性菌、螺旋体和放线菌有杀灭作用，不耐酸、不耐β-内酰胺酶，过敏反应发生率高。半合成青霉素有的耐酸、不耐酶，有的耐酸、耐酶，有的广谱、耐酸、不耐酶，有的广谱、抗铜绿假单胞菌、不耐酸、不耐酶；过敏反应发生率高。

2. 头孢菌素类分为五代：一代对革兰阳性菌作用强，对革兰阴性菌作用弱，肾毒性较大。二代对革兰阳性菌与一代相似或略弱，对革兰阴性菌作用强于一代，肾毒性较一代小。三代对革兰阳性菌弱于一代、二代，对革兰阴性菌作用强于二代，对铜绿假单胞菌、厌氧菌有效，几乎无肾毒性。四代抗菌谱广，对革兰阳性菌作用增强，对革兰阴性菌作用增强；对铜绿假单胞菌、厌氧菌有效，无肾毒性。五代对革兰阳性菌作用强于前四代，尤其是对耐甲氧西林金黄色葡萄球菌（MRSA）最为有效，对革兰阴性菌与第四代相似，对耐药菌株有效。

3. 其他β-内酰胺类抗生素及β-内酰胺酶抑制剂：单环β-内酰胺类对铜绿假单胞菌和沙雷菌在内的革兰阴性杆菌有强大的抗菌作用；碳青霉烯类对许多需氧、厌氧的革兰阳性菌和阴性菌有效；β-内酰胺酶抑制剂其本身没有或有弱的抗菌作用，但对多数细菌产生的β-内酰胺酶有抑制作用。

4. 大环内酯类：对多数革兰阳性球菌和杆菌有抑制作用，对部分革兰阴性菌如流感杆菌、百日咳杆菌、布氏杆菌、军团菌有很好的抗菌效果，对支原体、衣原体、立克次体、螺旋体也有抗菌作用；不良反应相对少。红霉素对革兰阳性球菌作用强，对革兰阴性菌如脑膜炎奈瑟菌、军团菌等高度敏感，是军团病、白喉、百日咳的首选药和青霉素的替代药。

5. 氨基糖苷类：广谱抗菌，尤其对革兰阴性杆菌作用强。不良反应有耳毒性、肾毒性、神经肌肉接头麻痹、过敏反应等。链霉素过敏性休克发生率仅次于青霉素，但死亡率较高，使用前应询问过敏史，也应作皮试，用后注意观察，一旦发生过敏应立即进行抢救。

6. 四环素类：广谱抗菌，对支原体、衣原体、立克次体、螺旋体有抗菌作用。不良反应有影响骨和牙生长、二重感染、肝毒性等。

7. 氯霉素类：广谱抗菌，仍可用于伤寒、副伤寒的治疗。不良反应有影响骨髓造血功能、灰婴综合征、二重感染等。

8. 其他类：林可胺类药物林可霉素和克林霉素主要对革兰阳性球菌作用强，是金黄色葡萄球菌引起的骨髓炎的首选药。万古霉素对革兰阴性球菌、MRSA、MRSE、化脓性链球菌、草绿色链球菌、肺炎链球菌及大多数肠球菌高度敏感，有强大杀菌作用；有耳毒性和肾毒性。

第三节 人工合成抗菌药

学习引导

人工合成抗菌药是用化学合成方法制成的抗菌药物。包括：喹诺酮类、磺胺类与甲氧苄啶、其他类人工合成抗菌药物，以喹诺酮类临床使用最为广泛。那么，常用的人工合成抗菌药有哪些？其分别作用于细菌代谢过程的哪个环节，表现出的药理作用有哪些，临床应用是怎样的？主要不良反应及注意事项有哪些？怎样合理用药？下面我们来学习。

学习目标

知识目标

1. 掌握 氟喹诺酮类的共同特点；诺氟沙星、环丙沙星、左氧氟沙星的抗菌作用、临床应用、不良反应。
2. 熟悉 莫西沙星、甲氧苄啶、复方磺胺甲噁唑的抗菌特点、临床应用。
3. 了解 其他人工合成抗菌药的抗菌特点及应用。

能力目标

能对人工合成抗菌药品分类识别，能解读处方，为患者提供用药咨询、用药指导。

素质目标

1. 养成严谨的工作习惯，关爱患者，安全用药。
2. 具有感恩和珍惜生命的责任和生活态度。

拓展链接

带着父爱的磺胺的问世

"百浪多息"，最早是一种用来给纺织品着色的橘红色染料。1932 年，德国生物化学家多马克（Domagk）在做实验的过程中发现给受溶血性链球菌感染的小白鼠注射"百浪多息"之后，这些小白鼠竟然康复了。一天，多马克的女儿小玛丽的手指被刺破引起感染，并恶化成败血症，生命垂危，多马克心急如焚，他决定用"百浪多息"在女儿身上做首次试验，结果救了女儿一命。多马克创造性的工作激发了其他研究者的极大兴趣，他们继续对"百浪多息"进行研究，发现"百浪多息"抗菌的有效成分是它在机体内分解产生的"氨苯磺胺",由此"磺胺"的名字很快在医疗界广泛传播。1937年和1939年,磺胺吡啶、磺胺噻唑相继研制成功。多马克,也因此获得了1939年诺贝尔生理学或医学奖。

伟大的父爱使磺胺类药物提前问世,所以我们都应该具有感恩的心和珍惜生命的生活态度。

一、喹诺酮类药物

喹诺酮类(quinolones)因其分子结构中含有4-喹诺酮母核而命名(见图11-5)。本类药物有四代产品。第一代喹诺酮类药物萘啶酸(Nalidixic acid),因毒性大、抗菌作用弱已被淘汰。第二代喹诺酮类药物吡哌酸(Pipemidic acid),对革兰阴性杆菌有效,仅用于泌尿道和肠道感染,因疗效差、耐药性发展迅速,应用日趋减少。第三代喹诺酮类药物,因药物分子中引入了氟原子,故又称氟喹诺酮类(flourouquinolones)药物,包括诺氟沙星(Norfloxacin)、环丙沙星(Ciprofloxacin)、氧氟沙星(Ofloxacin)、培氟沙星(Pefloxacin)、依诺沙星(Enoxacin)、洛美沙星(Lomefloxacin)、司帕沙星(Sparfloxacin)、左氧氟沙星(Levofloxacin)和氟罗沙星(Fleroxacin)等。第四代喹诺酮类药物,如莫西沙星(Moxifloxacin)、吉米沙星(Gemifloxacin)、加替沙星(Gatifloxacin)、普鲁利沙星(Prulifloxacin)、加雷沙星(Garenoxacin)等。

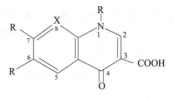

图11-5 喹诺酮类药物的基本化学结构示意图

喹诺酮类抗菌药

目前,氟喹诺酮类药物临床使用广泛,具有如下共同特点:

1. 体内过程

氟喹诺酮类药物大部分口服易吸收,广泛分布于骨、关节、前列腺、胆汁、支气管、肺、脑等各种组织。大多数药物以原型经肾脏排泄。

2. 抗菌作用及抗菌机制

氟喹诺酮类药物可抑制细菌DNA回旋酶和拓扑异构酶Ⅳ,阻断DNA复制而快速杀菌。抗菌谱广,对革兰阴性菌(包括铜绿假单胞菌)杀菌作用强,对革兰阳性菌(包括产酶金黄色葡萄球菌)有较好的作用,某些品种对衣原体、支原体、军团菌、结核分枝杆菌、厌氧菌也有作用。

3. 临床应用

用于治疗敏感菌引起的呼吸系统感染、泌尿生殖系统感染、肠道感染、骨和关节感染、皮肤软组织感染等。环丙沙星、氧氟沙星、左氧氟沙星、司帕沙星、莫西沙星、加替沙星还可用于结核病的治疗。

4. 不良反应

一般较轻,并且停药后立即消失。

(1)胃肠道反应 最常见,如食欲不振、恶心、呕吐、口腔异味、腹痛、腹泻等。

(2)中枢神经系统反应 表现为头晕、头痛、失眠、情绪不安、精神异常、惊厥等。

(3)过敏反应及光敏性皮炎 主要是皮疹、血管神经性水肿、光敏性皮炎。

(4)对软骨的损害 导致关节病变,故18岁以下的青少年、孕妇禁用,哺乳期妇女使用应暂停哺乳。

(5)其他 本类药物之间有交叉耐药性,但与其他抗菌药之间无交叉耐药性。肝、肾功能异常,心脏毒性,横纹肌溶解,跟腱炎,血糖异常等。

诺氟沙星(Norfloxacin,氟哌酸)

【体内过程】

空腹口服吸收迅速但不完全，约为给药量的 35%～45%，广泛分布于机体各组织和体液中，肾脏、前列腺、胆汁中浓度高于血药浓度，不易透过血脑屏障，$t_{1/2}$ 为 3.5～5 小时，部分经肝脏代谢和经肾脏排泄。

【抗菌作用】

抗菌谱广、杀菌力强，尤其对革兰阴性菌杀菌作用强大，与第三代头孢菌素类相似。对金黄色葡萄球菌的作用强于庆大霉素。对需氧革兰阳性菌作用较环丙沙星、氧氟沙星差。对厌氧菌作用差。对支原体、衣原体、军团菌、结核分枝杆菌无效。

【临床应用】

主要用于敏感菌所致的泌尿生殖道感染、淋病、肠道感染、伤寒及其他沙门菌感染、皮肤和眼部感染等。

【不良反应及注意事项】

1. 不良反应　胃肠道反应较常见。其他可有头昏、头痛、嗜睡或失眠等中枢神经系统反应，过敏反应及光敏反应等。

2. 注意事项　严重肝或肾功能不全者、有癫痫病史者或溃疡病史者慎用；18 岁以下的患者、孕妇禁用，哺乳妇女使用应暂停哺乳。使用时多饮水，避免产生结晶尿。避免过度暴露于阳光，发生光敏反应需停药。

【药物相互作用】

1. 尿碱化剂可降低本品在尿中的溶解度，导致结晶尿和肾毒性。

2. 本品可抑制茶碱类、华法林、咖啡因的代谢，应避免合用。

3. 与环孢素合用时，可使环孢素的血药浓度升高，必须监测环孢素血药浓度并调整剂量；丙磺舒可减少本品自肾小管分泌，合用时易产生毒性。

4. 含铁、锌、铝、镁的药物制剂可减少本品的吸收，与呋喃妥因具有拮抗作用，应避免联合应用。

【用药指导】

用药步骤	用药指导要点
用药前	(1) 熟悉诺氟沙星的适应证和禁忌证，了解各种剂型和用法。 (2) 询问过敏史，告知患者诺氟沙星的用药注意事项
用药中	(1) 使用时多饮水，可以避免产生结晶尿。 (2) 滴眼液使用时，应压住内眦。 (3) 18 岁以下的患者、孕妇禁用，哺乳期妇女使用应暂停哺乳。 (4) 避免过度暴露于阳光，如发生光敏反应需停药
用药后	(1) 密切观察用药后的疗效和不良反应。 (2) 指导患者，配合药物治疗

环丙沙星（Ciprofloxacin，环丙氟哌酸）

【抗菌作用】

具有广谱抗菌作用，杀菌效果好，对肠杆菌、铜绿假单胞菌、流感杆菌、军团菌、淋病奈瑟菌、金黄色葡萄球菌、链球菌的作用优于诺氟沙星、第三代头孢菌素类、氨基糖苷类，对耐 β-内酰胺类抗生素或耐庆大霉素的病菌也有效。对结核分枝杆菌作用良好。对多数厌氧菌无效。

【临床应用】

主要用于敏感菌所致的呼吸道感染、泌尿生殖道感染、胃肠道感染、伤寒、骨和关节感染、皮肤软组织感染及败血症等。

【不良反应及注意事项】

1. 不良反应　与诺氟沙星相似。

2. 注意事项　避免同时服用茶碱、含镁或含铝抗酸剂等。注射剂仅用于缓慢静脉滴注，每200mg静脉滴注时间不得少于30分钟。其他与诺氟沙星相似。

左氧氟沙星（Levofloxacin，左旋氧氟沙星）

【抗菌作用】

抗菌谱广，抗菌作用强，是氧氟沙星的2倍。对表皮葡萄球菌、链球菌、肠球菌的抗菌作用强于环丙沙星，对军团菌、支原体、衣原体、厌氧菌、结核分枝杆菌也有较强的抗菌作用。

【临床应用】

用于敏感菌引起的各种急慢性感染、难治性感染等。

【不良反应及注意事项】

1. 不良反应　少，主要为胃肠道反应。
2. 注意事项　静脉滴注每100ml不得少于60分钟，过快易引起静脉刺激症状或中枢系统反应。不宜与其他药同瓶混合静脉滴注。其他与诺氟沙星相似。

莫西沙星（Moxifloxacin）

【抗菌作用】

对多数革兰阳性菌、结核分枝杆菌、厌氧菌、衣原体和支原体抗菌作用很强，强于环丙沙星、氧氟沙星、左氧氟沙星和司帕沙星；对多数革兰阴性菌的抗菌活性与诺氟沙星相当。

【临床应用】

主要用于敏感病原体所致的急慢性支气管炎、泌尿生殖系统感染、皮肤软组织感染等。

【不良反应及注意事项】

1. 不良反应　发生率相对较低，常见一过性轻度呕吐、腹泻等消化道反应；但亦发生严重不良反应，并呈上升趋势，如过敏性休克、横纹肌溶解、心脏Q-T间期延长、严重皮肤反应、致死性肝损害；可使女性或老年患者发生心力衰竭。
2. 注意事项　严重肝功能不全者、严重心动过缓或急性心肌缺血者等慎用。

> 【学做结合】11-11
>
> 不属于氟喹诺酮类药物共同特点的是（　　）。
> A. 口服吸收好　　　B. 细菌对其不产生耐药　　　C. 抗菌谱广　　　D. 抗菌作用强

二、磺胺类药物与甲氧苄啶

（一）磺胺类药物

磺胺类（sulfonamides）药物是临床应用最早的人工合成抗菌药物，本类药物性质较为稳定，可以口服，吸收较快，某些品种（如磺胺嘧啶）能通过血脑屏障渗入脑脊液。

本类药物抗菌谱广，对大多数革兰阳性菌和革兰阴性菌均有效，曾在临床上广泛应用，但由于其耐药性和较多的不良反应，随着优良的抗细菌感染药物的相继出现，其在临床应用显著减少。但磺胺增效剂甲氧苄啶的使用，加强了磺胺药的抗菌作用，使其在抗细菌感染方面仍具有一定地位。

细菌不能直接利用周围环境中的叶酸，必须以对氨基苯甲酸（PABA）等为原料，在二氢叶酸合成酶的催化作用下合成二氢叶酸，再在二氢叶酸还原酶的催化作用下转化成四氢叶酸。磺胺类药物与对氨基苯甲酸（PABA）的结构相似，因此其可竞争性抑制细菌二氢叶酸合成酶，妨碍细菌叶酸代谢，使细菌核酸的合成受阻，从而发挥抑制细菌生长繁殖的作用。见图11-6。

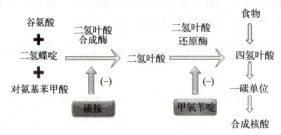

图 11-6　叶酸代谢过程及磺胺药和甲氧苄啶作用环节图解

磺胺类药物按其口服吸收的程度分为：

(1) 口服易吸收磺胺药　磺胺甲噁唑（Sulfamethoxazole，SMZ）、磺胺嘧啶（Sulfadiazine，SD）和磺胺异噁唑（Sulfisoxazole，SIZ）等，用于全身感染。磺胺嘧啶还可作为预防和治疗流行性脑脊髓膜炎的首选药。口服易吸收磺胺药按 $t_{1/2}$ 分为：短效类（$t_{1/2}$＜10 小时）如磺胺异噁唑，中效类（$t_{1/2}$ 为 10～24 小时）如磺胺甲噁唑、磺胺嘧啶，以及长效类（$t_{1/2}$＞24 小时）如磺胺多辛（Sulfadoxine，SDM）。

(2) 口服难吸收磺胺药　柳氮磺吡啶（Sulfasalazine，SASP）和酞磺胺噻唑（Phthalylsulfathiazole）等，用于肠道感染。

(3) 局部用磺胺药　磺胺米隆（Sulfamethoxazole）、磺胺醋酰钠（Sulphacetamide Sodium）和磺胺嘧啶银（Silver Sulfadiazine）等，用于眼部感染及烧伤、烫伤等。

磺胺类药物的不良反应主要有：

(1) 肾脏损害　可引起结晶尿、血尿、尿痛和尿闭等，这是由于磺胺及其乙酰化代谢产物在尿中溶解度低，尤其在酸性尿液中更易形成结晶，堵塞肾小管，从而造成对肾脏的损害。大剂量、长期应用时要多喝水并与碳酸氢钠同服；用于肾功能不全者时，用量应为常用量的 1/2，并且要进行监测；脱水、少尿、休克和老年患者慎用。

(2) 过敏反应　如药热和皮疹，偶见多形性红斑及剥脱性皮炎等。磺胺类之间存在交叉过敏反应。

(3) 造血系统反应　磺胺药能抑制骨髓造血功能，导致白细胞减少症、血小板减少症甚至引起再生障碍性贫血。长期应用磺胺药应检查血象。

(4) 其他　神经系统反应如头晕、头痛、乏力和失眠等症状；胃肠道反应常见有厌食、恶心、呕吐、上腹部不适等；黄疸等肝损害。

(二) 甲氧苄啶

甲氧苄啶（Trimethoprim，TMP）

【抗菌作用】

TMP 为磺胺增效剂，抗菌谱与磺胺类药物相似，抗菌活性比磺胺类药物强。本品能抑制二氢叶酸还原酶，使二氢叶酸不能还原成四氢叶酸，阻碍核酸的合成，从而抑制细菌的生长和繁殖。还可增强四环素类、庆大霉素类的抗菌作用，故又有抗菌增效剂之称。

【临床应用】

单独使用易产生耐药性，故一般与磺胺类药物，如磺胺甲噁唑或磺胺嘧啶联合用药或制成复方制剂，用于呼吸道感染、泌尿道感染、皮肤软组织感染、肠道感染等。

【不良反应与注意事项】

1. 不良反应　以恶心、呕吐等胃肠道反应多见；其他如瘙痒、皮疹等过敏反应；较大剂量长期使用可发生白细胞、血小板减少或巨幼红细胞性贫血；动物实验显示有致畸作用。

2. 注意事项　孕妇禁用，哺乳妇女及肝肾功能障碍者慎用。较长期服用或较大剂量连续用药时，应注意血象变化。

复方磺胺甲噁唑（Compound Sulfamethoxazole，复方新诺明）

【抗菌作用】
本品为磺胺甲噁唑（SMZ）与甲氧苄啶（TMP）以 5∶1 的质量比组成的复方制剂。SMZ 能竞争性抑制叶酸代谢过程中的二氢叶酸合成酶。TMP 能抑制二氢叶酸还原酶，与 SMZ 合用可双重阻断细菌的四氢叶酸合成，影响叶酸代谢，抑制细菌的生长和繁殖，与磺胺类药物单独使用时相比，抗菌活性增强数倍至数十倍，甚至产生杀菌作用。复方磺胺甲噁唑抗菌谱广，抗菌作用强。对革兰阳性菌如溶血性链球菌、肺炎链球菌、葡萄球菌等有抑制作用，对革兰阴性菌如大肠埃希菌、沙门菌属、变形杆菌、流感杆菌、痢疾杆菌、伤寒杆菌等也具有抗菌活性。

【临床应用】
用于敏感菌引起的呼吸道感染、皮肤化脓性感染、泌尿系统感染、扁桃体炎、伤寒等。

【不良反应与注意事项】
1. 不良反应　过敏反应较为常见。还可出现中性粒细胞减少或缺乏症、血小板减少症及再生障碍性贫血，肾脏损害及消化系统反应。

2. 注意事项　较易出现结晶尿、血尿等，使用期间要多喝水并与等量碳酸氢钠同服。用于肾功能不全者时，应减量且要进行监测。缺乏葡萄糖-6-磷酸脱氢酶、叶酸缺乏性血液系统疾病、脱水、休克和老年患者应慎用。

三、其他人工合成抗菌药物

（一）硝基呋喃类药物

硝基呋喃类（nitrofurans）是一类人工合成的抗菌药物，它们作用于微生物的酶系统，抑制乙酰辅酶 A，干扰微生物的糖代谢，起抑菌作用。

临床应用的呋喃类药物有：呋喃唑酮（Furazolidone）、呋喃妥因（Nitrofurantoin）和呋喃西林（Furacilin）。呋喃唑酮主要用于消化道感染，呋喃妥因主要应用于敏感菌所致的泌尿系统感染，而呋喃西林只供局部应用。

呋喃妥因（Nitrofurantoin，呋喃坦啶）

【抗菌作用】
广谱抗菌，杀菌能力强。对葡萄球菌、肠球菌等革兰阳性菌有抗菌作用，对大肠埃希菌、淋病奈瑟菌、克雷伯菌属、痢疾杆菌及伤寒杆菌等有良好的抗菌作用。对铜绿假单胞菌无效。

【临床应用】
主要用于敏感菌所致的泌尿系统感染。

【不良反应与注意事项】
1. 不良反应　主要为恶心、呕吐、腹泻等胃肠道反应。过敏反应偶见，表现为皮疹、药物热、嗜酸性粒细胞增多等。大剂量或长时间用药可出现头昏、头痛、嗜睡、眼球震颤等，严重者可发生周围神经炎，表现为手足麻木，久之可致肌萎缩。其他，如溶血性贫血、肺部损伤等。

2. 注意事项　肾功能不全者、葡萄糖-6-磷酸脱氢酶缺乏者、周围神经病变者慎用。与食物同服或应用肠溶制剂可减轻胃肠道反应。

(二) 硝基咪唑类药物

硝基咪唑类（nitroimidazoles）药物包括甲硝唑（Metronidazole）、替硝唑（Tinidazole）、奥硝唑（Ornidazole）等。本类药物对厌氧菌都有强大的抗菌作用，还具有抗肠内外阿米巴作用和抗阴道滴虫作用。主要用于治疗厌氧菌引起的口腔、腹腔、盆腔感染等，还可用于肠内外阿米巴病以及阴道滴虫病的治疗，对幽门螺杆菌引起的消化性溃疡以及对四环素耐药的难辨梭状芽孢杆菌所致的假膜性肠炎也有特殊疗效。本类药物可致胃肠道反应、神经系统反应、过敏反应等不良反应。

本节的其他常用人工合成抗菌药见表 11-5。

表 11-5　其他常用人工合成抗菌药

药品名称	抗菌作用及临床应用	不良反应及注意事项
氧氟沙星	第三代氟喹诺酮类抗菌药，抗菌谱广，对铜绿假单胞菌、耐药金黄色葡萄球菌、厌氧菌、奈瑟菌属及结核分枝杆菌等均有较强的抗菌作用。主要用于敏感菌所致的呼吸道、泌尿生殖道、肠道、胆道、皮肤软组织、盆腔、中耳及眼等部位的感染，也可与一线抗结核病药异烟肼、利福平等合用于结核病	不良反应有血尿素氮升高等肾功能障碍、转氨酶升高、血细胞和血小板减少、胃肠功能障碍、过敏反应和中枢症状（失眠、头晕等）。18 岁以下患者应避免使用本品；在用药期间，多饮水，避免过度暴露于阳光下等
氟罗沙星	第三代氟喹诺酮类抗菌药，具有广谱、高效、长效的特点。临床主要用于治疗敏感菌所致的呼吸道、泌尿生殖道、妇科、消化道、皮肤软组织、腹腔、盆腔等部位的感染	中枢神经系统（CNS）毒性的发生率高于喹诺酮类其他药物，光敏反应的发生率也较高，与布洛芬等合用可能诱发痉挛、惊厥和癫痫等。严重肝或肾功能不全者、CNS 疾病及高龄者慎用
洛美沙星	第三代氟喹诺酮类抗菌药，对革兰阴性菌、表皮葡萄球菌、链球菌、肠球菌的抗菌作用与氧氟沙星相近，对多数厌氧菌的抗菌作用弱于氧氟沙星。临床用于敏感菌所致的泌尿生殖道、呼吸道、皮肤软组织等部位的感染	光敏反应、跟腱毒性的发生率较高，消化道反应常见恶心、呕吐、腹泻等。肝或肾功能不全者、癫痫及脑动脉硬化者慎用；用药期间及停药后数日，应避过多暴露于阳光、紫外光照射下，一旦出现光敏反应，立即停药对症处理；用药时大量饮水避免发生结晶尿
司帕沙星	第三代氟喹诺酮类抗菌药，对革兰阳性菌、厌氧菌、结核分枝杆菌、衣原体、支原体的抗菌作用显著强于环丙沙星，对革兰阴性菌、军团菌的抗菌活性与环丙沙星相当。临床用于敏感病原体所致的呼吸道、泌尿生殖道、皮肤软组织感染等	易产生光敏反应、心脏毒性、中枢神经毒性、胃肠道反应。肝肾功能不全者、CNS 疾病患者慎用。用药期间，应避免过度暴露在阳光下，出现光敏反应立即停药
加替沙星	第四代氟喹诺酮类抗菌药，抗菌谱广，抗菌活性强。对大多数革兰阳性菌、军团菌、支原体、衣原体、厌氧菌均有较强的抗菌活性，强于环丙沙星和氧氟沙星；对大多数阴性菌的抗菌活性与环丙沙星和氧氟沙星相似。临床主要用于由敏感病原体所致的呼吸道感染、泌尿生殖道感染、皮肤及软组织感染等	本品主要不良反应，如恶心、呕吐、腹泻、头晕目眩、血糖紊乱、心脏毒性等。18 岁以下患者、喹诺酮类药物过敏者、糖尿病患者、妊娠期妇女、哺乳期妇女等禁用
磺胺嘧啶	为口服易吸收的中效类磺胺药，可抑制细菌生长繁殖，对脑膜炎奈瑟菌、肺炎链球菌、淋病奈瑟菌、溶血性链球菌的抑制作用较强，对葡萄球菌感染疗效差。主要用于防治敏感脑膜炎奈瑟菌所致的流行性脑膜炎；治疗敏感菌所致的急性支气管炎、轻症肺炎；也可用于诺卡菌、对氯喹耐药的恶性疟疾治疗的辅助用药，与乙胺嘧啶联合用药治疗弓形虫病。与 TMP 合用产生协同抗菌作用	不良反应多，以过敏反应、肾损害较常见，其他如血液系统毒性、消化系统反应、神经系统毒性等。使用时应增加饮水量，同服等量碳酸氢钠碱化尿液。与磺胺类其他药物之间有交叉耐药性

> 【学做结合】11-12
> 患者,女,38岁,因"尿频、尿急、尿痛2天"就诊。诊断:急性细菌尿道感染。
> 处方:
> 复方新诺明片　　0.48g×20片　　0.48g,首剂0.96g　2次/天　口服
> 碳酸氢钠　　　　0.5g×20片　　　0.5g,首剂1g　　　2次/天　口服
> 该处方是否合理,为什么?

点滴积累

1. 氟喹诺酮类药物,抗菌谱广,对革兰阴性菌作用强,对革兰阳性菌有较好的作用,对衣原体、支原体、军团菌、结核分枝杆菌、厌氧菌也有作用。用于敏感菌引起的呼吸道感染、肠道感染、泌尿生殖道感染等,不良反应有胃肠道反应、中枢神经系统毒性、皮肤反应及光敏反应、软骨损害等。

2. 磺胺类药物抗菌谱广,与磺胺增效剂合用,抗菌范围扩大,抗菌活性增强,甚至呈现杀菌作用。

3. 呋喃唑酮用于肠道感染,呋喃妥因用于泌尿系统感染,呋喃西林只供局部应用。

第四节　抗结核病药

学习引导

结核病是由致病性的结核分枝杆菌感染人体所引起的一种慢性传染病,可侵袭全身多个组织和器官,其中以肺部结核最为常见。结核病在民间又叫"痨病",可以算作是世界上最古老的疾病之一,科研人员在埃及4500年前的木乃伊身上就发现过结核分枝杆菌的痕迹。它曾是危害人类健康的严重传染病。虽然抗结核病药可以有效遏制该疾病的蔓延,但是近年来由于不规则用药导致结核分枝杆菌的耐药性增强,结核病又有死灰复燃之势,它仍然是目前全球面临的主要的公共卫生问题,规范合理的化学药物治疗是控制疾病发展、复发以及结核分枝杆菌耐药性产生的关键因素。那么,抗结核病药物都有哪些呢?不同的药物表现出的药理作用都有什么不同?临床应用是怎样的?主要不良反应及注意事项有哪些?怎样合理用药?下面我们开始学习吧。

学习目标

知识目标

1. 掌握　异烟肼、利福平的药理作用、临床应用及不良反应。
2. 熟悉　乙胺丁醇、吡嗪酰胺、链霉素的作用及应用,结核病治疗规范用药。
3. 了解　抗结核病药分类的依据以及本类药品的其他药物。

能力目标

学会运用药理知识,正确地分析、解释抗结核病药物处方中联合用药的目的,能提供相关用药的咨询服务。

素质目标

1. 关爱结核病患者，积极行动，共同捍卫人民群众的健康。
2. 认识理解中国特色医保制度的意义，进一步增强制度自信、道路自信。

 拓展链接

生命至上 全力投入 终结结核

从已销声匿迹的天花、鼠疫到世界范围内横行肆虐的新冠肺炎，传染病界总是不乏对我们造成巨大影响的"实力悍将"。"结核病"这种古老的传染病，千百年来一直在严重威胁着我们的身心健康。

1882年德国著名科学家罗伯特·科赫发现结核病的致病元凶是结核分枝杆菌，为诊断和治愈这种疾病点亮了希望之灯。1995年底世界卫生组织将每年的3月24日作为"世界防治结核病日"。2022年3月24日是第27个世界防治结核病日，世界卫生组织的宣传主题是：生命至上 全民行动 共享健康 终结结核。该主题表达了需要加大资源投入，进一步加强抗击结核病的斗争，并实现全球领导人作出的"终结结核病流行"的庄严承诺。在我国，根据《结核病防治规划实施工作手册》的相关规定，县（区）级疾控中心（结防所）负责对肺结核和疑似肺结核患者实行免费检查和治疗，此外患者还可享受慢性病医保报销政策。

从我国结核病的免费治疗政策中，我们可以知道党和政府一直努力为人民群众提供全方位的医疗保障，这体现了我国一直提倡的生命至上的原则，相信随着国家的全力投入，我们一定会摆脱结核病的困扰。

链霉素是第一个用于治疗肺结核的抗生素，拯救了无数结核病患者的生命。因此链霉素的发现者美国著名微生物学家瓦克斯曼，在1952年获得诺贝尔生理学或医学奖。此后越来越多的药物被用于治疗结核病，并取得了不错的效果。目前，在临床上使用的抗结核病药物有很多，通常我们按照临床疗效、不良反应、患者的耐受程度等分成两类，即一线抗结核病药物，主要是临床效果好、不良反应少、患者容易耐受，包括异烟肼、利福平、乙胺丁醇、吡嗪酰胺、链霉素等；二线抗结核病药物毒性相对较大，主要作为对一线药物产生耐药性患者或者是不能耐受一线药物患者的备选药，包括环丝氨酸、对氨基水杨酸钠、丙硫异烟胺、利福定、莫西沙星等。

一、一线抗结核病药

异烟肼（Isoniazid，INH，雷米封）

【体内过程】

异烟肼是异烟酸的肼类衍生物，口服或者注射均易被人体吸收，易透过血-脑屏障，口服后1～2小时血药浓度即可达峰，穿透力强，吸收后广泛分布于全身体液和组织中，其中脑脊液、胸腹水、关节腔、肾、纤维化或干酪样病灶及淋巴结中含量较高。异烟肼大部分在肝脏内乙酰化为无效的乙酰异烟肼和异烟酸，少部分以原型药的形式从尿中排出。异烟肼在体内的乙酰化过程是在肝脏中乙酰转移酶的作用下完成的，乙酰化的速度存在遗传和种族差异，可分为快慢两种代谢型，由于药物代谢有快慢的差异，所以临床用药时应注意根据个体差异调整给药方案。

【药理作用】

本品对结核分枝杆菌具有高度的选择性，对繁殖期结核分枝杆菌有强大的杀灭作用，是治疗结核病的首选药物。对静止期结核分枝杆菌仅有抑菌作用。其作用强度与渗入到病灶部位的浓度有关，低浓度时有抑菌作用，高浓度时有杀菌作用。单用易产生耐药性，故临床通常采用与其他抗结核病药物联用的方式延缓耐药性,增强疗效。

异烟肼的抗菌机制至今在学界仍有争论,目前有以下几种观点:

1. 通过抑制结核分枝杆菌细胞壁特有的组成成分分枝菌酸的合成,使结核分枝杆菌细胞壁的合成受阻,从而发挥抗菌作用。
2. 抑制结核分枝杆菌遗传物质 DNA 的合成发挥抗菌作用。
3. 异烟肼与结核分枝杆菌中的一种酶结合,引起结核分枝杆菌代谢紊乱而死亡。

【临床应用】

异烟肼可用于治疗各种类型的结核病患者,且均为首选药物。除对早期轻症肺结核或者预防用药时可单独使用,规范化治疗时必须与其他抗结核病药联合用药,以增强疗效克服耐药菌的产生。对粟粒性结核和结核性脑膜炎应加大用药剂量,延长疗程,必要时可采用注射给药的方式。

【不良反应及注意事项】

1. 神经系统毒性　周围神经炎多见于用药剂量大、维生素 B_6 缺乏或者慢乙酰化型患者中。表现为手脚麻木、反应迟钝、共济失调、肌肉震颤和步态不稳等症状。由于异烟肼与维生素 B_6 都属于吡啶类衍生物,结构类似,在人体内代谢时会竞争同一类的酶或促进维生素 B_6 经尿液排出,降低维生素 B_6 的利用,引起氨基酸代谢障碍,从而产生周围神经炎。因此使用异烟肼时应注意及时补充维生素 B_6。中枢神经系统症状多见头痛、失眠、精神兴奋、幻觉、抽搐等,故癫痫、精神病患者慎用。
2. 肝脏毒性　异烟肼可损伤肝细胞,引起转氨酶升高,少数患者可出现黄疸,严重时甚至出现肝细胞坏死。其发生原因可能与异烟肼乙酰化代谢产物的毒性相关,故用药期间应定期检查肝功能。快代谢型患者和肝功能不全者慎用。
3. 其他　偶见胃肠道反应、过敏反应、药物热、粒细胞减少等。

注意异烟肼不良反应的发生与用药剂量和疗程密切相关,故用药期间应注意及时调整用药剂量,关注疗程变化,避免发生严重不良反应。

【药物相互作用】

1. 为肝药酶抑制剂,可抑制双香豆素类抗凝血药、苯妥英钠及交感胺等药物的代谢,从而使这些药物在体内的血药浓度升高,故合用时应适当减少剂量。
2. 与肾上腺皮质激素合用,可增加其在肝内的代谢及排泄,导致后者血药浓度降低而影响疗效。
3. 与利福平合用时可增加肝毒性的危险性,尤其是已有肝功能损害者或为异烟肼快乙酰化者。

【用药指导】

用药步骤	用药指导要点
用药前	(1)熟悉异烟肼适应证和不良反应,了解各种剂型和用法。 (2)询问药物过敏史,告知患者结核病的防治知识及用药注意事项
用药中	(1)有精神病、癫痫病史、严重肾功能损害患者应慎用本品,肝功能损害或慢乙酰化患者应剂量酌减。 (2)用药期间饮酒,容易引起异烟肼诱发的肝脏毒性反应,并加速异烟肼的代谢,故用药中应避免酒精饮品。 (3)含铝制酸药可延缓并减少异烟肼口服后的吸收,使血药浓度降低,故应避免两者同时服用。 (4)对乙硫异烟胺、吡嗪酰胺、烟酸或其他化学结构有关药物过敏者也可能对本品过敏,故用药期间应注意。 (5)用药过程中如出现视神经炎症状,应马上进行眼部检查,并定期复查。 (6)异烟肼中毒时可用大剂量维生素 B_6 对抗。 (7)单用易产生耐药性,应与其他一线抗结核病药联合应用
用药后	(1)密切观察用药后的疗效和不良反应。 (2)治疗期间应定期检查肝功能,至少每月一次

利福平（Rifampicin）

【体内过程】

利福平为半合成利福霉素的衍生物，口服容易吸收，24小时血药浓度可达峰值，食物或者对氨基水杨酸均会影响其吸收，故宜空腹服用。本品穿透力强，体内分布广，包括脑脊液、胸腹水、结核空洞及胎盘等。利福平主要经肝脏代谢，从胃肠道吸收以后，由胆汁排泄，进行肠肝循环。药物及代谢物呈橘红色，其代谢物可使尿、粪、唾液、痰、泪液和汗液均呈橘红色，故作用药指导时，应预先告诉患者。

【药理作用】

利福平属于广谱抗菌药，对静止期和繁殖期的结核分枝杆菌均有抗菌作用，本品不仅对结核分枝杆菌、麻风杆菌和革兰阳性球菌特别是耐药金黄色葡萄球菌有作用，而且对革兰阴性杆菌如大肠埃希菌、变形杆菌、流感杆菌等也有抑制作用。此外，利福平高浓度时对沙眼衣原体和某些病毒也有作用。

其抗菌机制是通过特异性抑制依赖细菌DNA的RNA多聚酶，阻断RNA转录过程，使蛋白质的合成停止。但是对人和动物细胞内的RNA多聚酶无影响。利福平单独使用易产生耐药性，与异烟肼、乙胺丁醇和链霉素等合用能增加抗菌活性。

【临床应用】

1. 与其他抗结核病药联合用于各种结核病的初治与复治，包括结核性脑膜炎的治疗。
2. 与其他药物联合用于麻风、非结核分枝杆菌感染的治疗。
3. 可用于治疗耐药金黄色葡萄球菌及其他敏感细菌所致的感染，还可以用于治疗沙眼衣原体所致的眼部感染。

【不良反应及注意事项】

1. 胃肠道反应　常见恶心、呕吐、腹痛、腹泻等症状。
2. 肝毒性　肝损伤是比较严重的不良反应，部分患者可出现转氨酶升高、黄疸、肝肿大等症状。严重肝病史患者、嗜酒者与异烟肼合用时容易发生，故服药期间应定期检查肝功能。
3. 过敏反应　皮疹、药物热、白细胞减少或血小板减少等症状。
4. "流感样综合征"　大剂量间隔使用时可诱发寒战、头痛、肌肉酸痛等类似感冒的症状。其发生频率与剂量大小、间隔时间密切相关，故间隔给药方法现已不再采用。

【药物相互作用】

利福平是肝药酶诱导剂，可加速自身及许多药物的代谢，例如奎尼丁、普萘洛尔、维拉帕米、巴比妥类药物、口服抗凝血药、氯贝丁酯、美沙酮、磺酰脲类口服降血糖药、口服避孕药、糖皮质激素、茶碱等，以上药物与利福平联合使用时应注意及时调整用量。

【用药指导】

用药步骤	用药指导要点
用药前	（1）熟悉利福平适应证和不良反应，了解各种剂型和用法。 （2）询问药物过敏史，告知患者服药期间利福平会把尿液、唾液、痰、泪液和汗液染成橘红色及用药的其他注意事项
用药中	（1）利福平通常每日给药一次，当剂量高于600 mg每日一次或者每周两次会导致比较高的不良反应发生率，包括"流感样综合征"、造血系统反应等症状。 （2）利福平可以进入乳汁，故用药期间使用本品的母亲不能哺乳婴儿。 （3）利福平可口服或用于静脉滴注，不能肌内注射或者皮下注射。 （4）静脉滴注时不宜与其他药物混合使用，以免药物析出。 （5）本品宜现配现用，配制后的溶液需在4小时之内使用完毕。 （6）治疗结核病时，单用容易产生耐药性，故应采用联合用药的方式
用药后	（1）治疗期间应定期检查肝功能，至少每月一次。 （2）告知患者用药后若出现发热、恶心和呕吐、眼睛变为浅黄色、关节疼痛或肿胀等症状应及时就医

乙胺丁醇（Ethambutol）

【药理作用】

乙胺丁醇属于人工合成的乙二胺衍生物。可渗入分枝杆菌体内干扰细菌 RNA 的合成，从而抑制细菌的繁殖，只对生长繁殖期的分枝杆菌有效，对其他细菌无效。单独使用可产生耐药性，降低疗效，因此常联合其他抗结核病药使用，迄今为止没有发现交叉耐药的现象。

【临床应用】

本品主要用于各种类型的肺结核及肺外结核的治疗。与异烟肼和利福平联合应用治疗初治患者，与利福平和卷曲霉素合用治疗复治患者。尤其适用于经链霉素和异烟肼治疗无效的患者。

【不良反应及注意事项】

本品在治疗剂量下一般比较安全，不良反应较少，视神经炎是其最重要的毒性反应，表现为视力下降、视野缩小、红绿色盲，且具有剂量依赖性及可逆性的特点，及时停药并给予大剂量的维生素 B_6 可以恢复，故应对视力做定期检查。此外，还可见胃肠道反应、高尿酸血症等，故有痛风者慎用。

链霉素（Streptomycin）

【药理作用】

链霉素属于氨基糖苷类抗生素，对结核分枝杆菌有强大抗菌作用，对许多革兰阴性杆菌如大肠埃希菌也具有抗菌作用。抗菌机制是链霉素与细菌核糖体 DNA 结合，抑制细菌蛋白质的合成。细菌与链霉素接触后极易产生耐药性，链霉素和其他抗菌药物或抗结核病药物联合应用可减少或延缓耐药性的产生。

【临床应用】

1. 与其他抗结核病药联合用于结核分枝杆菌所致各种结核病的初治病例，或其他敏感分枝杆菌感染。

2. 对土拉菌病和鼠疫有特效，常为首选，特别是与四环素类抗生素联合用药已成为目前治疗鼠疫的有效手段。

【不良反应及注意事项】

属于氨基糖苷类，故在儿科用药中慎用。不良反应表现有部分患者可出现面部或四肢麻木、针刺感等周围神经炎症状。肾毒性，血尿、排尿次数减少或尿量减少。耳毒性，影响听神经出现听力减退等，详见氨基糖苷类药物。

吡嗪酰胺（Pyrazinamide）

【药理作用】

本品对结核分枝杆菌有较好的抗菌作用，在酸性环境时，杀菌作用最强，中性或碱性环境时几乎没有抑菌作用。作用机制可能与吡嗪酸有关，吡嗪酰胺渗透入吞噬细胞后并进入结核分枝杆菌菌体内，菌体内的酰胺酶使其脱去酰胺基，转化为吡嗪酸而发挥抗菌作用。另由于吡嗪酰胺在化学结构上与烟酰胺类似，通过取代烟酰胺而干扰脱氢酶，阻止脱氢作用，妨碍结核分枝杆菌对氧的利用，从而影响细菌的正常代谢，造成细菌死亡。

【临床应用】

仅对分枝杆菌有效，与其他抗结核病药（如链霉素、异烟肼、利福平及乙胺丁醇）联合用于治疗结核病。

【不良反应及注意事项】

患者在服药期间容易发生由高尿酸血症引起的关节痛，但程度较轻。其他症状有食欲减退、发热、乏力或眼或皮肤黄染（肝毒性）。

二、二线抗结核病药

二线抗结核病药见表11-6。

表11-6 二线抗结核病药

药品名称	药理作用及临床应用	不良反应及注意事项
环丝氨酸	广谱抗菌药，可抑制细菌细胞壁合成，对革兰阳性菌和阴性菌均有抑制作用。虽抗结核作用弱于异烟肼、链霉素，但不易产生耐药性，故临床用于对链霉素、对氨基水杨酸钠、异烟肼等耐药的结核分枝杆菌感染患者的治疗	对神经系统有一定毒性，及胃肠道反应、发热等症状
对氨基水杨酸钠	对氨基苯甲酸(PABA)的同类物，通过对叶酸合成的竞争抑制作用而抑制结核分枝杆菌的生长繁殖。临床常和异烟肼、链霉素联合使用，用以增加疗效，延缓耐药的产生	恶心、呕吐、食欲不振、发热等症状，偶见肝损害
丙硫异烟胺	抑制结核分枝杆菌分枝菌酸的合成，低浓度时抑菌，高浓度时杀菌。单用易产生耐药性，故和其他抗结核病药联合用于治疗对一线抗结核病药耐药的患者	不良反应较多且发生率高，以胃肠道反应常见，表现为食欲不振、恶心、呕吐、腹痛等症状

三、抗结核病药的用药原则

临床上抗结核病药的应用是治疗结核病的主要手段，可以有效遏制结核病的蔓延，但是近年来由于不规则用药导致结核病的耐药性增长，其又有死灰复燃之势。所以我们在用药指导中强调合理规范的药物治疗，合理规范是指早期、联合、适量规律及全程用药的原则。

1. 早期用药

早期活动性病灶渗出能力较强，同时病灶部位血液供应丰富，药物易于渗入病灶内，此时对药物最敏感，用药后容易达到比较好的疗效。

2. 联合用药

根据不同病情和抗结核病药的作用特点联合两种或两种以上药物进行治疗，可以延缓耐药性的产生，减少不良反应的发生。临床上可采取二联、三联和四联的用药方案。

3. 适量规律及全程用药

根据个体差异，抗结核病药物的应用要适量，用药量不足会导致耐药产生使治疗失败；用药量过大又会导致不良反应加大使治疗中断。结核病属于一种慢性病，在整个疗程当中必须做到有规律长期用药。遵医嘱不能随意改变药物剂量或改变药物品种，否则会导致疾病复发，反反复复难以治疗成功。

【学做结合】11-13

抗结核病药应用原则有（　　）。
A. 早期用药　　B. 联合用药　　C. 适量用药　　D. 规律用药　　E. 全程用药

点滴积累

1. 异烟肼具有疗效高、毒性小、口服方便、价格低廉的特点，是治疗各种类型结核病的首选药，口服或注射均易被人体吸收，穿透力强，能杀灭细胞内外的结核分枝杆菌，因单用易产生耐药性，故与其他一线抗结核病药联合应用。

2. 利福平属于广谱抗菌药，对结核分枝杆菌、麻风杆菌、革兰阳性球菌、革兰阴性菌、沙眼衣原体感染均有效，抗菌作用机制是特异性地抑制细菌依赖于DNA的RNA多聚酶，阻碍mRNA合成，其对结核分枝杆菌的抗菌活性与异烟肼相当，强于链霉素。

第五节 抗真菌药

学习引导

真菌是一种真核生物，微生物中只有真菌具有真正的细胞核和完整的细胞器。对人类有致病性的真菌几乎都是霉菌。根据侵犯人体部位的不同，临床上将致病真菌分为浅部真菌和深部真菌。浅部真菌主要侵犯毛发、皮肤、指甲等，发病率较高。深部真菌主要侵犯内脏器官、深部组织，一旦感染，病情严重，病死率高。抗真菌药物是指具有抑制或杀死真菌生长或繁殖的这一类药物。那么，抗真菌药物都有哪些呢？我们如何对其进行分类？临床应用是怎样的？主要不良反应及注意事项有哪些？怎样合理用药？下面我们开始学习吧。

学习目标

知识目标
1. 掌握　两性霉素B的药理作用、临床应用及不良反应。
2. 熟悉　氟康唑、特比萘芬的作用及应用。
3. 了解　本类其他药物的临床应用。

能力目标
学会运用药理知识，正确地分析、解释抗真菌药物处方的合理性，能提供相关用药的咨询服务。

素质目标
养成良好的个人卫生习惯，预防真菌感染。

拓展链接

采耳虽爽　须防真菌感染

如今街头的采耳店越来越多，很多人耳朵一不舒服，就喜欢去采耳放松一下，采耳项目也成了不少养生按摩店的标配。然而一些人采耳过后，耳朵出现真菌感染，患上"脚气病"。这是怎么回事呢？

在医院的日常接诊中发现，这些患者基本是因为耳朵痒、耳朵不舒服来就诊，检查结果显示耳朵已经发霉，满是霉菌，患上真菌性外耳道炎。通过仔细询问病史可以知道，有些患者本身就患有脚气病，因为不太讲究卫生，摸了脚不洗手，又去掏耳朵，结果耳朵也感染"脚气病"，还有不少患者因为不卫生的采耳而导致真菌感染患病。

这就提醒我们一定要注意个人卫生，最好不要在外采耳，平日里保持耳朵干燥，不要用不洁的东西掏耳，耳朵不舒服、耳朵堵塞或影响听力时，要及时就医。

抗真菌药是指具有抑制或杀灭真菌作用的药物，主要用来治疗真菌感染，我们按照其化学结构的不同分为：抗生素类抗真菌药、唑类抗真菌药、丙烯胺类抗真菌药、嘧啶类抗真菌药。

一、抗生素类抗真菌药

两性霉素 B（Amphotericin B）

【体内过程】

两性霉素 B 属于多烯类抗生素，口服或肌内注射吸收很差，且对机体有较大的刺激性，故采用静脉给药的方式。本品不易进入脑脊液，主要在肝脏代谢，少部分以原型药的形式缓慢由肾脏排出，故停药数周后，仍可在尿中检出。

【药理作用】

本品为广谱抗真菌药，对几乎所有真菌均有抗菌活性。对新型隐球菌、白色念珠菌、芽生菌、荚膜组织胞浆菌、粗球孢子菌、孢子丝菌等有较强抑菌作用，高浓度时有杀菌作用。其抗菌机制为两性霉素 B 通过结合真菌细胞膜上的固醇，主要为麦角固醇，造成细胞膜通透性改变，胞内物质流出从而使真菌细胞死亡。两性霉素 B 也可以结合哺乳动物细胞膜中的固醇，主要为胆固醇，这可能是其对动物和人类有毒性的原因。

【临床应用】

两性霉素 B 目前仍是治疗深部真菌感染的首选药，用于治疗真菌感染型肺炎、心包膜炎、脑膜炎等。局部外用治疗皮肤、指甲、黏膜等浅表处的真菌感染。

【不良反应及注意事项】

1. 不良反应　较多，肾功能损害，表现为蛋白尿、血尿素氮升高；或者为肝损害，其他常见不良反应有寒战、发热、头痛、呕吐、厌食、贫血、低血压、低血钾、低血镁等症状。

2. 注意事项　应定期进行血尿常规、肝肾功能和心电图等检查以便及时调整用药剂量。

【药物相互作用】

1. 与抗肿瘤药物合用可能导致增加肾毒性、支气管痉挛和低血压的可能性。

2. 与洋地黄类同时使用可能引起低血钾和增加洋地黄毒性。

3. 与氟尿嘧啶同时使用可能增加氟尿嘧啶的毒性。

【用药指导】

用药步骤	用药指导要点
用药前	(1) 熟悉两性霉素 B 的适应证和不良反应，了解各种剂型和用法。 (2) 询问药物过敏史，告知患者深部真菌感染的防治知识及用药注意事项
用药中	(1) 两性霉素 B 毒性大，不良反应多见，但它又是治疗危重深部真菌感染的唯一有效药物，故选用本品时必须权衡利弊后作出决定。 (2) 静滴过程中或静滴后发生寒战、高热、严重头痛、食欲不振、恶心、呕吐等，为减少本品的不良反应，给药前可给解热镇痛药和抗组胺药，如吲哚美辛和异丙嗪等。 (3) 静滴过快时可引起心室颤动或心搏骤停等心血管系统反应，故应缓慢滴注，每剂滴注时间至少 6 小时。 (4) 药物静脉滴注时避免外漏，因本品可致局部刺激。 (5) 治疗如中断 7 日以上者，需重新自小剂量开始逐渐增加至所需量。 (6) 静脉滴注时应避光
用药后	(1) 密切观察用药后的疗效和不良反应。 (2) 定期严密随访血尿常规、肝肾功能、血钾、心电图等，如血尿素氮或血肌酐明显升高时，则需减量或暂停治疗，直至肾功能恢复

▶【学做结合】11-14

静脉滴注时常见寒战、高热、头痛、恶心、呕吐的药物是（　　）。
A. 氟康唑　　B. 两性霉素 B　　C. 制霉菌素　　D. 特比萘芬

制霉素（Nystatin）

【药理作用】

制霉素属于多烯类抗真菌药，具有广谱抗真菌作用，对念珠菌属的抗菌活性高，不易产生耐药性。抗菌机制为本品可与真菌细胞膜上的甾醇相结合，改变细胞膜通透性，从而导致细胞内容物泄漏，发挥抗真菌作用。

【临床应用】

制霉素主要外用治疗皮肤、黏膜浅表真菌感染。因为口服难吸收，仅适用于肠道白色念珠菌感染。制霉素比两性霉素B的毒性更大，故不宜用作注射。

【不良反应及注意事项】

口服较大剂量时可发生腹泻、恶心、呕吐和上腹疼痛等消化道反应，减量或停药后迅速消失。

二、唑类抗真菌药

临床常用唑类抗真菌药见表11-7。

表11-7　唑类抗真菌药

药品名称	药理作用及临床应用	不良反应及注意事项
酮康唑	广谱抗真菌药，外用治疗浅表真菌感染，也可口服治疗深部及浅表真菌感染	恶心、呕吐等胃肠道反应，以及皮疹、头晕、嗜睡、畏光等，偶见肝毒性
氟康唑	广谱抗真菌药，体内抗真菌活性较酮康唑强。用于念珠菌、隐球菌引起的脑膜炎及泌尿系统感染	常见恶心、腹痛、腹泻、胃肠胀气、皮疹等
伊曲康唑	抗真菌谱较酮康唑广，可治疗深部及浅表真菌感染，已成为治疗罕见真菌如组织胞浆菌和芽生菌感染的首选药物	低血钾、高血压、水肿和皮肤瘙痒等。肝毒性明显低于酮康唑
咪康唑	为广谱抗真菌药，临床主要局部应用，治疗阴道、皮肤或指甲的真菌感染。静脉注射治疗深部真菌感染	外用不良反应少，注射可致血栓静脉炎

三、丙烯胺类抗真菌药

特比萘芬（Terbinafine）

【药理作用】

特比萘芬属于丙烯胺类衍生物，为广谱抗真菌药，抗菌机制是高度选择性地抑制真菌麦角鲨烯环氧化酶，阻断真菌细胞膜形成，干扰真菌固醇的早期生物合成，从而发挥抑制和杀灭真菌的作用。

【临床应用】

外用或口服治疗甲癣和其他一些浅表部真菌感染。可与唑类药物或两性霉素B合用治疗深部真菌感染。

【不良反应及注意事项】

不良反应轻微，常见胃肠道反应，较少发生肝损害和皮疹。

四、嘧啶类抗真菌药

氟胞嘧啶（Flucytosine）

【药理作用】

氟胞嘧啶是人工合成的广谱抗真菌药。其抗菌机制是氟胞嘧啶能被真菌代谢成氟尿嘧啶，进入其 DNA，影响真菌核酸和蛋白质的合成。对真菌有选择性的毒性作用，在人体细胞内并不能大量地将氟胞嘧啶转换为氟尿嘧啶。

【临床应用】

本品用于治疗新型隐球菌、白色念珠菌等所致深部真菌感染，疗效弱于两性霉素 B。对隐球菌性脑膜炎疗效较好，常与两性霉素 B 联合用药。

【不良反应及注意事项】

可有恶心、呕吐、厌食、腹泻、皮疹、发热、贫血、氨基转移酶升高、血细胞及血小板减少等不良反应。

点滴积累

1. 抗真菌药物按照其化学结构的不同分为：抗生素类抗真菌药、唑类抗真菌药、丙烯胺类抗真菌药、嘧啶类抗真菌药。

2. 两性霉素 B 是多烯类抗深部真菌抗生素，对新型隐球菌、白色念珠菌、荚膜组织胞浆菌、粗球孢子菌等许多深部真菌有强大的抗菌作用。目前仍是治疗深部真菌感染的首选药，主要用于治疗真菌性肺炎、心包膜炎、脑膜炎及尿道感染等。

第六节 抗病毒药

学习引导

病毒主要由核酸和蛋白质外壳组成。它们形态各异，大多数病毒的直径在 10～300nm 之间。病毒寄生于宿主细胞内，依赖宿主细胞的代谢系统进行增殖复制。由病毒引起的人类疾病很多，例如流感、水痘等一般性疾病，以及天花、艾滋病、SARS 和新型冠状病毒感染等严重疾病。抗病毒药是指在体外可抑制病毒复制酶，在感染细胞或动物体可抑制病毒复制或繁殖并在临床上对病毒病治疗有效的药物。那么，抗病毒药物都有哪些呢？临床应用是怎样的？主要不良反应及注意事项有哪些？怎样合理用药？下面我们开始学习吧。

学习目标

知识目标

1. 掌握 利巴韦林的药理作用、临床应用及不良反应。
2. 熟悉 奥司他韦、干扰素、阿德福韦的作用及应用，以及抗病毒药物的分类。
3. 了解 本类其他药物的临床应用。

能力目标

学会运用药理知识，正确地分析、解释抗病毒药物的特点并对同类药物进行比较介绍，能提供相关用药的咨询服务。

素质目标

1. 具备良好的职业素质和奉献精神。
2. 增强民族自豪感、国家认同感与幸福的获得感。

病毒包括 DNA 病毒和 RNA 病毒，主要是由核酸（脱氧核糖核酸 DNA 或核糖核酸 RNA）和外包的蛋白质外壳组成，病毒本身没有细胞结构，缺乏完整的酶系统，必须依赖宿主细胞完成复制，其复制过程分为四个阶段：①吸附，病毒吸附于易感细胞蛋白受体。②穿入后脱壳，病毒侵入细胞，脱壳病毒核酸释出。③生物合成，利用宿主细胞的代谢系统，病毒的核酸和蛋白质进行生物合成。④组装释放，装配成完整病毒，最后从成熟的细胞释放出来，侵袭其他细胞。见图 11-7。

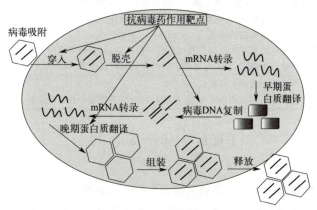

图 11-7　病毒复制过程及药物作用靶点示意图

抗病毒药物在某种意义上讲只是病毒的抑制剂，并不能直接破坏或者杀灭病毒，抗病毒药物的作用机制大多是在病毒复制繁殖的不同阶段抑制其繁殖所需的酶，阻断病毒的复制，使宿主的免疫系统能抵抗病毒的侵袭，修复受损的组织，从而达到抗病毒的目的。根据抗病毒药物的临床用途不同，将其分为广谱抗病毒药、抗人类免疫缺陷病毒（HIV）药、抗疱疹病毒药、抗流感病毒药、抗肝炎病毒药等。

一、广谱抗病毒药

利巴韦林（Ribavirin，病毒唑）

【体内过程】

利巴韦林属于人工合成的鸟苷类衍生物，口服易被人体吸收，进入体内后迅速分布到全身各部分，并可通过血-脑屏障和胎盘屏障，也能进入乳汁，可滞留于红细胞内。主要在肝脏内代谢，大部分由肾脏排泄，仅有少量随粪便排出。

【药理作用】

利巴韦林是广谱抗病毒药，体外具有抑制呼吸道合胞病毒、流感病毒、甲肝病毒、腺病毒等多种病毒生长的作用。其作用机制是药物进入被病毒感染的细胞后迅速磷酸化，其产物作为病毒合成酶的竞争性抑制剂，损害病毒 RNA 和蛋白质的合成，使病毒的复制与传播受到抑制。对呼吸道合胞病毒也可能具有免疫作用及中和抗体作用。

【临床应用】

利巴韦林可用于治疗呼吸道合胞病毒引起的病毒性肺炎与支气管炎，同时对急性甲型和丙型肝炎也有一定疗效。大部分以静脉注射的方式治疗病毒感染。

【不良反应及注意事项】

常见的不良反应有贫血、乏力等，停药后即消失。较少见的不良反应有疲倦、头痛、失眠、食欲减退、恶心、呕吐等，并可致红细胞、白细胞及血红蛋白下降。利巴韦林有较强的致畸作用，故孕妇和备孕期的妇女禁用。

【药物相互作用】

本品与齐多夫定联用有拮抗作用,原因是利巴韦林可抑制齐多夫定转变为活性型的磷酸齐多夫定。

【用药指导】

用药步骤	用药指导要点
用药前	(1)熟悉利巴韦林的适应证和不良反应,了解各种剂型和用法。 (2)询问药物过敏史,告知患者病毒性感染的防治知识及用药注意事项
用药中	(1)利巴韦林有较强的致畸作用,故禁用于孕妇和有可能怀孕的妇女。 (2)长期服用对肝功能可能造成损害。 (3)呼吸道合胞病毒性肺炎初次感染三日内给药一般有效,故给药要及时。 (4)大剂量应用可致心脏损害,对有呼吸道疾病患者可致呼吸困难、胸痛等不良反应
用药后	(1)密切观察用药后的疗效和不良反应。 (2)告知患者本品用药后在体内消除很慢,停药后四周尚不能完全自体内清除,故应随时关注相关不良反应

干扰素 (Interferon, IFN)

【药理作用】

干扰素属于一类机体细胞受到病毒刺激而产生的抗病毒糖蛋白,具有广谱抗病毒作用,其抗病毒机制是通过与细胞表面的特异性膜受体相结合而产生作用,包括抑制病毒感染细胞中病毒的复制、抑制细胞增殖及一系列免疫调节作用。

【临床应用】

干扰素临床主要用于流感及其他上呼吸道感染性疾病、病毒性心肌炎、病毒性肝炎、流行性腮腺炎、乙型脑炎等,还可用于艾滋病病毒的卡波西肉瘤,还广泛用于肿瘤治疗。

【不良反应】

本品不良反应主要有流感样综合征如发热、寒战、头痛、乏力、白细胞减少,可逆性骨髓抑制,低血压等。

二、抗人类免疫缺陷病毒(HIV)药

> **拓展链接**
>
> **知艾防艾　消除歧视　关爱艾滋病患者**
>
> 艾滋病(AIDS)是一种被人类免疫缺陷病毒(HIV)感染后,引发的一种综合征。艾滋病病毒本身并不会引起任何疾病,但它会破坏人体免疫系统,当免疫系统被艾滋病病毒破坏后,人体就容易感染其他疾病。
>
> 艾滋病虽然可怕,但是我们和艾滋病患者的一般接触不会感染艾滋病,如与患者握手、拥抱、一起进餐和共用生活用品都不会感染艾滋病。艾滋病患者和我们一样拥有上学、工作、就医的权利,他们的合法权益受法律保护,所以不要歧视他们。
>
> 我们应该学习有关艾滋病的知识,将专业的医药学知识告诉家人和朋友,消除歧视。同时掌握自我保护的技能,培养健康的生活方式。

艾滋病病毒,即人类免疫缺陷病毒(HIV)是一种能攻击人体免疫系统的病毒。HIV可以破坏人的免疫系统,使人体丧失对各种疾病的抵抗能力,最后发病并死亡。目前多种抗病毒药物均能有效地抑制人体内HIV病毒的复制,可以很大程度上缓解艾滋病病人的症状,从而延长患者的生命。同时HIV疫苗也在研发中。

齐多夫定（Zidovudine）

艾滋病与齐多夫定

【药理作用】

齐多夫定属于胸腺嘧啶核苷酸的类似物，进入体内可在酶的作用下转化为三磷酸酯的形式。然后竞争性利用天然底物脱氧胸苷三磷酸酯，嵌入病毒 DNA，来抑制 HIV 逆转录酶，阻断病毒 DNA 链延长，从而使病毒 DNA 合成终止。

【临床应用】

齐多夫定是第一个用于临床的抗 HIV 药，也是治疗艾滋病的首选药。对 HIV 感染有效，可降低 HIV 感染患者的发病率，并延长其存活期。也可与其他抗逆转录病毒药物联合使用，用于治疗 HIV 感染的成年人或者儿童。

【不良反应及注意事项】

最常见的不良反应是骨髓抑制、贫血或中性粒细胞减少症，也可引起胃肠道不适、头痛，用药剂量过大时也可出现焦虑、精神错乱和震颤等症状。注意肝功能不全患者服用后更易发生毒性反应。

拉米夫定（Lamivudine）

【药理作用】

拉米夫定属于胞嘧啶核苷酸的类似物，在体内外均具有显著抗 HIV 病毒的活性，并且与其他核苷类逆转录酶抑制剂有协同作用。其抗病毒机制与齐多夫定类似，同样是在宿主细胞内经磷酸化激活后，抑制病毒的逆转录酶，终止病毒 DNA 链的延伸。同时也能抑制乙型肝炎病毒（HBV）的复制。

【临床应用】

拉米夫定可与其他抗逆转录病毒药物联合使用，用于治疗 HIV 感染。还可用于治疗伴有丙氨酸氨基转移酶（ALT）升高和有病毒活动复制的慢性乙型肝炎患者的治疗。

【不良反应及注意事项】

最常见的不良反应有上呼吸道感染症状、头痛、全身乏力，也可引起胃肠道反应、恶心、腹痛腹泻等症状。

拓展链接

新冠口服药"阿兹夫定"的前世今生

2022 年 7 月 25 日，国家药监局发布公告，按照药品特别审批程序，进行应急审评审批，附条件批准阿兹夫定片增加治疗新冠病毒肺炎适应证注册申请。我国首个治疗新冠肺炎小分子口服药物诞生。这不仅填补了国内医药行业在该领域的空白，也意味着国内抗疫正式进入新阶段。

治疗新冠的"阿兹夫定"其实是老药新用，早在 2021 年国家药监局就已批准其用于 HIV 感染患者。阿兹夫定可快速降低病毒载量，阻断病毒传播，精准阻断病毒复制，有效改善临床症状，相较于中和抗体等其他新冠疗法，小分子口服药具有用药便利，运输、储存方便，患者依从性高等优势。阿兹夫定的正式获批，进一步构筑了我国疫苗、中和抗体、小分子药物的综合防治系统。

期待阿兹夫定这款中国自主创新研发的小分子口服药，能够切实满足一线临床用药的需求，进一步为我国乃至全球疫情防控筑牢防线，为人民生活带来强有力的支撑和保障。

——选自《蓝鲸财经》

三、抗疱疹病毒药

疱疹病毒（HSV）是一类有包膜的 DNA 病毒，现已发现 60 种以上。疱疹病毒感染是指一种能感染人类的疱疹病毒引起的传染病。疱疹病毒感染极为普遍，多为隐性感染，少数为显性感染。治疗疱疹病毒感染的药物见表 11-8。

表 11-8　抗疱疹病毒药

药品名称	药理作用及临床应用	不良反应及注意事项
阿昔洛韦	目前最有效的治疗单纯疱疹病毒（HSV）感染的药物，其对水痘病毒、带状疱疹病毒（VAZ）和人类疱疹病毒第四型（EB病毒）均有效。是抗 HSV 感染的首选药，适用于疱疹病毒引起的各类感染，局部应用于疱疹性角膜炎、带状疱疹等	胃肠道反应、功能紊乱、轻度头痛、恶心，静脉滴注可引起静脉炎
更昔洛韦	通过竞争性抑制病毒 DNA 聚合酶的活性发挥作用，抗病毒活性和作用机制与阿昔洛韦类似，但对巨细胞病毒（CMV）抑制作用更强，故用于艾滋病、器官移植时严重的 CMV 感染	毒性强，可诱发骨髓抑制，并有潜在的致畸作用
伐昔洛韦	阿昔洛韦的二异戊酰胺酯，体内可转化成阿昔洛韦，故药理作用及临床应用与阿昔洛韦相同，优点在于减少服药次数	偶见轻度头痛、恶心等症状
阿糖腺苷	抗病毒谱广，对治疗 HSV、VAZ、CMV 感染均有效，能抑制耐阿昔洛韦的 HSV 感染，局部应用能治疗疱疹病毒引起的角膜炎、表皮结膜炎等	消化道反应、恶心、呕吐，偶见中枢神经损伤、眩晕、共济失调等症状。注意本品毒性较阿昔洛韦更大，故临床已较少使用

四、抗流感病毒药

流行性感冒病毒简称流感病毒，是引起流感的病原体，流感是一种上呼吸道急性传染病，传染性强、传播快、潜伏期短、发病率高。仅 1918～1919 年的世界大流行，死亡人数就达 2000 万以上，对人类的生命健康危害极大。

奥司他韦（Oseltamivir）

【体内过程】

奥司他韦口服易被人体吸收，在肝脏内代谢为活性成分奥司他韦羧酸盐的形式，大部分以活性代谢物的形式进入体内循环，在肺、支气管、鼻黏膜等部位均可达到有效的抗病毒浓度。通过肾脏由尿液排出体外。

【药理作用】

奥司他韦在体内可转变成活性成分奥司他韦羧酸盐，奥司他韦羧酸盐是流感病毒神经氨酸酶抑制剂。神经氨酸酶是病毒表面的一种糖蛋白酶，其活性对新形成的病毒颗粒从被感染细胞中释放和感染性病毒在人体内进一步播散至关重要。故本品能通过抑制病毒从被感染的细胞中释放，从而减少了甲型或乙型流感病毒的传播。

【临床应用】

奥司他韦可用于甲型和乙型流感的预防，也是目前治疗流感的最常用药物之一。同时本品也可用于禽流感、甲型 H_1N_1 病毒感染的治疗。

【不良反应及注意事项】
最常见的不良反应是恶心和呕吐，呈一过性，常在首次服药时发生，其他不良反应还有腹泻、头晕、疲劳、鼻塞、咽痛和咳嗽等。

【药物相互作用】
与流感疫苗的相互作用，因奥司他韦作为抗病毒药物可能会抑制活疫苗病毒的复制，故在使用减毒活流感疫苗两周内不应服用磷酸奥司他韦，或者在服用磷酸奥司他韦后 48 小时内不应使用减毒活流感疫苗。

金刚烷胺（Amantadine）

【药理作用】
金刚烷胺主要作用于病毒复制早期，通过防止流感病毒进入宿主细胞，干扰流感病毒 RNA 而发挥作用。还有抗震颤麻痹的作用，其作用机制是金刚烷胺可促进纹状体多巴胺的合成和释放，减少神经细胞对多巴胺的再摄取。

【临床应用】
金刚烷胺可用于防治甲型流感病毒所引起的呼吸道感染，也可用于帕金森病、帕金森综合征、药物诱发的锥体外系疾病。

【不良反应及注意事项】
最常见的不良反应包括紧张、焦虑、失眠及注意力分散等。

五、抗肝炎病毒药

肝炎病毒是指引起病毒性肝炎的病原体。人类肝炎病毒有甲型、乙型、丙型和丁型之分。我国曾长期受到乙肝病毒的困扰，全国约有 9300 万人携带乙肝病毒，其中有症状需要治疗的活动性乙型肝炎患者为 2000 多万。目前的抗乙肝病毒药物只能抑制病毒，还不能完全根治，但是随着乙肝疫苗的推广应用，乙肝病毒感染率在逐年下降。

阿德福韦（Adefovir）

【药理作用】
阿德福韦是无环腺嘌呤核苷酸的同系物，本品通过在细胞内被磷酸激酶转化为具有抗病毒活性的二磷酸盐，抑制病毒逆转录酶的活性，终止其 DNA 链的延长。有较强的抗 HIV、HBV 及疱疹病毒的作用。

【临床应用】
本品在临床上常与拉米夫定联合应用，用于乙型肝炎病毒（HBV）感染、人类免疫缺陷病毒（HIV）感染的治疗。

【不良反应及注意事项】
最常见的不良反应包括轻度血红蛋白升高，疲劳、头痛，胃肠道不适如恶心、腹胀、腹泻以及消化不良等。

> 【学做结合】11-15
> A. 利巴韦林　B. 干扰素　C. 齐多夫定　D. 阿糖腺苷　E. 拉米夫定
> 1. 可用于治疗 HIV 病毒感染的药是（　）。
> 2. 对乙肝病毒有效的抗 DNA 病毒药是（　）。
> 3. 抑制多种病毒核酸合成的广谱抗病毒药是（　）。

点滴积累

1. 抗病毒药物分为广谱抗病毒药、抗人类免疫缺陷病毒药、抗疱疹病毒药、抗流感病毒药、抗肝炎病毒药。

2. 利巴韦林为人工合成的核苷类药物，具有广谱抗病毒活性，对 RNA 和 DNA 病毒均有抑制作用。对甲型、乙型流感病毒引起的感染性疾病及腺病毒肺炎、甲型肝炎、疱疹、麻疹等均有防治作用。

学习评价

一、单项选择题

1. 与呋塞米合用可增强耳毒性的药物是（　　）。
   A. 头孢噻肟　　　B. 庆大霉素　　　C. 四环素　　　D. 氯霉素
2. 下列关于氨苄西林的特点，哪项是错误的？（　　）
   A. 耐酸口服可吸收　　　　　　　B. 对革兰阴性菌有较强抗菌作用
   C. 对铜绿假单胞菌无效　　　　　D. 对耐药金黄色葡萄球菌有效
3. 治疗金黄色葡萄球菌引起的骨髓炎应选用（　　）。
   A. 红霉素　　　B. 链霉素　　　C. 克林霉素　　　D. 头孢氨苄
4. 青霉素 G 最适合治疗下列哪种疾病？（　　）
   A. 痢疾杆菌、幽门螺杆菌、肺炎杆菌引起的感染
   B. 衣原体引起的感染
   C. 溶血性链球菌引起的感染、破伤风、梅毒
   D. 支原体引起的感染
5. 服用磺胺时，同服小苏打的目的是（　　）。
   A. 增强抗菌疗效　　　　　　　B. 减少不良反应
   C. 扩大抗菌谱　　　　　　　　D. 防止药物排泄过快而影响疗效
6. 药物中毒后可用等剂量维生素 B_6 来对抗的抗结核病药是（　　）。
   A. 利福平　　　B. 乙胺丁醇　　　C. 异烟肼　　　D. 对氨基水杨酸
7. 两性霉素 B 抗菌作用的主要机制为（　　）。
   A. 改变真菌细胞膜的通透性　　　B. 抑制核酸的合成
   C. 抑制叶酸的合成　　　　　　　D. 抑制真菌细胞的蛋白质合成
8. 治疗危重深部真菌感染的首选药物是（　　）。
   A. 两性霉素 B　　　B. 酮康唑　　　C. 特比萘芬　　　D. 灰黄霉素
9. 以下为广谱抗病毒药的是（　　）。
   A. 利巴韦林　　　B. 阿昔洛韦　　　C. 氟胞嘧啶　　　D. 金刚烷胺
10. 治疗单纯疱疹病毒（HSV）感染一般选用（　　）。
    A. 利巴韦林　　　B. 齐多夫定　　　C. 阿昔洛韦　　　D. 金刚烷胺

二、多项选择题

1. 四环素的不良反应包括（　　）。
   A. 胃肠道刺激　　　　B. 再生障碍性贫血　　　C. 肝毒性
   D. 影响骨骼和牙齿　　E. 二重感染
2. 氟喹诺酮类药物的抗菌特点，不包括（　　）。

A. 抑制细菌 DNA 回旋酶，抑制 DNA 复制
B. 对人类拓扑异构酶有较大影
C. 对铜绿假单胞菌无效
D. 对革兰阳性菌无效
E. 广谱、抗菌作用强

3. 18 岁以下青少年不宜使用喹诺酮类药物的原因，不包括（　　）。
   A. 胃肠道反应　　　　　B. 神经毒性　　　　　C. 光敏反应
   D. 软骨损害　　　　　　E. 心脏损害

4. 使用药物后，立即饮酒可引起双硫仑样反应的药物有（　　）。
   A. 阿莫西林　　　　　　B. 头孢哌酮　　　　　C. 头孢唑林
   D. 头孢曲松　　　　　　E. 青霉素 G

5. 可治疗支原体肺炎的药物有（　　）。
   A. 阿奇霉素　　　　　　B. 青霉素 V　　　　　C. 克拉霉素
   D. 青霉素 G　　　　　　E. 红霉素

6. 下列不属于一线抗结核病药的是（　　）。
   A. 异烟肼　　　　　　　B. 利福平　　　　　　C. 乙胺丁醇
   D. 对氨基水杨酸　　　　E. 环丝氨酸

7. 有关利福平的叙述错误的是（　　）。
   A. 为广谱抗菌药，对结核菌及 G^+、G^- 球菌均有效
   B. 抗菌谱窄，只对结核分枝杆菌有效
   C. 口服吸收快而完全
   D. 穿透力弱
   E. 服药期间患者尿、粪、泪液、痰等均可染成橘红色

8. 有关氟胞嘧啶，下列哪点不正确？（　　）
   A. 通过阻断真菌核酸合成发挥作用　　B. 不单独使用，常与两性霉素 B 合用
   C. 常用于浅表真菌感染　　　　　　　D. 为窄谱抗真菌药
   E. 因易透过血脑屏障，故对隐球菌性脑膜炎疗效较好

9. 可用于人类免疫缺陷病毒（HIV）感染的药物是（　　）。
   A. 拉米夫定　　　　　　B. 金刚烷胺　　　　　C. 齐多夫定
   D. 阿昔洛韦　　　　　　E. 利巴韦林

10. 金刚烷胺对下列病毒无效的是（　　）。
    A. 甲型流感病毒　　　　B. 乙型流感病毒　　　C. 腮腺炎病毒
    D. 麻疹病毒　　　　　　E. 单纯疱疹病毒

三、问答与用药

1. 青霉素 G 最严重的不良反应是什么？怎样预防和治疗？
2. 头孢菌素类抗生素有哪几代？各代头孢菌素的作用特点是什么？
3. 磺胺类药物与甲氧苄啶合用有何优点？
4. 试列举出一线抗结核病药的代表药物，并说出一线、二线抗结核病药的划分依据是什么？
5. 试述两性霉素 B 的作用机理和体内过程特点。
6. 抗病毒药按照临床用途的不同可分为哪几类，分别是什么？

第十二章 抗寄生虫药物

寄生虫是指寄生在宿主或者寄主体内,从中获取维持其生存、发育或者繁殖所需的营养,具有致病性的低等真核生物。常见的寄生虫有:疟原虫、蛔虫、螨虫、阿米巴虫、弓形虫、钩虫、血吸虫、绦虫、蛲虫、疥虫等。抗寄生虫药物是指通过抑制虫体内酶的作用、干扰虫体代谢、作用于虫体的神经肌肉系统、干扰虫体内离子平衡或转运等机制来预防或消灭寄生虫的药物。本章主要介绍抗疟药、抗阿米巴病药、抗滴虫病药、抗血吸虫病药、抗丝虫病药和抗肠蠕虫病药的药理作用及临床应用、不良反应、注意事项及用药指导。

1. **掌握** 抗疟药作用环节以及根据不同临床用途选用正确的抗疟药;其他常见寄生虫病的首选药物;代表药物的不良反应及注意事项。
2. **熟悉** 其他常见抗寄生虫药的作用及应用;常用抗寄生虫药的用药指导。
3. **了解** 常见抗寄生虫药作用特点;了解药物的制剂用法。

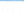

中级	高级
1. 能熟识常用抗寄生虫药的商品名、英文名。	1. 能介绍常见复方制剂的配伍原理。
2. 能介绍常用抗寄生虫药的作用机理及体内过程特点。	2. 能解释处方中联合用药的目的。
3. 能介绍新药的特点并进行同类药品的比较。	3. 能判断处方中起协同作用的药品。
4. 能根据疟疾、滴虫性阴道炎、血吸虫病、肠蠕虫病等常见寄生虫疾病症状提供药学咨询和用药安全指导。	4. 能判断处方中起拮抗作用的药品。
	5. 能对老人、小儿、孕妇、哺乳期妇女及其他特殊群体进行用药指导。

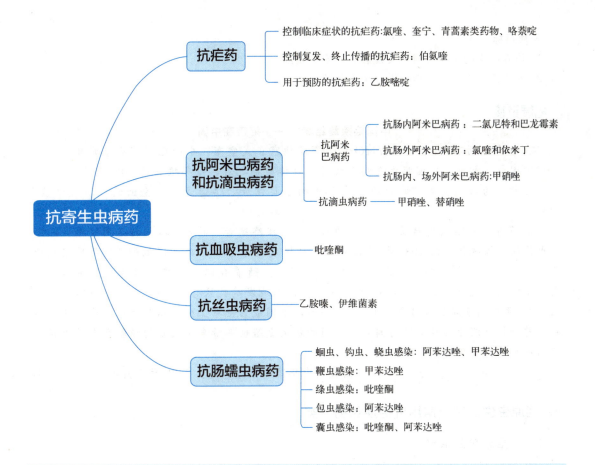

第一节 抗疟药

📄 学习引导

疟疾是由疟原虫感染所致的寄生虫病，属于地方性传染病。在热带及亚热带地区流行，一年四季均可发病。人体疟原虫分为间日疟原虫、恶性疟原虫、三日疟原虫、卵形疟原虫，以及人猴共感染的诺氏疟原虫。疟原虫在人体内的发育分为在肝细胞内的红外期和红细胞内的红内期两个阶段，典型的临床表现为周期性的寒战、发热、大汗等症状，同时可伴肝脾肿大和贫血等体征。那么，疟疾在国内的表现如何？抗疟药物作用环节有哪些？典型药物的药理作用是怎样的？主要不良反应及注意事项有哪些？怎样合理用药？下面让我们来学习。

抗疟药

 学习目标

知识目标
1. 掌握 抗疟疾药氯喹、伯氨喹和青蒿素的药理作用、临床应用及不良反应。
2. 熟悉 奎宁、乙胺嘧啶的作用及应用，疟疾药物的选用、预防及合理用药。
3. 了解 其他常用的抗疟疾药物。

能力目标
能根据疟疾的不同类型选用正确的抗疟药物，为患者提供用药咨询和用药指导。

第十二章 抗寄生虫药物 317

素质目标

1. 培养严谨的工作习惯，关爱患者，安全用药。
2. 养成良好的生活习惯，做好个人预防。

> **拓展链接**
>
> "中国疟疾终结者"——疟疾在中国
>
> 2021年6月30日8时，WHO总干事谭德塞正式宣布，中国已经消除了疟疾。然而在新中国成立初期，我国疟疾发病人数居各种传染病之首，每年报告近3000万例，致30万人死亡。为此，我国"疟疾终结者"吹响了集结号，迅速开展了全面的"消灭疟疾"计划。
>
> 1967年，中国政府启动了"523项目"。"疟疾终结者"的首个战术就是用蚊帐来阻断蚊虫传播。据统计，到1988年国家给重点疫区发放了240万顶药浸蚊帐，2年后疟疾死亡人数下降了95%，病例数也下降至11.7万例。随着我国"疟疾终结者"队伍不断壮大，疟疾病例进一步减少。截至2014年，中国本地发病数只有56例。经过不懈努力，截至2021年中国实现连续3年"0"本土病例，中国成为世界卫生组织西太平洋地区三十多年来首个获得消除疟疾认证的国家。中国的抗疟史给世界带来了宝贵的经验参考，为世界各国抗疟作出重要贡献。
>
> 摘自《中华流行病学杂志》2022年5月第43卷第5期

一、疟原虫生活史及常用抗疟疾药物分类

（一）疟原虫生活史

疟原虫是引起疟疾的寄生虫，人体疟原虫分为间日疟原虫、恶性疟原虫、三日疟原虫、卵形疟原虫，以及人猴共感染的诺氏疟原虫。疟原虫完整的生活史需要在人体内和蚊体内两个阶段发育完成，分为雌性按蚊体内的有性生殖阶段和人体内的无性生殖阶段（图12-1）。

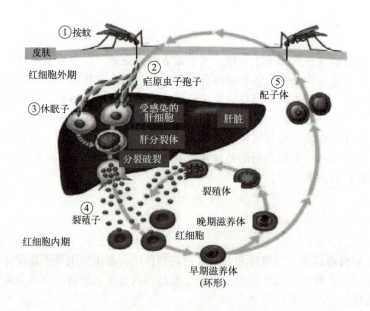

图12-1 疟原虫的生活史

1. 人体内的无性生殖阶段

（1）原发性红细胞外期　携带疟原虫的雌性按蚊叮人时，原虫将子孢子随唾液注入人体，侵入肝细胞，经多次裂体生殖，产生大量裂殖子。此期不出现症状，为该病的潜伏期。

（2）继发性红细胞外期　间日疟原虫的迟发型子孢子进入肝细胞后，还需4～6个月的休眠期才缓慢增殖，即为继发性红细胞外期，此期为间日疟复发的根源。

（3）红细胞内期　肝细胞破裂释放的裂殖子进入血液后，破坏红细胞，释放大量裂殖体及代谢产物，刺激机体产生高热、寒战等症状。

2. 雌性按蚊体内的有性生殖阶段

红细胞内期疟原虫经过几期裂殖增殖后，部分分化为雌、雄配子体。当按蚊叮人吸血时，雌、雄配子体进入按蚊体内，受精形成合子，进行有性生殖，逐步发育成子孢子，子孢子进入按蚊唾液腺，随疟原虫叮咬人时进入人体。

（二）抗疟疾药物分类

抗疟疾药物分类见表12-1。

表12-1　抗疟疾药物的分类

药物分类	作用机制	代表药物
控制临床症状的抗疟药	杀灭红细胞内的疟原虫	氯喹、奎宁、青蒿素、咯萘啶
控制复发、终止传播的抗疟药	杀灭肝内期疟原虫和红细胞内的配子体	伯氨喹
用于预防的抗疟药	抑制恶性疟在肝细胞内的早期发育和蚊体内的孢子增殖	乙胺嘧啶

二、常用抗疟疾药物

（一）控制临床症状的抗疟药

氯喹（Chloroquine）

【体内过程】

氯喹是一种4-氨基喹啉类抗疟药物，临床上常用其磷酸盐。口服吸收迅速完全，血药浓度在3小时内达峰，生物利用度高。口服氯喹后，在人全血中的浓度是血浆中的10～20倍。疟原虫入侵的红细胞内药物浓度又比正常红细胞高25倍。吸收入血后在组织中广泛分布，经肝脏代谢，代谢产物仍具有一定的抗疟活性，半衰期长，酸化尿液可加速排泄，$t_{1/2}$为2.5～10天，代谢和排泄缓慢，故作用持久。

【药理作用】

1. 抗疟作用　氯喹不能直接杀灭疟原虫，但能阻止DNA复制和RNA合成，从而影响其繁殖。主要作用于红细胞内期裂殖体，对红外期无效，对配子体也无直接作用，故不能用于病因预防及中断传播。对间日疟的红外期无效，故不能根治间日疟，但可根治恶性疟。

2. 抗肠外阿米巴原虫　氯喹在中性pH时不带电荷，能自由进入阿米巴的溶酶体，给药后主要分布于肝脏，能杀灭阿米巴滋养体，对阿米巴肝脓肿有效。

3. 免疫抑制作用　大剂量应用可抑制免疫反应。

4. 抗病毒作用　有研究表明，氯喹对多种病毒（包括SARS、HIV、流感病毒和COVID-19等）复制具有抑制作用。

【临床应用】

1. 疟疾　用于对氯喹敏感的间日疟和三日疟。由于大部分疟疾流行区的恶性疟原虫对氯喹已出现抗性，因此一般不推荐用于恶性疟治疗。此外还可用于预防性控制症状发作。

2. 肠外阿米巴病　可用于甲硝唑治疗无效或禁忌的阿米巴肝炎或肝脓肿，肠道内浓度低，对阿米巴痢疾无效。

3. 类风湿关节炎、红斑狼疮、结缔组织病等。

【不良反应及注意事项】

1. 不良反应　主要不良反应包括头痛、恶心、呕吐、视力模糊等，停药后可恢复，偶见抑制心肌兴奋性和房室传导，心脏病患者慎用。大剂量使用可对视神经造成不可逆损害（主要有中毒性视网膜病变和黄斑损害），可能与氯喹容易且长期地分布于富含黑色素组织中有关。

2. 注意事项　妊娠期妇女大量服用可致胎儿先天性耳聋、智力迟钝、脑积水、四肢畸形等，孕妇禁用，哺乳期妇女慎用。

【药物相互作用】

1. 与伯氨喹合用可根治间日疟。

2. 与单胺氧化酶合用可增加毒性；与氯化铵合用可加速排泄而降低血药浓度。

3. 与喹诺酮类（莫西沙星）或阿奇霉素合用，可能会引起心律失常（Q-T 间期延长）。

> 【学做结合】12-1
>
> 能杀灭红细胞内期疟原虫，同时可杀灭阿米巴原虫的临床常用控制疟疾症状的是（　　）。
> A. 氯喹　　B. 伯氨喹　　C. 奎宁　　D. 乙胺嘧啶　　E. 青蒿素

奎宁（Quinine）

奎宁为喹啉类衍生物，是从金鸡纳树皮中提取的生物碱。其作用机制为干扰疟原虫 DNA 复制和 RNA 转录，作用较氯喹弱。曾作为治疗疟疾的主要药物，但由于其不良反应较多，较常见的有金鸡纳反应，表现为恶心、呕吐、头痛、耳鸣、视力听力减退等，现已不作为一线药物使用。主要用于治疗耐氯喹和耐多种药物虫株所致的恶性疟，也可用于间日疟。妊娠期妇女禁用，哺乳期妇女慎用。

青蒿素类药物

由我国学者从传统中草药——黄花蒿中提取的一种倍半萜内酯类新型抗疟药物。目前主要包括青蒿琥酯与蒿甲醚注射剂和以青蒿素为基础的复方口服药物两大类。

【体内过程】

该类药物口服吸收良好，起效迅速，1.3 小时达浓度高峰，静脉注射 2~3 分钟后达有效浓度，较易通过血脑屏障。血浆半衰期 $t_{1/2}$ 约为 2 小时。体内分布广泛，排泄和代谢迅速。

【药理作用和临床应用】

该类药物对疟原虫红细胞内期无性体有强大且快速的杀灭作用，并可阻碍恶性疟原虫配子体的发育，对红细胞外期无效，广泛用于抗氯喹恶性疟的治疗。

双氢青蒿素适用于各种类型疟疾的症状控制，尤其是对氯喹产生抗药性的恶性及凶险性疟疾有较好疗效。青蒿琥酯注射剂为青蒿素的水溶性衍生物，经静脉注射后在肝脏迅速代谢为双氢青蒿素并发挥杀虫作用，该药已被 WHO 推荐为重症疟疾的首选治疗药物。蒿甲醚注射剂为青蒿素的脂溶性衍生物，肌内注射吸收后也经肝脏代谢为双氢青蒿素并发挥杀虫作用，该药已被 WHO 推荐为无青蒿琥酯注射剂地区重症疟疾的替代治疗药物之一。

【不良反应及注意事项】

推荐剂量下不良反应较少，偶见四肢麻木、心动过速、腹痛、腹泻，少数病例有红细胞一过性减少。动物实验显示有一定的胚胎毒性，孕妇慎用。

咯萘啶（Pyronaridine）

咯萘啶为苯并萘啶类新型抗疟药物，该药可口服、肌内注射和静脉滴注，吸收迅速，肌注 0.75 小时或口服 1.4 小时后血浆浓度达高峰，半衰期较短，$t_{1/2}$ 为 2～3 天。对各种疟原虫的红内期无性期均有较强杀灭作用，与氯喹无交叉抗药性，可用于抗氯喹恶性疟的治疗。不良反应一般较轻，部分易出现胃部不适、拉稀，偶有恶心、呕吐、头晕等。严重心、肝、肾疾病患者慎用，服药后尿液会呈红色，为正常现象。该药主要包括片剂、注射剂和与青蒿素类药物组成的复方口服片剂。

（二）控制复发、终止传播的抗疟药

伯氨喹（Primaquine）

【体内过程】

该药口服在肠内吸收快而完全，1 小时内达峰，生物利用度高。主要分布在肝组织内，其次为脑、肺和心。$t_{1/2}$ 为 5 小时左右，大部分在体内代谢，仅 1% 由尿中排泄。因血药浓度维持时间短，故需反复多次服药起效。

【药理作用和临床应用】

该药可杀灭间日疟、三日疟、恶性疟和卵形、疟组织期的虫株。伯氨喹能杀灭肝内期疟原虫防止复发，且能抑制成熟配子体在蚊体内发育，可减少疟疾传播，但对红内期疟原虫几乎无作用。是控制疟疾复发、终止传播的首选。

【不良反应及注意事项】

伯氨喹不良反应较其他抗疟药高。当剂量超 30mg 时，易发生疲倦、头晕、恶心、呕吐，少数人可出现药物热和粒细胞缺乏，停药即可恢复。葡萄糖-6-磷酸脱氢酶（G-6-PD）缺乏者，可发生急性溶血性贫血或高铁血红蛋白过多症，应用亚甲基蓝 1～2mg/kg 静脉注射，能迅速改善症状。

葡萄糖-6-磷酸脱氢酶（G-6-PD）缺乏者、系统性红斑狼疮及类风湿关节炎患者禁用，孕妇禁用。

【用药指导】

用药步骤	用药指导要点
用药前	(1) 熟悉磷酸伯氨喹的适应证和禁忌证。 (2) 详细询问患者有无葡萄糖-6-磷酸脱氢酶缺乏症(俗称蚕豆病)及其他溶血性贫血的病史及家族史,有无葡萄糖-6-磷酸脱氢酶(G-6-PD)缺乏以及烟酰胺腺嘌呤二核苷酸还原酶(NADH)缺乏等病史
用药中	(1) 服药过程中可能会发生疲倦、头晕、恶心、呕吐等现象,要放松心情,注意休息。一旦觉得极为不适,及时就医。 (2) 该药品遇光易变质,应避光保存
用药后	(1) 密切观察用药后的疗效和不良反应。 (2) 嘱咐患者定期检查红细胞计数及血红蛋白量

【学做结合】12-2

易引起高铁血红蛋白过多症或急性溶血性贫血的药物是（　　）。
A. 氯喹　　B. 伯氨喹　　C. 青蒿琥酯　　D. 乙胺嘧啶　　E. 奎宁

（三）用于预防的抗疟药

乙胺嘧啶（Pyrimethamine）

乙胺嘧啶是二氢叶酸还原酶抑制剂，为人工合成的非喹啉类抗疟药。

乙胺嘧啶对恶性疟及间日疟原虫的红外期有抑制作用，对红内期的抑制作用仅限于未成熟裂殖体阶段。疟原虫红内期不能利用环境中的叶酸，而必须自行合成，乙胺嘧啶抑制二氢叶酸还原成四氢叶酸，从而影响核酸生物合成，影响疟原虫繁殖，对已发育的裂殖体无效。临床上用于疟疾的病因性预防，也可阻止疟疾传播。用于预防时，应于进入疫区前1~2周开始服用，一般宜服用至离开疫区6~8周。也可以用于治疗弓形虫病。

不良反应较少，但大剂量服用时，易引起叶酸缺乏，较严重的是巨幼红细胞性贫血、白细胞减少症。儿童服用易引起急性中毒，孕妇和哺乳期妇女禁用。

点滴积累

1. 抗疟疾药可分为控制临床症状的抗疟药，如氯喹、青蒿素、奎宁等；控制复发、终止传播的抗疟药，如伯氨喹；用于预防的抗疟药，如乙胺嘧啶。双氢青蒿素被WHO推荐为重症疟疾的首选治疗药物。
2. 氯喹的主要药理作用有：抗疟作用；抗肠外阿米巴原虫；免疫抑制作用和抗病毒作用。
3. 葡萄糖-6-磷酸脱氢酶（G-6-PD）缺乏者服用伯氨喹可发生急性溶血性贫血或高铁血红蛋白过多症。

第二节　抗阿米巴病药和抗滴虫病药

学习引导

阿米巴病占全球寄生虫病发病的第二位，其主要由致病性的溶组织内阿米巴原虫感染引起，包含感染性包囊体期和致病性滋养体期。主要引起两大临床症候：阿米巴结肠炎和阿米巴肝脓肿。滴虫是一种极微小、有鞭毛的原虫生物，滴虫病主要指滴虫性阴道炎，由阴道毛滴虫感染引起。阴道毛滴虫寄生于男性和女性的泌尿生殖道，是一种性传播寄生虫，临床表现为阴道分泌物增多及外阴瘙痒。那么，治疗阿米巴病和滴虫病的药物有哪些？药理作用和临床应用是怎样的？主要不良反应及注意事项有哪些？怎样合理用药？下面让我们来学习。

学习目标

知识目标
1. 掌握　抗阿米巴病和抗滴虫病的主要药物。
2. 熟悉　其他常用抗阿米巴病和抗滴虫病的药物。
3. 了解　阿米巴病和滴虫病的致病原因、分类、临床症状。

能力目标
能够选用正确的药物治疗阿米巴病和滴虫病，为患者提供用药咨询和用药指导。

素质目标
1. 关爱患者，注意保护患者隐私，安全和合理用药。
2. 培养良好的生活习惯。

一、抗阿米巴病药

根据药物作用部位,可将抗阿米巴病药分为抗肠内阿米巴病药、抗肠外阿米巴病药和抗肠内、肠外阿米巴病药。

(一) 抗肠内阿米巴病药

卤化喹啉类

此类药物有直接杀阿米巴原虫作用,口服吸收较少,曾广泛用作肠腔内抗阿米巴药,用于排包囊者,或与甲硝唑合用于急性阿米巴痢疾。此类药物毒性低,但可致腹泻。每日用药量超过2g且疗程较长时,或用药者为儿童时,危险性较大。在日本曾见引起亚急性脊髓-视神经病,可致视神经萎缩和失明。许多国家已禁止或限制其应用,包括喹碘方(Chiniofon)、双碘喹啉(Diiodhydroxyquinoline)和氯碘羟喹(Clioquinol)。

巴龙霉素 (Paromomycin)

该药为氨基糖苷类抗生素,抗菌谱与卡那霉素和新霉素基本相同。对阿米巴原虫有较强的抑制作用,主要用于肠内阿米巴病治疗,对肠外阿米巴病无效。该药口服吸收少,大部分以原型随粪便排出,耳、肾毒性较大,不宜全身服药。此外,该药对隐孢子虫、丝虫有良好的抑制作用,可用于肠道隐孢子虫病的治疗,也可以用于结肠术前准备及肝性昏迷。

二氯尼特 (Diloxanide)

该药是目前最有效的杀包囊药,为治疗无症状带阿米巴包囊者的首选药。对于急性阿米巴痢疾,单用二氯尼特疗效不佳;但在甲硝唑控制症状后再用二氯尼特治疗肠腔内的小滋养体,可有效地预防复发。对肠外阿米巴病无效。该药对阿米巴原虫有直接杀灭作用,对脊椎动物无明显作用,不良反应轻微,偶尔出现呕吐和皮疹等。很大剂量时可致流产,但无致畸作用。

(二) 抗肠外阿米巴病药

氯喹 (Chloroquine)

氯喹对阿米巴滋养体有较强的杀灭作用,是治疗阿米巴肝脓肿的主要药物(具体见本章第一节)。

依米丁 (Emetine)

存在于巴西吐根中的一种异喹啉型生物碱,又被称为吐根酚碱、九节因。该药衍生物去氢依米丁毒性弱于依米丁,但作用更强。

【药理作用和临床应用】

该药对阿米巴原虫滋养体有直接杀灭作用,但对其包囊则无效。其作用是通过抑制肽链的延长,使寄生虫和哺乳动物细胞中的蛋白质合成受阻。依米丁只能杀死肠壁及组织中的滋养体,而不能消灭肠腔中的滋养体。临床上主要用于阿米巴痢疾和肠外阿米巴病如阿米巴肝脓肿等;主要用于甲硝唑或氯喹无效的患者。

【不良反应及注意事项】

该药不良反应较多,轻者可导致局部注射部位疼痛、恶心、呕吐和腹泻;重者可致神经肌肉反应和心脏毒性,表现为四肢无力、疼痛、低血压、心前区疼痛、心动过速和心律不齐,甚至可出现呼吸困难。心脏病、肾脏病患者及孕妇禁用。

（三）抗肠内、肠外阿米巴病药

甲硝唑（Metronidazole，灭滴灵）

【体内过程】

甲硝唑为硝基咪唑类化合物，起效迅速，口服 1~2 小时起效，甲硝唑分布在脑脊液、唾液和乳汁中，浓度和血浆浓度相似，主要通过尿液排泄。同类药物还有替硝唑和奥硝唑等，药理作用、用途和甲硝唑相似。

【药理作用和临床应用】

1. 抗阿米巴病　甲硝唑对肠内外阿米巴滋养体有强大的杀灭作用，可治疗所有形式的阿米巴病，是治疗急慢性阿米巴痢疾和肠外阿米巴病首选药。

2. 抗滴虫病　对阴道滴虫有杀灭作用，首选用于女性滴虫性阴道炎、泌尿道滴虫病和男性泌尿生殖系统滴虫病，已婚夫妻同服疗效更佳。

3. 抗厌氧菌感染　在无氧环境中，对大多数专性厌氧菌发挥抗菌作用，用于预防术后厌氧菌感染，尤其是拟杆菌和厌氧链球菌感染。

4. 其他　甲硝唑还可以用于贾第虫病、小袋虫病、皮肤利什曼病和麦地那龙线虫感染。

【不良反应及注意事项】

1. 消化道反应　最常见，包括恶心、呕吐、食欲不振、腹部绞痛等，一般不影响治疗。

2. 神经系统反应　头痛、眩晕、幻觉、肢体麻木、共济失调等。

3. 皮肤和皮下组织疾病　罕见，如皮疹、脓疱疹、急性全身性发疹性脓疱病。

【药物相互作用】

1. 与土霉素合用可干扰甲硝唑清除阴道滴虫的作用。

2. 同时应用甲硝唑和双硫仑的酗酒患者可能会出现精神症状。

3. 甲硝唑可抑制乙醇代谢，如果在甲硝唑治疗期间和停药后饮用含酒精饮料或丙二醇产品，可能会出现腹部痉挛、恶心呕吐等。

> 【学做结合】12-3
>
> 抗肠外阿米巴病选用（　　）。
> A. 碘化喹啉　　B. 巴龙霉素　　C. 二氯尼特　　D. 甲硝唑　　E. 青蒿素

二、抗滴虫病药

滴虫病主要是指由阴道毛滴虫引起的滴虫性阴道炎、尿道炎和前列腺炎。临床上男性及女性滴虫病均推荐使用甲硝唑或替硝唑（见抗阿米巴病），替硝唑治疗滴虫病比甲硝唑更敏感。

乙酰胂胺（Acetarsol）

对阴道滴虫及阿米巴原虫均有抑制作用。该药毒性较大，局部用药有轻度刺激，外用治疗阴道滴虫。月经期间忌用，用药期间禁止性交。

> 【学做结合】12-4
>
> 李某，女，34 岁，近来总觉得阴部有异味并伴有黄绿色稀薄分泌物，经医院检查为滴虫性阴道炎，下列药物可选用（　　）。
> A. 制霉菌素　　B. 克霉唑　　C. 甲硝唑　　D. 氯喹　　E. 吡喹酮

> **点滴积累**
>
> 1. 抗阿米巴病药主要分为抗肠内阿米巴病药（二氯尼特和巴龙霉素），抗肠外阿米巴病药（氯喹和依米丁），抗肠内、肠外阿米巴病药（甲硝唑）。
> 2. 滴虫病首选甲硝唑。

第三节 抗血吸虫病药

学习引导

血吸虫病是指血吸虫寄生于人体所致的疾病，严重危害身体健康。临床表现分为四期，分别为：侵袭期、急性期、慢性期和晚期。临床主要表现为入侵部位发生皮炎，并伴有发热、全身皮疹、腹痛腹泻、肝区压痛等症状。那么，治疗血吸虫病的药物有哪些？药理作用和临床应用是怎样的？主要不良反应及注意事项有哪些？怎样合理用药？下面让我们来学习。

学习目标

知识目标
1. 掌握　吡喹酮的临床应用、不良反应和注意事项。
2. 熟悉　吡喹酮的作用机理。
3. 了解　血吸虫病的致病原因。

能力目标
能够选用正确的药物治疗血吸虫病，为患者提供用药咨询和用药指导。

素质目标
1. 引导学生培养良好生活习惯、学会健康饮食。
2. 培养学生不怕吃苦、无私奉献的医者仁心。

拓展链接

万众一心送"瘟神"——新中国围歼血吸虫病纪实

血吸虫病曾遍布我国长江流域及其以南的十几个省、区、市，受威胁人口达1亿以上。大多数患者骨瘦如柴、腹大如鼓，丧失劳动能力，妇女不能生育，儿童成侏儒。血吸虫病严重的地区田地荒芜，家破人亡。

新中国成立后，毛主席发出了"一定要消灭血吸虫"的伟大号召。1953年国务院下文，令各省、市、县都要建立血吸虫病防治机构。如今全国共有血防专业干部一万六千多名，他们常年战斗在血防第一线，涌现出许多先进工作者，有的在工作中感染了血吸虫病，甚至献出了宝贵的生命。经过70余年的奋斗和努力，通过实施"以钉螺控制为主""以人畜同步化疗为主"和"以传染源控制为主"的综合治理策略，我国血防工作取得了举世瞩目的成就，截至2020年，全国450个流行县（市、区）中，337个县达到血吸虫病消除标准，98个县达到传播阻断标准，仅有15个县处于传播控制阶段。中国的血防工作体现了中国共产党"人民至上"和全心全意为人民服务的初心和使命。

血吸虫病是由裂体吸虫属血吸虫寄生于人或动物体内而引起的一种寄生虫病。我国流行的是日本血吸虫病，主要分布于长江流域及其以南的 12 个省、自治区、直辖市，血吸虫防治措施采取的是以传染源控制为主的综合防治策略。临床首选的抗血吸虫药物为吡喹酮。

吡喹酮（Praziquantel）

吡喹酮为吡嗪异喹啉类衍生物，为世界卫生组织基本药物标准清单上的药物，是世界上用于基本公共卫生最重要的药物之一。

【体内过程】

口服后吸收迅速，80％以上的药物可从肠道吸收，血药浓度达峰时间约 1 小时。药物进入肝脏后很快代谢，主要形成羟基代谢物，仅极少量未代谢的原药进入体循环。主要分布于肝脏，$t_{1/2}$ 为 0.8～1.5 小时，主要由肾脏以代谢物形式排出。

【药理作用和临床应用】

该药对血吸虫、绦虫、囊虫、华支睾吸虫、肺吸虫、姜片虫均有效。主要通过 5-HT 样作用使宿主体内血吸虫、绦虫产生痉挛性麻痹脱落，对多数绦虫成虫和未成熟虫体都有较好效果，同时能影响虫体肌细胞内 Ca^{2+} 通透性，使 Ca^{2+} 内流增加，抑制肌浆网钙泵的再摄取，虫体肌细胞内 Ca^{2+} 含量大增，使虫体麻痹脱落。

为广谱抗吸虫和绦虫药物。适用于各种血吸虫病、华支睾吸虫病、肺吸虫病、姜片虫病以及绦虫病和囊虫病。

【不良反应及注意事项】

常见的副作用为头昏、恶心、腹痛、腹泻、四肢酸痛等，一般程度较轻，持续时间短，可不处理。偶见心悸、胸闷以及一过性转氨酶升高；偶可诱发精神失常和消化道出血。严重心、肝、肾病患者及有精神病史者慎用。

点滴积累

流行于我国的血吸虫主要是日本血吸虫，抗血吸虫病首选药为吡喹酮。

第四节　抗丝虫病药

学习引导

丝虫病是指丝虫寄生于人体淋巴组织、皮下组织或浆膜腔引起的流行性寄生虫病。急性期丝虫病的临床特征为反复发作淋巴炎和淋巴结炎，晚期可表现为不同部位的淋巴水肿、象皮肿、乳糜尿和睾丸鞘膜积液等症状。那么，治疗丝虫病的药物有哪些？药理作用和临床应用是怎样的？主要不良反应及注意事项有哪些？怎样合理用药？下面让我们来学习。

学习目标

知识目标
1. 掌握　治疗丝虫病的主要药物。
2. 熟悉　乙胺嗪和伊维菌素的临床应用和不良反应。

3. 了解　丝虫病的致病原因。

能力目标

能够选用正确的药物治疗丝虫病，为患者提供用药咨询和用药指导。

素质目标

1. 关爱患者，注意保护患者隐私，安全和合理用药。
2. 培养学生严谨的科学思维，细致的工作态度。

> **拓展链接**
>
> **一个寻找虫子的故事**
>
> 　　近期，一个南宁医生罗晓成寻找虫子的故事，登上了国际顶级医学期刊——《柳叶刀—感染病学》，报道题目为《以反复贫血为特征的不典型输入性罗阿丝虫病》，该期刊在国际感染病学专业期刊中排名第一。病例报道一位有多年在加纳、刚果共和国、厄瓜多尔务工经历的男性患者患丝虫病的诊疗经过。
>
> 　　2007 年，我国成为全球第一个宣布消除丝虫病的国家。对于罗阿丝虫病，我国近年来偶有输入性病例报道。其典型症状是感染者皮肤上有游走性肿块，眼部有时可见成虫蠕动，皮肤瘙痒等。但是本例患者缺乏以上典型症状。因此诊断为罗阿丝虫病并成功救治，是一例非流行区域、非典型症状的准确诊断。其中，医务工作者对病因穷追不舍的态度是找到虫子、辨别虫子的关键。这个案例刊登于世界一流的医学期刊，为全球范围内丝虫病的诊断提供了宝贵的文献记载。
>
> 摘自《广西日报》2022 年 6 月 29 日第 007 版

　　丝虫病是指由丝虫寄生在人体淋巴系统引起的症状，对人致病的丝虫有 8 种：班氏丝虫、马来丝虫、帝汶丝虫、盘尾丝虫、罗阿丝虫、奥氏丝虫、常现丝虫、链尾丝虫。曾在我国流行的有班氏丝虫和马来丝虫两种，临床常用药物有乙胺嗪和伊维菌素。

乙胺嗪（Diethylcarbamazine，海群生）

　　乙胺嗪为哌嗪类衍生物，口服在肠内迅速吸收，达峰时间为 1~2 小时，48 小时内即自血中消失而不能测得，绝大部分在体内被代谢后由肾脏排出，代谢产物能在 24 小时内排出 70%。1947 年用于临床，是目前最常用的抗丝虫病药物，可使患者血中微丝蚴迅速减少或完全消失，主要有两种作用：一是抑制肌肉活动，使虫体固定不动；二是改变微丝蚴体表膜，使之更易遭受宿主防御功能的攻击和破坏。对马来丝虫病的治疗效果比对班氏丝虫病好。也可用于治疗盘尾丝虫病和罗阿丝虫病。毒性较低，可引起胃肠道不适和头晕乏力；此外，微丝蚴和成虫被杀灭后释放的大量异体蛋白可引起过敏反应。

伊维菌素（Ivermectin）

　　阿维菌素的衍生物，为广谱的口服抗寄生虫药物。对各种生命周期的大部分线虫均有作用，对盘尾丝虫的微丝蚴有效，但对成虫无效；对仅处于肠道的粪圆线虫也有效。该药具有选择性抑制作用，通过与无脊柱动物神经细胞与肌肉细胞中谷氨酸为阀门的氯离子通道的高亲和力结合，从而导致细胞膜对氯离子通透性增加，引起神经细胞或肌肉细胞超极化，使寄生虫麻痹或死亡。临床用于盘尾丝虫病、罗阿丝虫病和类圆线虫病，以及钩虫、蛔虫、鞭虫和蛲虫感染。不良反应较少，主要有恶心、呕吐、便秘、腹泻等胃肠道反应以及头晕、嗜睡等神经系统反应。孕妇、哺乳期妇女忌服。

> **点滴积累**
>
> 丝虫病临床常用药物有乙胺嗪和伊维菌素，首选药为乙胺嗪。乙胺嗪对马来丝虫病的治疗效果比对班氏丝虫病好。伊维菌素临床主要用于盘尾丝虫病、罗阿丝虫病和类圆线虫病。

第五节 抗肠蠕虫病药

学习引导

肠道蠕虫是一种常见的寄生虫病，临床以腹痛最常见，位于脐周，呈不定时反复发作，儿童患者有时可引起神经症状，如惊厥、夜惊、磨牙、异食癖等。对人们生活和健康造成严重影响，一旦发现应及时治疗。那么，治疗肠道蠕虫的药物有哪些？药理作用和临床应用是怎样的？主要不良反应及注意事项有哪些？怎样合理用药？下面我们来学习。

学习目标

知识目标
1. 掌握 抗肠道蠕虫病阿苯达唑的临床应用、不良反应和注意事项。
2. 熟悉 其他抗不同类型肠道蠕虫的药物。
3. 了解 肠道蠕虫的致病原因、分类、临床症状。

能力目标
能够选用正确的药物治疗不同类型的肠道蠕虫病，为患者提供用药咨询和用药指导。

素质目标
1. 关爱患者，培养安全和合理用药意识。
2. 培养良好的生活习惯。

肠道蠕虫包括蛔虫、钩虫、蛲虫、绦虫、鞭虫、包虫和囊虫等。抗蠕虫药主要是用于驱除和杀死肠道内蠕虫的药物，根据不同蠕虫类型应用不同的抗蠕虫药物，具体详见表12-2。

表 12-2 肠道蠕虫病的类型及药物治疗

感染蠕虫类型	首选药物	次选药物
蛔虫	甲苯达唑、阿苯达唑	噻嘧啶、哌嗪、左旋咪唑
钩虫	甲苯达唑、阿苯达唑	噻嘧啶
蛲虫	甲苯达唑、阿苯达唑	噻嘧啶、伊维菌素、哌嗪
绦虫	吡喹酮	阿苯达唑、氯硝柳胺
鞭虫	甲苯达唑	
包虫	阿苯达唑	
囊虫	吡喹酮、阿苯达唑	

甲苯达唑（Mebendazole）

高效广谱的口服驱虫药，苯并咪唑衍生物。该药在肠腔局部起作用，能够干扰寄生虫肠道微管蛋白的形成，引起寄生虫肠道超微结构退行性变化，从而破坏寄生虫对葡萄糖的摄取及其消化功能，进而导致寄生虫自溶。主要用于治疗蛲虫、蛔虫、鞭虫、十二指肠钩虫、粪类圆线虫和绦虫单独及混合的胃肠道感染。不良反应较少。偶见腹部不适、腹泻及胃肠胀气、皮疹等。

阿苯达唑（Albendazole，肠虫清）

【药理作用和临床应用】

广谱驱虫药，具有广谱、高效、低毒特点。通过阻断虫体对多种营养和葡萄糖的摄取，导致虫体糖原耗竭，致使寄生虫无法生存和繁殖。临床上主要用于治疗蛔虫病和蛲虫病，也可用于钩虫、鞭虫、绦虫等感染及混合感染，疗效优于甲苯达唑，是抗线虫病的首选。

【不良反应及注意事项】

不良反应较少，偶见恶心、呕吐、腹泻、口干、乏力、发热等，停药后可自行消失。治疗蛔虫病时，偶见口吐蛔虫现象。孕妇、哺乳期妇女及2岁以下小儿禁用；严重肝、肾、心功能不全及活动性溃疡病患者禁用。

蛲虫病易自身重复感染，故在治疗2周后应重复治疗一次。

噻嘧啶（Pyrantel）

为去极化神经肌肉阻滞剂，能抑制虫体胆碱酯酶，使乙酰胆碱聚集，导致虫体细胞产生去极化及收缩性麻痹作用，继而虫体停止活动而被排出体外。主要用于治疗蛔虫病、蛲虫病、钩虫病及鞭虫病。口服吸收极少，大部分药物以原型自粪便中排出。治疗剂量下不良反应很轻，偶有天冬氨酸氨基转移酶活性升高。

哌嗪（Piperazine）

抗蛔虫病常用其磷酸盐。该药通过麻痹蛔虫，使蛔虫不能附着于宿主肠壁，随肠蠕动而排出。临床主要用于儿童蛔虫和蛲虫感染。不良反应较轻，偶可发生恶心、呕吐、腹痛、腹泻等胃肠道不适；过敏者可发生流涕、咳嗽、眩晕、嗜睡等症状。肝功能不全、神经系统疾病或癫痫患者禁用。

氯硝柳胺（Niclosamide，灭绦灵）

口服不吸收，通过抑制绦虫线粒体氧化磷酸化发挥作用，对猪头绦虫、牛肉绦虫和短膜壳绦虫均有效。该药对虫卵无作用，为防止虫体消化释放虫卵逆流入胃而引起囊虫病，在治疗时宜先服用小剂量氯丙嗪或甲氧氯普胺止吐，服药后2~3小时再服用硫酸镁导泻排出绦虫节片。不良反应轻微，胃肠道不适较为常见。

点滴积累

肠道蠕虫感染要根据情况合理使用药物。蛔虫、钩虫、蛲虫感染首选阿苯达唑、甲苯达唑；鞭虫感染选甲苯达唑；绦虫感染首选吡喹酮。

学习评价

一、单项选择题

1. 根治间日疟采用的方案是（　　）。
   A. 氯喹+伯氨喹　　B. 氯喹+乙胺嘧啶　　C. 氯喹+青蒿素　　D. 伯氨喹+乙胺嘧啶
2. 重症疟疾的首选治疗药物是（　　）。

A. 氯喹　　　　　B. 青蒿素　　　　C. 伯氨喹　　　　D. 乙胺嘧啶

3. 刘某，男，40岁，近期将前往非洲工作，该地疟疾好发，请问他可以服用下列哪种药物预防？（　　）

A. 青蒿素　　　　B. 伯氨喹　　　　C. 甲硝唑　　　　D. 哌喹

4. 猪肉绦虫感染首选的是（　　）。

A. 青蒿素　　　　B. 阿苯达唑　　　C. 吡喹酮　　　　D. 甲硝唑

5. 使用下列哪种药物容易引起急性溶血性贫血？（　　）

A. 青蒿素　　　　B. 伯氨喹　　　　C. 巴龙霉素　　　D. 乙胺嗪

6. 滴虫性阴道炎首选（　　）。

A. 青霉素　　　　B. 吡喹酮　　　　C. 甲硝唑　　　　D. 哌喹

7. 林某，男，4岁，近来腹痛频繁，腹痛位置靠近脐周，据家长叙述晚上有磨牙、异食癖，经查体为蛔虫感染，可选用下列哪种药物？（　　）

A. 阿苯达唑　　　B. 哌嗪　　　　　C. 甲硝唑　　　　D. 红霉素

8. 具有免疫调节作用的抗蠕虫药物为（　　）。

A. 阿苯达唑　　　B. 甲苯达唑　　　C. 左旋咪唑　　　D. 哌嗪

9. 应用甲硝唑或氯喹无效的阿米巴病可选用下列何种药物？（　　）

A. 依米丁　　　　B. 咯萘啶　　　　C. 青蒿素　　　　D. 巴龙霉素

10. 具有麻痹虫体肌肉作用的药物是（　　）。

A. 哌嗪　　　　　B. 伊维菌素　　　C. 阿苯达唑　　　D. 氯硝柳胺

二、多项选择题

1. 下列关于阿苯达唑的说法正确的是（　　）。

A. 通过抑制虫体胆碱酯酶，使乙酰胆碱聚集，导致虫体细胞产生去极化及收缩麻痹作用

B. 为高效、广谱、低毒的抗蠕虫病药

C. 通过阻断虫体对多种营养和葡萄糖的摄取

D. 孕妇、哺乳期妇女及2岁以下小儿禁用

E. 治疗蛲虫病时易自身重复感染，故在治疗2周后应重复治疗一次

2. 吡喹酮可用于下列哪些疾病的治疗？（　　）

A. 蛔虫　　　B. 血吸虫　　　C. 猪肉绦虫　　　D. 姜片虫　　　E. 滴虫

3. 下列药物中对肠道蠕虫有效的是（　　）。

A. 阿苯达唑　　B. 甲苯达唑　　C. 左旋咪唑　　D. 吡喹酮　　E. 哌嗪

4. 下列关于疟疾预防的说法正确的是（　　）。

A. 赴疟疾流行区前，应了解当地状况，做好个人防护准备

B. 使用蚊帐纱窗，穿长衣长袖

C. 采用长效杀虫剂处理蚊帐以及室内滞留喷洒等，并加强居住地的环境治理，减少蚊虫滋生

D. 氯喹每次服600 mg，每月1次，睡前服

E. 回国后，如出现发冷、发热、出汗等不适症状应及时就医，入境和就医时主动告知旅行史

5. 下列药物孕妇禁用的有（　　）。

A. 氯喹　　　B. 青蒿素　　　C. 阿苯达唑　　　D. 吡喹酮　　　E. 甲硝唑

三、问答与用药

1. 抗疟药可以分为哪几类？每类代表药有哪些？
2. 简述抗阿米巴原虫病的药物分类、作用机制、临床应用和不良反应。
3. 简述抗血吸虫病药物吡喹酮的作用机制及不良反应。

第十三章 抗恶性肿瘤药物

课前导语

　　肿瘤是指机体在各种致瘤因素作用下，局部组织的细胞异常增生而形成的局部肿块。良性肿瘤容易清除干净，一般不转移、不复发，对器官、组织只有挤压和阻塞作用。但恶性肿瘤还可以破坏组织、器官的结构和功能，引起坏死出血、合并感染，患者最终可能由于器官功能衰竭而死亡。

　　抗恶性肿瘤药物也称抗癌药，是能抑制和杀伤恶性肿瘤细胞的一类药物。在肿瘤综合治疗中具有重要地位，特别是对不能用手术治疗的白血病、播散型肿瘤的治疗尤为重要。

学习要求

1. **掌握** 抗恶性肿瘤药物的不良反应及防治；常用药物的作用特点和适应证。
2. **熟悉** 抗肿瘤药物的分类、抗肿瘤药的作用机制。
3. **了解** 细胞增殖周期及抗肿瘤药联合用药的原则。

知识导图

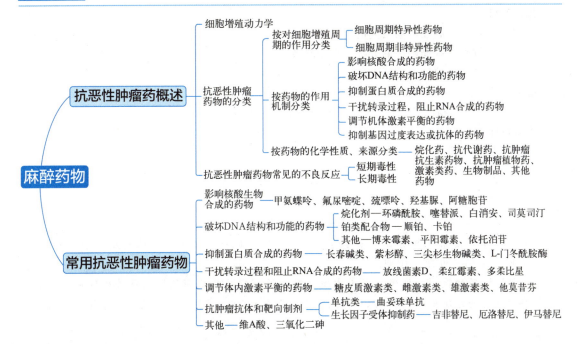

【衔接 1+X 证书】

中级	高级
1. 能熟识常用抗恶性肿瘤药物的商品名、英文名。 2. 能从病理、药理等专业角度介绍特定抗恶性肿瘤药物。 3. 能根据疾病症状提供药学咨询和安全指导。	1. 能根据患者用药史正确判别和处理抗恶性肿瘤药物急性不良反应。 2. 能对特殊生理人群进行用药指导。 3. 能识别和区分常见抗恶性肿瘤生物制品品种，正确指导储存和使用。

第一节　抗恶性肿瘤药物概述

恶性肿瘤是严重威胁人类健康的常见病、多发病。治疗恶性肿瘤的三大主要手段包括外科手术、放射治疗和化学治疗（简称化疗）。自 1943 年 Gilman 等首先将氮芥应用于淋巴瘤的治疗，揭开了现代肿瘤化疗学的序幕以来，抗恶性肿瘤药物的基础和临床研究取得了长足进步，化疗已从姑息性目的向根治性目标迈进。虽然部分恶性肿瘤有可能通过化疗得到治愈，但大部分常见恶性肿瘤的治疗却未能达到满意的效果，其中抗恶性肿瘤药物的毒性反应是肿瘤化疗障碍之一。临床常用抗恶性肿瘤药有哪些？抗恶性肿瘤药的共同不良反应及注意事项是什么？下面我们来学习。

知识目标

1. 掌握　抗恶性肿瘤药物共同的不良反应。
2. 熟悉　抗恶性肿瘤药物的分类、作用环节。
3. 了解　细胞增殖动力学特点。

能力目标

能分析抗肿瘤药物的处方合理性，为临床用药提供咨询服务。

素质目标

1. 具有用药安全意识，具有人文关怀精神。
2. 养成良好的职业素质和严谨的工作作风。

📖 拓展链接

一般癌症分几期？

在临床中，通常告知患者癌症分为早期、中期、晚期。但是从专业角度，癌症分为 0 期、Ⅰ期、Ⅱ期、Ⅲ期、Ⅳ期。

0 期是指癌细胞刚刚发现，尚未出现播散，没有突破基底膜的情况称作原位癌。

原位癌的治疗效果非常好，原位癌切除后，基本上 100% 能够治愈。再往下分就是Ⅰ期，即早期；Ⅱ期、Ⅲ期就是中期；Ⅳ期病人已经患有肺脏、肝脏、脑组织、骨骼、肾上腺等远处器官的转移癌，意味着到了晚期。

其中，分期越晚，生存时间越短，如果是Ⅰ期，5年生存率是80%～90%，Ⅱ期可能降到60%，Ⅲ期可能只有40%左右，Ⅳ期可能只有10%以下。具体根据每个癌种、病理分化不同，预后也有差别，因此，早发现早治疗，对控制癌症的发展尤为重要。

一、细胞增殖动力学

细胞从一次分裂结束到下一次分裂结束的时间，称细胞增殖周期。增殖期细胞呈指数方式生长，其生化代谢活跃，对药物敏感，按细胞内DNA含量变化细胞增殖周期分为4个时期：G_1期（DNA合成前期）、S期（DNA合成期）、G_2期（DNA合成后期）和M期（有丝分裂期）。见图13-1。

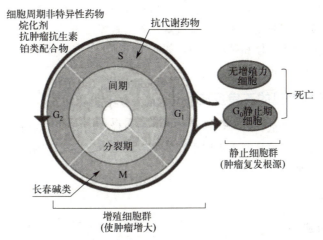

图13-1 肿瘤细胞增殖周期示意图

肿瘤细胞主要是由增殖细胞群和非增殖细胞群组成。①增殖细胞群是指在增殖周期中按指数分裂增殖的细胞，是肿瘤增长的指标。这些细胞占肿瘤全细胞群的比率称为生长比率（growth fraction，GF）。增长快的肿瘤GF较大，生化代谢活跃，对药物敏感，如急性白血病等；增长缓慢的肿瘤GF较小，对药物不敏感，如多数实体瘤。②非增殖细胞群主要指静止期（G_0期）细胞和无增殖能力细胞。G_0期细胞有增殖能力，但暂时不增殖，对药物不敏感，当对药物敏感的增殖期细胞被药物杀死后，G_0期细胞可进入增殖期，是肿瘤复发的根源。无增殖能力细胞与药物治疗关系不大。

二、抗恶性肿瘤药物的分类

1. 按对细胞增殖周期的作用分类

（1）细胞周期特异性药物　仅对细胞增殖周期中某一期有较强的杀灭作用，如甲氨蝶呤、氟尿嘧啶、巯嘌呤、阿糖胞苷等作用于S期，抑制肿瘤细胞DNA合成；长春碱和长春新碱作用于M期抑制肿瘤细胞的有丝分裂。

（2）细胞周期非特异性药物　对增殖细胞群中的各期细胞甚至G_0期均有杀灭作用。如环磷酰胺、塞替哌等烷化剂及多柔比星等抗肿瘤抗生素，均可作用于G_1期、S期、G_2及M期。

2. 按药物的作用机制分类

(1) 影响核酸（RNA、DNA）合成的药物　如甲氨蝶呤、巯嘌呤、氟尿嘧啶、阿糖胞苷等。

(2) 破坏 DNA 结构和功能的药物　如烷化剂、顺铂、喜树碱类等。

(3) 抑制蛋白质合成的药物　如紫杉醇、长春碱、长春新碱等。

(4) 干扰转录过程，阻止 RNA 合成的药物　如柔红霉素、多柔比星等。

(5) 调节机体激素平衡的药物　如肾上腺皮质激素、雄激素、雌激素等。

(6) 抑制基因过度表达或抗体的药物　如曲妥珠单抗、吉非替尼等。

3. 按药物的化学性质、来源分类

(1) 烷化剂　药物直接破坏 DNA 并阻止其复制，如氮芥类、环磷酰胺、白消安、塞替哌等。

(2) 抗代谢药　药物阻止核酸代谢，如氟尿嘧啶、甲氨蝶呤、巯嘌呤、阿糖胞苷等。

(3) 抗肿瘤抗生素药物　主要干扰转录过程及阻止 RNA 合成，如多柔比星、柔红霉素、丝裂霉素等。

(4) 抗肿瘤植物药　药物影响蛋白质合成，如长春碱、长春新碱等。

(5) 激素类药　如肾上腺皮质激素、雄激素、雌激素等。

(6) 生物制品　抗肿瘤抗体和靶向制剂，如曲妥珠单抗、吉非替尼等。

(7) 其他药物　如三氧化二砷等。

三、抗恶性肿瘤药物常见的不良反应

抗恶性肿瘤药物选择性低，对肿瘤细胞和正常细胞均有损伤，尤其对快速增殖的骨髓、胃肠黏膜上皮、毛囊等正常组织容易产生不同程度的损害，其不良反应影响患者的生命质量。常见的不良反应有以下几个方面。

（一）短期毒性

1. 共有的毒性反应

(1) 骨髓抑制　除激素类、博来霉素和 L-门冬酰胺酶外，大多数抗肿瘤药物均有不同程度的骨髓抑制。通常先出现白细胞减少，然后出现血小板降低，一般不会引起严重贫血。除了常用各种集落刺激因子如 GM-CSF、G-CSF、M-CSF、EPO 等来处理血细胞下降外，护理中还需采取措施预防各种感染和防治出血等。

(2) 消化道反应　恶心和呕吐是抗肿瘤药物最常见的不良反应。化疗引起的恶心、呕吐根据发生时间分为急性和迟发性两种类型。前者常发生在化疗后 24 小时内；后者发生在化疗后 24 小时后。高度或中度致呕吐者可应用地塞米松和 $5-HT_3$ 受体拮抗剂（如昂丹司琼），轻度致呕吐者可应用甲氧氯普胺或氯丙嗪。另外化疗也可损害消化道黏膜组织，易引起口腔炎、口腔溃疡、舌炎、食管炎等，应注意口腔清洁卫生，防止感染。

(3) 脱发　多数抗肿瘤药物都能引起不同程度的脱发。在化疗时给患者戴上冰帽，使头皮冷却，局部血管痉挛，或止血带扎于发际，减少药物到达毛囊而减轻脱发，停止化疗后头发仍可再生。

2. 特有的毒性反应

(1) 心脏毒性　以多柔比星最常见，可引起心肌退行性病变和心肌间质水肿。心脏毒性的发生可能与多柔比星诱导自由基生成有关。

(2) 呼吸系统毒性　主要表现为间质性肺炎和肺纤维化，主要药物有博来霉素、卡莫司汀、甲氨蝶呤、吉非替尼等。长期大剂量使用博来霉素可引起间质性肺炎及肺纤维化，可能与肺内皮细胞缺少使博来霉素灭活的酶有关。

(3) 肝脏毒性　部分抗肿瘤药物，如 L-门冬酰胺酶、放线菌素 D、环磷酰胺等可引起肝脏损害。

(4) 肾和膀胱毒性　大剂量环磷酰胺可引起出血性膀胱炎，可能与大量代谢物经泌尿道排泄有关，同时应用美司钠可预防其发生。顺铂由肾小管分泌，可损害近曲小管和远曲小管。保持充足的尿量有助于减轻肾和膀胱毒性。

(5) 神经毒性　长春新碱最容易引起外周神经病变。顺铂、甲氨蝶呤和氟尿嘧啶偶尔也可引起一些神经毒性。

(6) 过敏反应　凡属于多肽类化合物或蛋白质类的抗肿瘤药物，如 L-门冬酰胺酶、博来霉素，静脉注射后容易引起过敏反应。紫杉醇的过敏反应可能与赋形剂聚氧乙基蓖麻油有关。

(7) 组织坏死和血栓性静脉炎　刺激性强的药物，如丝裂霉素、多柔比星等可引起注射部位的血栓性静脉炎，漏于血管外可致局部组织坏死，应当避免注射不当。

(二) 长期毒性

1. 致癌

很多抗肿瘤药物特别是烷化剂具有致突变和致癌性，以及免疫抑制作用，在化疗并获得长期生存的患者中，部分会发生可能与化疗相关的第二原发恶性肿瘤。

2. 生殖毒性

许多抗肿瘤药物特别是烷化剂可影响生殖细胞的产生和内分泌功能，产生不育和致畸作用。男性患者睾丸生殖细胞的数量明显减少，导致男性不育；女性患者可产生永久性卵巢功能障碍和闭经；孕妇可致流产或胎儿畸形。

> 【学做结合】13-1
> 请问抗恶性肿瘤药物按药物的作用机制分类，各类的代表药物有哪些？

> **点滴积累**
>
> 1. 抗恶性肿瘤药物按药物的作用机制分类可分为：影响核酸（RNA、DNA）合成的药物；破坏 DNA 结构和功能的药物；抑制蛋白质合成的药物；干扰转录过程，阻止 RNA 合成的药物；调节机体激素平衡的药物等。
> 2. 抗恶性肿瘤药物共有的毒性反应有骨髓抑制、消化道反应、脱发等；特有的不良反应有心脏毒性、呼吸系统毒性、肝脏毒性、肾和膀胱毒性、神经毒性、过敏反应等；长期毒性有致癌、致畸、致突变等。

第二节　常用抗恶性肿瘤药物

学习引导

恶性肿瘤的代谢过程中许多方面和正常细胞相同，如在核糖核酸、脱氧核糖核酸和蛋白质的合成方面，抗肿瘤药就是通过不同方式抑制这些物质的合成，使肿瘤细胞的分裂停止，制止肿瘤细胞的生长。那么，常用的抗恶性肿瘤药有哪些？临床应用是怎样的？主要不良反应及注意事项有哪些？怎样合理用药？下面我们来学习。

 学习目标

知识目标

1. 掌握　甲氨蝶呤、氟尿嘧啶、环磷酰胺、长春碱类的药理作用、临床应用及不良反应。
2. 熟悉　巯嘌呤、紫杉醇的药理作用、临床应用及不良反应。
3. 了解　其他抗恶性肿瘤药物的特点。

能力目标

为临床用药提供咨询服务。

素质目标

1. 具有用药安全意识，具有人文关怀精神。
2. 强化预防观念，具备健康管理的理念。

一、影响核酸生物合成的药物

甲氨蝶呤（Methotrexate，MTX）

【体内过程】

甲氨蝶呤剂量小于 $25mg/m^2$ 时口服吸收良好，但超过这一剂量时口服吸收不完全，故常静脉注射给药。主要以原型从肾脏排泄，但若反复大剂量给药会造成肝脏代谢产物增多。其中 7-羟基甲氨蝶呤有肾毒性。

【药理作用】

该药结构与二氢叶酸相似，对肿瘤细胞二氢叶酸还原酶有强大而持久的抑制作用，阻碍二氢叶酸还原成四氢叶酸，导致尿嘧啶核苷酸不能甲基化形成脱氧胸苷酸，从而抑制 DNA 合成。甲氨蝶呤选择性作用于 S 期。

【临床应用】

主要用于儿童急性白血病，也可用于绒毛膜上皮癌、恶性葡萄胎和头颈部癌症等。与多柔比星、环磷酰胺等合用可提高疗效，为联合化疗方案中常用的周期特异性药物。

【不良反应和注意事项】

1. 不良反应　主要为骨髓和消化道黏膜毒性反应，可致口腔和胃肠道黏膜损害，严重时可发生便血；骨髓抑制主要表现为粒细胞减少，严重时可出现全血抑制；其他可见脱发、皮炎、间质性肺炎，孕妇可致畸胎、死胎。长期大量用药可致肝、肾损害。在用大剂量甲氨蝶呤后，要用亚叶酸钙解救，其可以拮抗甲氨蝶呤的大多数毒性，但不能逆转肾毒性。

2. 注意事项　密封 4℃ 干燥保存。

【药物相互作用】

1. 乙醇和其他对肝脏有损害药物，如与本品同用，可增加肝脏的毒性。
2. 由于用本品后可引起血液中尿酸的水平增多，对于痛风或高尿酸血症患者应相应增加别嘌呤醇等药剂量。
3. 药物可增加抗血凝作用，甚至引起肝脏凝血因子的缺少或（和）血小板减少症，因此应慎与其他抗凝药同用。
4. 与保泰松和磺胺类药物同用后，因与蛋白质结合的竞争，可能会引起本品血清浓度的增高而导致毒性反应的出现。
5. 口服卡那霉素可增加口服本品的吸收，而口服新霉素钠可减少本品吸收。
6. 与弱有机酸和水杨酸盐等同用，可抑制本品的肾排泄而导致血药浓度增高，继而毒性增加,应酌情减少用量。

7. 氨苯蝶啶、乙胺嘧啶等药物均有抗叶酸作用,如与本品同用可增加其毒副作用。

8. 与氟尿嘧啶有拮抗作用。

氟尿嘧啶(Fluorouracil,5-氟尿嘧啶,5-FU)

【体内过程】

氟尿嘧啶口服吸收不规则且难以预测,一般采用静脉注射或滴注给药。入血后迅速全身分布,易进入脑脊液,肿瘤组织中浓度高。代谢降解可在多种组织中进行,尤其是肝脏,其中间产物5-氟尿嘧啶脱氧核苷酸(5-FdUMP)为该药的活性形式。

【药理作用】

氟尿嘧啶须在体内经核糖基化和磷酰化等生物转化后才具有细胞毒性作用,其中的5-氟尿嘧啶脱氧核苷酸(5-FdUMP),抑制脱氧核苷酸合成酶,从而阻止脱氧尿苷酸(dUMP)甲基化转变为脱氧胸苷酸(dTMP),影响DNA合成。此外,氟尿嘧啶体内转化为5-氟尿嘧啶核苷,以伪代谢物形式掺入到RNA和DNA中,影响RNA和蛋白质的合成。因而该药主要作用于S期,但对其他各期细胞也有一定作用。

【临床应用】

本品抗瘤谱较广,主要用于乳腺癌和胃肠道恶性肿瘤术后的辅助治疗;也用于食管癌、胃癌、肠腺癌、乳腺癌、胰腺癌、肝癌及泌尿系统恶性肿瘤非手术时的姑息疗法。对卵巢癌、宫颈癌、绒毛膜上皮癌等也有一定疗效。

【不良反应和注意事项】

1. 不良反应 该药对胃肠道和骨髓的毒性作用较严重,可导致严重腹泻、消化道出血、全血细胞减少。也可出现脱发、皮炎或皮肤色素沉着、共济失调、结膜炎、心肌缺血和黄疸等。

2. 注意事项 用药期间应严格检查血象。避光置阴暗处保存,温度不应低于10℃,亦不宜超过35℃。治疗期涂药范围有炎症,停药后炎症消退。

【药物相互作用】

药物与甲酰四氢叶酸或顺铂合用,其抗肿瘤疗效明显提高。药物与甲氨蝶呤亦存在相互作用。氟尿嘧啶用药在先,甲氨蝶呤用药在后则产生抵抗;反之,先用甲氨蝶呤,4~6小时后再用氟尿嘧啶则产生抗肿瘤协同作用。

巯嘌呤(Mercaptopurine,6-MP)

【药理作用】

6-MP在体内经次黄嘌呤核苷焦磷酸酶催化,转化为硫代肌苷酸,后者可阻止肌苷酸的形成及抑制肌苷酸转变为腺苷酸和鸟苷酸,从而抑制DNA、RNA的合成。此外少量6-MP还可直接掺入DNA形成硫鸟嘌呤脱氧核糖核苷酸。主要用于S期,对其他各期细胞也有一定的作用。

【临床应用】

主要用于治疗白血病。特别是儿童淋巴细胞性白血病,在给予长春新碱/泼尼松诱导缓解后用6-MP/MTX维持治疗,完全缓解率可达80%。对绒毛膜上皮癌和恶性葡萄胎也有一定疗效。

【不良反应和注意事项】

1. 不良反应 主要为骨髓抑制和消化道反应。其他可见脱发、高尿酸血症、致畸等。

2. 注意事项 用药期间应注意定期检查外周血象及肝、肾功能。

羟基脲(Hydroxyurea,HU)

羟基脲能抑制核苷酸还原酶,阻止胞苷酸还原为脱氧胞苷酸,从而抑制DNA的合成,对S

期细胞有选择性杀伤作用。用药后使肿瘤细胞集中在 G_1 期，然后再选用对 G_1 期敏感的药物治疗或放射治疗，可提高疗效，故常作为同步化疗药。主要用于慢性粒细胞白血病，疗效显著，与白消安之间无交叉耐药性。对黑色素瘤有暂时缓解作用。主要不良反应为骨髓抑制和胃肠道反应等。可致畸，故孕妇禁用。

阿糖胞苷（Cytarabine，Ara-C）

能选择性抑制 DNA 多聚酶活性，阻止细胞 DNA 生物合成；也可掺入到 DNA 和 RNA 中，干扰其复制，使细胞死亡。本药是治疗成人急性粒细胞白血病或单核细胞白血病的主要药物。主要不良反应是骨髓抑制、胃肠道反应，骨髓抑制为剂量限制性毒性。

二、破坏 DNA 结构和功能的药物

（一）烷化剂

烷化剂具有一个或两个烷基，能与细胞 DNA 或蛋白质中的亲核基团（羟基、氨基、羧基和磷基等）起烷化作用，形成交叉联结或引起脱嘌呤作用，使 DNA 链断裂，导致 DNA 结构和功能的损害，甚至细胞死亡。属于细胞周期非特异性药物。

环磷酰胺（Cyclophosphamide，CTX）

【体内过程】

口服吸收好，生物利用度大于 75%。在肝脏和肿瘤组织内浓度较高，可以通过血-脑屏障。主要在肝脏被代谢灭活。药物原型及代谢物随尿排出，$t_{1/2}$ 约 7 小时。

【药理作用】

环磷酰胺本身无抗肿瘤活性。进入机体后经肝微粒体细胞色素 P450 氧化活化为 4-羟基环磷酰胺和醛基磷酰胺。后者在正常组织中转化为无毒代谢物，而在肿瘤细胞中因缺乏正常组织所具有的酶，醛基磷酰胺性质又不稳定，可分解成对癌细胞有强烈毒性的磷酰氮芥和丙烯醛，从而起到抗肿瘤作用。属周期非特异性药物，可杀伤各期细胞，抑制肿瘤细胞的生长繁殖。

【临床应用】

本品抗肿瘤谱广，抑制作用明显而毒性较低，临床应用广泛。对恶性淋巴瘤疗效显著，对急慢性淋巴细胞白血病、多发性骨髓瘤有效，对卵巢癌、乳腺癌、睾丸癌、肺癌、神经母细胞瘤等也有一定的疗效。还可用于治疗自身免疫性疾病。

【不良反应和注意事项】

主要有胃肠道反应和骨髓抑制，还可见脱发、头痛、四肢关节疼痛等。出血性膀胱炎是本品特有的毒性作用，大量饮水和使用美司钠可使发生率降低及症状减轻。

【药物相互作用】

1. CTX 可增加血清尿酸水平，与抗痛风药如别嘌醇等同用，应调整抗痛风药的剂量；别嘌醇可增加 CTX 的骨髓毒性，如同用应密切观察其毒性作用。
2. 与大剂量巴比妥或皮质激素同用可增加急性毒性。
3. 与多柔比星同用可增加心脏毒性。

塞替派（Thiotepa，Thiophosphoramide，TSPA）

塞替派是乙酰亚胺类烷化剂的代表，与细胞内 DNA 的核碱基结合，抑制肿瘤细胞分裂。选择性高，抗瘤谱广。遇酸易失效，多为静脉给药，也可肌注。用于多种实体瘤如乳腺癌、卵巢癌、膀胱癌、消化道癌的姑息疗法。不良反应较轻，主要为骨髓抑制和胃肠道反应。

白消安（Busulfan，马利兰）

白消安属甲烷磺酸酯类。本品选择性抑制骨髓粒细胞生成，适用于慢性粒细胞白血病，且疗效显著。对真性红细胞增多症、骨髓纤维变性也有效，对其他恶性肿瘤无效，急性粒细胞白血病或慢性粒细胞白血病急性病变（简称慢粒急变）时使用该药无效。

不良反应主要为骨髓抑制，常在用药数月后出现血小板减少和出血，严重者引起再生障碍性贫血。还可见消化道反应、停经、阳痿、高尿酸血症、肺纤维化等。

司莫司汀（Semustine）

司莫司汀为亚硝脲类烷化剂。本品为细胞周期非特异性药物，对 DNA、RNA 和蛋白质均有烷化作用。对恶性黑色素瘤、恶性淋巴瘤、脑瘤、肺癌等有较好的疗效，与氟尿嘧啶合用时，对直肠癌、胃癌和肝癌均有疗效。主要不良反应为消化道反应和骨髓抑制。

(二) 铂类配合物

顺铂（Cisplatin，顺氯氨铂）

顺铂抗瘤谱广，对厌氧肿瘤细胞有效。对非精原细胞性睾丸瘤效果显著，对卵巢癌、肺癌、鼻咽癌、乳腺癌、膀胱癌等也有效。主要不良反应有肾毒性、胃肠道反应、骨髓抑制，还能致耳鸣、听力减退及周围神经炎等。存在交叉过敏反应，对本药或其他铂制剂过敏者禁用。

卡铂（Carboplatin，碳铂）

卡铂主要用于治疗卵巢癌、睾丸肿瘤、头颈部鳞癌、小细胞肺癌等。不良反应主要是骨髓抑制。卡铂在水溶液中不稳定，静脉滴注时应避免日光直接照射，最好用黑纸遮光，否则易分解失效。

(三) 其他

博来霉素（Bleomycin）

博来霉素主要用于鳞状上皮癌，还可用于恶性淋巴瘤的联合治疗。不良反应中最严重的是肺毒性，可引起间质性肺炎或肺纤维化。对骨髓抑制及胃肠道反应均不严重，用药后也可有发热、脱发等，少数患者可有皮肤色素沉着。

平阳霉素（Pingyangmycin）

平阳霉素指从我国浙江平阳县土壤中的放线菌培养液中分离得到的抗肿瘤抗生素。经研究与国外的博来霉素成分相近。主要抑制胸腺嘧啶核苷掺入 DNA，与 DNA 结合使之破坏。另外它也能使 DNA 单链断裂，并释放出部分游离碱基，可能因此破坏 DNA 模板，阻止 DNA 复制。主要用于头颈部鳞癌、恶性淋巴瘤、乳腺癌、食管癌及鼻咽癌等，主要不良反应有发热、胃肠道反应、皮肤反应等。

依托泊苷（Etoposide）

依托泊苷为鬼臼毒素衍生物。鬼臼毒素是从小檗科植物鬼臼中提取的木聚糖，作用靶点是微管蛋白，因毒性严重，无临床应用价值。该药属于细胞周期特异性抗肿瘤药物，作用于 DNA 拓扑异构酶Ⅱ，形成药物-酶-DNA 稳定的可逆性复合物，阻碍 DNA 修复。对小细胞肺癌效果较好，也可用于急性白血病、恶性淋巴瘤、睾丸肿瘤、膀胱癌等。主要不良反应为骨髓抑制、消化道反应和过敏反应等。

三、抑制蛋白质合成的药物

长春碱类

这是一类从夹竹桃科植物长春花中提取的生物碱,主要干扰肿瘤细胞的蛋白质合成,属于细胞周期特异性药物。包括长春碱(Vinblastine)和长春新碱(Vincristine)等。

【药理作用】

长春新碱的抗肿瘤作用较长春碱强,两者均可抑制纺锤微管蛋白的聚合,使纺锤体不能形成,从而阻止肿瘤细胞的有丝分裂。作用于 M 期细胞。长春新碱还能干扰蛋白质代谢,并抑制 RNA 多聚酶的活性。

【临床应用】

长春碱对恶性淋巴瘤疗效显著,对绒毛膜上皮癌、急性单核细胞白血病等也有效。长春新碱对儿童急性淋巴细胞白血病疗效较好,对恶性淋巴瘤也有效。

【不良反应和注意事项】

1. 不良反应　长春碱骨髓抑制和消化道反应明显,周围神经毒性不明显。长春新碱神经系统毒性明显,表现为指或趾感觉异常、复视、面瘫等;但骨髓抑制和消化道反应较轻。

2. 注意事项　用药期间应严格检查血象。注射时防止药液漏出血管外。

紫杉醇(Paclitaxel,紫素)

紫杉醇为从短叶紫杉或红豆杉树皮中提取分离的双萜烯成分,是一种新型抗微管药。

【药理作用】

该药通过抑制细胞有丝分裂而抑制癌细胞增殖。还可激活巨噬细胞对肿瘤细胞的杀伤能力,干扰素可增强这一作用。属于细胞周期非特异性药物。

【临床应用】

紫杉醇为卵巢癌和乳腺癌的一线药物,对上消化道癌、恶性黑色素瘤、子宫内膜癌、膀胱癌、淋巴瘤也有较好疗效。

【不良反应和注意事项】

1. 不良反应　骨髓抑制和周围神经毒性较常见,且与剂量相关,可见中性粒细胞减少,四肢末梢麻木。还可见过敏反应、心脏毒性和肌肉关节疼痛等。宜用抗组胺药或肾上腺皮质激素预防。

2. 注意事项　药物使用前需稀释。

三尖杉生物碱类

三尖杉生物碱类包括三尖杉碱(Harringtonine)和高三尖杉酯碱(Homoharringtonine),是从三尖杉属植物中提取的生物碱,可抑制蛋白质合成的起始阶段,并使核糖体分解。对急性粒细胞白血病疗效较好,也用于急性单核细胞白血病、慢性粒细胞白血病、恶性淋巴瘤等。不良反应包括骨髓抑制、消化道反应、脱发等,偶有心脏毒性。

L-门冬酰胺酶(L-Asparaginase)

L-门冬酰胺是肿瘤细胞蛋白质合成的重要氨基酸原料,肿瘤细胞不能合成,需从血液中摄取。L-门冬酰胺酶可使血清中 L-门冬酰胺水解而阻断肿瘤细胞 L-门冬酰胺来源,从而使蛋白质合成受阻。主要用于急性淋巴细胞性白血病。由于正常细胞能合成门冬酰胺,故该药对正常组织的细胞毒性低,常见不良反应为消化道反应,偶见过敏反应,用前需做皮试。

四、干扰转录过程和阻止 RNA 合成的药物

本类抗生素可直接破坏 DNA 或嵌入 DNA 干扰 RAN 转录，从而抑制细胞分裂增殖，因其毒性大，不作一般抗生素用。属细胞周期非特异性药物。

放线菌素 D（Actinomycin D，更生霉素）

放线菌素 D 是多肽类抗恶性肿瘤抗生素。本品能抑制 RNA 的合成，作用于 mRNA 干扰细胞的转录过程，使蛋白质合成受到抑制，从而抑制肿瘤细胞生长。属细胞周期非特异性药物，但对 G_1 期作用较强。本药抗瘤谱窄，可用于恶性葡萄胎、绒毛膜上皮癌、霍奇金病和恶性淋巴瘤、神经母细胞瘤、骨骼肌肉瘤、肾母细胞瘤的治疗。与放疗联合应用，可提高肿瘤对放射线的敏感性。主要不良反应为消化道反应和抑制骨髓，可致畸，少数患者出现脱发、皮炎等。

柔红霉素（Daunorubicin，DNR，正定霉素）

柔红霉素属蒽环类抗生素。能直接嵌入 DNA 分子，破坏 DNA 的模板功能，可抑制 RNA 和 DNA 的合成，对 RNA 的影响尤为明显，选择性地作用于嘌呤核苷。治疗急性粒细胞及急性淋巴细胞白血病。不良反应中骨髓抑制较严重，其次为心脏毒性反应和胃肠道反应，药液漏出血管外可致局部组织坏死。

多柔比星（Doxorubicin，ADM，阿霉素）

多柔比星是柔红霉素的衍生物，它们的作用机制相似。属周期非特异性药物，对 S 期和 M 期作用最强。本药抗瘤谱广，主要用于耐药的急性白血病、恶性淋巴瘤及多种实体瘤（如肺癌、乳腺癌、肝癌等）。主要不良反应为骨髓抑制和心脏毒性，但心脏毒性比柔红霉素更严重。

五、调节体内激素平衡的药物

某些肿瘤如乳腺癌、前列腺癌、宫颈癌、卵巢癌等，其发生发展与相应的激素失调有关。因此，应用激素或激素的拮抗药可调整激素平衡失调状态，抑制激素依赖性肿瘤的生长。

糖皮质激素类

临床上常用的是泼尼松（Prednisone）和泼尼松龙（Prednisolone）等，能抑制淋巴组织，使淋巴细胞溶解。显效快，不持久，易耐药。对急性淋巴细胞白血病及恶性淋巴瘤的疗效较好。对其他恶性肿瘤无效，且可能因抑制免疫功能而助长恶性肿瘤扩展。仅在恶性肿瘤引起发热不退、毒血症状明显时，可少量短期应用糖皮质激素并合用抗癌药及抗菌药来改善症状。

雌激素类

临床应用的主要为己烯雌酚（Diethylstilbestrol），可抑制下丘脑及脑垂体，减少促间质细胞激素的分泌，从而抑制睾丸间质细胞分泌雄激素，也可以直接对抗雄激素，故可用于前列腺肿瘤的治疗。临床上主要用于前列腺癌和绝经后乳腺癌。

雄激素类

常用的有二甲基睾酮、丙酸睾酮和氟羟甲睾酮，可抑制促卵泡激素的分泌，导致雌激素分泌减少，也可以直接对抗雌激素。临床上对晚期乳腺癌，尤其是骨转移者效果佳。

他莫昔芬（Tamoxifen）

他莫昔芬为人工合成抗雌激素药，是雌激素受体的部分激动药，具有雌激素样作用，但强度仅为雌二醇的 1/2；也有抗雌激素的作用，从而抑制雌激素依赖性肿瘤细胞生长。主要用于乳腺癌、卵巢癌。

六、抗肿瘤抗体和靶向制剂

（一）单抗类

目前国内外用于临床的单抗类抗肿瘤药主要有曲妥珠单抗（赫赛汀，Trastuzumab）、西妥昔单抗（爱必妥，Cetuximab，Erbitux）、利妥昔单抗（美罗华）、波替、贝伐单抗和替伊莫单抗。

曲妥珠单抗（Trastuzumab）

曲妥珠单抗，是抗 Her2 的单克隆抗体，它通过将自己附着在 Her2 上来阻止人体表皮生长因子在 Her2 上的附着，从而阻断癌细胞的生长，曲妥珠单抗还可以刺激身体自身的免疫细胞去吞噬癌细胞。临床单用或者与紫杉醇类联合治疗 HER-2 高表达的转移性乳腺癌。主要不良反应为头痛、腹泻、寒战等。药物需在 2～8℃ 避光保存和运输。药物用配套提供的稀释液溶解后在 2～8℃ 可稳定保存 28 天。

（二）生长因子受体抑制药

吉非替尼、伊马替尼、厄洛替尼、索拉非尼是表皮生长因子受体（EGFR）-酪氨酸激酶抑制药，通过抑制酪氨酸的细胞内磷酸化，阻滞增殖信号转导，起到抑制癌细胞增殖的作用。

吉非替尼（Gefitinib，易瑞沙）

吉非替尼作为二线或三线用药，治疗既往化学治疗（主要是铂类和紫杉醇类）失败的局部晚期或转移性非小细胞肺癌，与铂类和多西紫杉醇联用，并不能提高疗效。主要不良反应为腹泻、皮疹、瘙痒、皮肤干燥和痤疮。吉非替尼片在 30℃ 以下保存。

厄洛替尼（Erlotinib，它赛瓦、特罗凯）

厄洛替尼主要用于其他治疗无效的局部晚期或转移性非小细胞肺癌（NSCLC），与吉西他滨联合用于局部晚期未经切除或转移性胰腺癌的一线治疗。主要不良反应为皮疹、腹泻。厄洛替尼胶囊需遮光、密闭，在 25℃ 以下保存。

伊马替尼（Imatinib，格列卫）

伊马替尼主要用于治疗各期慢性粒细胞白血病（CML），也可用于治疗 CD117 阳性的胃肠道间质细胞瘤（GIST）。主要不良反应为骨髓抑制、消化道反应和神经系统炎症。甲磺酸伊马替尼片需在 30℃ 以下保存。

七、其他

维 A 酸（Tretinoin，艾力克）

维 A 酸是维生素 A 的代谢中间体，为细胞分化诱导剂。主要通过调节表皮细胞的有丝分裂和表皮细胞的更新，促进正常角化，从而影响上皮代谢，对上皮角细胞的生长和角质层脱落有明显促进作用。临床主要用于治疗鳞状细胞癌和黑色素瘤。不良反应主要为厌食、恶心、呕吐、头痛、关节痛、肝损害、皮炎等。可致畸，孕妇禁用。

三氧化二砷 (Arsenic Trioxide)

三氧化二砷具有诱导肿瘤细胞凋亡和分化的作用，对急性早幼粒细胞白血病疗效显著，对于一线治疗无效或复发者有效。也可用于治疗多发性骨髓瘤和骨髓增生异常综合征。三氧化二砷为剧毒药物，必须在医生监护下使用。常见的不良反应有心电图改变（Q-T 间期延长）、胃肠道反应和过敏等。三氧化二砷将未成熟的癌性白细胞转化为正常白细胞，可引起白细胞增加伴心、肺内膜炎症及水肿，称为 APL 分化综合征。

抗恶性肿瘤药用药指导见表 13-1。

表 13-1 抗恶性肿瘤药用药指导

用药步骤	用药指导要点
用药前	(1) 熟悉抗恶性肿瘤药物的适应证和禁忌证，了解各种剂型和用法。 (2) 询问过敏史，告知患者恶性肿瘤的基本知识及用药注意事项，如抗肿瘤药物可能会导致男性和女性的暂时性或永久性不孕，也有致畸作用
用药中	(1) 使用环磷酰胺患者，用药中易出现骨髓抑制、出血性膀胱炎等不良反应，一旦发现应停药、充分水化，在化疗前、化疗中给予美司钠解救。 (2) 使用卡铂、依托泊苷、烷化剂、吉西他滨等患者，易出现骨髓抑制不良反应，平时应监测患者血常规，一旦发现，给予抗感染、升白细胞治疗，必要时输血。 (3) 使用甲氨蝶呤患者易出现黏膜损伤等不良反应，平时应注意口腔护理；发现患者出现肾毒性、肺纤维化等不良反应，给予对应的水疗，四氢叶酸钙解救等。 (4) 使用阿糖胞苷患者易出现肝损害，可同时给予护肝治疗。 (5) 使用博来霉素患者易出现肺纤维化，一旦发现，给予停药，更换治疗方案，同时监测肺功能。 (6) 使用紫杉醇患者易出现过敏、心脏传导障碍、末梢神经等，一旦发现，应停药，给予对应的糖皮质激素治疗，心脏另建通路、B族维生素等营养神经治疗。 (7) 使用长春新碱患者易出现末梢神经炎，一旦发现，应减量或停药，给予 B 族维生素等营养神经治疗。 (8) 使用顺铂患者易出现耳、肾、神经毒性及消化道反应，用药中应控制药物出入量平衡，监测心电图等，一旦发现上述不良反应，应立即停药，给予对应的抗心衰治疗等。 (9) 使用 5-氟尿嘧啶患者易出现腹泻，一旦发现，应停药，监测大便情况，给予服用洛哌丁胺止泻、补充电解质平衡等治疗
用药后	(1) 密切观察用药后的疗效和不良反应。 (2) 抗肿瘤药可能降低机体抗感染能力，患者出现任何感染（如发热、寒战或咽痛）应立即就诊。 (3) 患者出现其他异常情况（如碰伤后异常出血、呼吸急促、排尿灼痛等）也应报告医生

拓展链接

抗恶性肿瘤药物的使用

抗恶性肿瘤药物的主要适应证是：①对某些全身性肿瘤如白血病、绒毛膜上皮癌、恶性淋巴瘤等作为首选的治疗方法，在确诊后应尽早开始应用。②对多数常见肿瘤如骨及软组织肉瘤、睾丸肿瘤、肺癌和乳腺癌等可作为术后辅助或巩固治疗手段，以处理可能存在的远处散播；对某些肿瘤如视网膜母细胞瘤、肾母细胞瘤等辅助应用抗肿瘤药可提高放射治疗效果。③对晚期肿瘤作为姑息治疗，以减轻患者的痛苦，延长寿命。④对某些浅表肿瘤如皮肤癌等可进行局部治疗，部分可以治愈。此外，多种抗肿瘤药还具有免疫抑制作用，可用于治疗某些自身免疫性疾病，有暂时缓解症状的效果，也可用于防止器官移植的排异反应。

应用抗恶性肿瘤药物须注意：①选择肿瘤敏感药物。②选用毒副作用不同的药物。③联合应用时选择特异性和非特异性药物。④考虑患者的个体差异。

> **【学做结合】13-2**
> 作用于 DNA 拓扑异构酶 II 的抗肿瘤药物是（　　）。
> A. 紫杉醇　　B. 来曲唑　　C. 依托泊苷　　D. 顺铂

点滴积累

1. **抗代谢药**　甲氨蝶呤可竞争性抑制二氢叶酸还原酶，主要用于儿童急性白血病，疗效显著；阿糖胞苷是治疗成人急性粒细胞白血病或单核细胞白血病的主要药物。
2. **烷化剂**　环磷酰胺的抗瘤谱广，对恶性淋巴瘤疗效显著。常与其他药合用以增强疗效。本药还抑制免疫，可用于治疗某些自身免疫性疾病和预防器官移植的排异反应等；白消安是治疗慢性粒细胞白血病的首选药，对急性粒细胞白血病无效，对其他肿瘤疗效不明显。
3. **抗肿瘤植物药**　长春新碱对儿童急性淋巴细胞白血病疗效好，对恶性淋巴瘤也有效；长春碱对恶性淋巴瘤疗效好，用于绒毛膜上皮癌、急性白血病。
4. **抗肿瘤抗生素**　放线菌素 D 抗瘤谱窄，用于绒毛膜上皮癌、神经母细胞瘤、横纹肌肉瘤、肾母细胞瘤等。与放疗联合应用，可提高肿瘤对射线的敏感性。

学习评价

一、单项选择题

1. 下列不良反应中属于抗肿瘤药物短期毒性反应的是（　　）。
   A. 脱发　　　　　B. 免疫抑制　　　　C. 致突变　　　　D. 不育症
2. 下列抗肿瘤药物中属于烷化剂的是（　　）。
   A. 环磷酰胺　　　B. 雌激素　　　　　C. 顺铂　　　　　D. 长春碱
3. 下列与激素水平无关的肿瘤是（　　）。
   A. 乳腺癌　　　　B. 前列腺癌　　　　C. 甲状腺癌　　　D. 小细胞肺癌
4. 较常引起外周神经炎的抗癌药是（　　）。
   A. 甲氨蝶呤　　　B. 氟尿嘧啶　　　　C. 巯嘌呤　　　　D. 长春新碱
5. 顺铂作为常用抗恶性肿瘤药物，首选用于治疗（　　）。
   A. 慢性淋巴细胞性白血病　　　　　　B. 非小细胞肺癌
   C. 纤维瘤　　　　　　　　　　　　　D. 恶性淋巴瘤
6. 下列不属于抗肿瘤药的是（　　）。
   A. 长春碱　　　　B. 氟胞嘧啶　　　　C. 长春新碱　　　D. 三尖杉酯碱
7. 抗肿瘤药最常见的不良反应是（　　）。
   A. 肾毒性　　　　B. 肝毒性　　　　　C. 神经毒性　　　D. 消化道反应
8. 下列药物通过干扰核酸生物合成的抗肿瘤药是（　　）。
   A. 环磷酰胺　　　B. 甲氨蝶呤　　　　C. 长春新碱　　　D. 他莫昔芬
9. 属于嘌呤核苷酸酶抑制剂的是（　　）。
   A. 枸橼酸他莫昔芬　　　　　　　　　B. 巯嘌呤
   C. 紫杉醇　　　　　　　　　　　　　D. 吉非替尼
10. 解救大剂量甲氨蝶呤中毒可用（　　）。
    A. 亚叶酸钙　　　B. 地塞米松　　　　C. 昂丹司琼　　　D. 氟他胺

二、多项选择题

1. 干扰肿瘤细胞转录过程，阻止 RNA 合成的药物包括（   ）。
   A. 长春新碱　　　B. 柔红霉素　　　C. 塞替派
   D. 多柔比星　　　E. 环磷酰胺
2. 影响蛋白质合成的抗肿瘤药有（   ）。
   A. 顺铂　　　　　B. 阿霉素　　　　C. 长春碱类
   D. 紫杉醇　　　　E. L-门冬酰胺酶
3. 环磷酰胺的不良反应是（   ）。
   A. 骨髓抑制　　　B. 胃肠道反应　　C. 血尿
   D. 脱发　　　　　E. 肝功能损害
4. 环磷酰胺的临床应用是（   ）。
   A. 乳腺癌　　　　B. 卵巢癌　　　　C. 急性淋巴细胞性白血病
   D. 多发性骨髓瘤　E. 恶性淋巴瘤
5. 抗肿瘤药物作用机制可能是（   ）。
   A. 抑制核酸生物合成　　　　　　　B. 直接破坏 DNA 结构与功能
   C. 干扰转录过程，阻止 RNA 合成　　D. 影响蛋白质合成与功能
   E. 影响激素平衡

三、问答与用药

案例：患者，女，54 岁，诊断为右侧乳腺浸润性导管癌术后。病理示：右乳浸润性导管癌Ⅱ级，同侧腋下淋巴结1/18。免疫组化：ER（－），PR（－），Her（＋）。肝肾功能正常。化疗方案为甲氨蝶呤＋多柔比星＋多西他赛。

1. 该患者使用甲氨蝶呤应该监测其（   ）。
   A. 血液毒性　　　B. 心脏毒性　　　C. 肾毒性　　　　D. 神经毒性
   E. 电解质水平
2. 大剂量应用甲氨蝶呤中毒，应使用的解救药是（   ）。
   A. 阿托品　　　　B. 亚叶酸钙　　　C. 肾上腺素　　　D. 右雷佐生
   E. 地塞米松

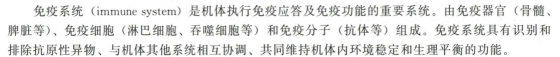

第十四章 影响免疫功能药物

课前导语

免疫系统（immune system）是机体执行免疫应答及免疫功能的重要系统。由免疫器官（骨髓、脾脏等）、免疫细胞（淋巴细胞、吞噬细胞等）和免疫分子（抗体等）组成。免疫系统具有识别和排除抗原性异物、与机体其他系统相互协调、共同维持机体内环境稳定和生理平衡的功能。

机体的免疫功能主要表现在三个方面，即免疫预防、免疫稳定和免疫监视。

1. 免疫防御指机体抵抗和清除病原微生物或其他异物的功能。免疫预防功能发生异常可引起疾病，如反应过高可出现超敏反应，反应过低可导致免疫缺陷病。

2. 免疫自稳指机体清除损伤或衰老的细胞，维持其生理平衡的功能。免疫稳定功能失调可导致自身免疫病。

3. 免疫监视指机体识别和清除体内出现的突变细胞，防止发生肿瘤的功能。免疫监视功能低下，易患恶性肿瘤。

学习要求

1. **掌握** 理解免疫抑制药和免疫增强药的主要作用和应用；代表药物的不良反应及注意事项。
2. **熟悉** 常用药物的用药指导。
3. **了解** 了解药物相互作用。

知识导图

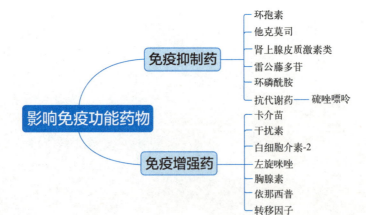

【衔接 1+X 证书】

中级	高级
1. 能熟识常用免疫系统药物的商品名、英文名。 2. 能从病理、药理等专业角度介绍特定免疫系统药。 3. 能介绍新药的特点并进行同类药品的比较。 4. 能根据疾病症状提供药学咨询和安全指导。	1. 能判别免疫系统处方用药的合理性。 2. 能解释处方中联合用药的目的。 3. 能根据患者用药史正确判别和处理免疫系统药物急性不良反应。 4. 能对特殊生理人群进行用药指导。

第一节　免疫抑制药

学习引导

免疫抑制药（immunosuppressant）是一类能抑制免疫细胞的增殖和功能，降低机体免疫功能的药物。临床主要用于防治自身免疫性疾病和器官移植后的排异反应。本类药物缺乏特异性，对正常或异常的免疫反应均有抑制作用。若长期应用，由于降低机体抵抗力而诱发感染、增加肿瘤发生率、抑制骨髓造血功能、影响生殖系统功能等。

免疫抑制药可分为以下几类：①抑制白介素-2（IL-2）生成及其活性的药物，如环孢素、他克莫司等；②糖皮质激素类；③抗代谢药类，如硫唑嘌呤、甲氨蝶呤等；④烷化剂，如环磷酰胺；⑤单克隆抗体等。

学习目标

知识目标
1. 掌握　环孢素的药理作用、临床应用、不良反应及防治。
2. 熟悉　雷公藤多苷的作用及应用，青光眼的预防及合理用药。
3. 了解　本类药品的其他药物。

能力目标
能对本类药品分类识别，能解读处方，为患者提供用药咨询、用药指导。

素质目标
1. 养成严谨、求实的工作习惯。
2. 具备身体自我管理的意识。

环孢素（Cyclosporine，环孢菌素，ACsA）

环孢素是由 11 个氨基酸组成的环化肽分子，最初从真菌的代谢产物中提取，现已人工合成。环孢素的应用是近几十年来器官移植领域获得进展的重要因素。

【体内过程】

口服吸收慢而不完全，首关效应明显，生物利用度约 30%。在血中 50% 被红细胞摄取，血浆蛋白结合率为 30%，药物游离浓度仅为 5%。主要经肝细胞色素 P4503A4/CYP3A4 酶代谢，经胆汁和粪便排出，肠肝循环明显。$t_{1/2}$ 为 10～27 小时，儿童移植患者消除较快。因尿路排泄极少，肾功能不全患者无需调整用量。

【药理作用】

环孢素具有免疫抑制活性，对慢性炎症有效而对急性炎症无作用。

环孢素主要影响细胞免疫，抑制 T 细胞活化的早期，使 Th 数量少并降低 Th/Ts 比值。已知 T 细胞分为 Ta、Th、Ts、Td 和 Tc 细胞，其中 Th 为调节性细胞。Tc 细胞在分化、增殖、成熟和激活的过程中，不仅需要抗原的刺激，还需要 Th 的协助。Th 细胞表面受体受到抗原刺激时，通过细胞内 Ca^{2+}-钙调蛋白-钙调磷酸酶激活 IL-2 和 IL-4 等细胞因子的基因转录。Th 细胞分泌 IL-2、IL-4 以调节 Tc 细胞。环孢素进入细胞内和环孢素结合蛋白及钙调磷酸酶结合形成复合体，抑制钙调磷酸酶的活性，从而抑制 Th 细胞的活化和相关基因的表达。

此外，环孢素对 T 细胞依赖的 B 细胞反应有部分抑制作用，也可通过干扰素间接影响自然杀伤细胞（NK cell）的活性。

【临床应用】

1. 器官移植　广泛用于肾、肝、胰、心、肺、皮肤、角膜及骨髓移植手术，防治排异反应。可与硫唑嘌呤或泼尼松合用，以提高疗效。

2. 自身免疫性疾病　适用于治疗其他药物无效的难治性自身免疫性疾病，如类风湿关节炎、系统性红斑狼疮、银屑病和难治性肾病综合征等。

【不良反应及注意事项】

1. 不良反应　发生率较高，其严重程度、持续时间均与剂量、血药浓度相关，多为可逆性。最常见及严重的不良反应为肾毒性，其次为肝毒性和高血压等。少数患者用药数月后发生淋巴瘤。

(1) 肾毒性　是该药最常见不良反应，发生率为 70%～100%。主要表现为少尿、蛋白尿、管型尿、血清肌酐和尿素氮增加等。通常在治疗量时，这些不良反应是可逆的，甘露醇可预防。机制尚不清楚，急性毒性可能与肾间质血流动力学改变有关，环孢素可提高肾小球血管对缩血管物质的敏感性，促进内皮素释放，抑制前列环素释放，这些因素导致肾血流量和肾小球滤过率减少，慢性毒性可能与肾素-血管紧张素-醛固酮系统激活有关。肾移植患者或心、肝移植伴有肾功能减退患者，术后立即给予环孢素可能加重肾损伤。

(2) 肝毒性　低蛋白血症，高胆红素血症，碱性磷酸酶、氨基转移酶升高。多发生在治疗早期，呈一过性。

(3) 高血压　往往伴有肾功能不良和体液潴留，用利尿药、钙通道阻滞药降压的同时可减轻肾毒性。

(4) 继发感染　机体免疫功能被抑制，抵抗力下降，可引起继发感染，多为病毒性感染，如巨细胞病毒和疱疹病毒等感染。

(5) 神经系统　运动性脊髓综合征、小脑样综合征及精神紊乱、震颤和感觉异常等。肝移植患者神经系统不良反应发生率较高。

(6) 胃肠道　厌食、恶心、呕吐。

(7) 过敏反应　静脉给药偶可见胸、脸部发红，呼吸困难，喘息及心悸等过敏反应。一旦发生应立即停药，严重者给予静脉注射肾上腺素和吸氧抢救。

(8) 代谢紊乱　高钾血症、低镁血症、高尿酸血症、高胆固醇血症、牙龈肥大及多毛症等。

2. 注意事项　应用过程中应检测肝、肾功能，长期应用可发生牙龈肥大和牙龈炎，严重影响生活质量。有病毒感染时禁用本品，如水痘、带状疱疹等。

【药物相互作用】

环孢素与氨基糖苷类、两性霉素、卡马西平以及非甾体抗炎药合用会增加肾毒性，应避免合用。环孢素与肝药酶诱导剂,如利福平、苯妥英钠、苯巴比妥等合用,由于会诱导肝微粒体酶而加快其代谢,降低其免疫抑制作用,故需调节环孢素剂量。维拉帕米、红霉素等药与环孢素代谢途径相同,有竞争性抑制作用,可提高环孢素浓度,增加毒性。环孢素与大剂量洛伐他汀合用有可能增加横纹肌溶解和急性肾衰竭的危险。环孢素不能与他克莫司同时服用。

【用药指导】

用药步骤	用药指导要点
用药前	(1)熟悉环孢素的适应证和禁忌证,了解各种剂型和用法。 (2)询问过敏史,告知患者用药注意事项
用药中	(1)按医嘱用药,一天两次,在每天固定时间服用,固定与吃饭时间间隔,能够减小血药浓度的变化。 (2)用药时需每日监测血压,必要时加用降压药。 (3)应用过程中应检测肝、肾功能。 (4)注意做好口腔护理。 (5)药物过量可引起恶心、腹痛、呕吐、食欲减退、皮肤、眼睛变黄,或者尿量减少,若出现上述症状应尽快到医院就诊
用药后	(1)密切观察用药后的疗效和不良反应。 (2)指导患者定期进行血药浓度测定,调整用药剂量

他克莫司(Tacrolimus)

他克莫司为新一代高效免疫抑制药,其免疫抑制机制与环孢素相似,抑制淋巴细胞作用比环孢素强10~100倍。主要抑制淋巴细胞产生IL-2、IL-3和γ-干扰素(IFN-γ)。用于防治肝、肾及骨髓等移植后的排异反应,有促进肝细胞再生和修复的作用,能明显减少急性排异反应的发生率和严重程度;也可用于自身免疫性疾病的治疗。

治疗量时不良反应较少,大剂量时可产生肾毒性和神经毒性反应,发生率比环孢素高。静脉注射易发生神经毒性,表现为头痛、震颤、失眠、运动不能和癫痫发作等。应避免与两性霉素B、氨基糖苷类抗生素等合用。孕妇禁用。

肾上腺皮质激素类

常用药物有泼尼松、泼尼松龙、地塞米松等。肾上腺皮质激素类对免疫反应的多个环节均有抑制作用。主要是抑制巨噬细胞对抗原的吞噬和处理;可致外周血淋巴细胞减少;可抑制抗体合成,并干扰抗体与靶细胞结合。临床主要用于预防器官移植的排异反应和治疗自身免疫性疾病、变态反应性疾病及肿瘤等。不良反应较多,肾移植患者易发生高血压、糖尿病、股骨颈坏死、自发性骨折及白内障等。

雷公藤多苷(Tripterygium Glycosides)

雷公藤多苷是从中药雷公藤中提取的总苷,主要为萜内酯类化合物,具有抗炎、免疫抑制和抗肿瘤作用。

【药理作用】

1. **抗炎作用** 雷公藤多苷能抑制炎症反应的各个环节,减轻炎性症状。对炎症时血管通透性增加、炎症细胞趋化、炎症介质产生、血小板聚集及炎症后期的纤维增生均有明显的抑制作用。雷公藤多苷抑制炎症介质前列腺素的产生,降低IL-1、IL-6、IL-8和TNF(肿瘤坏死因子)水平,阻断炎症介质的级联效应。此外,还可兴奋下丘脑-垂体-肾上腺轴,促进肾上腺皮质激素合成,并明显抑制磷脂酶A_2的激活及其代谢产物血栓素和前列腺素的活性,减轻炎症反应。

2. **免疫抑制作用** 抑制细胞免疫和体液免疫。雷公藤多苷能干扰树突状细胞呈现抗原、激活T细胞的功能;降低IL-2、1L-4、1L-6和TNF-α等多种细胞因子的表达,抑制T细胞活化和增殖,诱导其凋亡；通过激活抑制性 T 淋巴细胞（TS），抑制 B 细胞产生抗体，抑制异常免疫应答。

3. 抗癌作用　小剂量可能作用于蛋白激酶 C 及钙依赖的信号通路抑制细胞生长；较大剂量时可诱导细胞凋亡。雷公藤多苷可提高肿瘤细胞对 TNF-α 的敏感性，促进细胞凋亡。此外，对性腺轴有可逆性的抑制作用，抑制卵巢，使雌二醇、孕酮水平下降，负反馈抑制减弱，促卵泡激素和黄体生成素增加，从而使子宫肌瘤细胞凋亡。

【临床应用】

主要用于自身免疫性疾病和器官移植。

1. 类风湿关节炎　民间长期有用雷公藤治疗关节炎的历史。雷公藤多苷对活动期关节炎疗效好，可联合应用甲氨蝶呤、非甾体抗炎药治疗，比单用甲氨蝶呤或非甾体抗炎药效果好，不良反应少。

2. 肾疾病　对肾小球肾炎、肾病综合征、狼疮性或紫癜性肾炎等有一定的疗效。可消除尿蛋白，明显改善临床症状。

3. 器官移植　雷公藤多苷与环孢素和硫唑嘌呤等联合用于肾移植，急性排异反应、慢性排异反应及蛋白尿的发生率明显下降，有助于提高移植肾长期的存活率。小儿深度烧伤创面亲缘皮移植时，经雷公藤多苷预处理，可明显减轻排异反应，延长皮片存活时间。

4. 其他治疗　系统性红斑狼疮、强直性脊柱炎、子宫肌瘤、哮喘、复发性口疮、重症肌无力、子宫内膜异位症术后复发。

【不良反应及注意事项】

1. 不良反应

（1）消化系统反应　对胃肠黏膜刺激性较强，可引起恶心、呕吐、腹痛、腹泻、便秘和食欲不振等，严重者可致消化道出血。少数可致假膜性肠炎。肝损害表现为氨基转移酶升高，黄疸或无黄疸型肝炎。

（2）肾毒性　主要表现为急性肾衰竭，有少尿、蛋白尿和管型尿等。个别可致多尿及尿崩症。

（3）生殖毒性　男性精子活力下降，性欲减退睾丸萎缩，女性月经紊乱和闭经。一般停药可恢复。

（4）心血管毒性　常见胸闷、心悸、心率加快及心电图异常，严重者血压快速下降及心力衰竭。

（5）其他　皮肤溃疡、瘙痒和红斑等过敏症状；神经系统症状有头晕、乏力、失眠、嗜睡和周围神经炎等；血细胞减少，个别发生再生障碍性贫血、弥散性血管内凝血。

2. 注意事项

（1）雷公藤多苷的使用，不要轻易减量、停药，严格按照医嘱用药。

（2）老年患者需减少剂量使用。

（3）未满 12 周岁的儿童，处在育龄期或者有孕育要求的女性，孕妇和处于哺乳期的妇女，严禁服用此药。

（4）用药期间，应定期检查血尿常规和肝、肾功能。

（5）连续用药一般不宜超过 3 个月。如继续用药，应由医生根据患者病情及治疗需要决定。

环磷酰胺（Cyclophosphamide，CTX）

环磷酰胺的抗免疫作用强大、持久，抗炎作用弱，不良反应相对较少且可口服，成为烷化剂中最常用的免疫抑制剂。对体液及细胞免疫均有抑制作用，能明显地抑制机体对各种抗原引起的免疫反应。临床上主要用于糖皮质激素不能缓解的自身免疫性疾病，如系统性红斑狼疮、皮肌炎、难治性类风湿关节炎及器官移植的排异反应。

抗代谢药

抗代谢药常用硫唑嘌呤（Azathioprine，AZA）、甲氨蝶呤、巯嘌呤等，其中硫唑嘌呤最为常用。

硫唑嘌呤为嘌呤类抗代谢药，它通过干扰嘌呤代谢，抑制嘌呤核苷酸的生物合成，从而抑制DNA、RNA及蛋白质的合成，对细胞免疫和体液免疫均有抑制作用。主要应用于器官移植的排异反应及类风湿关节炎、系统性红斑狼疮等自身免疫性疾病的治疗。常见不良反应有骨髓抑制、肝损害、胃肠道反应、继发感染及过敏等。

> **拓展链接**
>
> **免疫抑制药的使用注意事项**
>
> 免疫抑制药具有特殊的毒副作用：①继发感染，易发生各种特异性感染，如巨细胞病毒感染、卡氏肺孢子虫病和结核等，在机体免疫功能受抑制的情况下造成感染难以控制。② 肿瘤，机体对细胞癌变的免疫监视削弱，恶性肿瘤的发生率增加。
>
> 应用免疫抑制药须注意：① 严格掌握适应证，个体化给药。② 宜采用多种药物小剂量合用，以增加疗效，减少毒副作用。③早诊断、早治疗。④引起继发感染后，须减量甚至停药，使用抗菌药治疗。

▶ **【学做结合】14-1**

李女士，女65岁，患者自述多年患类风湿关节炎、指关节炎，特别是气候寒冷时，疼痛使得生活不能自理。膝关节、指关节肿大，右膝关节强直，请问应采取什么治疗措施？

点滴积累

1. 环孢素具有细胞免疫抑制活性，对慢性炎症有效，广泛用于器官移植手术，防止排异反应，以及自身免疫性疾病。
2. 雷公藤多苷具有抗炎、免疫抑制和抗肿瘤作用，主要用于类风湿关节炎、肾疾病、自身免疫性疾病和器官移植。

第二节　免疫增强药

学习引导

免疫增强药（immunopotentiator）指单独使用或与抗原同时使用时能加强免疫应答反应的药物，临床主要用于免疫缺陷性疾病、慢性感染性疾病以及肿瘤的辅助治疗。此类药物对机体免疫功能往往具有双向调节作用，也称免疫调节剂。

学习目标

知识目标

1. 掌握　卡介苗的药理作用、临床应用及不良反应。

2. 熟悉　干扰素的作用、应用及不良反应。
3. 了解　本类药品的其他药物。
能力目标
能对本类药品分类识别，能解读处方，为患者提供用药咨询、用药指导。
素质目标
1. 养成严谨的工作习惯，关爱患者，安全用药。
2. 具备身体自我管理的意识。

卡介苗（Bacillus Calmette-Guerin BCG，结核菌苗）

卡介苗为牛结核分枝杆菌的减毒活菌苗，是用于防治结核病的预防接种疫苗，也是常用的免疫佐剂和非特异性免疫增强药。

【药理作用】具有免疫佐剂作用，增强其他抗原物质的免疫原性，加强免疫应答反应；增强细胞免疫，提高巨噬细胞、T 细胞、B 细胞和 NK 细胞的功能，促进 IL-1 产生；阻止肿瘤细胞生长。

【临床应用】
1. 预防结核病。
2. 肿瘤的辅助治疗　白血病、黑色素瘤、肺癌和膀胱癌等。膀胱肿瘤经手术切除后可用卡介苗制剂稀释后灌洗膀胱，去除残存的肿瘤细胞，防止复发。

【不良反应】
接种局部可有红肿、化脓和小溃疡。全身反应有发冷、发热、肌痛和抑郁等，可给予溴丙胺太林和对乙酰氨基酚对症处理。膀胱给药可能造成尿道刺激症状、出血或尿道感染。个别有发生全身结核分枝杆菌感染。

【药物相互作用】
1. 卡介苗为活菌疫苗，不得与免疫抑制药合用，否则可能诱发全身感染。糖皮质激素局部使用或小剂量替代疗法对免疫无明显抑制作用，不作为禁忌。
2. 卡介苗接种能显著提高茶碱的血浆半衰期，血浆茶碱浓度短暂上升。

干扰素（Interferon，INF）

干扰素是哺乳动物的细胞在受病毒感染或其他刺激时诱导产生的一族糖蛋白类细胞因子，分子量为 20000～160000，天然干扰素分为 INF-α、INF-β、INF-γ 三种亚型。现已有基因工程产品。

【体内过程】
口服不吸收，必须注射给药。INF-α 吸收率 80% 以上，INF-β、INF-γ 吸收率低。一般注射后达峰时间为 4～8 小时。主要在肝肾转化。

【药理作用及作用机制】
1. 介导特异性抗病毒作用　这种抗病毒效应不依赖于免疫增强效应。
2. 免疫调节作用　通过特异性膜受体介导。小剂量增强细胞免疫和体液免疫，大剂量则有抑制作用。免疫调节作用以 INF-γ 最强。能够活化单核细胞、巨噬细胞、NK 细胞和细胞毒性细胞；增加组织相容性抗原 MHC Ⅰ 和 MHC Ⅱ 的表达；调节抗体生成、特异性细胞毒作用和 NK 细胞的杀伤作用；介导局部炎症反应等。
3. 抗增殖作用　抑制原癌基因的表达，抑制未分化瘤细胞在 G_0 期的增殖。

【临床应用】
INF-α 用于慢性乙型肝炎和成骨肉瘤有较好疗效。与齐多夫定（AZT）合用治疗艾滋病患者的卡波西肉瘤应答率为33%～65%。也用于多发性骨髓瘤、白血病、恶性淋巴瘤和黑色素瘤等的治疗。INF-β治疗多发性硬化症有一定效果。INF-γ可用于慢性肉芽肿、毛细胞白血病和肾细胞癌的治疗。

【不良反应】

INF主要不良反应为发热、倦怠、头痛和肌肉酸痛等类似于流感样症状。神经系统不良反应表现为精神状态改变，如思维变慢、注意力不集中、记忆减退、嗜睡、冷漠和精神错乱等。大剂量可致可逆性白细胞和血小板减少及贫血等，接受化疗和放疗者应注意。其他有皮疹、肝功能损害、蛋白尿、恶心呕吐、腹泻、体重减轻、低血压和心动过速等。INF最常见不良反应为低血压，同时因抗增殖作用强，也容易引起骨髓抑制。有5%患者用药后产生抗INF抗体，原因不明。

白细胞介素-2（Interleukin-2，IL-2）

白细胞介素-2由白细胞产生，在免疫系统内传递信息，起免疫修饰和免疫调节作用。目前已发现的白细胞介素有几百种，只有少数用于临床。IL-2是Th细胞产生的一种T细胞生长因子和信号调节分子，具有重要的免疫调节作用。其生物学作用包括：诱导Th、Te细胞增殖，激活B细胞产生抗体，活化巨噬细胞，增强淋巴素活化的杀伤细胞（LAK细胞）活性，诱导干扰素产生。临床主要用于治疗恶性黑色素瘤、肾细胞癌和霍奇金淋巴瘤等，也用于AIDS患者的卡波西肉瘤。不良反应较为常见。主要有流感样综合征；恶心、呕吐和腹泻等胃肠道反应；皮肤干燥、瘙痒和弥漫性红斑；血细胞减少；低血压和心律失常；肝、肾、肺损害；高剂量致精神改变。

左旋咪唑（Levamisole）

左旋咪唑是一种口服有效的免疫调节药，也是广谱驱虫药。对正常人和动物的免疫功能无影响。但对免疫功能低下者，左旋咪唑有免疫调节作用，可促进抗体生成，恢复细胞免疫功能，增强巨噬细胞和中性粒细胞的趋化和吞噬功能，以及促进淋巴细胞增殖等。主要用于伴免疫功能低下的慢性感染性疾病和肿瘤的辅助治疗，亦可减轻抗癌药引起的骨髓抑制和感染。

左旋咪唑不良反应发生率低，常见有恶心、呕吐、头晕、失眠和荨麻疹等，长期给药可导致粒细胞减少。

胸腺素（Thymosin TM）

胸腺素是从胸腺中提取的一组活性多肽，内含胸腺生成素、胸腺体液因子、血清胸腺因子和胸腺组分5等。目前所用多为经纯化的胸腺组分5（胸腺素F5），也有单组分制剂如胸腺素β4等，亦有基因工程产品。

胸腺素主要用于治疗胸腺发育不全症、肿瘤、系统性红斑狼疮、类风湿性关节炎、病毒性肝炎、伴有细胞免疫功能低下的重症感染和慢性肾炎等疾病。小儿胸腺发育不全可终身替代治疗。恶性肿瘤患者接受放疗或化疗时加用胸腺素可改善患者体质，增强免疫功能，提高治疗效果。也可用于流行性出血热、过敏性紫癜和肝硬化等，对中老年人也有一定的抗老防衰的作用。

常见的不良反应为发热，少数患者有荨麻疹、皮疹，个别患者出现头晕等。

依那西普（Etanercept）

依那西普是由肿瘤坏死因子（TNF）受体蛋白的一部分与人IgG的Fc段融合构成的二聚体。在血中与TNF-α和TNF-β结合，使其不能与细胞表面的TNF受体结合，阻断由TNF受体介导的异常免疫反应和炎症过程。主要用于治疗类风湿关节炎。不良反应主要是局部刺激。

转移因子（Transfer factor，TF）

转移因子是从健康人白细胞中提取的一种多核苷酸肽，无抗原性，也不被胃酸、胃蛋白酶或胰酶破坏，口服有效，作用持续时间长。转移因子由已经致敏的淋巴细胞产生，携带特异性免疫信息到靶淋巴细胞，使之致敏，从而获得与供体相似的特异性和非特异性的细胞免疫功能。在迟发性过敏反应中起重要作用。转移因子对体液免疫无作用也不起抗体作用。临床用于先天性和获得性细胞免疫缺陷病的治疗，也适用于难以控制的病毒和真菌感染及肿瘤辅助治疗。不良反应少，偶有皮疹、瘙痒、痤疮及一过性发热。

> 【学做结合】14-2
> 什么是免疫增强药？说出 2~3 个免疫增强药的名称。

点滴积累

> 1. 卡介苗是常用的免疫佐剂和非特异性免疫增强药。用于预防结核病及肿瘤的辅助治疗，如白血病、黑色素瘤、肺癌和膀胱癌等。
> 2. 干扰素具有介导特异性抗病毒作用、免疫调节作用、抗增殖作用。INF-α 用于慢性乙型肝炎和成骨肉瘤有较好疗效。也用于多发性骨髓瘤、白血病、恶性淋巴瘤和黑色素瘤等的治疗。INF-β 治疗多发性硬化症。INF-γ 可用于慢性肉芽肿、毛细胞白血病和肾细胞癌的治疗。

学习评价

一、单项选择题

1. 下列药物属于免疫抑制剂的是（　　）。
   A. 卡介苗　　B. 干扰素　　C. 左旋咪唑　　D. 环孢素
2. 下列药物属于免疫增强剂的是（　　）。
   A. 胸腺素　　B. 环孢素　　C. 肾上腺皮质激素　　D. 卡介苗
3. 环孢素的主要不良反应是（　　）。
   A. 肾损害　　B. 胃肠道反应　　C. 中枢症状　　D. 过敏反应
4. 以下无免疫抑制作用的药物是（　　）。
   A. 糖皮质激素　　B. 环孢素　　C. 左旋咪唑　　D. 环磷酰胺
5. 不属于左旋咪唑的临床应用有（　　）。
   A. 用于免疫功能低下者　　B. 用于肺癌和鳞癌
   C. 用于驱肠蠕虫　　D. 用于类风湿关节炎
   E. 用于胃溃疡
6. 器官移植后最常用的免疫抑制剂是（　　）。
   A. 泼尼松　　B. 地塞米松　　C. 环孢素　　D. 硫唑嘌呤
7. 环孢素主要抑制下列哪一种细胞？（　　）
   A. 巨噬细胞　　B. NK 细胞　　C. T 淋巴细胞　　D. B 淋巴细胞
8. 能抑制淋巴细胞产生干扰素的免疫抑制药是（　　）。
   A. 环孢素　　B. 左旋咪唑　　C. 泼尼松龙　　D. 干扰素
9. 主要抑制巨噬细胞对抗原的吞噬和处理的免疫抑制药是（　　）。

A. 环孢素　　　B. 左旋咪唑　　　C. 泼尼松龙　　　D. 干扰素
10. 具有嘌呤拮抗作用的免疫调节药是（　　）。
A. 环孢素　　　B. 干扰素　　　C. 左旋咪唑　　　D. 硫唑嘌呤

二、多项选择题

1. 下列药物中，具有免疫抑制作用的有（　　）。
A. 左旋咪唑　　　B. 干扰素　　　C. 环孢素
D. 白细胞介素　　　E. 肾上腺皮质激素
2. 环孢素的药理作用有（　　）。
A. 抑制活化的辅助性T细胞产生白细胞介素-2
B. 抑制抗体的生成
C. 抑制淋巴细胞生成干扰素
D. 抑制巨噬细胞对抗原的识别和处理
E. 促进B细胞的分化增殖
3. 左旋咪唑的临床用途有（　　）
A. 用于免疫功能低下者　　　B. 用于肺癌和鳞癌
C. 用于驱肠蠕虫　　　D. 用于类风湿关节炎
E. 用于红斑性狼疮
4. 干扰素具有下列哪些作用？（　　）
A. 治疗白血病　　　B. 治疗乙型肝炎
C. 治疗恶性淋巴瘤　　　D. 调节免疫
E. 治疗黑色素瘤
5. 下列药物中，属于免疫增强剂的有（　　）。
A. 左旋咪唑　　　B. 干扰素　　　C. 环孢素　　　D. 白细胞介素
E. 肾上腺皮质激素

三、问答与用药

1. 简述免疫抑制剂类药物的作用机制及其代表药物。
2. 患者，女，35岁，患有系统性红斑狼疮，在用药过程中用到环孢素。请问该药属于哪种免疫调节剂？在用药过程中有哪些护理措施？

第十五章 麻醉药物

课前导语

麻醉药是指能使整个机体或机体局部暂时、可逆性失去知觉及痛觉的药物。根据其作用范围可分为全身麻醉药及局部麻醉药，全身麻醉药根据其作用特点和给药方式不同，又可分为吸入麻醉药和静脉麻醉药。

学习要求

1. 熟悉　麻醉药物的分类；常用药物的用药指导。
2. 了解　麻醉药物的用法；了解局麻药的用药注意事项。

知识导图

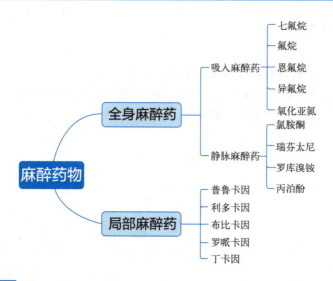

【衔接 1+X 证书】

中级	高级
1. 能熟识常用麻醉药物的商品名、英文名。 2. 能介绍常用麻醉药物的作用过程特点。	1. 能解释处方中用药的目的。 2. 能对老人、小儿、孕妇、哺乳期妇女及其他特殊群体进行用药指导。

第一节 全身麻醉药

📘 学习引导

全身麻醉药，简称全麻药，是一类能可逆性地引起不同程度的意识、感觉（特别是痛觉）和反射消失，从而便于实施外科手术的药。理想的全身麻醉药除具备上述作用，尚需具有麻醉诱导期短、药后恢复期平稳而迅速、麻醉深度易于调节、安全范围大等特点。临床常用全麻药有哪些？其作用特点是什么？怎样合理使用？下面我们来学习。

📮 学习目标

知识目标
1. 熟悉 七氟烷的作用特点。
2. 了解 氟烷、氧化亚氮等药物作用特点；常用复合麻醉的方法。

能力目标
学会评价药物的临床应用价值，指导和监测临床合理用药。

素质目标
1. 养成严谨、求实的工作习惯。
2. 提高学生自主分析问题的能力，培养学生与人沟通的情感智商。

一、吸入麻醉药

吸入麻醉药是一类挥发性的液体或气体，经肺泡扩散而吸收进入血液循环，通过血脑屏障进入脑组织产生麻醉作用。

七氟烷（Sevoflurane）

【药理作用】
1. 麻醉作用　七氟烷气管刺激性较小，麻醉诱导和觉醒平稳而迅速，麻醉深度容易调节。
2. 对神经系统的影响　麻醉中的脑波变化：快速诱导时，快速形成慢波，接着出现大而慢的波，其后变为以纺锤波为主、混杂有慢波的脑波图像。缓慢诱导时，随着麻醉加深而出现快波，其后转变为一阵纺锤波为主的脑波图像，再逐步混杂入慢波，最终与快速诱导波形相同。
3. 对呼吸系统和循环系统的影响　随着麻醉诱导，呼吸频率增加，潮气量减少。分钟通气量基本不变。麻醉深度与呼吸抑制基本平行。可通过辅助或控制呼吸保持合适的通气量。麻醉后的呼吸抑制比氟烷轻。心率不变或有下降趋势。诱导期间收缩压下降，随后趋于平稳，极少出现心律失常。

【临床应用】
全身麻醉。

【不良反应及注意事项】
1. 不良反应　与所有的吸入麻醉剂一样，七氟烷可导致剂量相关性轻度到中度暂时的心肺功能低下。恶心和呕吐是术后最常见的，和其他吸入性麻醉剂的不良反应的发生率近似。
2. 注意事项　七氟烷只能由接受过麻醉科培训的人员使用。维持呼吸道通畅、人工通气、氧气供给和循环再生的设备必须准备好以便随时使用。

【药物相互作用】

七氟烷可明显地加强非去极化肌松剂的肌松作用，因此，使用七氟烷时，应适当调整此类药物的剂量；七氟烷与异氟烷相类似，均须在因导致心肌敏感而发生外因性心律失常时加用肾上腺素。七氟烷的最小肺泡内浓度（minimum alveolar concentration，MAC）随着氧化亚氮的增加而减少；和其他药物相似，七氟烷与静脉麻醉药如丙泊酚合用时可降低其使用浓度；CYP2E1诱导剂（如异烟肼、酒精）会增加七氟烷的代谢，但巴比妥类不会增加其代谢。

【用药指导】

用药步骤	用药指导要点
用药前	(1)熟悉七氟烷的适应证和禁忌证,了解其剂型和用法。 (2)询问过敏史,告知患者七氟烷用药注意事项
用药中	(1)由麻醉技术熟练的麻醉师使用。 (2)本品在封闭麻醉系统回路中接触二氧化碳吸收剂时会分解,请予注意。 (3)七氟烷的指示色为黄色。 (4)需要使用专用七氟烷挥发罐,提供正确浓度。 (5)麻醉液注入装置的接口位于瓶颈部(环形接口连接挥发罐注入口)。 (6)干燥的二氧化碳吸收剂可能会导致过热,国外有吸收剂起火的报告。因此要定期更换新的二氧化碳吸收剂,避免其过于干燥并注意吸收装置的温度
用药后	(1)密切观察用药后的患者体征和不良反应。 (2)发生药物过量或有发生药物过量的迹象,应该采取以下措施:停止七氟烷的应用,保持气道通畅,进行纯氧通气,以及维持心血管稳定

氟烷（Halothane）

氟烷为无色透明、有芳香味的液体，不燃不爆，但化学性质不稳定。麻醉作用较快且强，停药后恢复迅速；对呼吸道黏膜无刺激性；镇痛、肌松作用差，可增加心脏对肾上腺素的敏感性而诱发心律失常。能松弛子宫平滑肌，不宜用于难产或剖宫产患者。反复使用可损害肝脏，禁用于肝功能不全患者。

恩氟烷（Enflurane）

恩氟烷为无色、无刺激性的挥发性液体，是目前较为常用的吸入麻醉药。其麻醉诱导迅速、平稳，苏醒快，肌松作用大于氟烷，对呼吸道无刺激性，不增加心脏对儿茶酚胺类的敏感性。反复使用对肝脏无明显不良反应，可有恶心、呕吐，但浓度过高可致惊厥，有癫痫病史者禁用。

异氟烷（Isoflurane）

异氟烷为无色透明的挥发性液体，稳定性好，毒性小，有轻度刺激性，也为目前广泛应用的吸入性麻醉药之一。药理作用与恩氟烷相似，但副作用较轻。

氧化亚氮（Nitrous Oxide，笑气）

氧化亚氮为无色、无刺激性气体，性质稳定，不燃不爆。镇痛作用较强，诱导期短，停药后苏醒快，患者使用后舒适愉快。缺点是麻醉效能弱，肌松不完全，主要用于诱导麻醉或与其他全麻药配伍使用。

二、静脉麻醉药

氯胺酮（Ketamine）

【药理作用】

本品静注后起效快，维持时间短，毒性小。

氯胺酮可阻断痛觉冲动向丘脑和大脑皮层传导,从而引起痛觉消失,产生较好的镇痛效果;同时兴奋脑干和大脑边缘系统,导致患者意识未完全消失,呈睁眼、肌张力增加、心率加快、幻觉和烦躁不安等表现,这种感觉和意识分离的现象称为"分离麻醉"。

【临床应用】

临床适用于小手术或诱导麻醉。

【不良反应及注意事项】

本品可兴奋心血管系统,还可升高眼内压。故青光眼、严重的高血压及心功能不全者禁用。

瑞芬太尼(Remifentanil)

瑞芬太尼属于新型阿片类镇痛药,具有起效快、体内无蓄积、血药浓度平稳、作用时间短、镇痛效价强、病人用药后恢复迅速、不良反应轻等优点。广泛应用于各种手术,例如胸外科手术、泌尿外科手术、神经外科手术、门诊手术、术后镇痛等。

罗库溴铵(Rocuronium Bromide)

罗库溴铵通过与运动终板处的 N_2 型乙酰胆碱受体竞争性结合产生肌松作用。其作用可被乙酰胆碱酯酶抑制剂如新斯的明、依酚氯铵和溴吡斯的明所拮抗。适用于常规诱导麻醉期间气管插管,以及维持术中骨骼肌松弛。常见不良反应包括注射部位疼痛反应,生命体征的改变和神经肌肉阻滞作用的延长。

丙泊酚(Propofol)

丙泊酚能抑制中枢神经系统,产生较强的麻醉、镇静催眠作用,镇痛作用弱。起效快、苏醒快、维持时间短、无蓄积作用,是目前较为常用的静脉麻醉药,适用于诱导和维持全身麻醉,也可用于重症监护患者辅助通气治疗时镇静,可抑制循环系统引起低血压和呼吸暂停。

> **知识拓展**
>
> **复合麻醉**
>
> 全麻药单独应用时难以达到理想的全麻效果,为克服全麻药的缺点,减少其不良反应、增强麻醉效果和增加麻醉的安全性,常采取联合用药方法,称为复合麻醉。常用的复合麻醉有以下几种方法。
>
> 1. 麻醉前给药
>
> 在麻醉之前预先使用某些药物以消除患者的紧张、恐惧、不安情绪,增强麻醉效果、减少麻醉药用量及防治不良反应,如术前使用地西泮、巴比妥类、吗啡、哌替啶等药物。
>
> 2. 基础麻醉
>
> 全麻前使用氯胺酮等药使患者达到深睡眠的浅麻醉状态,在此基础上再进行全麻。临床主要适用于过度紧张或不能合作的小儿患者。
>
> 3. 诱导麻醉
>
> 应用作用迅速的全麻药如氯胺酮或氧化亚氮等使患者迅速进入外科麻醉期,避免兴奋期各种不利症状的出现,随后改为易于调节麻醉深度的麻醉药维持麻醉。

▶【学做结合】15-1

与吸入麻醉药相比,静脉麻醉药具有哪些优缺点?

> **点滴积累**
>
> 1. 七氟烷是吸入性麻醉药,对气管刺激性较小,麻醉诱导和觉醒平稳而迅速,麻醉深度容易调节,对呼吸和循环系统影响较小,用于全身麻醉。
> 2. 氯胺酮阻断痛觉冲动向丘脑和大脑皮层传导,产生较好的镇痛效果,具有"分离麻醉"现象。临床用于小手术或诱导麻醉。

第二节 局部麻醉药

学习引导

局部麻醉也称部位麻醉,是指在患者神志清醒状态下,将局麻药应用于身体局部,使机体某一部分的感觉神经传导功能暂时被阻断,运动神经传导保持完好或同时有程度不等的被阻滞状态。这种阻滞应完全可逆,不产生任何组织损害。局部麻醉的优点在于简便易行、安全、患者清醒、并发症少和对患者生理功能影响小。那么,常用的局部麻醉药有哪些呢?其作用特点是什么?怎样合理使用?下面我们来学习。

学习目标

知识目标

1. 熟悉 普鲁卡因、利多卡因等局麻药的作用和给药方式。
2. 了解 常用局麻药的作用特点、临床应用及不良反应;局麻药的用药注意事项。

能力目标

学会评价药物的临床应用价值,指导和监测临床合理用药。

素质目标

1. 养成严谨的工作习惯,关爱患者,安全用药。
2. 提高学生自主分析问题的能力,培养学生与人沟通的情感智商。

拓展链接

无痛分娩

无痛分娩,又叫分娩镇痛,是指椎管内分娩镇痛技术,主要包括硬膜外腔镇痛、蛛网膜下腔镇痛和蛛网膜下腔-硬膜外腔联合镇痛等诊疗技术,它是目前用得最多、也最有效的缓解分娩疼痛的方法。

无痛分娩就是由麻醉师对孕妇在腰部穿刺,在硬膜外腔置入一根导管,导管连接镇痛泵,镇痛泵会持续泵入麻醉药物,起到镇痛效果,但麻药的浓度较低,相当于剖宫产麻醉时的 $\frac{1}{10} \sim \frac{1}{5}$,一般不会对母亲和胎儿产生特殊影响。分娩镇痛可以减轻孕妇的痛苦,但并不是绝对的无痛。采用无痛分娩后产程进展不顺利转剖宫产的话无需重复麻醉,由麻醉师酌情追加药物即可。

目前分娩镇痛技术成熟,安全性高,医生提倡分娩镇痛;但个别患者,例如血小板异常等,不能使用分娩镇痛。

一、局部麻醉药物的作用机制和特点

1. 局麻药的局麻作用

作用机制为可逆性阻滞神经细胞膜的 Na^+ 内流，阻止神经冲动产生与传导，从而产生局麻作用。

2. 局麻药的吸收作用

局麻药从给药部位吸收入血并达到一定浓度后会引起全身作用，也是局麻药不良反应的主要表现。①中枢神经系统反应，一般表现为先兴奋后抑制，可因循环、呼吸衰竭而死亡。②心血管系统反应，局麻药可使心肌收缩力减弱，传导减慢，不应期延长。局麻药可直接或间接地使小动脉扩张，血压下降，尤其是药物误入血管内作用更强烈。

二、常用的局部麻醉药物

普鲁卡因（Procaine，奴佛卡因）

水溶液不稳定，光照及受热、久贮变黄，使局麻效能降低。

【体内过程】

属短效局麻药。注射给药后 1～3 分钟起效，维持 30～60 分钟。

【药理作用和临床应用】

毒性较小，对黏膜的穿透力弱，一般不用于表面麻醉。广泛用于浸润麻醉、传导麻醉、腰麻和硬膜外麻醉。能直接扩张用药部位血管，使药物吸收加快、局麻时间缩短，并增加中毒机会。故在药液中加入适量的肾上腺素，以延长作用时间，减少吸收中毒。但肢端手术忌加入肾上腺素，避免引起组织坏死。高血压、心脏病、甲亢患者麻醉时禁加肾上腺素。

还用于损伤部位的局部封闭，用 0.25%～0.5% 溶液注射在局部炎症、损伤等病变部位，可减少病灶对中枢神经系统产生的恶性刺激，以减轻炎症或损伤部位的症状。常用于治疗急性化脓性炎症、外伤痛、神经痛；急性肾衰竭时，可做肾囊封闭。

【不良反应及注意事项】

大量吸收后可引起中毒反应，中枢神经系统出现先兴奋后抑制现象。心血管的反应出现血压下降，甚至心脏停搏。因此，应严格控制剂量和浓度；严密监测呼吸、心率、血压和中枢神经系统的反应。偶可引起过敏反应，用药前应询问患者有无过敏史，首次应用时应做皮肤过敏试验。使用时注意观察并做好抢救准备，一旦有过敏症状，立即停药，及时给予肾上腺素、抗过敏药、吸氧等。对普鲁卡因皮试阳性、有过敏史者改用利多卡因，不宜用丁卡因。

【药物相互作用】

新斯的明等抗胆碱酯酶药物可干扰本品代谢，使本品毒性增强，忌联合应用。普鲁卡因在血浆中被酯酶水解为对氨基苯甲酸和二乙氨基乙醇，前者能对抗磺胺药的抗菌作用，后者增加强心苷的毒性反应，应尽量避免同时应用。

利多卡因（Lidocaine，赛罗卡因）

【药理作用和临床应用】

属中效局麻药，是目前应用最多的局麻药。起效快，穿透力强，安全范围较大；局麻强度、毒性及持续时间（1～2 小时）均介于普鲁卡因和丁卡因之间。

用于表面麻醉、浸润麻醉、传导麻醉及硬膜外麻醉。由于扩散力强，麻醉范围及麻醉部位难以控制，一般不用于腰麻。对普鲁卡因过敏者可选用此药。也可用于抗心律失常。

【不良反应】

本品吸收快，且易于扩散，易发生毒性反应，应用时勿误入血管。加入 1/200000 肾上腺素可减少毒性反应的发生率，并延长作用时间，但高血压患者慎用。反复用药可产生快速耐受性。

布比卡因（Bupivacaine，丁吡卡因）

布比卡因局麻作用是利多卡因的 4～5 倍；持续时间约 10 小时；可产生严重的心脏毒性。临床主要用于浸润麻醉、传导麻醉和硬膜外麻醉。

罗哌卡因（Ropivacaine，柔匹华卡因）

罗哌卡因是长效酰胺类局麻药，适用于区域阻滞镇痛、硬膜外术后或分娩镇痛。硬膜外注射罗哌卡因后可出现低血压、心动过缓、恶心和焦虑。血药浓度过高时发生中枢神经系统和心血管系统毒性反应，临床症状呈现抑制和兴奋双相性。

丁卡因（Tetracaine）

丁卡因是局部麻醉药，毒性较大，能透过黏膜。其局麻作用比普鲁卡因强，是普鲁卡因的 10 倍以上，1～3 分钟即可生效，作用可维持 2～3 小时，具有较强的穿透力，主要用于黏膜麻醉，如眼、鼻、喉及泌尿道的表面麻醉等，吸收后能引起惊厥，然后转为呼吸抑制，所以一般不作浸润和传导等麻醉。不良反应有毒性反应、过敏反应，如皮疹和荨麻疹，严重者可导致休克。

局部麻醉药用药指导见表 15-1。

表 15-1　局部麻醉药用药指导

用药步骤	用药指导要点
用药前	(1)熟悉局麻药的适应证和禁忌证，了解其剂型和用法。 (2)询问过敏史，告知患者局麻药用药注意事项
用药中	(1)表面麻醉(黏膜麻醉)将局麻药用于黏膜表面，麻醉黏膜下神经末梢。多用于口腔、咽喉、眼、鼻、气管和尿道等黏膜部位的浅表手术或检查。常选用黏膜穿透力强的药物，如丁卡因、利多卡因。 (2)浸润麻醉，将局麻药注射到手术部位的皮内、皮下和深部组织，使局部神经末梢因药液的浸润而麻醉。适用于脓肿切开引流等浅表小手术。常选用毒性低、穿透力弱的药物，如普鲁卡因。 (3)传导麻醉(神经干阻滞麻醉)将局麻药注入神经干或神经丛周围，阻断神经冲动的传导，使该神经分布的区域麻醉。多用于口腔、四肢等手术。 (4)蛛网膜下腔麻醉(腰麻)将药物注入腰椎蛛网膜下腔内，麻醉该部位的脊神经根。常用于下腹部和下肢手术。利多卡因扩散性强应慎用。 (5)硬膜外麻醉将药物注入硬膜外腔，使经此腔穿出椎间孔的脊神经根麻醉。麻醉范围广，适用于颈部至下肢的手术
用药后	(1)密切观察用药后的疗效和不良反应。 (2)如果患者发生不适，应及时对症处理

▶ **【学做结合】15-2**

判断：麻醉药仅可用于外科手术（　　）。

点滴积累

利多卡因是阻滞神经细胞膜的 Na^+ 内流，阻止神经冲动产生与传导，从而产生局麻作用。用于表面麻醉、浸润麻醉、传导麻醉及硬膜外麻醉。对普鲁卡因过敏者可选用此药，是目前应用最多的局麻药。

学习评价

一、单项选择题

1. 下列属于吸入麻醉药的是（　　）。
   A. 瑞芬太尼　　　B. 氯胺酮　　　C. 羟丁酸钠　　　D. 氟烷
2. 使用氯胺酮，使病人迅速进入外科麻醉期称为（　　）。
   A. 麻醉前给药　　B. 诱导麻醉　　C. 基础麻醉　　D. 局部麻醉
3. 对普鲁卡因过敏的患者，可选用的药物是（　　）。
   A. 利多卡因　　　B. 丁卡因　　　C. 布比卡因　　D. 罗哌卡因
4. 关于利多卡因的描述，不正确的是（　　）。
   A. 可发生耐受性　B. 可用于表面麻醉　C. 可用于硬膜外麻醉　D. 可用于腰麻
5. 局麻药的作用机制是（　　）。
   A. 局麻药阻碍 Ca^{2+} 内流，阻碍复极化　B. 局麻药促进 Na^+ 内流，产生持久去极化
   C. 局麻药促进 K^+ 内流，促进复极化　D. 局麻药阻碍 Na^+ 内流，阻碍去极化
6. 局麻药液中加入少量肾上腺素的目的是（　　）。
   A. 预防局麻药过敏　　　　　B. 延长局麻药作用时间
   C. 防止低血压　　　　　　　D. 预防心搏骤停
7. 可用于防治局麻药过量中毒发生惊厥的药物是（　　）。
   A. 吗啡　　　　B. 异戊巴比妥　　C. 水合氯醛　　D. 地西泮
8. 穿透力最强的局麻药是（　　）。
   A. 罗哌卡因　　B. 利多卡因　　C. 丁卡因　　D. 布比卡因
9. 哪种药可用于产科手术麻醉？（　　）
   A. 利多卡因　　B. 罗哌卡因　　C. 丁卡因　　D. 布比卡因
10. 哪种药可用于抗室性心律失常？（　　）
    A. 利多卡因　　B. 罗哌卡因　　C. 丁卡因　　D. 布比卡因

二、多项选择题

1. 局麻药的用法有（　　）。
   A. 蛛网膜下腔麻醉　　B. 硬膜外麻醉　　C. 传导麻醉
   D. 表面麻醉　　　　　E. 浸润麻醉
2. 普鲁卡因常用于（　　）。
   A. 蛛网膜下腔麻醉　　B. 硬膜外麻醉　　C. 传导麻醉
   D. 表面麻醉　　　　　E. 浸润麻醉
3. 普鲁卡因应避免与（　　）合用。
   A. 磺胺类药　　　　　B. 洋地黄毒苷　　C. 新斯的明
   D. 肾上腺素　　　　　E. 普萘洛尔
4. 普鲁卡因最严重的毒性反应是（　　）。
   A. 昏迷　　　　　　　B. 呼吸抑制　　　C. 血压下降
   D. 心搏停止　　　　　E. 谵妄、惊厥
5. 临床常用的局麻药有（　　）。
   A. 普鲁卡因　　　　　B. 利多卡因　　　C. 丁卡因
   D. 布比卡因　　　　　E. 罗哌卡因

三、问答与用药

人在拔牙时，往往需要在相应部位注射局部麻醉药，使其感觉不到疼痛，请问其作用机制是什么？

下篇　实践技能篇

本篇内容主要包括新药研究与给药方案设计优化、药品分类陈列与管理、处方审核与合理用药指导、药理实验技能共四部分。前三部分为合理用药实践，其中新药研究与给药方案设计优化模块重点内容是新药研究与开发流程、新药的给药方案设计思路和方法、量效关系的意义；药品分类陈列与管理模块的重点内容是常用药品的分区、分类及管理，药品的摆放形式和陈列方法、摆药和取药的实践训练；处方审核与合理用药指导模块的重点内容是处方审核与调剂、用药指导和健康教育能力训练。第四部分为药理实验技能，重点介绍了动物实验基本操作、经典的药理学实验操作原理、方法及意义。

通过本篇的技能实践，能够使同学们掌握实验药理学的方法和操作技能、理解给药方案的合理性，初步具备药品分类、处方审核、药品调剂、用药指导的职业能力，树立安全用药、合理用药的理念，养成对症用药、科学用药、严谨求实、探索创新的职业素养。

课前导语

药理学实践技能篇主要包括新药研究与给药方案设计优化、药品分类与陈列管理、处方审核与合理用药指导、实验动物基本操作技能和十三项药物的药理学实验项目,其中药物的药理学实验主要研究在药物干预下机体功能的变化规律,重点观察药物的药理作用效果和产生的不良反应。通过此部分的学习,使学生具备实验动物的动手操作能力以及问病荐药、提供药品咨询和用药宣教的能力,并初步培养学生独立完成药理学实验设计和操作的能力。

学习要求

1. **掌握** 实验动物小鼠和家兔的基本操作技能;药品分类与陈列方法;处方审核与合理用药指导过程。
2. **熟悉** 研究不同药物作用或不良反应的实验原理和步骤;不同药理学实验操作中的注意事项。
3. **了解** 药理学实验设计思路如动物的选择和分组、不同疾病动物模型的造模和给药剂量的设计等。

知识导图

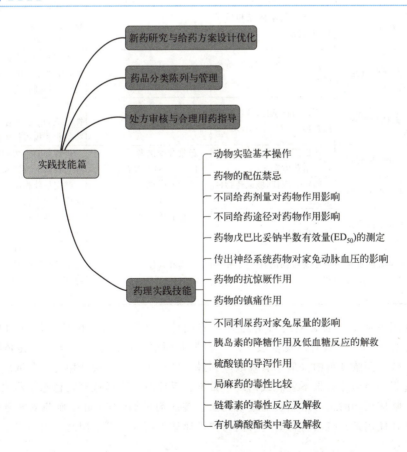

模块一　新药研究与给药方案设计优化

【实验目的和原理】

1. 实验目的

（1）掌握新药研究与开发流程，能按规定开展新药研发的基础工作。

（2）熟悉新药的给药方案设计思路和方法。

2. 实验原理

新药是指未在中国境内外上市销售的药品，包括创新药和改良型新药。其中创新药是指化学结构、药品组分和药理作用不同于现有药品的药物，而改良型新药包括对已上市药品进行化学结构、剂型、处方工艺、给药途径的优化或增加新适应证后具有明显临床优势的药品。据国家药监局发布的《2021年度药品审评报告》显示，2021年审评通过47个创新药，创历史新高，加快了我国新药好药的上市。

新药研发包括临床前研究和临床研究两大阶段，具体见实表1-1。

实表1-1　新药研究与开发过程

新药研究	研究阶段	研究目的	研究对象	研究内容
临床前研究	药学研究	进行工艺学研究和质量控制研究	药物	药物生产流程或制剂工艺、理化性质、纯度检测、含量测定、药品包装材料选择和稳定性研究等
	药理学研究	进行药效学和药动学研究	药物和动物	确定药物的药理作用和作用机制，阐明药物在体内吸收、分布、代谢和排泄过程
	毒理学研究	评价药物急性、慢性和特殊毒性	药物和动物	研究药物是否或会产生哪些毒性反应，确定引起毒性反应的药物剂量和损害的靶器官
临床研究	Ⅰ期临床研究	评价药物安全性，确定初步的给药方案	药物和受试者 20～30例正常志愿者	进行药物生物利用度实验和人体药物耐受性实验
	Ⅱ期临床研究	确定适应证，验证药物的安全性和治疗价值	药物和受试者 ≥100例病人	制定最佳临床治疗方案和不良反应处置办法
	Ⅲ期临床研究	进一步评价药物，提供批准上市的依据	药物和受试者 ≥300例病人	整体评价和验证药物的疗效和安全性
	Ⅳ期临床研究（也称售后调研）	完成药物的社会性考察和评价	药物和人体 ≥2000例病人	对大样本人群广泛使用和长期使用药物后的安全和药效情况进行跟踪反馈，进行药物经济学研究

一种新药用于临床之前必须进行给药方案的设计，常用的给药设计方法分为根据半衰期（$t_{1/2}$）和血药浓度（c）来设计（见实表1-2）。根据血药浓度设计给药方案主要是依据平均稳态血药浓度、有效血药浓度范围（最小有效浓度到最小中毒浓度）或最低稳态血药浓度来设计。譬如临床用药过程中当治疗效果不理想或出现严重不良反应时，可通过测定稳态血药浓度对给药方案进行调整。临床用药时也可采用负荷量给药法（首次剂量加倍），可使血药浓度迅速升到稳态血药浓度，如在使用某些抗菌药物时，为使药物迅速达到药效，可采用此种给药方案。

实表 1-2　根据半衰期设计给药方案

药物分类	半衰期($t_{1/2}$)	给药方案	药物举例
超速或快速处置类药物	≤4 小时	若安全性高,适当增加剂量,延长给药间隔时间;若安全性较低,静脉滴注给药	青霉素 G、去甲肾上腺素、阿托品
中速处置类药物	4～8 小时	每隔一个 $t_{1/2}$ 给药一次	左氧氟沙星、格列美脲、茶碱
慢速或超慢速处置类药物	>8 小时	总剂量分多次给药,减少血药浓度波动	洋地黄毒苷、苯妥英钠、地高辛

【实验用品与环境】

青霉素 G、去甲肾上腺素、左氧氟沙星、地高辛等药品,知网、万方等数据平台,电脑、多媒体实验室、激光笔等。

【实验方法及步骤】

1. 每 4 位同学为一个实验小组,分工查阅新药研究与开发的临床前研究和临床研究的内容、目的和典型案例,如新冠疫苗研发、广谱抗癌药拉罗替尼上市、药物沙利度胺的特殊毒性反应等。

2. 每组成员查阅药品青霉素 G、去甲肾上腺素、左氧氟沙星、地高辛的半衰期,根据其半衰期设计合适的给药方案,并和说明书上的给药方案进行比对。

3. 各组将收集的新药研发资料和设计的给定药品的用药方案进行整理后做成电子文档(PPT),以组为单位进行汇报,并回答教师或其他组同学的提问。

4. 师生根据各组同学团队合作、文档质量、陈述表达、回答问题情况进行点评和总结。

【实验注意事项】

1. 可通过查阅国家药品监督管理局的官方网站收集新药资料。

2. 在进行 PPT 汇报时,也可谈谈自身对新药研发的看法。

【思考与讨论】

1. 药物研发过程中会面向社会招募受试者,不同阶段的临床研究实验对受试者有什么要求呢?

2. 抗精神病药氯氮平于 1975 年在芬兰上市,上市前仅有 200 例临床研究,上市后 6 个月内从 3200 例用药者中发现 17 例患者出现了严重的粒细胞缺乏症和中性粒细胞减少症。请谈谈你从这个新药研发的案例中得到的启示。

模块二　药品分类陈列与管理

【实验目的和原理】

1. 实验目的

(1) 掌握常用药品的分类和管理办法,会对药品进行正确分区和分类。

(2) 熟悉药品的摆放形式和陈列方法,能迅速准确地进行药品摆放和取药。

2. 实验原理

(1) 根据药品分类方法对药品进行准确分类。

(2) 依据药店药品摆放与陈列原则及要求，灵活创新性地陈列所有药品。

【实验用品与环境】

不同包装、用途和剂型的医药商品实物若干（也可用医药商品包装盒代替），医药柜台、固定式药品货架或可变式货架、分区标牌、标签、立式药品展示柜、人字梯、皮尺、需取出或摆放的药品清单等。

能实现药品分类和陈列场景的模拟药房。

【实验方法及步骤】

1. 药品分类与摆放

(1) 每4位同学为一个实验小组，先熟悉模拟药房药品分区、分类。

(2) 由教师给出药品清单（每位同学负责10种药品），学生按照药品清单，分批进入模拟药房取药，每一批规定在10分钟内完成。

(3) 学生分别按处方药与非处方药、药物剂型不同和药理作用不同等三种药品分类方法对取到的药品进行分类和记录。

(4) 学生分批进入模拟药房摆药，并将所摆放的位置在清单上标出，每一批规定在15分钟内完成。

(5) 每组组长协助教师核对清单与取出药品是否相符、核对药品摆放位置是否和清单上标记一致。

2. 药品陈列与管理

(1) 学生分组分批次测量货架和柜台的长宽高。

(2) 根据药品陈列的有效范围和黄金线规划，确定货架和柜台的摆放方向及数量。

(3) 根据药品的保存属性、功能和管理类别对货架或货柜进行分区，并挂上不同颜色的标识标牌，必要时进行编号。

(4) 按分区归类陈列药品，每组至少完成10种药品的陈列。

(5) 分组交叉互评检查陈列药品是否符合要求，并做好记录。

(6) 根据组间检查结果，适当调整陈列药品位置。

【实验结果和分析】

见实表2-1、实表2-2。

实表2-1 药品分类与摆放结果记录表

序号	药品名称	药品分类			摆放位置
		处方药与非处方药	剂型	主要临床用途	
1					
2					
3					
4					
5					
6					
7					
8					
9					
10					

实表 2-2　药品陈列与管理结果记录表

陈列要求	药品名称										调整方案
	药品1	药品2	药品3	药品4	药品5	药品6	药品7	药品8	药品9	药品10	
1. 药品陈列位置是否处于销售频率高的位置											
2. 陈列药品位置的大小、规模是否与经营规模相适应											
3. 药品是否便于拿取											
4. 陈列药品是否稳固											
5. 药品陈列是否便于迅速售后补货											
6. 药品价格等标签是否明显突出、醒目并便于阅读和选取											

注：若药品陈列不满足上述要求，则在最后一列填写调整方案；如果满足要求，则不填。

【实验注意事项】

1. 分组分批次完成药品分类与陈列，不得损坏药品。
2. 对于需冷藏药品要按要求放入药品冷藏柜。
3. 特殊管理药品或有专门管理要求的药品，按要求放在相应货架（柜）。

【思考与讨论】

1. 根据国际通行的药品分类管理办法，药品如何分类？
2. 药品陈列的方法主要有哪些？并讨论如何陈列药品可以达到易找、易见、易取、易放的目的。

模块三　处方审核与合理用药指导

【实验目的和原理】

1. 实验目的

（1）掌握处方审核内容，学会运用医药学知识实施处方调剂、用药调配工作。
（2）能对不同患者进行合理的用药指导和健康教育。

2. 实验原理

（1）根据国家药品管理相关法律法规和规范性文件、临床诊疗规范/指南、药品说明书和国家处方集等对处方的合法性、规范性、适宜性进行审核。
（2）依据处方和药品说明书，从药品名称及数量、用药原因、用药剂量、药品常见不良反应、药物贮存条件和使用注意事项等方面进行合理的用药指导，并针对性地进行健康教育。

【实验用品与环境】

模拟处方和相关药品（也可用药品包装盒代替）若干、用药指导标签、记号笔、药品分装袋、药匙、药篮、塑料袋等用品。

具有调剂台、发药台等配置的模拟药房一间。

【实验方法及步骤】

1. 每4位同学为一个实验小组，随机抽取处方。

2. 处方审核。每组成员分工合作，扮演药师的学生从扮演患者的同学手中接过处方后，对处方进行审查，挑出不合理处方并指出错误类型，详细记录分析内容。

3. 药品调配。药师对照合理处方仔细查看药品名称、剂型、规格、数量，并放入药篮，签字。对于需分装药品，将药品装入分装袋内，注意不能污染药品，写好分装袋标签（药品名称、剂型、规格、数量）。

4. 复核。扮演调剂员的学生将调配好的药品交付给扮演发药员的学生，由发药人员再次核对所调配的药品，并检查药品包装，查看外观质量、有效期、贮存要求、用法用量等内容，准确无误后签字。

5. 用药指导。扮演发药员的学生根据患者情况和药品，设计用药交代内容，并制定用药方法标签，标识患者姓名、药品名称、剂型、规格、数量、用法用量、储存条件、服用注意事项（如餐前、餐后、睡前、驾车司机不宜服用等）。

6. 药学咨询。扮演发药员的学生将药品发放给扮演患者的学生，并对其进行用药指导和健康教育，若患者仍有疑问，可向发药人员进行用药咨询。

7. 师生对学生上述处方审核、调配和用药指导过程进行点评。

【实验结果和分析】

见实表3-1。

实表3-1　处方审核与用药指导记录表

处方序号	处方审核			处方是否合理	处方调配与用药指导		
	合法性	规范性	适宜性		是否进行了四查十对	具体用药交代与指导内容	健康教育建议
1							
2							
3							
4							

注：若处方合理，则填写处方调配和用药指导内容。

【实验注意事项】

1. 对合理处方予以调配，不合理处方可拒绝调配，并说明不合理之处。

2. 分组扮演药品调剂员、发药员、患者等角色，实施药品调剂和用药指导过程后，可互换角色和处方再次扮演。

【思考与讨论】

1. 处方审核包括哪些内容，四查十对指什么？

2. 分析并讨论可以从哪些方面对患者进行合理的用药指导和健康教育？

【处方范例】

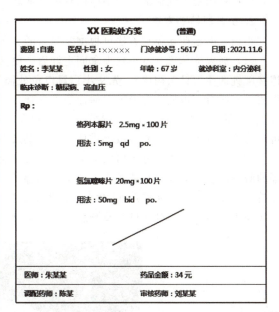

模块四　药理实验技能

实验一　动物实验基本操作

一、小白鼠捉拿、固定、给药和处死方法

1. 小白鼠捉拿与固定

小白鼠个头较小，行动敏捷，需提防被其咬伤。小白鼠的捉拿固定方法为：取小白鼠一只，用右手轻提鼠尾，将其放置在鼠笼盖或其他粗糙台面上，右手向后上方轻拉小鼠尾部，在小白鼠前肢抓住粗糙面，身体向前倾或向前爬行时，迅速用左手拇指、食指抓住其颈背部皮肤，也可将两只耳朵一起捏住，以防小鼠头部左右摆动咬伤操作者，然后稍用力将小白鼠向上提起，将其躯干翻转置于左手大鱼际处，最后用无名指及小指夹住其尾巴将小鼠固定（实图4-1）。在一些特殊

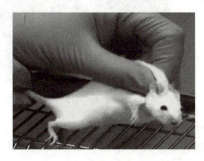 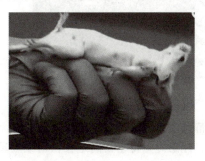

实图 4-1　小白鼠的捉拿

实验中，可采用特定工具如小鼠固定器对其进行固定，如尾静脉注射时，也可先将小白鼠全麻后，用蛙钉固定于蛙板上，如小白鼠脊髓半横断实验。

2. 小白鼠给药方法

小白鼠的给药途径与方法可根据实验目的、药物剂型而定，常用的方法简介如下。

（1）灌胃给药法　将小鼠捉拿固定好后，使其头在高位，右手持灌胃器（由 1~2ml 注射器连接磨钝的注射针头构成），先从小白鼠口角处插入口腔，以灌胃针管轻压其上腭，使口腔和食管成一直线后，再把针管沿上腭徐徐插入食管，在稍有抵抗感处（此位置相当于食管通过膈肌的部位），即可注入药液（实图 4-2）。如注射顺利，动物安静，呼吸无异常；如动物强烈挣扎不安，可能针头未进入胃内，必须拔出重插，以免误入小鼠气管造成窒息死亡。

（2）腹腔注射法　将小白鼠捉拿固定好后，使其头在低位，右手持注射器，将针头刺入下腹部的腹白线稍左侧或稍右侧的皮下（避开膀胱）。针头到达皮下后，再向前推进 3~5mm 左右，保持注射器针头与皮肤呈约 45°角刺入腹腔，此时有落空感。最后固定针头，保持针尖不动，再缓缓注入药液，切勿刺入肝脏及肠腔（实图 4-3）。

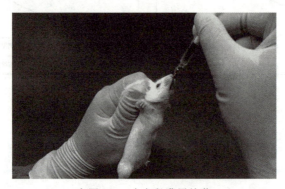

实图 4-2　小白鼠灌胃给药

（3）肌内注射法　小白鼠的肌内注射给药多选用肌肉发达的部位，如其后肢大腿外侧缘。左手固定小鼠及其后肢后，右手持注射器将针头迅速刺入肌肉，回抽若无回血，即可进行注射。注药后用手轻柔注射部位以促进药液吸收（实图 4-4）。

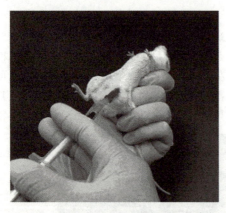

实图 4-3　小白鼠腹腔注射

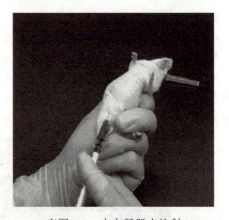

实图 4-4　小白鼠肌内注射

（4）尾静脉注射法　小白鼠尾静脉有三根，两侧及背侧各一根，左右两侧尾静脉较易固定，应优先选择。注射时先将动物固定在鼠筒或玻璃罩内，使鼠尾露出，在 45~50℃热水中浸泡半分钟，或用二甲苯涂擦，使血管扩张，以左手食指压住鼠尾，拇指和中指（或无名指）夹住尾巴末端，右手持注射器从尾下 1/4 处进针（实图 4-5），若针已刺入静脉内，则进药无阻，否则局部发白隆起，应拔出针头再移向前方静脉部位重新穿刺。

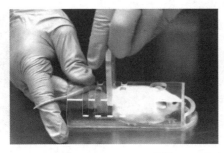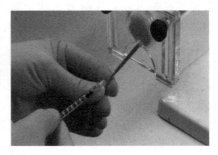

实图 4-5　小白鼠尾静脉注射

3. 小白鼠处死方法

（1）颈椎脱臼法　左手拇指和食指用力按压鼠头，右手抓住鼠尾向后上方拉，左右摆动鼠尾，使其颈椎脱臼而死亡。

（2）打击法　用手提起鼠尾，用力摔打，使头碰地可立即死亡。

（3）断头法　左手拇指和食指夹住鼠肩部，用粗剪等在动物的颈部将头剪断，小鼠断头出血而死。

（4）大量放血法　摘除小鼠眼球，从眼眶动脉大量放血致死。如不立即死亡，可摘除另一眼球。

（5）化学药物致死法　静脉注入一定量的氯化钾或过量麻药等可使动物很快死亡。因氯化钾使心肌失去收缩能力，心跳停止而死或麻醉药物过量中毒而死。

二、大白鼠捉拿、固定、给药和处死方法

1. 大白鼠捉拿与固定

大白鼠性情较小白鼠猛烈，牙齿锋利，捕捉时要谨防被其咬伤。从鼠笼捉拿时，可用海绵钳夹住其颈背皮毛或戴厚手套，捉住其尾巴，拿出置于实验台上，在数层厚布的保护下，左手将大白鼠按住，中指放在左前肢后，拇指置于右前肢后，将头部和上肢固定在手中，再用手掌和其余手指的力量将鼠身握住，右手可握住后肢或进行其他操作（实图 4-6）。若需做手术，则在麻醉后绑在固定板上。

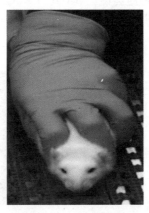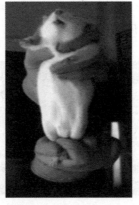

实图 4-6　大白鼠捉拿与固定

2. 大白鼠给药方法

（1）灌胃给药法　大白鼠灌胃法与小白鼠相似，可参考上文中小白鼠灌胃给药操作，但大白鼠灌胃采用安装在5～10ml注射器上的金属灌胃器（长6～8cm，直径1.2cm，尖端为球状的金属灌胃管），有时灌胃需两人配合。

（2）腹腔注射法　大白鼠腹腔注射方法与小白鼠相似，可参考上文中小白鼠腹腔注射操作，一般小鼠灌胃给药剂量为0.1～0.2ml/10g，大鼠灌胃剂量为1～2ml/100g。

（3）皮下注射法　大白鼠皮下注射部位常选择其颈背部。注射时用左手提起皮肤，右手将针刺入皮下。若针头易于左右摆动，表明已刺入皮下即可注药。注意在拔针时应轻压进针部位，避免药液外漏（实图4-7）。

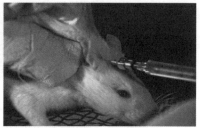

实图4-7　大白鼠皮下注射

（4）尾静脉注射法　大白鼠尾静脉注射方法与小白鼠相似，可参考上文中小白鼠尾静脉注射操作，但大鼠尾部角鳞较多，注射前需先刮去。

3. 大白鼠处死方法

大白鼠尾静脉注射方法与小白鼠一样，主要包括颈椎脱臼法、打击法、断头法、眼眶动脉大量放血法和化学药物致死法，可参考上文中小白鼠处死方法。

三、家兔捉拿、固定、给药和处死方法

1. 家兔捉拿与固定

（1）家兔捉拿　家兔属温驯动物，虽较容易捉拿，但仍需防范被其爪子抓伤。首先用一只手抓住其颈背处皮肤，轻轻将家兔提起，再用另一只手托住其臀部，将其重心承托在掌上。在捉拿过程中也可用手从前往后轻摸家兔背部皮肤，使家兔变得更加安静，便于捉拿。切忌抓家兔时抓其双耳或某一肢体（实图4-8）。

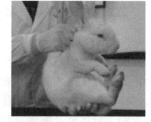

实图4-8　家兔捉拿

（2）家兔固定　在药理学实验中，一般用兔台或兔盒固定家兔。在需要观察家兔血压、呼吸和进行颈、胸、腹部手术时，应将家兔仰卧位固定在兔台上。首先将家兔仰卧位放在兔台上，用纤维绳先将其后肢固定在兔台上，再将固定前肢的纤维绳从背部交叉穿过，并且从对侧腋窝穿出以压住对侧前肢，此即家兔背位交叉固定法。最后用牙线扣住家兔门牙并固定在立柱上。若只作头部操作，如耳缘静脉注射或取血，可将兔放在兔盒内，使头部伸出兔盒前壁洞口即可（实图4-9）。

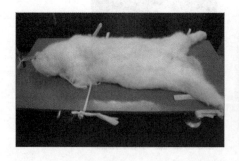
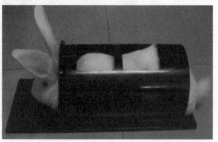

实图4-9　家兔固定

2. 家兔给药方法

(1) 灌胃给药法 家兔灌胃需用导管配以木制张口器。灌胃由两人合作，其中一人先坐好，左手将兔的躯体和下肢固定，右手抓住前肢。另一人右手紧握双耳，固定头部，左手将张口器横放于兔口中，并将兔舌压在张口器之下，再使导管通过张口器的小孔慢慢沿上腭插入食管16~20cm。为避免误入气管，可将胃管的外端放于清水杯中，若有气泡从胃管口逸出，提示误入气管，应拔出再插；如无气泡逸出，表明导管在胃内，即可注入药液，然后再注入少量清水，将胃管内的药液冲入胃内，灌胃完毕后，先拔出导管，再取下张口器（实图4-10）。

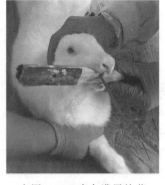

实图 4-10 家兔灌胃给药

(2) 皮下注射法 家兔背部皮肤较疏松，适宜做皮下注射。先用左手拇指和中指捏着家兔背部皮肤或皱褶处，食指按住皱褶上端，使呈一三角形以增大皮下间隙，易于针刺，然后右手持注射器自左手食指皱褶处刺入，松开左手，检查针头未刺到皮外，且针头易于左右摆动，表明已刺入皮下即可注药（实图4-11）。

(3) 耳缘静脉注射 家兔耳缘静脉血管位于家兔耳缘两侧，一般采用外侧静脉血管进行注射。注射时应先拔去注射部位的被毛，用手指轻弹兔耳或用酒精棉球擦拭使静脉充盈，首次注射应先选择远心端，用左手食指与中指夹住静脉的近心端，组织静脉回流而使血管充盈，再用拇指和无名指固定耳缘静脉远心端，绷直兔耳上的静脉血管，右手持注射器以平行角度刺入血管，进入血管后，左手食指与中指放松，移动左手拇指固定针头，缓缓将药液注入。

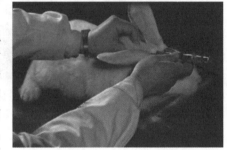

实图 4-11 家兔皮下注射

如果成功注入血管内则推注无阻力，并可见血液被药液冲走。如注射到皮下或静脉穿破，则感到推注阻力大，并可见耳壳肿胀，应重新注射。注射完毕，压住针眼，然后将针头抽出，并继续用手指或加棉球按压片刻，以防出血（实图4-12）。

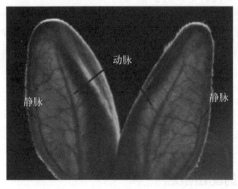
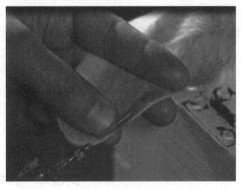

实图 4-12 家兔耳缘静脉注射

3. 家兔处死方法

(1) 空气栓塞法 从静脉注入一定量的空气，空气随着血流循环到全身形成栓塞而导致动物死亡。一般从家兔耳缘静脉注入40~50ml空气即可造成其死亡。

(2) 打击法 用手或木槌敲打家兔头部，使大脑中枢受到破坏致动物死亡。

(3) 大量放血法 家兔颈总动脉放血可造成其大出血休克而死，或用粗大注射器针头刺入心

模块四 药理实验技能

脏，抽取大量血液而死亡。

（4）化学药物致死法 给家兔静脉注射过量麻药如乌拉坦等可使其很快死亡。给家兔注入10%氯化钾 5~10ml，也可致死。

四、蛙类捉拿、固定、给药和处死方法

1. 蛙类捉拿与固定

蛙类动物一般选择牛蛙做实验，捉拿时先用左手将蛙握住，以中指和无名指夹住其两条前腿，食指压头，拇指压背，然后用右手进行相关实验操作。需要特别强调的是，在捉拿蟾蜍时，需用布包住蟾蜍或戴手套捉拿，切勿触碰其两耳侧的毒腺，以防毒液射入眼中（实图4-13）。做蛙类实验时，一般需用金属探针破坏其脑和脊髓，用蛙钉将其固定于蛙板上。

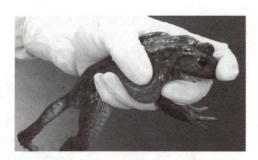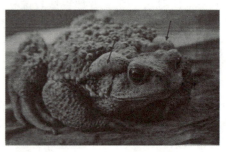

实图4-13 蛙类捉拿与固定
箭头所示位置为毒腺

2. 蛙类给药方法

（1）静脉注射 将蛙仰卧位固定在蛙板上，沿腹中线稍左剪开腹肌翻转，可见腹静脉紧贴腹壁肌肉下行，将针刺入即可。

（2）淋巴囊注射 蛙类皮下有数个淋巴囊，是蛙的给药常用途径，注射时应从口腔底部刺入肌层，再进入胸皮下淋巴囊注药，抽针后药液不易流出。

3. 蛙类处死方法

（1）破坏脑和脊髓法 左手固定蛙后，右手持金属探针，垂直刺入枕骨大孔，将探针尖端转向头端刺入颅腔左右捣动以捣毁脑组织，再将探针退至皮下并转向尾端刺入椎管，来回捣动破坏脊髓。如果蛙四肢肌肉完全松弛即可判断脑和脊髓破坏成功。在蟾蜍操作过程中要提防两耳分泌物溅入眼内，如不慎溅入应立即用清水冲洗干净。

（2）断头法 蛙可用断头法处死，将蛙抓住，直接用粗剪剪去蛙头部即可。

【思考与讨论】

在进行小鼠腹腔注射给药时为什么使其头在低位后再进针注射？

实验二 药物的配伍禁忌

【实验目的和原理】

1. 实验目的

（1）观察药物的配伍禁忌现象。
（2）在配制药物或配伍用药时能及时准确避免配伍禁忌发生。

2. 实验原理

配伍禁忌，是指两种以上药物混合使用时或药物配置过程中，出现浑浊、变色、沉淀、潮解、产生气体等使药效降低、失效或毒性增强的现象。按发生性质不同可分为以下三种：

（1）物理性配伍禁忌 某些药物配伍在一起使用时会发生物理变化，即改变原先药物的溶解度、外观等物理性状，出现分离、沉淀、潮解、液化等现象，给药物应用造成困难。

（2）化学性配伍禁忌 某些药物配伍在一起使用时会发生化学反应，出现变色、产气、沉淀、水解，甚至引起燃烧或爆炸等现象，使药物治疗效果减弱或引起不良反应发生。

（3）药理性配伍禁忌 两种或两种以上药物相互配伍时，由于药理作用相反，使药效降低，甚至抵消的现象。

【实验器材与药品】

乳糖酸红霉素粉针剂、0.9%氯化钠溶液、5%葡萄糖溶液、肾上腺素注射液（1ml：1mg）、5%氢氧化钠溶液、酚磺乙胺注射液（2ml：0.5g）、维生素C注射液（2ml：0.25g）、氨茶碱注射液（2ml：0.25g）、5ml和1ml规格注射器若干、烧杯等。

【实验方法及步骤】

1. 取两瓶乳糖酸红霉素粉针剂，分别编号为1号、2号，1号加入0.9%氯化钠溶液5ml，2号加入5%葡萄糖溶液5ml。振摇3~5分钟后，观察1号、2号瓶药物溶解情况。

2. 分别取5%氢氧化钠溶液2ml倒入两个不同烧杯中，标记为3号和4号，3号烧杯加入肾上腺素注射液1支摇匀，4号烧杯加入酚磺乙胺注射液1支摇匀，观察药液的变化，如有无产生气体或变色、沉淀等现象，并记录结果。

3. 取2支氨茶碱注射液加入不同烧杯中，标记为5号和6号，5号烧杯加入维生素C注射液1支摇匀，6号烧杯加入0.9%氯化钠溶液2ml摇匀，观察药液的变化，如有无产生气体或变色、沉淀等现象，并记录结果。

【实验结果和分析】

见实表4-1。

实表4-1 药物配伍结果记录表

编号	药物配伍	现象	是否存在配伍禁忌
1	乳糖酸红霉素粉针剂1支＋0.9%氯化钠溶液5ml		
2	乳糖酸红霉素粉针剂1支＋5%葡萄糖溶液5ml		
3	5%氢氧化钠溶液2ml＋肾上腺素注射液1支		
4	5%氢氧化钠溶液2ml＋酚磺乙胺注射液1支		
5	氨茶碱注射液1支＋维生素C注射液1支		
6	氨茶碱注射液1支＋0.9%氯化钠溶2ml		

【实验注意事项】

1. 吸取药液的注射器防止混用，避免交叉污染。
2. 烧杯的标号要准确，以免混淆后影响实验结果。

【思考与讨论】

1. 什么是药物的配伍禁忌现象？
2. 讨论药物配伍禁忌对指导临床用药具有怎样的意义。

实验三　不同给药剂量对药物作用影响

【实验目的和原理】

1. 实验目的

（1）观察不同给药剂量对药物作用影响。

（2）熟悉小白鼠捉拿和灌胃给药法。

2. 实验原理

尼可刹米是一种中枢兴奋药，其药理作用强弱随给药剂量不同而改变，在一定剂量范围内，往往随着剂量增大，药效逐渐增强。给不同小鼠灌胃给予不同剂量的尼可刹米，观察并比较其药效强弱。

【实验器材与药品】

小鼠灌胃器、1ml注射器、大烧杯、天平、鼠笼、2%尼可刹米溶液、5%尼可刹米溶液。

【实验动物】

小白鼠。

【实验方法及步骤】

1. 每组取小白鼠2只，称重，编号。
2. 将小白鼠分别放入大烧杯中，观察小鼠呼吸、正常活动情况。
3. 甲鼠灌胃2%尼可刹米注射液 0.2ml/10g，乙鼠灌胃5%尼可刹米注射液 0.2ml/10g。
4. 用药后立即记录给药时间，观察小白鼠是否出现呼吸加快、竖尾、震颤、四肢抽搐、惊厥甚至死亡等反应，并记录反应发生和持续时间，比较两只小白鼠中枢兴奋的反应程度。

【实验结果和分析】

见实表 4-2。

实表 4-2　不同剂量尼可刹米的药理作用强弱比较

鼠号	体重/g	药物浓度	给药量/ml	给药后反应	反应持续时间	是否死亡
甲		2%尼可刹米				
乙		5%尼可刹米				

【实验注意事项】

1. 注意灌胃方法要正确，不要误入气管或刺破食管，以免小白鼠出现窒息甚至死亡。
2. 小白鼠出现震颤、四肢抽搐等明显中枢兴奋症状时，注意密切观察，防止小白鼠过于兴奋而咬伤、抓伤实验者，甚至跑出实验室引起混乱。

【思考与讨论】

以尼可刹米为例，思考后讨论药物量效关系对临床用药有何指导意义？

实验四　不同给药途径对药物作用影响

【实验目的和原理】

1. 实验目的

（1）观察地西泮采用不同给药途径对药物作用的影响。

（2）练习家兔灌胃给药、耳缘静脉注射和皮下注射方法。

2. 实验原理

给药途径不同可影响药物作用的快慢和强弱。地西泮属于苯二氮䓬类镇静催眠药，对中枢神经系统可产生中枢抑制作用，也可影响动物的呼吸、活动情况，导致翻正反射消失。采用不同给药途径给家兔相同剂量的地西泮，观察并比较其药效。

【实验器材与药品】

兔盒、灌胃管、兔开口器、注射器、磅秤、0.5％地西泮溶液。

【实验动物】

家兔。

【实验方法及步骤】

1. 每组取家兔3只，称重，编号。

2. 观察家兔呼吸、正常活动和翻正反射情况。翻正反射是指将家兔腹部朝上放在台面上，家兔能迅速敏捷地翻正过来进而恢复到正常体位。如果翻正反射减弱或者消失说明家兔活动状况差，出现了中枢抑制表现。

3. 甲兔灌胃0.5％地西泮溶液1ml/kg，乙兔耳缘静脉注射0.5％地西泮溶液1ml/kg，丙兔皮下注射0.5％地西泮溶液1ml/kg。

4. 用药后立即记录给药时间，观察家兔的活动情况，如有无蜷缩少动、闭目静卧等，记录翻正反射消失及恢复时间，并比较三只家兔的呼吸抑制程度，将实验结果填入实表4-3中。

【实验结果和分析】

见实表4-3。

实表4-3　地西泮不同给药途径对药理作用的影响

鼠号	体重/kg	给药途径	给药量/ml	给药时间	翻正反射消失时间	翻正反射恢复时间	药物潜伏时间	药物维持时间	呼吸抑制程度
甲		灌胃给药							
乙		耳缘静脉注射							
丙		皮下注射							

【实验注意事项】

1. 在家兔给药过程中要防止药液外漏，并防范被家兔抓伤。

2. 家兔耳缘静脉注射起效很快，给药前后应注意及时观察和记录家兔表现，并做好记录。

【思考与讨论】

请举例说明药物（如硫酸镁）给药途径不同时，会对其药效产生什么影响？并分析临床用药时的注意事项。

实验五　药物戊巴比妥钠半数有效量（ED_{50}）的测定

【实验目的和原理】

1. 实验目的

（1）学习药物半数有效量 ED_{50} 的测定方法。

（2）练习小鼠腹腔注射给药方法。

2. 实验原理

药物的量效关系包括了量反应和质反应两种，在质反应的量效关系中，以阳性反应百分率为纵坐标、对数剂量或浓度为横坐标作图，得到正态分布曲线；当纵坐标采用累加阳性反应百分率时，形成一条对称的"S"形曲线。在该曲线中，引起 50% 实验动物出现阳性反应所对应的药物剂量则为半数有效量 ED_{50}。戊巴比妥钠具有中枢抑制作用，对小鼠给药后可引起其翻正反射的消失，分组给予不同浓度戊巴比妥钠溶液，观察出现中枢抑制效应的小鼠数量，计算其 ED_{50}。

【实验器材与药品】

天平、烧杯、鼠笼、1ml 注射器、计算器、不同浓度的戊巴比妥钠（分别为 0.16%、0.20%、0.25%、0.32%、0.40%、0.50%）。

【实验动物】

小白鼠。

【实验方法及步骤】

1. 取小鼠 60 只，称重后随机分组编号，共分为 6 组，每组 10 只。

2. 各组小鼠分别注射浓度为 0.16%、0.20%、0.25%、0.32%、0.40%、0.50% 的戊巴比妥钠溶液 0.2ml/10g，即各组小鼠给药剂量分别为 16mg/kg、20mg/kg、25mg/kg、32mg/kg、40mg/kg、50mg/kg。

3. 观察各组小鼠在给药后的反应情况，以翻正反射消失为阳性观察指标，并且记录各组翻正反射消失的动物数。

4. 汇总整个实验室各浓度组出现阳性反应的小鼠数后，按下列公式计算 ED_{50}：

$$ED_{50} = \lg^{-1}[X_m - i(\sum P - 0.5)]$$

式中，X_m 为最大剂量的对数值；i 为相邻两组剂量比值的对数（高剂量为分子，低剂量为分母）；$\sum P$ 为各组阳性反应率的总和，以小数表示。

【实验结果和分析】

见实表 4-4。

实表 4-4　戊巴比妥钠 ED_{50} 测定结果

组别	小鼠数量（N）	剂量/（mg/kg）	对数剂量（X）	翻正反射消失小鼠数量（n）	阳性反应百分率（$P=n/N$）	ED_{50}
1	10	16				
2	10	20				
3	10	25				
4	10	32				
5	10	40				
6	10	50				

【实验注意事项】

1. 在进行小鼠腹腔注射操作时，进针角度和注射部位要准确，避免刺伤小鼠内脏，并防范被小鼠抓伤咬伤。

2. 小鼠分组时不可随意抓取分组，应按体重和性别随机分组，降低组间差异对实验结果的影响。

【思考与讨论】

1. 药物 ED_{50} 的含义是什么？对临床评价药物安全性有何指导意义？

2. 请参考药物 ED_{50} 的测定方法，思考并讨论半数致死量 LD_{50} 的测定方法。

实验六　传出神经系统药物对家兔动脉血压的影响

【实验目的和原理】

1. 实验目的

（1）观察传出神经系统药物对兔动脉血压的影响及药物之间相互作用。

（2）练习家兔麻醉、颈部手术操作和动脉血压的记录方法。

2. 实验原理

动脉血压不仅受神经和体液因素的调节，一些药物也能对血压产生影响，如传出神经系统药物可通过作用于心脏和血管平滑肌上相应受体，引起心血管的功能发生相应改变，从而影响动脉血压。

【实验器材与药品】

1. 实验器材

兔手术台、手术器械 1 套、计算机生理信号采集处理系统、台秤、压力换能器、三通阀、动脉插管、铁架台、固定夹、动脉夹、注射器（1ml、5ml、10ml 各 1 支）、滴管、烧杯、丝线、纱布、三通管等。

2. 实验药品

20%乌拉坦溶液、0.5%肝素溶液、0.001%氯化乙酰胆碱溶液、0.05%甲基硫酸新斯的明溶液、0.5%硫酸阿托品溶液、0.01%盐酸肾上腺素溶液、0.02%重酒石酸去甲肾上腺素溶液、0.005%盐酸异丙肾上腺素溶液、1%甲磺酸酚妥拉明溶液、0.1%盐酸普萘洛尔溶液。

【实验动物】

家兔。

【实验方法及步骤】

1. 每组取家兔 1 只，称重后由家兔耳缘静脉缓慢推注 25%乌拉坦（5ml/kg）进行麻醉。保留静脉输液建立给药通道，以备给药和输液用。

2. 将兔仰卧位固定于手术台上，剪去颈部毛，在颈部正中做长 8～10cm 的纵向切口，暴露气管及颈总动脉，分离出一侧颈总动脉，结扎其远心端，在相距 2～3cm 的近心端放置动脉夹以阻断血流。拨动三通管阀门开关，使注射器端与动脉插管端相通，从注射器注入肝素溶液，使动脉插管内充满肝素溶液，并将动脉插管连接到压力传感器，然后在靠近扎线处，用眼科剪刀剪一斜形切口，将动脉插管朝向心方向插入后，用线结扎固定。

3. 拨动三通管阀门换向开关，使压力换能器与动脉插管相通，打开生理信号采集处理系统，通道选择连接压力传感器，调节合适参数，动脉压的波动即可通过计算机生理信号采集处理系统监测描记，待血压稳定后，先观察描记一段正常血压曲线。

4. 依次由耳缘静脉给予下列药物，分四组或四批次进行。每次给药后均注入 2ml 生理盐水，以冲洗管内残留药物。待血压恢复原水平或平稳后再给下一药物。

A. 观察拟胆碱药和抗胆碱药对家兔动脉血压的影响。

（1）从耳缘静脉注入 0.001％氯化乙酰胆碱溶液 0.1ml/kg。

（2）从耳缘静脉注入 0.05％甲基硫酸新斯的明溶液 0.2ml/kg。

（3）从耳缘静脉注入 0.5％硫酸阿托品溶液 0.5ml/kg。

（4）先从耳缘静脉注入 0.5％硫酸阿托品溶液 0.5ml/kg，紧接着注入 0.001％氯化乙酰胆碱溶液 0.1ml/kg。

B. 观察拟肾上腺素药对家兔动脉血压的影响。

（5）从耳缘静脉注入 0.01％盐酸肾上腺素溶液 0.1ml/kg。

（6）从耳缘静脉注入 0.02％重酒石酸去甲肾上腺素溶液 0.1ml/kg。

（7）从耳缘静脉注入 0.005％盐酸异丙肾上腺素溶液 0.1ml/kg。

C. 观察 α 受体阻断药对拟肾上腺素药作用的影响。

（8）从耳缘静脉注入 1％甲磺酸酚妥拉明溶液 0.1ml/kg。

（9）先从耳缘静脉注入 1％甲磺酸酚妥拉明溶液 0.1ml/kg，3 分钟之内重复（5），与原效果比较。

（10）先从耳缘静脉注入 1％甲磺酸酚妥拉明溶液 0.1ml/kg，3 分钟之内重复（6），与原效果比较。

（11）先从耳缘静脉注入 1％甲磺酸酚妥拉明溶液 0.1ml/kg，3 分钟之内重复（7），与原效果比较。

D. 观察 β 受体阻断药对拟肾上腺素药作用的影响。

（12）从耳缘静脉注入 0.1％盐酸普萘洛尔溶液 0.1ml/kg。

（13）先从耳缘静脉注入 0.1％盐酸普萘洛尔溶液 0.1ml/kg，3 分钟之内重复（5），与原效果比较。

（14）先从耳缘静脉注入 0.1％盐酸普萘洛尔溶液 0.1ml/kg，3 分钟之内重复（6），与原效果比较。

（15）先从耳缘静脉注入 0.1％盐酸普萘洛尔溶液 0.1ml/kg，3 分钟之内重复（7），与原效果比较。

【实验结果和分析】

见实表 4-5。

实表 4-5　传出神经系统药物对家兔动脉血压的影响

序号		先注射药物	后注射药物	血压变化	分析原因
A		乙酰胆碱	无		
		新斯的明	无		
		阿托品	无		
		阿托品	乙酰胆碱		
B		肾上腺素	无		
		去甲肾上腺素	无		
		异丙肾上腺素	无		

续表

序号	先注射药物	后注射药物	血压变化	分析原因
C	酚妥拉明	无		
	酚妥拉明	肾上腺素		
	酚妥拉明	去甲肾上腺素		
	酚妥拉明	异丙肾上腺素		
D	普萘洛尔	无		
	普萘洛尔	肾上腺素		
	普萘洛尔	去甲肾上腺素		
	普萘洛尔	异丙肾上腺素		

【实验注意事项】

1. 麻醉严格控制剂量，不得过量，并注意观察家兔的呼吸等状态，以免麻醉过深导致动物死亡。

2. 注意给药顺序，剂量要准确，且药物应临用前配制。

【思考与讨论】

1. 通过本次实验分析肾上腺素升压作用的翻转现象。

2. 若在实验过程中误把肾上腺素、去甲肾上腺素、异丙肾上腺素的药品标签弄混了，请思考并讨论如何通过家兔血压实验将它们鉴别出来？

实验七 药物的抗惊厥作用

【实验目的和原理】

1. 实验目的

（1）观察地西泮、戊巴比妥钠和水合氯醛的抗惊厥作用，联系其临床应用。

（2）熟悉动物惊厥模型的制备方法。

2. 实验原理

实验性惊厥动物模型的制备可采用电、声刺激或化学药物诱导，常用的致惊厥药物有尼可刹米、氨基脲、二甲弗林、戊四氮等。本实验采用中枢兴奋药二甲弗林诱导惊厥发作，观察地西泮、戊巴比妥钠和水合氯醛等不同药物对惊厥的防治作用。

【实验器材与药品】

鼠笼、烧杯、天平、注射器、记号笔、0.5%地西泮溶液、0.5%戊巴比妥钠溶液、0.08%二甲弗林溶液、2%水合氯醛溶液、生理盐水。

【实验动物】

小白鼠。

【实验方法及步骤】

1. 每组取小鼠5只，称重，编号，观察正常活动情况。

2. 1号、2号、3号鼠均以0.08%二甲弗林溶液0.5ml/10g腹腔注射，4号鼠以2%水合氯醛溶液0.1ml/10g腹腔注射，5号鼠腹腔注射等量生理盐水，分别记录好给药时间。

3. 给药后观察1、2、3号鼠活动情况，一旦出现惊厥（后肢强直、躁动竖尾、前肢屈伸等），1号鼠以 0.5％地西泮溶液 0.1ml/10g 腹腔注射，2号鼠以 0.5％戊巴比妥钠溶液 0.1ml/10g 腹腔注射，3号鼠腹腔注射等量生理盐水，观察惊厥有无减弱或停止。而 4号鼠和 5号鼠在初次给药 15 分钟后均以 0.08％二甲弗林溶液 0.5ml/10g 腹腔注射，并将小鼠放入烧杯中，观察有无惊厥产生或惊厥的程度。

4. 比较 5 只小鼠给药前后的惊厥情况，并将实验结果填入实表 4-6 中。

【实验结果和分析】

见实表 4-6。

实表 4-6　药物的抗惊厥作用

鼠号	体重/g	首次用药	再次用药	惊厥情况	是否死亡
1		二甲弗林	地西泮		
2		二甲弗林	戊巴比妥钠		
3		二甲弗林	生理盐水		
4		水合氯醛	二甲弗林		
5		生理盐水	二甲弗林		

【实验注意事项】

1. 动物惊厥出现较快，甚至可能在严重惊厥后死亡，故需要密切观察，做好随时抢救准备。
2. 本实验可观察药物对惊厥有无治疗或预防作用，也可比较不同药物抗惊厥作用的强弱。

【思考与讨论】

联系临床，地西泮、戊巴比妥钠和水合氯醛可用于哪些情况下的惊厥治疗？

实验八　药物的镇痛作用

【实验目的和原理】

1. 实验目的

（1）观察哌替啶和布洛芬的镇痛作用，比较其作用强弱。
（2）熟悉镇痛药物常用的研究方法。

2. 实验原理

在疼痛机制和镇痛药物研究中，常采用扭体法和热板法。本实验采用化学致痛剂醋酸注入小鼠腹腔，可刺激小鼠腹膜的感觉神经而引起持久的疼痛，进而使小鼠产生"扭体"反应。哌替啶和布洛芬等药物具有减轻疼痛的作用，可减少"扭体"反应的发生。

【实验器材与药品】

鼠笼、烧杯、天平、注射器、记号笔、0.8％醋酸溶液、0.3％盐酸哌替啶溶液、0.3％布洛芬溶液、生理盐水。

【实验动物】

小白鼠。

【实验方法及步骤】

1. 各实验组取小鼠 9 只，称重，随机分为 A 组、B 组和 C 组，每组 3 只，并观察小鼠活动情况。

2. 采用单盲法将配置好的盐酸哌替啶溶液、布洛芬溶液和生理盐水随机设置为A药、B药或C药。A、B和C组小鼠均分别腹腔注射A药、B药和C药0.1ml/10g，记录好给药时间。

3. 给药30分钟后，各鼠均腹腔注射0.8%醋酸溶液0.1ml/10g。

4. 注射醋酸后，观察15分钟内产生"扭体"反应的小鼠数量。"扭体"反应具体表现为腹部两侧凹陷、躯体扭曲、抬臀竖尾和后肢伸展等。

5. 根据实验结果判定A、B和C药三药中，何者为哌替啶，何者为布洛芬，并将实验结果记录在实表4-7中。

【实验结果和分析】

见实表4-7。

实表4-7 药物的镇痛作用

小鼠分组	平均体重/g	给药组合	扭体反应鼠数量	药物判定结果
A组(3只)		A药+醋酸		A药为
B组(3只)		B药+醋酸		B药为
C组(3只)		C药+醋酸		C药为

【实验注意事项】

1. 醋酸溶液容易挥发，因此要现配现用，亦可以酒石酸锑钾溶液代替。
2. 本实验也可采用热板法或家兔来验证药物的镇痛作用。

【思考与讨论】

比较镇痛药和解热镇痛药镇痛作用的异同点，并讨论两者在疼痛方面的临床应用和使用注意事项。

实验九 不同利尿药对家兔尿量的影响

【实验目的和原理】

1. 实验目的

（1）观察不同利尿药对尿量的影响，并分析其作用机制。

（2）学习引流尿液的方法。

2. 实验原理

尿液引流和收集主要采用尿道插管导尿法、输尿管插管导尿法和膀胱插管导尿法。本实验采用膀胱插管导尿法收集尿液，对实验动物给予不同利尿药后，验证其利尿作用强弱。

【实验器材与药品】

兔手术台、膀胱插管、注射器、小烧杯、量筒、丝线、1%呋塞米溶液、1%氢氯噻嗪溶液、1%螺内酯溶液、生理盐水、20%乌拉坦溶液。

【实验动物】

家兔。

【实验方法及步骤】

1. 实验室分 4 组,每组取家兔 1 只,称重后分别标记为 1、2、3、4 号家兔。
2. 每组家兔耳缘静脉注射 20% 乌拉坦 5ml/kg 进行麻醉,再将家兔仰卧位固定于手术台上,剪去下腹部的毛。
3. 膀胱插管手术:在家兔腹部从耻骨联合向上沿正中线做一长约 4cm 的切口,再沿腹白线打开腹腔,用手触及有波动感的袋状膀胱,在膀胱底部找到两侧的输尿管,并在两侧输尿管下方穿一丝线,将膀胱上翻后结扎膀胱颈部。再用两把止血钳对称夹住膀胱顶部,轻提膀胱,于中心处做一小切口,插入充有生理盐水的膀胱插管,用一丝线结扎固定插管。膀胱插管的另一端放置烧杯,收集尿液。
4. 待尿液滴数稳定后,用烧杯收集尿量后,再用量筒合并记录连续 20 分钟尿量作为给药前对照值。
5. 1、2、3、4 号家兔按 0.5ml/kg 分别耳缘静脉注射 1% 呋塞米溶液、1% 氢氯噻嗪溶液、1% 螺内酯溶液和等量的生理盐水溶液,给药后同样用量筒合并记录连续 20 分钟尿量,并将实验结果记录在实表 4-8 中。

【实验结果和分析】

见实表 4-8。

实表 4-8　不同利尿药对家兔尿量的影响

家兔编号	体重/kg	给药前尿量	药物	给药后尿量(20分钟内)
1			呋塞米	
2			氢氯噻嗪	
3			螺内酯	
4			生理盐水	

【实验注意事项】

在实验前保证家兔有充足的水和蔬菜,在实验时切勿将双侧输尿管入膀胱处结扎。

【思考与讨论】

比较不同利尿药作用的强弱,并分析其作用机制。

实验十　胰岛素的降糖作用及低血糖反应的解救

【实验目的和原理】

1. 实验目的

(1) 观察胰岛素的降糖作用和葡萄糖对低血糖反应的解救作用。
(2) 学习血糖的测定方法。

2. 实验原理

胰岛素是临床上常用的降糖药物,但使用不当容易引起低血糖、胰岛素抵抗、皮下脂肪萎缩等不良反应,其中低血糖是最常见和危险的不良反应。本次实验验证胰岛素的降糖作用,并观察过量使用胰岛素后出现的低血糖反应和葡萄糖的解救效果。

【实验器材与药品】

注射器、大烧杯、恒温水浴锅、天平、血糖仪、血糖试纸、刀片、棉球、不同浓度胰岛素溶液（5U/ml 和 20U/ml）、生理盐水、20％葡萄糖注射液。

【实验动物】

大白鼠。

【实验方法及步骤】

1. 在恒温水浴锅中加水后通电，调试水温保持在 (37±0.5)℃。
2. 每组取大白鼠 4 只，称重后分别标记为 A、B、C 和 D 鼠，再放置于烧杯中，并将烧杯置于水浴锅中，观察大白鼠正常活动情况。
3. 采用尾尖取血法测量 A 鼠和 B 鼠的血糖值：A 鼠和 B 鼠先用酒精棉球涂擦鼠尾，待干后用刀片划破尾尖，血即自尾尖流出，让血自然滴入血糖试纸中，再插入血糖仪检测各组大白鼠的正常血糖值，测量完成后将大白鼠放回水浴锅的烧杯中。
4. A 鼠皮下注射浓度为 5U/ml 的胰岛素溶液 5U/100g，B 鼠皮下注射 1ml/100g 的生理盐水，并在给药后 30 分钟内用同样方法测量其血糖值，并观察其有无低血糖表现，如行动缓慢、站立不稳、惊厥等。
5. C 鼠和 D 鼠均皮下注射浓度为 20U/ml 的胰岛素溶液 20U/100g，给药后置于水浴锅的烧杯中，并密切观其活动情况，如有无出现行动蹒跚、站立不稳、惊厥甚至昏迷等情况。当大白鼠出现倒下、惊厥等情况时，C 鼠立即尾静脉注射 20％葡萄糖注射液 2ml/100g，D 鼠则尾静脉注射生理盐水 2ml/100g，再放回水浴锅的烧杯中，继续观察并记录大白鼠活动情况。

【实验结果和分析】

见实表 4-9、实表 4-10。

实表 4-9　胰岛素的降糖作用

大白鼠编号	药物	给药前血糖值	给药后血糖值	是否出现低血糖表现
A	5U/ml 胰岛素			
B	生理盐水			

实表 4-10　胰岛素引起低血糖反应及解救

大白鼠编号	药物	先给胰岛素后动物表现	再次给药后动物表现
C	20U/ml 胰岛素＋葡萄糖		
D	20U/ml 胰岛素＋生理盐水		

【实验注意事项】

1. 在进行动物实验之前需饥饿处理 18～24 小时，以免低血糖反应出现时间延迟。
2. 当出现明显低血糖反应时，应及时救治，以免解救不及时造成动物死亡。

【思考与讨论】

分析胰岛素降糖作用，并联系临床分析胰岛素的用途和使用注意事项。

实验十一　硫酸镁的导泻作用

【实验目的和原理】

1. 实验目的

（1）观察硫酸镁的导泻作用，并分析其作用机制。

（2）练习小鼠灌胃给药和腹部肠段分离方法。

2. 实验原理

硫酸镁采用不同给药途径产生不同药理作用，如口服给药具有导泻利胆作用，注射给药则产生抗惊厥和降压作用，而外用热敷可产生消炎去肿作用。本实验主要研究硫酸镁的导泻作用。大剂量口服硫酸镁后，可使肠内渗透压升高，肠腔内水分增加，刺激小肠分泌蠕动，产生导泻作用而排出稀便或水样便，故硫酸镁也被称为容积性泻药。

【实验器材与药品】

灌胃器、天平、测量尺、小鼠解剖板、组织剪、手术镊、止血钳、眼科剪、10%亚甲蓝硫酸镁溶液、10%亚甲蓝氯化钠溶液。

【实验动物】

小白鼠。

【实验方法及步骤】

1. 取已禁食6~8小时处理的小白鼠2只，称重后分别标号为1号鼠和2号鼠。

2. 两只小鼠分别灌胃给予10%亚甲蓝硫酸镁溶液0.2ml/10g和10%亚甲蓝氯化钠溶液0.1ml/10g，并记录好给药时间。

3. 灌胃0.5小时后，将两只小鼠颈椎脱白法处死后以仰卧位固定于小鼠解剖板上，沿腹白线剪开腹腔，通过胃和十二指肠位置找到小肠肠段，并观察比较两鼠肠膨胀情况。

4. 将胃幽门至回肠的肠系膜进行分离，并将小肠捋直，测量两鼠肠腔内亚甲蓝终点距回盲部的距离。

5. 将小肠肠壁剪开，观察比较两鼠粪便性状，并将结果记录在实表4-11中。

【实验结果和分析】

见实表4-11。

实表4-11　硫酸镁导泻作用

小鼠编号	体重/g	给药量/ml	肠膨胀情况	亚甲蓝距回盲部距离/cm	粪便性状
1号鼠（硫酸镁）					
2号鼠（氯化钠）					

【实验注意事项】

1. 在捋直肠管过程中避免过度牵拉，以免扯断肠管或影响实验结果准确性。

2. 亚甲蓝染色溶液在肠腔内可能存在中断现象，应该以亚甲蓝移动最远处为测量点。

【思考与讨论】

硫酸镁有哪些临床用途，在使用过程中应注意什么？

实验十二　局麻药的毒性比较

【实验目的和原理】

1. 实验目的

（1）观察局麻药的毒性作用，并比较普鲁卡因和丁卡因毒性大小。

（2）练习小鼠腹腔注射方法。

2. 实验原理

局麻药若从给药部位吸收入血过量可引起不良反应，主要包括心血管系统、中枢神经系统反应和过敏反应。普鲁卡因是常用的局麻药物之一，也可与肾上腺素配伍，以延长其作用时间，减少吸收中毒。丁卡因的麻醉强度比普鲁卡因强 10 倍，毒性也比普鲁卡因明显，本次实验主要比较两者产生的毒性大小。

【实验器材与药品】

天平、注射器、烧杯、0.5％普鲁卡因溶液、0.5％丁卡因溶液。

【实验动物】

小白鼠。

【实验方法及步骤】

1. 取小白鼠 2 只，称重，标号为甲鼠和乙鼠，并观察其正常活动情况。
2. 采用单盲法将配置好的普鲁卡因溶液和丁卡因溶液随机设置为 A 药或者 B 药。
3. 甲鼠腹腔注射药液 A 0.1ml/10g，乙鼠腹腔注射药液 B 0.1ml/10g。
4. 观察两鼠用药后反应有何差异，记录用药后出现惊厥的时间和程度，比较两药毒性大小。
5. 根据实验结果判断 A、B 两药，何者为普鲁卡因或丁卡因，并将结果记录在实表 4-12 中。

【实验结果和分析】

见实表 4-12。

实表 4-12　普鲁卡因和丁卡因毒性比较

小鼠编号	体重/g	药物编号	给药体积	给药后小鼠反应情况	毒性大小	判断药物名称
甲		A				
乙		B				

【实验注意事项】

1. 小鼠惊厥主要表现为后肢强直、躁动竖尾、前肢屈伸等反应。
2. 进行腹腔注射时注意进针部位和角度，以免刺破腹部重要脏器造成小鼠死亡。

【思考与讨论】

如何减少局麻药毒性，预防其中毒？

实验十三　链霉素的毒性反应及解救

【实验目的和原理】

1. 实验目的

（1）观察链霉素引起的神经肌肉阻滞毒性反应。

(2) 观察不同药物对链霉素毒性反应的解救效果,掌握链霉素中毒抢救方法。

2. 实验原理

链霉素为氨基糖苷类药物,大剂量使用时可与突触前膜"钙结合部位"结合,抑制钙离子参与的乙酰胆碱的释放,出现四肢软弱无力、呼吸困难,甚至呼吸停止等毒性反应。钙剂能升高突触前膜处钙离子浓度,使乙酰胆碱释放增多,从而对抗链霉素的毒性反应。新斯的明对骨骼肌具有明显的兴奋作用,能拮抗肌肉松弛作用,故临床上一般用氯化钙、葡萄糖酸钙或新斯的明拮抗链霉素产生的毒性反应。

【实验器材与药品】

天平、注射器、烧杯、2%氯化钙溶液、生理盐水、4%硫酸链霉素溶液、0.05%新斯的明溶液。

【实验动物】

小白鼠。

【实验方法及步骤】

1. 取大小相近的小白鼠3只,称重并编号,观察正常活动、呼吸及肌张力情况。
2. 每只小鼠均腹腔注射4%硫酸链霉素溶液0.1ml/10g,密切观察小鼠给药后反应。
3. 待小鼠出现呼吸频率减慢、肌肉松弛、肌张力下降、爬行或站立困难等反应时,1号鼠立即腹腔注射2%氯化钙溶液0.1ml/10g,2号鼠腹腔注射0.05%新斯的明溶液0.1ml/10g,3号鼠腹腔注射等剂量的生理盐水,记录好给药时间后观察各小鼠反应有何变化,并将实验结果记录在实表4-13中。

【实验结果和分析】

见实表4-13。

实表4-13 链霉素毒性反应及解救

小鼠编号	体重/g	链霉素给药量/ml	给链霉素后小鼠反应	药物	给药后解救情况
1				氯化钙	
2				新斯的明	
3				生理盐水	

【实验注意事项】

注射链霉素后中毒反应出现较快,应提前准备好解救药物并及时给药。

【思考与讨论】

链霉素在使用过程中还可能产生哪些不良反应,在临床使用过程中应该注意什么?

实验十四 有机磷酸酯类中毒及解救

【实验目的和原理】

1. 实验目的

(1) 观察有机磷酸酯类中毒症状,并分析其中毒机制。

（2）观察阿托品和碘解磷定的解救效果，分析比较两种解救药物的作用特点。

2. 实验原理

敌敌畏、对硫磷、乐果和敌百虫等是我国使用广泛、用量颇大的杀虫剂，属有机磷酸酯类物质。若其进入体内可与胆碱酯酶难逆性结合，使胆碱酯酶失去水解乙酰胆碱的能力，导致乙酰胆碱在体内大量蓄积，出现相应的 M 样中毒症状、N 样中毒症状甚至中枢样中毒症状。阿托品是 M 受体阻断药，碘解磷定是胆碱酯酶复活药，均可用于有机磷酸酯中毒解救。

【实验器材与药品】

兔盒、注射器、台秤、测瞳尺、0.5%敌敌畏溶液、0.05%硫酸阿托品溶液、2.5%碘解磷定溶液。

【实验动物】

家兔。

【实验方法及步骤】

1. 取家兔 2 只，称重后分别标记为甲兔和乙兔，并观察记录下列指标：家兔活动情况、呼吸频率、瞳孔大小［直径（mm）］、唾液分泌、大小便、肌张力及有无肌震颤等。

2. 两只家兔均皮下注射 0.5%敌敌畏溶液 1ml/kg，观察并详细记录家兔中毒症状，如瞳孔缩小、唾液外流、呼吸困难、大小便失禁、骨骼肌震颤等表现。

3. 待中毒症状明显时，甲兔耳缘静脉注射 0.05%硫酸阿托品溶液 2ml/kg，乙兔耳缘静脉注射 2.5%碘解磷定溶液 2ml/kg，并分别记录中毒症状缓解、消失情况。

4. 约 10 分钟后，甲兔再耳缘静脉注射 2.5%碘解磷定溶液 2ml/kg，乙兔耳缘静脉注射 0.05%硫酸阿托品溶液 2ml/kg，并再次观察有哪些中毒症状改善或消除，并将实验结果记录在实表 4-14 中。

【实验结果和分析】

见实表 4-14。

实表 4-14 有机磷酸酯类中毒及解救

观察指标	甲兔				乙兔			
	给药前	敌敌畏	硫酸阿托品	碘解磷定	给药前	敌敌畏	碘解磷定	硫酸阿托品
瞳孔大小								
呼吸情况								
唾液分泌								
大小便情况								
有无肌颤								

【实验注意事项】

1. 敌敌畏属剧毒农药，请勿皮肤裸露直接接触或误食。
2. 提前准备解救药物，并把握好解救时机，以免解救不及时导致家兔死亡。

【思考与讨论】

有机磷酸酯中毒后可采用哪些措施进行解救？

参考文献

[1] 国家药典委员会. 中华人民共和国药典 [M]. 北京：中国医药科技出版社，2020.
[2] 国家药典委员会. 中华人民共和国药典临床用药须知 [M]. 2015年版. 北京：中国医药科技出版社，2017.
[3] 国家食品药品监督管理总局执业药师资格认证中心. 国家执业药师资格考试指南—药学综合知识（二）[M]. 5版. 北京：中国医药科技出版社，2021.
[4] 国家食品药品监督管理总局执业药师资格认证中心. 国家执业药师资格考试指南—药学综合知识与技能 [M]. 5版. 北京：中国医药科技出版社，2021.
[5] 孔令军，全晓雯，李林楷. 药理学 [M]. 3版. 郑州：郑州大学出版社，2021.
[6] 张虹，秦红兵. 药理学 [M]. 3版. 北京：中国医药科技出版社，2017.
[7] 樊一桥，曹红. 药理学 [M]. 4版. 北京：科学出版社，2021.
[8] 张虹，胡莉娟. 药理学 [M]. 4版. 北京：中国医药科技出版社，2021.
[9] 杨宝峰，陈建国. 药理学 [M]. 9版. 北京：人民卫生出版社，2022.
[10] 杨光，王雁群，何宁. 药理学 [M]. 广州：世界图书出版广东有限公司，2020.
[11] 秦红兵，韩永红，苏湲淇. 药理学 [M]. 4版. 北京：高等教育出版社，2021.
[12] 熊方武，余传隆，白秋江等. 中国临床药物大辞典 [M]. 北京：中国医药科技出版社，2018.
[13] 陈新谦，金有豫，汤光. 新编药物学 [M]. 17版. 北京：人民卫生出版社，2014.
[14] 王雁群. 医药商品学 [M]. 3版，北京：中国医药科技出版社，2021.
[15] 刘克辛. 药理学 [M]. 北京：高等教育出版社，2010.
[16] 秦爱萍，樊一桥，韩永红. 药理学 [M]. 天津：天津科学技术出版社，2018.
[17] 姜远英，文爱东. 临床药物治疗学 [M]. 4版. 北京：人民卫生出版社，2016.
[18] 罗怀青，何月光. 机能实验学教程 [M]. 北京：北京大学医学出版社，2015.
[19] 罗跃娥，樊一桥. 药理学 [M]. 3版，北京：人民卫生出版社，2021.